毕业后医学教育系列

重点感染性疾病的防治

（第三版）

组　编　上海市卫生健康委员会
　　　　上海市医药卫生发展基金会
　　　　上海市住院医师规范化培训事务中心
　　　　上海市毕业后医学教育委员会

主　编　张文宏　王明贵

U0296604

科学出版社
北京

内 容 简 介

本书主要作为有一定"传染病学"基础的临床医学专业本科生、研究生在从事临床诊治工作前进行住院医师规范化培训时使用的一本公共科目培训教材。

本书着重从感染性出疹性疾病、感染性腹泻、中枢神经系统感染、社区获得性肺炎、败血症、发热、深部真菌感染等与感染相关的常见综合征与疾病出发，厘清相关感染性疾病包括医院感染鉴别诊断的思路；点出经典和新发传染病的诊治要点；系统介绍以抗菌药物为主的各种抗感染药物临床合理应用的基本原则。第三版根据当前最新的临床医学指南对部分章节的疾病诊疗进行了更新。

本书旨在帮助住院医师规范化培训学员密切结合临床实践，夯实感染性疾病防治的基本功。

图书在版编目(CIP)数据

重点感染性疾病的防治／张文宏，王明贵主编.—
3 版.—北京：科学出版社，2023.7
毕业后医学教育系列
ISBN 978-7-03-074504-0

Ⅰ.①重… Ⅱ.①张… ②王… Ⅲ.①感染-疾病-
防治-岗位培训-教材 Ⅳ.①R4

中国版本图书馆 CIP 数据核字(2022)第 253353 号

责任编辑：闵　捷　叶成杰／责任校对：谭宏宇
责任印制：黄晓鸣／封面设计：殷　靓

科 学 出 版 社 出版
北京东黄城根北街 16 号
邮政编码：100717
http://www.sciencep.com

南京展望文化发展有限公司排版
广东虎彩云印刷有限公司印刷
科学出版社发行　各地新华书店经销

＊

2016 年 1 月第　一　版　开本：787×1092　1/16
2023 年 7 月第　三　版　印张：21
2024 年 9 月第二十次印刷　字数：575 000

定价：80.00 元
（如有印装质量问题，我社负责调换）

"毕业后医学教育系列"丛书
编委会

《重点感染性疾病的防治》
（第三版）
编委会

组　编　上海市卫生健康委员会
　　　　上海市医药卫生发展基金会
　　　　上海市住院医师规范化培训事务中心
　　　　上海市毕业后医学教育委员会
主　编　张文宏　王明贵
副主编　沈银忠　曾　玫　王新宇
编　委　（按姓氏笔画排序）
　　　　王明贵　王新宇　朱利平　齐唐凯　江雪艳
　　　　李　涛　宋元林　汪邦芳　沈银忠　张文宏
　　　　张继明　陈明泉　陈　澍　金嘉琳　黄玉仙
　　　　蒋卫民　曾　玫

前　言

感染病学科的发展到了新的时代。经典传染病、新发传染病及最为常见的细菌和真菌感染等丰富复杂,令初学者常常目不暇接,在临床上常难以应对各种复杂的感染性疾病与感染类型。然而,这些感染性疾病常常又不在感染性疾病科病房或者门诊出现,而是分布于临床各专科。如何对新一代和今后将成为感染性疾病科或其他专科的临床医生进行系统而规范的培训,这不仅是临床医生构建自身医学知识体系的重要需求,也是临床的重大需求。

自从上海市开展住院医师规范化培训以来,各培训单位均将感染性疾病培训纳入重要的培训内容。为了便于今后从事各专科的临床医生掌握感染性疾病包括各种医院感染诊治的正确思路,特别是对临床常见的感染病临床内容,如熟悉涉及感染性出疹性疾病、感染性腹泻、中枢神经系统感染、社区获得性肺炎、败血症、发热、深部真菌感染的鉴别诊断,了解经典和新发传染病诊治要点,以及掌握以抗菌药物为主的抗感染药物临床应用的基本原则,我们编写了这本与感染性疾病临床实践密切相关的教材,以厘清感染性疾病临床诊治的重点问题,以供参加住院医师规范化培训的临床医师在临床实践中参考。

“重点感染性疾病的防治”培训为什么会作为基本培训科目列入住院医师规范化培训项目并且安排了长达 50 个学时的课程呢?

第一,感染性疾病是人类最常见的疾病,无论哪一专科的临床医师在行医中必然会遇到诸如流行性感冒、细菌感染、医院感染等传染病和感染性疾病;或发热、出疹、腹泻、脑膜刺激征、败血症等与传染病、感染性疾病密切相关的病症;只要是临床医师总会应用抗菌药物等抗感染药物;特别是面临牵动全社会的新发传染病和某些重要传染病的防治重任,这些疾病已经不单纯属于感染性疾病科,而是分布在诸如呼吸科、重症医学科、与免疫缺陷或者化疗相关专科中。这些也使临床各专科医师需要掌握和熟悉感染性疾病防治的相关知识。

第二,通过“重点感染性疾病的防治”培训可以进一步夯实临床基本功。感染性疾病科是门古老的医学学科,包含“感染性出疹性疾病”“感染性腹泻”“中枢神经系统感染”“社区获得性肺炎”“败血症”“发热”“深部真菌感染”“医院感染”等内容,这些内容涉及临床多学科的综合征,通过对这些内容的了解,可以进一步对住院医师进行临床科学思维能力的培训,包括规范询问病史,作全面体检,合理选择、分析实验室检查与其他辅助检查项目作诊断与鉴别诊断,以提高临床技能与技巧,增强临床诊治的经验和综合能力。

第三,对临床各专科广泛使用的抗菌药物、抗病毒药物、抗真菌药物、抗结核药物等作全面、系统的介绍,这些药物的相关知识已经成为临床各科的必备基础知识,了解这些知识有助于临床医师养成规范合理应用抗菌药物的习惯。

在使用本书的过程中,首先要认真通读,确定重点。不仅要看懂本书的内容,更要看出每章的临床思路,结合自己的临床实践梳理出今后应遵循的正确思路。倡导与培训基地的上级医生互动讨论,多提出问题与异议,以教学相长。养成有针对性的自学习惯,根据自己的精力,多阅读参考文献,做好阅读笔记,加深理解。

自严重急性呼吸综合征(severe acute respiratory syndrome,SARS)以来,新发传染病的出现威胁人类健康已经成为常态,从获得性免疫缺陷综合征(acquired immunodeficiency syndrome,AIDS)、SARS 和人感染 H7N9 禽流感,再到中东呼吸综合征(middle east respi-ratory syndrome,MERS)和埃博拉病毒感染,以及 2019 新型冠状病毒,除感染性疾病科医生外,其他学科也都不同程度地有可能在临床实践中遭遇此类疾病,了解这些新发传染病不仅仅是临床诊治的需要,也是医务工作者认识疾病,在医治患者的同时保护自己的重要训练。

本书第三版着眼于对相关章节的更新,尤其在"病毒性肝炎""获得性免疫缺陷综合征"及"冠状病毒感染"三章,由于近年来对这些疾病的认识和诊治有了长足的发展,因此对其诊疗相关内容进行了大幅更新,以符合当前临床上对这些疾病的认识。

最后,希望广大学员在感染性疾病学科临床实践中能够充分领略和体会感染性疾病学科的魅力。感染性疾病科是一门古老而新兴的学科,既有至今仍严重威胁人类的重大传染病,也有几乎每个临床专科均会遭遇的细菌感染,更有层出不穷的新发传染病。感染性疾病科涉及的人体器官脏器最多,与之相关的学科也最多,包括免疫学、微生物学、分子生物学、预防医学无不与之相关并协同发展。相信学员们通过"重点感染性疾病的防治"的培训定能领略通过整合各学科的知识精华以解决临床问题的独特体验。希望年轻的临床医师喜欢这门学科。

主编

2023 年 3 月

目　　录

第一篇

与感染相关的
常见综合征与疾病

第一章

感染性出疹性疾病

一、麻疹

麻疹(measles，rubeola)是由麻疹病毒(measles virus)引起的一种严重危害儿童健康的急性呼吸道出疹性传染病。

(一)病原学

麻疹病毒归属于副黏液病毒科麻疹病毒属,基因组为单股负链 RNA,只有一种血清型。麻疹病毒只感染人类和灵长类动物。麻疹病毒血凝素(hemagglutinin，H)蛋白和融合(fusion，F)蛋白诱导机体产生保护性中和抗体。麻疹病毒对外界抵抗力不强,对热、强光、酸、干燥和一般消毒剂都很敏感。在日光照射或流通空气中 20 min 即失去致病力,56℃、30 min 或者 37℃、5 天可使病毒灭活。

(二)流行病学

麻疹流行主要发生在冬春季节,其他季节可有散发。患者是唯一的传染源,婴幼儿最为易感。病毒主要通过感染者呼吸道分泌物产生的气溶胶粒子传播,病毒粒子在环境中能存活 1 h 以上,因此可通过吸入感染。麻疹传染性很强,所有易感暴露人群都会发生症状性感染。急性期患者从潜伏期末 1~2 天至出疹后 5 天内都有传染性,以前驱期最强,出疹后迅速减弱。

我国自 1965 年广泛开展麻疹减毒活疫苗接种后,麻疹的发病率和死亡率明显下降,但在流动人口中,由于未按时接种麻疹疫苗,导致麻疹散发或局部流行。

(三)发病机制

麻疹病毒进入人体的口咽部后,吸附并侵袭呼吸道上皮,并向局部淋巴管播散,第 2 天或第 3 天发生细胞相关的病毒血症。病毒在局部或远端网状内皮系统复制,第二次病毒血症出现在感染后 5~7 天。侵入人体后 7~14 天,麻疹病毒在全身包括呼吸道、皮肤和其他脏器中复制,临床表现为上呼吸道症状、发热、皮疹。

健全的体液免疫和细胞免疫对于维持正常的麻疹免疫都是重要的。中和抗体介导终身免疫,可预防麻疹再感染,而细胞免疫在急性期对于临床症状恢复具有重要性。麻疹病毒感染后可导致暂时性细胞免疫抑制。

(四)临床表现

1. 典型麻疹　潜伏期一般 8~12 天,最短 6 天,最长 21 天,接受过被动免疫的病例可延至 21~28 天。临床病程可分三期。

(1)前驱期:从发热至出疹(3~4 天)。起病急,以发热、卡他症状、咳嗽、声音嘶哑等为主要症状,起病后 2~3 天,约 90%患者口腔出现麻疹黏膜斑(科氏斑,Koplik spots)。

(2)出疹期:多于发热 3~4 天开始出疹,持续 3~5 天,皮疹自耳后发际,逐渐波及额面部和颈部,自上而下顺序蔓延至躯干、四肢、手掌和足底。皮疹为红色斑丘疹,疹间皮肤正常,可融合成片。此期全身中毒症状加重,体温升高,咳嗽加剧,全身淋巴结、肝、脾可轻度肿大,肺部可闻及少量干、湿啰音,亦可出现各种并发症。

(3) 恢复期:出疹 3~5 天后,体温开始下降,全身情况改善,皮疹按出疹顺序消退,疹退后留下棕褐色色素沉着及糠麸样脱屑,1~2 周后消失。若无并发症,整个病程为 10~14 天。

2. 重型麻疹　发生主要是由于感染的病毒量大、毒力过强、感染者体质虚弱(尤其患有严重慢性基础疾病或者细胞免疫缺陷者)。临床表现为高热或体温不升,中毒症状严重,常并发重症肺炎、心功能不全或循环障碍、脑炎或脑病等,部分患者皮疹呈出血性形成紫斑。病程长,预后差,病死率高。

3. 轻型麻疹　常发生于机体有部分免疫者,如近期注射过丙种球蛋白、母传抗体不足的婴儿或曾经接种过疫苗但保护性抗体低下者。感染麻疹后临床表现可比较轻微,潜伏期延长(3~4 周),前驱期短,临床症状轻微,常无科氏斑,皮疹稀疏且色淡,出疹期短,少见脱屑,不留色素沉着。无并发症,病程约 1 周。

4. 成人麻疹　发病率有所上升,临床表现大多典型,但与小儿相比其中毒症状更明显,高热多见,前驱期短,大多于 3 天内出疹。肺炎等并发症较儿童少见,但肝功能损害较常见,主要表现为肝酶轻、中度升高。

5. 孕妇妊娠期间患麻疹　可致流产或死胎,产前 2 周左右感染本病,产时正患麻疹,则小儿出生时可见皮疹,称为先天性麻疹。

(五) 并发症

1. 肺炎　为麻疹最常见并发症,也是引起麻疹患者死亡的主要原因。麻疹病毒本身可引起间质性肺炎,继发性肺炎的常见病原为肺炎链球菌、流感嗜血杆菌、金黄色葡萄球菌或腺病毒等。大多数发生于出疹期,以 5 岁以下小儿多见,婴儿病情严重,病死率高。

2. 喉炎　主要发生在小儿麻疹,可由麻疹病毒引起或继发细菌感染,易发生喉梗阻,出现"三凹征",重者可窒息死亡。

3. 中耳炎　主要发生于小儿,可由麻疹病毒引起或继发细菌感染。

4. 心肌炎、心功能不全　多见于 2 岁以下并发肺炎或营养不良的患儿。

5. 脑炎　发病率为 0.001%~0.5%,多见于婴幼儿,可见于麻疹病程各期,发病与麻疹病情轻重无关,病死率达 10%~30%,存活者 20%~40% 有后遗症如智力障碍、癫痫、偏瘫等。亚急性硬化性全脑炎(subacute sclerosing panencephalitis, SSPE)是一种罕见的致死性慢性进行性脑退行性病变,大多发生于儿童中,一般在 2 岁前患过麻疹,少数有接种麻疹活疫苗史,发病率 1/100 万。起病隐匿,先出现智力和情绪改变,不久发生阵挛性肌肉抽搐,遍及全身,最终呈去大脑强直状态、脑脊液 γ 球蛋白升高、存在麻疹抗体寡克隆带、脑电图(electroencephalogram, EEG)异常、脑 CT 显示脑萎缩。

6. 其他　可有肝功能轻度损害、营养障碍如营养不良性水肿、维生素 A 缺乏症性角膜软化致失明、口腔炎等。原有结核感染者可因麻疹而致结核恶化播散,发展为粟粒性肺结核或结核性脑膜炎。

(六) 实验室检查

麻疹实验室检查表现为外周血白细胞总数减少,淋巴细胞增高。继发或合并细菌感染者白细胞总数和中性粒细胞比率可上升,C 反应蛋白升高。重型麻疹可出现血小板减少。目前常用的对临床早期诊断有帮助的病原学检查方法是采用酶联免疫吸附测定检测血清特异性麻疹 IgM 抗体和荧光定量聚合酶链式反应（polymerase chain reaction，PCR）检测咽拭子病毒核酸。

（七）诊断与鉴别诊断

1. 诊断　麻疹的诊断主要根据流行病学史，临床各期典型表现如前驱期麻疹黏膜斑，出疹期出疹与发热的关系，出疹顺序和皮疹形态，恢复期退疹顺序，以及疹退后色素沉着、糠麸样脱屑等确立临床诊断，确诊有赖于病原学检查结果。

2. 鉴别诊断

（1）风疹：由风疹病毒引起。全身症状轻，口腔黏膜光整，无黏膜斑。起病 1～2 天出疹，迅速遍及全身，皮疹色淡，3～5 天消退，无色素沉着和脱屑，出疹时耳后、枕部淋巴结可肿大。

（2）幼儿急疹：主要由人类疱疹病毒 6 型和 7 型所致。起病急，骤起高热，持续 3～5 天，热度下降或体温正常后全身红色斑疹或斑丘疹，疹退后无色素沉着。

（3）猩红热：由 A 组 β 型溶血性链球菌引起。多见于学龄前和学龄儿童，急性发热，皮疹于病后数小时至 1 天出现，皮疹针尖大小，高出皮面，痒，疹间无正常皮肤，疹退后指趾皮肤有明显的大片脱皮。伴咽痛，扁桃体红肿甚至化脓，亦有杨梅舌或口周苍白圈。

（4）药物疹：有用药史。无黏膜斑，皮疹多样性，停药后皮疹逐渐消退。多见的为氨苄西林和阿莫西林所引起的麻疹样皮疹。

（5）川崎病（皮肤黏膜淋巴结综合征）：多见于婴幼儿，以持续发热、眼球结膜充血、口唇皲裂、颈淋巴结肿大、指趾端梭形红肿及恢复期指趾端脱皮等为主要表现，病程中也可出现皮疹，但缺少典型的麻疹样出疹顺序，疹退后无色素沉着，口腔黏膜尽管可充血但无黏膜斑。外周血白细胞和中性粒细胞升高，血小板升高，C 反应蛋白升高，血沉增快。抗菌药物治疗无效。

（6）EB 病毒（Epstein-Barr virus，EBV）感染：好发于学龄前和学龄儿童。典型临床三联征表现为发热，咽峡炎伴咽部渗出和颈淋巴结肿大，部分患者伴皮疹，皮疹经常发生于使用氨苄西林、阿莫西林等一些 β-内酰胺类抗生素后 1 周，但缺少典型的出疹顺序及口腔黏膜斑，疹退后无色素沉着。外周血白细胞升高，淋巴细胞比例≥50%，且异型淋巴细胞比例≥10%。

（7）其他病毒感染：肠道病毒等也会出现皮疹，但缺少典型的出疹顺序及口腔黏膜斑，疹退后无色素沉着，并具有其他相应的临床表现，血清学和病原学检查结果有助于诊断。

（八）治疗

对麻疹病毒至今无特异抗病毒药物。

1. 加强护理　保持眼、耳、鼻和口腔清洁，及时清除分泌物。

2. 对症支持治疗　高热时以物理降温为主，慎用或小剂量退热剂应用；保证足够的热量和水分。

3. 并发症治疗　对于继发细菌性肺炎患者，酌情使用抗菌药物，抗菌谱覆盖常见的社区呼吸道致病菌，根据治疗反应和药敏结果调整抗菌药物方案。给予维生素 A、维生素 D 制剂，可有助于麻疹的康复。

(九) 预防

预防麻疹的主要措施是接种麻疹疫苗。我国目前使用的是麻疹、流行性腮腺炎、风疹三联减毒活疫苗,接种程序为 8 个月初种,18 月龄加强 1 剂次入学前复种。易感者接触麻疹患者后 72 h 内接种疫苗,可提供免疫保护或减轻病情。体弱多病或有慢性病者,暴露麻疹 6 天内予以丙种球蛋白肌内注射,肌内注射 0.25~0.5 mL/kg,可制止发病或减轻病情。

免疫功能正常的麻疹患者需要隔离至出疹后 5 天,并发肺炎者隔离至出疹后 10 天,免疫抑制的个体需要隔离至疾病完全缓解。住院患者暴露麻疹后需要呼吸道隔离至暴露后 5~21 天。

二、水痘和带状疱疹

水痘(varicella)和带状疱疹(herpes zoster)是由水痘-带状疱疹病毒(varicella-zoster virus,VZV)感染所致的一种传染性极强的出疹性疾病。

(一) 病原学

VZV 属于疱疹病毒 α 亚科,也被称为疱疹病毒 3 型,为双链 DNA 病毒。原发感染引起水痘(chickenpox),VZV 原发感染后在背根神经节建立潜伏感染,一旦激活引起带状疱疹(shingles)。人类是 VZV 唯一的宿主。

(二) 流行病学

传染源为水痘和带状疱疹患者,通过呼吸道或者密切接触患者疱疹液传播,传染期为出疹前 1~2 天至皮疱疹干燥结痂为止。人群普遍易感,疫苗前时代,90%~95%人群在儿童期感染 VZV,冬春季流行。继发感染率在家庭接触者中为 70%~90%,在学校教室或医院暴露的情况下为 12%~33%。带状疱疹主要见于老年人和免疫抑制人群,至少20%人群发生带状疱疹。

(三) 发病机制

VZV 在易感者呼吸道黏膜发生原发感染,随后病毒播散至局部淋巴结内的单核细胞,引起原发性病毒血症,再感染肝组织等网状内皮系统细胞,潜伏末期发生第二次病毒血症,导致皮肤感染。潜伏末期 VZV 被带回至呼吸道黏膜。原发感染后 VZV 在背根神经节细胞(主要是神经元细胞)建立潜伏感染。VZV 激活引起局部疱疹,常沿单根感觉神经的皮区分布。病毒在激活期存在于带状疱疹内,不会被释放至呼吸道。

原发性 VZV 感染诱导中和抗体产生,具有免疫保护性。完整的细胞免疫对于宿主终止病毒血症和病毒在局部皮损处复制是重要的。

(四) 临床表现

1. 水痘　　潜伏期通常为 14~16 天,可短至 10 天,最长达 21 天。暴露后易感儿童发生亚临床水痘很少见。约半数儿童有前驱症状,在皮疹出现前 24~48 h 出现发热、不适、恶心、头痛,偶尔有腹痛。皮疹出现后 24~72 h 全身症状明显。皮疹先出现在头皮、面部或躯干,渐延至四肢,皮疹分批出现,向心分布。皮疹初为红色斑疹,后依次转为丘疹、疱疹、痂疹,其间间隔数小时。皮疹早期患者常有明显痒感。疱疹壁薄易破,基部有红晕,疱液初清后微浊,继发感染可呈脓性,无继发感染者皮疹凹陷结痂,脱落后不留瘢痕。口咽部、结膜或者阴道黏膜可见疱疹或小的溃疡。健康儿童新发皮疹在 1~7 天内相继出现,大部分在 3~6 天出现。重者皮疹密集,伴高热,可出现出血性、播散性水痘,主要见于免疫缺陷患者。年龄越大,病情也越重。

孕妇分娩前 1~2 周或分娩后 1 周内患水痘常引起新生儿水痘,若孕妇在分娩前 5 天患病,其新生儿可从母体获得抗 VZV 抗体以减轻感染,多在生后 4 天内发病,常不严重。若孕妇在分娩前 5 天内和分娩后 2 天内患病,其新生儿常在生后 5~10 天发生严重致死性出血性水痘,常累及肺和肝脏,病死率高达 30%。

2. 带状疱疹

(1)典型临床表现:发疹前有轻度乏力、低热、食欲不振等全身症状,患处皮肤自觉灼热感或神经痛,触之有明显的痛觉,也可无前驱症状即发疹。好发部位为肋间神经、颈神经、三叉神经及腰骶部神经。发疹处先出现潮红斑,很快出现粟粒至黄豆大小丘疹,成簇状分布而不融合,继而迅速变为水疱,疱壁紧张发亮,疱液澄清,外周绕以红晕。皮损沿某一周围神经区域呈带状排列,多发生在身体的一侧,一般不超过正中线。病程一般 2~3 周,老年人为 3~4 周。水疱干涸、结痂脱落后留有暂时性淡红斑或色素沉着。神经痛为主要症状,可在发疹前、发疹时,以及皮损痊愈后出现。疼痛可为钝痛、抽搐痛或跳痛,常伴有灼烧感,多为阵发性,也可为持续性。老年、体弱者疼痛较为剧烈。

(2)特殊临床类型:可表现为眼带状疱疹、耳带状疱疹、顿挫型带状疱疹、无疹性带状疱疹,可以侵犯中枢神经系统导致病毒性脑炎和脑膜炎、侵犯内脏神经纤维引起急性胃肠炎、膀胱炎等,在恶性肿瘤、免疫低下者中可引发播散性带状疱疹或出现大疱性、出血性、坏疽性等带状疱疹。

(五)并发症

免疫抑制患者、新生儿、青少年、有皮肤或肺部慢性疾病患者易发生并发症。

1. 继发皮肤细菌感染　　最常见的并发症,病原多见于 A 组 β 溶血性链球菌和金黄色葡萄球菌,发生率为 5%,可继发脓疱疹、蜂窝组织炎、淋巴结炎和皮下脓肿。

2. 脑炎　　是第二常见的并发症,多发生于出疹后第 2~6 天,也可发生在出疹前或病愈后,临床表现与一般性病毒性脑炎相似。

3. 肺炎　　多见于免疫缺陷儿童和新生儿,常于出疹后 1~6 天发生,增加病死率。

4. 其他　　少见的并发症包括肝炎、心肌炎、血小板减少、肾炎等。

(六)诊断与鉴别诊断

1. 诊断　　普通水痘根据水痘接触史和典型水痘皮疹特征,不难做出临床诊断。实验室诊断通常对于免疫功能正常儿童是不必要的。带状疱疹诊断根据典型临床表现即可诊断,也可通过采集疱液,用 PCR 检测法、病毒培养确诊。

2. 鉴别诊断

(1)全身单纯疱疹病毒(herpes simplex virus, HSV)感染:由 HSV1 型或者 2 型感染所致,免疫抑制个体和湿疹患者可发生弥漫性 HSV 感染。湿疹小儿发生 HSV 感染后,在湿疹处发生急性疱疹样皮炎,称之为疱疹样湿疹或卡波西水痘样疹。临床表现为在原先湿疹部位突然出现群集性水疱,随后变成脓疱,中央可出现脐凹,与水痘皮疹极为相似。主要依靠病原学诊断鉴别。

(2)丘疹性荨麻疹:皮疹为红色丘疹,大小形态不一,伴有痒感。

(3)脓疱病:皮疹为化脓性疱疹,由细菌感染所致。

（4）手足口病：由肠道病毒感染所致，皮疹分布于手足心、臀部，伴口腔黏膜疱疹或溃疡。

（七）治疗

阿昔洛韦为目前首选的抗 VZV 药物，出疹后 24 h 内用药可减轻症状，为用药最佳时间，适用于中重度水痘患者和免疫抑制患者。口服给药每次 20 mg/kg，每天 4 次，连用 5～7 天，对于重症水痘、新生儿水痘和免疫低下患者推荐静脉给药，剂量每次 5～10 mg/kg，每 8 h 1 次，静脉滴注时间不少于 1 h，连用 7～10 天。

（八）预防

1 岁以上未患过水痘的幼儿可接种水痘减毒活疫苗进行主动免疫预防。接种 1 剂疫苗的儿童仍可发生突破性 VZV 感染，目前推荐接种 2 剂疫苗，对于 12 月龄～12 岁儿童，1 岁接种第 1 剂，4 岁接种第 2 剂，13 岁及以上青少年，2 剂间隔 4～8 周。易感者暴露水痘患者后 3～5 天内接种疫苗或 4 天内注射 VZV 免疫球蛋白（VZIG）可预防水痘或减轻疾病。7 天疗程的阿昔洛韦（每天 80 mg/kg，每天 4 次）可以用于免疫抑制易感成人的暴露后预防。疫苗是目前公认的能有效预防带状疱疹的唯一手段，2020 年 6 月重组带状疱疹疫苗在中国上市，接种对象为 50 岁及以上成人。需接种 2 剂，第 2 剂在第 1 剂后 2～6 个月接种。研究表明重组带状疱疹疫苗为≥50 岁全球人群预防带状疱疹可提供超过 90％的保护效力。

对水痘患者应采取呼吸道和接触隔离措施，对于带状疱疹采取接触隔离。隔离期为出疹至皮疹全部结痂后，免疫功能受损的患儿需延长至 1 周以上。对于暴露的易感住院患儿，接触水痘患者后第 10～21 天内也需要避免空气和接触传播，接受医学检疫，如易感者接受过丙种球蛋白，检疫隔离期延长至接触后 28 天。

三、猩红热

猩红热（scarlet fever，scarlatina）为由 A 组 β 型溶血性链球菌（group A streptococcus，GAS）引起的急性呼吸道传染病。

（一）病原学

GAS 也称之为化脓性链球菌（Streptococcus pyogenes）为革兰氏阳性球菌，其菌壁上具有多种蛋白抗原成分，以 M 蛋白最重要，据其抗原性不同分为 200 余种血清型。GAS 可产生致热性外毒素即红疹毒素，使皮肤出现红疹，此外还可产生溶血素、链激酶、透明质酸酶等，起到协同致病作用。GAS 在环境中生存力较强，可寄居在人体口咽部，在痰液和脓液中可生存数周之久，56℃加热 30 min 及一般化学消毒剂均可将其杀灭。

（二）流行病学

猩红热全年发病，全球范围内以冬春季更多见，但在我国，晚春和初夏也是流行高峰季节。多见于学龄前和学龄儿童，多为散发，学校等集体机构可发生流行。急性期患者及健康带菌者为主要传染源，通过鼻咽分泌物飞沫传播或密切接触传播。病菌也可通过污染的玩具、生活用品和食物等经口传播，还可以通过皮肤创伤或产道入侵，成为"外科型"或"产科型"猩红热。猩红热患者自发病前 24 h 至疾病高峰时期传染性最强。

（三）发病机制

三种机制与 GAS 所致疾病有关：化脓性炎症导致咽炎、脓皮病、淋巴结炎和蜂窝组织炎；细菌产生外毒素由局部吸收入血产生全身中毒症状；免疫介导的炎性反应导致风湿热和急性肾小球肾炎。感染后机体可获得血清型特异性抗菌免疫，且较持久。

（四）临床表现

潜伏期 1～7 天，通常 2～4 天。典型患者临床表现以发热、咽峡炎、皮疹为特点，骤起发热，体温高低不一，伴明显咽痛，扁桃体充血可伴脓性渗出，有"杨梅舌"改变，可伴全身不适等中毒症状。发热数小时至 1 天内皮肤出现红疹，1 天内遍及全身，皮疹呈猩红色细小丘疹，疹间皮肤潮红，压之褪色，皮肤皱褶处出现"帕氏征"，面部充血无皮疹，口周不充血呈现"口周苍白圈"，2～4 天皮疹消退，可出现碎屑样或膜样脱屑。轻型患者发热短暂或无热，咽峡炎和皮疹等临床表现轻，病程短。

中毒型患者病情重，常伴高热，中毒症状明显，甚至出现意识障碍、惊厥或昏迷，咽、扁桃体化脓炎症明显，易并发心肌炎、化脓性颈淋巴结炎、肝损害及脓毒症休克，临床病死率高。"外科型"或"产科型"病菌自皮肤创伤处或产道侵入致病，可有局部化脓性病变。皮疹从创口先出现且明显，由此波及全身，无咽峡炎。

（五）并发症

化脓性并发症包括中耳炎、乳突炎、淋巴结炎、扁桃体周围脓肿、咽后壁脓肿及蜂窝组织炎，严重者细菌随血行播散引起败血症、脑膜炎、骨髓炎和心包炎。非化脓性并发症包括风湿热和急性肾小球肾炎，发生在患病后 2～3 周。目前给予及时有效的抗菌药物治疗，并发症已少见。

（六）实验室检查

外周血象白细胞升高，以中性粒细胞升高为主，严重者出现核左移及中毒颗粒。咽扁桃体及伤口处分泌物培养可分离到 GAS，有助于明确病原。检测血清中抗溶血素 O 抗体、抗 DNase 抗体、抗透明质酸酶及抗链激酶抗体，可提示链球菌属近期感染。

（七）诊断与鉴别诊断

1. 诊断　　根据临床表现包括发热、咽峡炎、杨梅舌、典型皮疹和外周血象，临床可作诊断。咽拭子细菌培养可以确诊病原。

2. 鉴别诊断　　需要与麻疹、风疹、药疹和川崎病鉴别［详见本章"一、麻疹（七）诊断与鉴别诊断"相关内容］，还需与金黄色葡萄球菌感染鉴别，后者也可发生猩红热样皮疹、杨梅舌等，但皮疹持续时间短暂，疹退后全身症状不减轻，病情进展快，常有脓毒症表现。需要依据细菌学检查。

（八）治疗

GAS 对青霉素等其他 β-内酰胺类抗生素都敏感，因此应首选青霉素治疗，青霉素过敏者可选用第一代头孢菌素，如对头孢菌素也过敏，可选用大环内酯类抗生素或克林霉素，但应注意国内 GAS 对大环内酯类药物和克林霉素耐药率较高，不推荐选用大环内酯类抗生素或克林霉素治疗，除非药敏报告提示敏感。抗菌疗程 7～10 天，早期足够疗程治疗可有效预防风湿热和急性肾小球肾炎。

对于明确暴露确诊化脓性链球菌感染病例的接触者，如果咽部携带化脓性链球菌但为无症状带菌者，通常不需要抗菌药物治疗。以下情况可以考虑对带菌者治疗：① 社区暴发风湿热、链球菌感染后肾小球肾炎、侵袭性化脓性链球菌感染。② 封闭或者部分封闭社区暴发化脓性链球菌感染。③ 有家庭风湿热史或者带菌者有风湿热病史。④ 家人对于化脓性链球菌感染过于焦虑。⑤ 因为咽部慢性带菌考虑切除扁桃体。

(九) 预防

对咽炎患者采取呼吸道隔离,对于伤口继发感染,采取接触隔离,有效抗生素起始治疗 24 h 后可解除隔离。密切接触者需检疫一周,在流行机构,对带菌者可给予抗生素治疗。

四、手足口病

手足口病(hand-foot-mouth disease)是由人肠道病毒引起的一种以口腔溃疡和手足等部位皮疹为特征表现且具有高度传染性的出疹性疾病。

(一) 病原学

人肠道病毒属于微小核糖核酸病毒科肠道病毒属,以肠道病毒 71 型(EV71)及柯萨奇病毒 A 组 16 型(CVA16)最为常见。2016 年以来柯萨奇病毒 A 组 6 型和 10 型(CVA6,CVA10)也成为常见流行的型别。肠道病毒适合在湿、热的环境下生存与传播,75%乙醇和 5%来苏不能将其灭活,对紫外线和干燥敏感,各种氧化剂(高锰酸钾、漂白粉等)、甲醛、碘酒,以及 56℃ 30 min 可以灭活病毒。

(二) 流行病学

手足口病四季均可发病,在温带和亚热带地区夏秋季出现流行高峰,在热带地区季节性不明显。该病主要见于 5 岁以下托幼机构儿童,青少年和成人多通过隐性感染获得免疫保护,但也可发病。患者和无症状感染者为传染源,肠道病毒可经粪-口途径传播,也可经呼吸道(飞沫、咳嗽、打喷嚏等)传播,亦可因接触患者口鼻分泌物、皮肤或黏膜疱疹液及被污染的手及物品等造成传播。感染者在疾病第 1 周传染性最强。

(三) 发病机制

病毒在上呼吸道和远端小肠淋巴组织复制,形成小病毒血症,病毒播散至远端淋巴结、肝、脾和骨髓进一步复制,接着产生大病毒血症,病毒播散至目标组织器官如皮肤、中枢神经系统等。在大病毒血症发生前由于机体防御机制使病毒复制得到控制,因此大部分感染者无症状。症状出现与大病毒血症同时发生,脏器受累系病毒复制产生的炎性反应所致。宿主因素与肠道感染的严重性有关。原发感染后可获得持久稳定的型特异性免疫,但不同型别的肠道病毒感染后不能提供交叉免疫保护,因此机体可重复感染。

(四) 临床表现

潜伏期通常为 2~5 天。临床表现以口腔溃疡和手足等部位的皮疹为特征,口腔疱疹为 2~8 mm 的红色粟米样斑丘疹或薄壁水疱疹,破溃后形成周围有红晕的黄灰色溃疡。肢体皮疹分布在手足心、臀部或下肢膝盖周围,为红色斑丘疹或疱疹,或平或凸,2~3 mm 大小,疱疹呈圆或椭圆形,扁平凸起,内有混浊液体,斑丘疹在 5 天左右由红变暗,消退前结硬皮,不留瘢痕。大部分患儿预后良好,一般 5~7 天自愈。少数患儿因并发重型脑干脑炎和神经源性肺水肿而在发病短期内死亡,多为 EV71 感染所致,多见于 3 岁以下婴幼儿。

(五) 并发症

1. 中枢神经系统   并发脑炎、无菌性脑膜炎、急性暂时性迟缓性瘫痪。严重者并发脑干脑炎,表现为肌痉挛、共济失调、眼球震颤、动眼神经麻痹、延髓麻痹,出现呼吸衰竭、循环衰竭、休克、昏迷、眼反射消失、呼吸停止。可伴自主神经系统失调,出现循环系统异常,表现为出冷汗、皮肤发绀、气促、心动过速、高血压、高血糖。

2. 呼吸系统　　并发肺水肿和(或)肺出血,常在发病后 72 h 内出现,病死率很高。肺水肿可单独出现,但常伴随脑干脑炎和自主神经系统失调之后出现,临床表现有呼吸窘迫,伴心率增快、气促、肺部湿啰音、咳泡沫痰。对于并发肺水肿患者需与重症肺炎做鉴别诊断。

3. 其他　　心肌炎、肝炎等。

（六）实验室检查

对于重症病例需做外周血象(白细胞计数明显增高)检测,疑似脑膜脑炎需做脑脊液和脑电图检查,对于脑干脑炎和肺水肿患者,监测血糖、血气、血电解质、肝肾功能和心肌酶谱,酌情检查脑脊髓磁共振、胸部 X 线和超声心动图来辅助病情判断。

（七）诊断与鉴别诊断

1. 诊断　　对于手、足、口和臀部出现特征性的斑丘疹和水疱疹的患者,临床即可明确诊断。对于发病早期或皮疹不典型患者,需结合流行病学资料作出临床判断,随访观察,必要时做病原学检测来确诊。对于重症患者和暴发病例需作病原学诊断,包括病毒分离或核酸检测,也可以作双份血清抗体检测来证实感染。

2. 鉴别诊断

(1) 疱疹性龈口炎:主要由单纯疱疹病毒 1 型但也可由 2 型感染所致,主要表现疱疹性龈口炎,口唇、舌头和颊黏膜水疱破溃留下浅表性溃疡,一般无皮疹。

(2) 水痘:由水痘带状疱疹病毒感染所致,皮肤相继出现和同时存在丘疹、水疱疹和痂疹,皮疹全身分布,通常先见于面部、头皮或躯干,可伴黏膜疹。

（八）治疗

尚无特异抗病毒药物。

1. 护理　　做好口腔和皮肤护理,建议休息和清淡饮食。

2. 对症支持治疗　　包括退热、止痛,脱水患者给予补液。

3. 重症病例转重症监护病房治疗　　早期给予静脉丙种球蛋白支持,甘露醇降颅内压,酌情给予激素,机械通气。

（九）预防

患儿需居家或住院隔离治疗和观察,避免交叉感染。我国疾病预防控制中心规定隔离期 2 周。接触者加强手卫生,看护人接触儿童前、替幼童更换尿布、处理粪便后均要洗手。2015 年 12 月份我国批准 EV71 灭活疫苗用于 6 月龄～5 岁儿童,可以有效预防 EV71 感染引起的手足口病和重症手足口病,接种 2 剂次,间隔 4 周,建议尽可能在 1 岁前完成接种。

五、幼儿急疹

幼儿急疹(exanthem subitum)又称婴儿玫瑰疹(roseola infantum),是婴幼儿常见的一类经典的发热出疹性疾病。临床特征为高热 3～4 天,热退出疹。

（一）病原学

该病主要由人疱疹病毒 6 型(human herpes virus 6, HHV-6)原发感染所致,人疱疹病毒 7 型(human herpes virus 7，HHV-7)感染偶尔也可引起幼儿急疹。HHV-6 和 HHV-7 属于疱疹病毒 β 亚科，为双链 DNA 病毒。

(二)流行病学

感染者唾液中存在病毒,病毒通过呼吸道分泌物或唾液传播。家庭成员在原发感染后无症状排泄病毒而成为主要的传染源。HHV-6 感染无明显季节性,原发感染通常发生于 6 个月至 2 岁婴幼儿,3 岁以前所有儿童都感染过 HHV-6。

(三)临床表现

潜伏期约 10 天。HHV-6 感染发病初期表现为非特征性发热,通常表现为骤起高热,平均可高达 40℃,无前驱症状,中毒症状和激惹较明显。约 1/2 HHV-6 感染婴儿伴随上呼吸道症状,咽部可见弥漫性充血,软腭和悬雍垂可见小的黏膜斑丘疹,可有眼睑水肿,1/3 感染的婴儿出现明显的呕吐和腹泻。发热通常持续 3～5 天,约在第 4 天体温下降时出现典型的皮疹,分布于全身,随后病情完全恢复。发热初期颈部和枕后淋巴结可轻度肿大,发热 3～4 天以后枕部淋巴结肿大明显。

(四)并发症

幼儿急疹患儿在发热期可伴随神经系统症状,以惊厥常见,一些婴儿前囟隆起,少数患儿并发脑炎和脑病。部分患儿表现有肝功能异常、血小板减少和粒细胞减少、传染性单核细胞增多等。

(五)实验室检查

1. 血常规检查　　疾病初期外周血常规可显示白细胞、淋巴细胞和中性粒细胞较低,可持续 4 天,也可见血小板减少,C 反应蛋白不升高。

2. 其他　　有发热惊厥患儿或呕吐明显伴前囟隆起患儿需结合病情做脑脊液检测、脑电图以明确有无脑膜炎或脑炎。

(六)诊断与鉴别诊断

1. 诊断　　6 月龄以上婴幼儿骤起高热,发热持续 3～4 天后体温下降并出现全身斑丘疹,无特征性的出疹顺序,疹间皮肤正常,枕后淋巴结明显肿大,临床可确诊。病原学和血清抗体通常无须检测。确定原发感染需同时检测到血 HHV-6 病毒抗原或核酸以及,血清抗体转化。

2. 鉴别诊断　　幼儿急疹需要与轻型麻疹、风疹、药疹和肠道病毒感染作鉴别,详见本章"一、麻疹"相关内容。

(七)治疗

病情自限,无特异治疗,给予对症退热等治疗。

六、风疹

风疹(rubella, German measles)是由风疹病毒(rubella virus)引起的一种急性出疹性传染病。以前驱期短、发热、全身皮疹及耳后、枕后和颈部淋巴结肿大为其临床特征。胎儿早期感染可致严重先天畸形。

(一)病原学

风疹病毒为披膜病毒科风疹病毒属,基因组为单股正链 RNA。包膜含 E1 和 E2 蛋白,E1 具有中和抗原决定簇和凝血活性,E2 亦能诱导中和抗体。风疹病毒只有一个血清型。

（二）流行病学

风疹在春季最流行，常见于 5~9 岁学龄儿童，至成人期感染率达 80%~95%。通过患者或隐性感染者的呼吸道分泌物飞沫传播，出疹期的患者传染性最强，在出疹前 10 天和出疹后 15 天患者都可能排毒。先天性风疹婴儿虽然体内存在中和抗体，但是仍然从体液大量排毒且持续数月，因此可以将感染传染给与其密切接触的易感者。

（三）发病机制与临床表现

病毒入侵上呼吸道，在黏膜和局部淋巴结增殖，形成第 2 次病毒血症，皮疹与机体免疫反应同时发生。孕妇原发感染后无论有无症状，病毒都会在病毒血症期感染胎盘，进而侵及胎儿。

潜伏期 12~23 天，平均 18 天。很多获得性风疹呈亚临床感染，症状性感染者病情较轻，前驱期短暂或不明显，尤其是儿童。主要临床表现为皮疹和淋巴结肿大，包括耳后、枕部和颈后部淋巴结肿大，皮疹始于面部向躯体蔓延，呈斑丘疹，不融合，皮疹持续 3~5 天，可能伴有声音嘶哑和结膜充血，如果伴有发热，很少持续至出疹后 1 天。

孕妇在孕早期感染风疹病毒后可导致胎儿先天性风疹综合征（congenital rubella syndrome），包括死胎、早产和一系列先天缺陷。母亲感染发生在胎龄 2 个月之前，引起胎儿流产或多种先天缺陷的概率为 65%~85%，发生在胎龄第 3 个月，发生一种缺陷的概率为 30%~35%。最常表现为耳聋、白内障或青光眼、先天性心脏病和智力落后。

（四）并发症

1. 关节痛和关节炎　　见于 1/3 妇女，儿童和成人少见。关节炎累及指、腕和膝关节。与皮疹同时发生或出疹后不久，可长达 1 月才缓解。

2. 出血　　一些患者可表现有出血症状，发生率 1/3 000，更常见于儿童，系血小板减少和血管损伤所致。

3. 脑炎　　很少见，流行期间发病率 1/5 000，成人较儿童更常见，通常无后遗症。

（五）诊断与鉴别诊断

1. 诊断　　根据流行病学史和临床表现可作临床诊断，确诊需结合病原学和（或）血清学检测。检测单份血清特异性抗体 IgM（金标准）和双份血清 IgG 抗体滴度对于获得性风疹诊断更为方便。对于先天性感染，需要同时检测出生婴儿和母亲的配对血清抗体，新生儿血清抗风疹病毒 IgM 抗体阳性提示先天感染，而多份血清 IgG 抗体滴度进行性升高才能提示先天感染。

2. 鉴别诊断　　需要与其他感染性出疹性疾病鉴别，包括猩红热、轻型麻疹、传染性单核细胞增多症、弓形虫感染、幼儿急疹，以及肠道病毒感染（详见"一、麻疹"相关内容）。

（六）治疗

大部分获得性风疹为轻症，无特异抗病毒药物。对于关节炎和关节痛患者，给予对症治疗。

（七）预防

目前采用麻疹、流行性腮腺炎、风疹三联疫苗用于风疹预防，8 月龄接种第 1 剂，18 月龄接种第 2 剂，接种者抗体产生率为 95%，也可在入学前加强。孕妇禁忌接种风疹减毒活疫苗。

患者需隔离至出疹后 7 天。妊娠期妇女在孕早期，无论是否接种过疫苗，均应避免与风疹患者接触。

七、猴痘

猴痘是由猴痘病毒(monkeypox, MPXV)所致的一种人兽共患病。以发热、皮疹、淋巴结肿大等为主要临床表现。

(一) 病原学

猴痘病毒属于痘病毒科正痘病毒属,1958 年从人食蟹猴(猕猴)中首次分离得到,为有包膜的双链 DNA 病毒。

(二) 流行病学

1970 年,在刚果首次确诊人感染猴痘(human monkeypox, HMPX)病例,且为儿童感染病例,此后非洲国家逐渐出现散发病例。分子遗传学可将猴痘病毒分为两支:西非支和中非支(又称刚果盆地支),前者所致感染病死率低,1‰左右,主要分布在尼日利亚等西非国家。中非支感染病死率高,约 10%,主要分布于刚果民主共和国等国家。

2003 年非洲以外的第一次人感染猴痘暴发发生在美国中西部地区,流行病学调查显示是非洲进口的鼠类感染了当地作为宠物饲养的草原土拨鼠,而后导致了人类猴痘的暴发;2022 年 5 月起,全球无地方性流行的国家发生人感染猴痘疫情,截至 2022 年 6 月末确诊病例超过 5 000 例,涉及国家超过 50 个,引起全球关注。

人主要通过呼吸道飞沫、处理和食用动物肉、动物咬或抓伤、护理患者、接触污染物等直接或间接方式接触了感染动物或患者而感染。另有动物试验证实猴痘病毒也可通过气溶胶传播。也有报告提示猴痘病毒可通过母婴垂直方式传播。猴痘患者从前驱期发病到所有皮疹结痂脱落一直有传染性,患者前驱期可能已具有传染性。人群普遍易感。既往接种过天花疫苗者对猴痘病毒存在一定程度的交叉保护力。

(三) 发病机制

MPXV 和天花病毒同属于正痘病毒属,HMPX 与普通型和轻症天花非常相似,参考小鼠鼠痘动物模型其发病机制可能如下。感染猴痘病毒后,病毒除了在感染部位增殖,受感染巨噬细胞通过淋巴管回流至局部淋巴结,病毒亦在此增殖,发生原发性病毒血症,病毒全身播散并侵入淋巴组织和内脏潜伏。潜伏期患者既无症状,也没有局部损伤,不具有传染性。从动物模型推断,感染后 8～10 天,感染的内脏组织产生大量病毒,出现继发性病毒血症,患者出现前驱期临床症状,包括发热、精神萎靡、头痛、肌肉疼痛、疲劳和淋巴结肿大等。病毒通过血液循环集中到真皮层小血管,病毒感染的细胞通过渗出侵入真皮层,然后病毒在真皮层开始复制繁殖,局部分泌的细胞因子和趋化因子引起局部感染灶发炎。病毒复制从真皮蔓延到表皮,表皮细胞变得肿胀并形成空泡。破裂的细胞促成早期水疱的形成。随着多形核白细胞从真皮乳头层下血管迁移到表皮病灶,皮损从斑疹发展到丘疹,继而产生脓疱。

(四) 临床表现

潜伏期为 5～21 天,多为 7～14 天。

(1) 前驱期:发病早期出现寒战、发热,体温多在 38.5℃以上,可伴头痛、嗜睡、乏力、背部疼痛和肌肉疼痛等症状。多数患者出现颈部、腋窝、腹股沟等部位淋巴结肿大。

（2）出疹期：大部分患者发病后1~3天出现皮疹，出疹后发热通常逐渐消退。皮疹通常首先出现在面部，逐渐蔓延至四肢及其他部位，多呈离心性分布，面部和四肢皮疹较躯干更为多见，手心和脚掌均可出现皮疹，部分可见融合性皮疹；也可累及口腔黏膜、消化道、生殖器、结膜和角膜等。皮疹经历从斑疹、丘疹、疱疹、脓疱疹到结痂几个阶段的变化，皮损直径0.5~1 cm，皮疹质地较硬，可伴明显痒感和疼痛，严重者皮损可以合并，直至大片皮肤脱落。从发病至结痂脱落2~4周。结痂脱落后可遗留红斑或色素沉着，甚至瘢痕，瘢痕持续时间可长达数年。

（五）并发症

人感染猴痘后可出现一系列并发症，如继发性细菌感染、支气管肺炎、脑炎、角膜感染伴视力丧失、胃肠道受累、呕吐和脱水腹泻等。

（六）实验室检查

1. 一般检查　　外周血白细胞正常或升高，血小板正常或减少。部分患者可出现转氨酶水平升高、血尿素氮水平降低、低蛋白血症等。

2. 病原学检查　　可用于猴痘病毒的病原学检测的样本包括咽拭子、血清和全血标本、疱疹液、疱疹液拭子、皮肤活检组织（疱皮、结痂等），可用PCR进行核酸检测或进行病毒培养分离。

（七）诊断与鉴别诊断

1. 诊断

（1）疑似病例：有临床表现者，同时具备以下流行病史中的任一项：① 发病前21天内有境外猴痘病例报告地区旅居史；② 发病前21天内与猴痘病例有密切接触；③ 发病前21天内接触过猴痘病毒感染动物的血液、体液或分泌物。

（2）确诊病例：疑似病例且MPXV核酸检测阳性或培养分离出猴痘病毒。

2. 鉴别诊断　　主要和水痘、带状疱疹、单纯疱疹、麻疹、登革热等其他发热出疹性疾病鉴别，还要和皮肤细菌感染、疥疮、梅毒和过敏反应等鉴别。

（八）治疗

目前国内尚无特异性抗猴痘病毒药物，主要是对症支持和并发症的治疗。对症支持治疗包括退热、补液、消毒并保持皮肤清洁卫生等对症措施，积极治疗营养不良等基础疾病和并发症。继发皮肤细菌感染时给予有效抗菌药物治疗。可采用中医药等进行辅助对症治疗。

（九）预后

猴痘为自限性疾病，大部分预后良好。严重病例常见于年幼儿童、免疫功能低下人群，预后与感染的病毒分支、病毒暴露程度、既往健康状况和并发症严重程度等有关。目前四十岁以下的人可能更容易感染猴痘，一般人群中的病死率0%~11%，幼儿病死率为3%~6%。

（十）预防

疑似病例需单间隔离，确诊病例应安置在隔离病房，确诊病例需隔离至结痂完全脱落。天花疫苗接种对预防猴痘的有效率约为85%，可考虑将天花疫苗作为预防措施用于高风险人群。

各类感染性出疹性疾病的临床比较见表1-1。

表 1-1　感染性出疹性疾病的临床比较

	麻　疹	风　疹	水痘和带状疱疹	幼儿急疹	手足口病	猩 红 热
病原	麻疹病毒	风疹病毒	水痘-带状疱疹病毒	人疱疹病毒 6 型和 7 型	人肠道病毒	A 组 β 型溶血性链球菌
主要传播途径	呼吸道	呼吸道	呼吸道或密切接触	呼吸道或唾液	粪-口途径和呼吸道	呼吸道
潜伏期	6～21 天(一般 8～12 天)	12～23 天(平均 18 天)	10～21 天(一般 14～16 天)	10 天	2～5 天	1～7 天(一般 2～4 天)
好发年龄	未接种疫苗的婴幼儿	5～9 岁学龄儿童	未接种疫苗的儿童	婴幼儿	5 岁以下儿童	学龄前或学龄儿童
皮疹特点	全身斑丘疹及疹退后糠麸样脱屑并留有色素沉着	全身皮疹伴耳后、枕后和颈后部淋巴结肿大	皮肤和黏膜相继出现和同时存在斑丘疹、疱疹和痂疹	高热 3～4 天后热退出疹,伴颈部和枕后淋巴结肿大	口腔疱疹、溃疡伴手足等部位丘疹或疱疹	全身弥漫性猩红色细小丘疹,疹退后碎屑样或膜样脱屑
出疹规律	发热 3～4 天开始出疹,出疹顺序:耳后发际—面、颈部—躯干、四肢—手掌、足底,疹间皮肤正常,持续 3～5 天疹退	皮疹始于面部向躯体蔓延,呈斑丘疹,疹间皮肤正常,皮疹持续 3～5 天	皮疹分批出现,向心分布。皮疹初为红色斑疹,后依次转为丘疹、疱疹、痂疹。可伴发热	高热下降时或消退后出疹,皮疹分布于全身,无特征性出疹顺序,疹间皮肤正常	通常口腔先出现疱疹或溃疡,然后手足或臀部出现丘疹或疱疹,5～7 天疱疹消退或结痂	发热数小时至 1 天内皮肤出疹,1 天内遍及全身,疹间皮肤潮红,面部充血无皮疹,伴"杨梅舌"改变,口周苍白圈,2～4 天皮疹消退
病原治疗	无特异抗病毒药物	无特异抗病毒药物	阿昔洛韦,适用于中重度水痘和免疫抑制患者,疗程 5～7 天	无特异抗病毒药物	无特异抗病毒药物	首选青霉素或第一代头孢菌素,疗程 7～10 天
预后	大多预后好,可死于肺炎和脑炎等并发症	获得性风疹预后好,先天性风疹可致死胎、早产和先天缺陷	免疫抑制患者和新生儿可并发血性、播散性水痘,重症肺炎或肝炎	好	大多预后好,少数并发致死性脑干脑炎和或肺水肿	及时抗菌药物治疗预后好
预防	麻疹疫苗,小儿 8 个月初种,18 月龄加强 1 剂次,入学前复种	麻疹、流行性腮腺炎、风疹三联疫苗,8 月龄可以接种,18 月龄年后加强,也可在入学前加强	水痘疫苗,适用于 1 岁以上未患过水痘的幼儿,接种 2 剂次	无疫苗	EV71 灭活疫苗可以预防 EV71 感染引起的手足口病,接种 2 剂次,适用 6 月龄～5 岁儿童	无疫苗,机构流行时特殊人群可予抗生素药物预防

(李晶晶　曾　玫)

【参考文献】

国家卫生健康委办公厅,国家中医药管理局办公室,2022.关于印发猴痘诊疗指南(2022 年版)的通知(国卫办医函〔2022〕202 号). (2022 - 06 - 10) ［2023 - 03 - 01］. http://
www.nhc.gov.cn/yzygj/s7653p/202206/d687b12fe8b84bbfaede2c7a5ca596ec.shtml.

翁心华,张婴元,2009.小儿传染病学.第四版.上海：复旦大学出版社.

中国医疗保健国际交流促进会皮肤科分会,中华医学会皮肤性病学分会老年性皮肤病研
究中心,2022.带状疱疹疫苗预防接种专家共识.中华医学杂志,102(8)：538-543.

Bennett J，Dolin R，Martin J B，2019. Mandell，Douglas，and Bennett's Principles and
Practice of Infectious Diseases. 9th edition. St. Louis：Elsevier.

Larry K，2021. Pickering MD FAAP Red Book：2021 report of the committee on
infectious diseases. USA：American Academy of Pediatrics.

Moore M，Zahra F. Monkeypox，2022. Treasure Island (FL)：StatPearls Publishing.

Sarah S L，Larry K P，Charles G P，2022. Principles and practice of pediatric infectious
diseases. 6th edition. New York：Elsevier.

【思考题】

(1) 简述典型麻疹临床表现及其鉴别诊断。

(2) 简述手足口病重症并发症及临床表现。

(3) 简述各种感染性出疹性疾病的传播途径,以及预防隔离措施。

(4) 常见感染性出疹性疾病需与哪些其他出疹性疾病相鉴别?

第二章

感染性腹泻

感染性腹泻广义系指各种病原体肠道感染引起的腹泻。狭义的感染性腹泻则仅指除霍乱、痢疾、伤寒、副伤寒之外,其余的病原体肠道感染所致腹泻,即为《中华人民共和国传染病防治法》中规定的丙类传染病,主要包括细菌、病毒、原虫等病原体引起之肠道感染,较常见的如沙门菌肠炎、致泻性大肠杆菌肠炎、致泻性弧菌肠炎、空肠弯曲菌肠炎、耶尔森菌肠炎、轮状病毒肠炎、蓝氏贾第鞭毛虫肠炎等。本章主要对国家乙类传染病之外的感染性腹泻作介绍,其临床表现均可有腹痛、腹泻,并可有发热、恶心、呕吐等症状。处理原则亦相似,但不同病原体引起之腹泻,在流行病学、发病机制、临床表现及治疗上又有不同特点,鉴别诊断必须考虑广义感染性腹泻,确诊依赖病原学检查。

一、流行病学

2021 年全国共计 132 万人发生感染性腹泻,居丙类传染病报告病例数第 2 位。1 岁以下儿童腹泻的发病率和死亡率最高,此后逐步下降。在贫困的国家,儿童腹泻导致的其他直接后果包括:营养不良、生长缓慢和认知发育受损。在发达国家,虽然只有少数患者会死于腹泻,但它仍然是一个重要致病因素。在贫穷落后的国家与地区,易出现水型或食物型暴发流行。弧菌属、气单胞菌属、类志贺毗邻单胞菌适合在 pH 高的沿海水域生存,由于海产品污染,相应疾病主要发生在沿海。

在季节分布上感染性腹泻全年均可发病,夏秋季节为发病、暴发与流行的高峰。但有些感染(如轮状病毒、诺如病毒所致腹泻)主要发生在冬春季节。小儿尤其是 2 岁以下的婴幼儿腹泻,夏季以产肠毒素性大肠杆菌为常见,秋冬季以轮状病毒肠炎可能性大;成人水样腹泻要考虑诺如病毒肠炎,发生在夏季则以产肠毒素性大肠杆菌肠炎的可能性较大。老年人腹泻最常见的病原为沙门菌属细菌,但艰难梭菌、大肠杆菌 O157:H7 亦不少见。

二、病原学

1. 细菌　　肠道细菌感染非常普遍,发病的高峰期常在夏季。致泻性大肠杆菌是发展中国家引起腹泻的常见病原菌,致泻性大肠杆菌(diarrhoeagenic *Escherichia coli*,DEC)是细菌性腹泻的常见病原菌,它包括肠致病性大肠杆菌(EPEC)、产肠毒素大肠杆菌(ETEC)、侵袭性大肠杆菌(EIEC)、肠出血性大肠杆菌(EHEC)和肠聚集性大肠杆菌(EAEC),以及近来发现的肠产志贺样毒素且具侵袭力的大肠杆菌(ESIES)。产肠毒素大肠杆菌(ETEC)是旅行者腹泻常见病原,同时还是发展中国家婴儿和儿童腹泻的常见病原。EPEC 则是 2 岁以下儿童与儿童慢性腹泻常见的病原,罕见于成人。EHEC 可致血性腹泻,在发达国家较为常见,严重的出血性结肠炎中 6%~8% 发生溶血尿毒症综合征,家畜是 EHEC 的主要宿主。

弯曲杆菌属普遍存在于成人，也是发展中国家婴儿和儿童粪便中分离到的最常见细菌之一。弯曲杆菌属过去曾划归弧菌属，呈逗点状或S形，微需氧，革兰氏染色阴性。本属菌中的空肠弯曲杆菌是引起婴幼儿急性腹泻的重要病原之一。在发展中国家，无症状性感染非常普遍，这与家畜密切接触有关，可表现为水样腹泻和偶尔出现痢疾（急性血性腹泻）。弯曲杆菌在2岁和2岁以下的儿童中分离的阳性率最高。格林-巴利综合征是弯曲杆菌感染后发生的少见并发症。在发达国家，家禽是弯曲杆菌感染的一个重要来源。

沙门菌属的所有血清型（>2 000种）对人类均致病。婴儿和老人最易被感染。动物是沙门菌的主要宿主。表现为急性恶心、呕吐和水样或脓血便伴里急后重的痢疾样腹泻。70%被感染的儿童出现发热。菌血症发生率为1%～5%，其中绝大多数出现在婴儿。

2. 病毒　　轮状病毒是儿童严重脱水性胃肠炎的主要病因。在发达国家和发展中国家中，几乎所有的儿童在3～5岁时都感染过轮状病毒。在儿童中，临床发病高峰出现在4个月～23个月的年龄段，新生儿感染也很常见，但多无症状。轮状病毒感染常伴随中度以上的胃肠炎。

人类杯状病毒（HuCVs）属于杯状病毒科，包括诺如病毒和札幌病毒家族。以前分别被称为"诺沃克样病毒"和"札幌样病毒"。诺如病毒是胃肠炎暴发的最主要原因，所有年龄组均可受到感染。札幌病毒主要感染儿童。可能是继轮状病毒之后第2常见的致病病毒，占幼儿重症胃肠炎的4%～19%。

腺病毒感染最常引起呼吸系统疾病。然而，由于感染病毒的血清型不同，在儿童患者中还能引起胃肠炎。

巨细胞病毒（CMV）是免疫功能缺陷患者中常见的机会感染病原体，可致严重的水样泻。

3. 寄生虫　　寄生虫肠道感染中，蓝贾第鞭毛虫、小隐孢子虫、溶组织阿米巴和环孢子虫是儿童急性腹泻的最常见病因。罕见于发达国家，通常限于旅行者。蓝贾第鞭毛虫在发达国家儿童中发病率低（2%～5%），但在发展中国家高达20%～30%。隐孢子虫和环孢子虫感染常见于发展中国家儿童，通常无症状，在免疫功能缺陷患者中则引起机会感染，应予以重视。

三、临床表现

仅根据临床线索通常很难确定各腹泻患者的病原体，但根据腹泻的临床特点可以获得病原体线索，为经验治疗提供依据。根据不同病原体所致感染性腹泻的潜伏期不同，有助于临床经验性判断引起腹泻的病原体（表2-1）。

表2-1　常见病原体所致感染性腹泻的潜伏期

潜 伏 期	常 见 的 病 原 体
<6 h	金黄色葡萄球菌、蜡样芽孢杆菌
6～24 h	产气荚膜杆菌、非伤寒沙门菌、蜡样芽孢杆菌
16～72 h	诺如病毒、肠道产毒素大肠杆菌、志贺菌、霍乱弧菌、空肠弯曲杆菌、产志贺毒素大肠杆菌、环孢子菌虫、隐孢子虫

通过腹泻的临床表现可以提示相关的病原体。按照疾病的急缓程度可分为急性腹泻与持续性腹泻。急性腹泻指24 h内出现3次或更多次的松散、水样腹泻;持续性腹泻则指腹泻持续超过14天。而腹泻伴随的症状对判断病原也有价值,如里急后重常提示细菌性痢疾。

按照大便性状又可分为炎症型腹泻与分泌性腹泻。炎症性腹泻(inflammatory diarrhea)指病原体侵袭肠上皮细胞,引起炎症而导致的腹泻。常伴有发热,粪便多为黏液便或脓血便,镜检有较多的红白细胞,如侵袭性大肠杆菌肠炎、细菌性痢疾、空肠弯曲菌肠炎等。果酱样恶臭粪便常提示阿米巴痢疾的可能。分泌型腹泻(secretory.diarrhea)指病原体刺激肠上皮细胞,引起肠液分泌增多和(或)吸收障碍而导致的腹泻。患者多不伴有发热,粪便多为稀水便。镜检红白细胞不多,如肠产毒性大肠埃希杆菌肠炎、轮状病毒肠炎等。

四、实验室检查

1. 粪便常规检查　　粪便可为稀便、水样便、黏液便、血便或脓血便。镜检可有多量红白细胞,亦可有少量或无细胞。

2. 病原学检查　　粪便中可检出霍乱、痢疾、伤寒、副伤寒以外的致病微生物,如肠致泻性大肠杆菌、沙门菌、轮状病毒或阿米巴、蓝氏贾第鞭毛虫等。或检出特异性抗原、核酸或从血清检出特异性抗体。

五、诊断

(一)诊断原则

引起腹泻的病因比较复杂,除细菌、病毒、寄生虫等病原体可引起感染性腹泻外,其他因素,如饮食不当、化学药品等还可引起非感染性腹泻,故本组患者的诊断须依据流行病学资料、临床表现和粪便常规检查来综合诊断。由于本组疾病包括范围较广,而上述资料基本相似,故病原确诊须依据从粪便检出有关病原体,或特异性核酸,或从血清中检测出特异性抗体。

(二)诊断标准

1. 流行病学资料　　一年四季均可发病,一般夏秋季多发。有不洁饮食(水)和(或)有腹泻患者、腹泻动物、带菌动物接触史,或有去不发达地区旅游史。如为食物源性则常为集体发病及有共进可疑食物史。某些沙门菌(如鼠伤寒沙门菌等)、肠致病性大肠杆菌、A组轮状病毒、诺如病毒和柯萨奇病毒等感染则可在婴儿室内引起暴发流行。

2. 临床表现

(1)腹泻、大便≥3次/天,粪便的性状异常,可为稀便、水样便,亦可为黏液便、脓血便及血便,可伴有恶心、呕吐、食欲不振、发热、腹痛及全身不适等。病情严重者,因大量丢失水分引起脱水、电解质紊乱甚至休克。

(2)已排除霍乱、痢疾、伤寒、副伤寒等《中华人民共和国传染病防治法》中规定的甲类和乙类传染病。

3. 临床诊断　　具备流行病学资料、临床表现,以及粪便常规检查者,流行病学史供参考。

4. 病原确诊　　临床诊断加病原学检查。

六、治疗

（一）补液治疗

1. 口服补液治疗　　轻中度脱水。可以口服补液疗法（oral rehydration therapy，ORT）即口服液体，以防止或纠正腹泻导致的脱水。ORT 是急性胃肠炎有效的和成本效益比最高的标准治疗方法。口服补液盐（oral rehydration salt，ORS）是为 ORT 特别研制的液体。世界卫生组织（World Health Organization，WHO）推荐低渗 ORS，即将钠浓度降至 75 mmol/L、无水葡萄糖浓度降至 75 mmol/L、总渗透压降至 245 mmol/L 的"低渗"ORS（hypo osmolarity ORS）。其配方有助于缩短腹泻持续时间，减少大便的量，以及减少静脉补液。WHO 和联合国儿童基金会（United Nations Children's Fund，UNICEF）在 2005 年联合发表了新修订的腹泻管理推荐指南，该指南的编写得到美国国际开发署和全世界许多专家的协助支持。新指南推荐使用"低渗"ORS 配方取代以前的 ORS 配方，并且强调所有患儿在腹泻发生时及早补充锌。"低渗"ORS 的成分见表 2-2。

表 2-2　"低渗"ORS 的成分

成　　分	mmol/L
钠	75
氯化物	65
无水葡萄糖	75
钾	20
柠檬酸盐	10
总渗透压	245

这种"低渗"ORS 现已供全球使用。"低渗"ORS 也被推荐用于治疗成人和儿童霍乱。但是对于有低血容量性休克或肠梗阻的儿童，ORT 是禁忌的。对于无法耐受口服 ORS 的儿童（有持续性呕吐），可通过放置鼻胃管给予 ORS。全球 ORS 普及率仍低于 50%，因此，必须努力提高其普及率。

2. 静脉补液治疗　　轻至中度脱水。患者如果有持续性呕吐，将无法口服 ORS，而可能需要静脉补液。重度脱水患者的补液可参考第九章霍乱相关内容。但需要注意到用 5% 葡萄糖和 1/4 张生理盐水来治疗因感染性腹泻导致严重脱水的患者是不安全的。这是因为细菌感染（霍乱弧菌、产肠毒素大肠杆菌）常导致钠从粪便大量丢失（60～110 mmol/L），从而出现重度脱水。1/4 张生理盐水溶液含有钠 38.5 mmol/L，这无助于平衡钠的丢失。因此，静脉补充 5% 葡萄糖和 1/4 张生理盐水会导致严重的低钠血症、抽搐和意识丧失。建议使用乳酸林格液，只有当缺少乳酸林格液时，才使用 5% 葡萄糖和 1/2 张标准生理盐水。

（二）病原治疗

1. 治疗原则　　① 儿童急性水样便腹泻在排除霍乱后，多为病毒性或产肠毒素性细菌感染，常规不使用抗菌药物，针对引起腹泻的病原体只有在必要时给予相应的抗微生物治疗，如黏液脓血便多为侵袭性细菌感染，须用抗菌药物。② 成人患者存在持续的志贺菌、沙门菌、弯曲杆菌属或者寄生虫感染时,可给予抗菌药物治疗。③ 感染发生在老年人、免疫功能低下者和抵抗力下降者、败血症或体内有假体移植物(如人工心脏瓣膜、人工关节等)的患者时,应予以抗菌药物治疗。④ 中/重度的旅行者腹泻或伴有发热和(或)血便的腹泻可给予短程抗菌药物治疗。⑤ 应用抗菌药物前应首先行粪便标本的细菌培养和病原体检测,以便依据分离出的病原体及药物敏感试验结果选用和调整抗菌药物。

2. 药物选择　　对于治疗多种常见细菌性感染,阿奇霉素的推荐剂量为 250 mg 或 500 mg,每天 1 次,连用 3～5 天。对于儿童,阿奇霉素剂量范围(取决于体重)为每天 5～20 mg/kg,每天 1 次,连用 3～5 天。在成人患者中,喹诺酮类药物首选(次选复方新诺明)。对于喹诺酮类耐药的弯曲菌,阿奇霉素是恰当的治疗药物。治疗阿米巴病最好采取序贯疗法,在使用甲硝唑之后服用二氯尼特,以去除甲硝唑治疗后残留的包囊。病毒感染通常不需使用抗菌药物。

(三) 营养治疗

腹泻患者多有营养障碍,如病情允许,应继续进食(喂养)适宜的食物。在口服补液或静脉补液开始后 4 h 内应恢复进食。除特殊年龄外,应该给予与年龄匹配的饮食,无论 ORT 使用的是何种液体;婴幼儿需要给予母乳喂养或人工喂养,母乳喂养儿继续母乳喂养,小于 6 个月的人工喂养患儿可继续喂配方乳;少吃多餐(每天六餐),优先进食热量和微量元素丰富的食物(谷类、肉类、水果和蔬菜),尽可能增加热量摄入;对于儿童患者,大于 6 个月的患儿可继续食用已经习惯的日常食物,如粥、面条、稀饭、蛋、鱼沫、肉沫、新鲜果汁,鼓励患儿进食,如进食量少,可增加喂养餐次。避免给患儿喂食含粗纤维的蔬菜和水果,以及高糖食物。病毒性肠炎常有继发性双糖酶(主要是乳糖酶)缺乏,对疑似病例可暂时改为给予低(去)乳糖配方奶,时间 1～2 周,腹泻好转后转为原有喂养方式。

避免罐装果汁,灌装果汁往往是高渗性的,会加重腹泻。

对于少数重症病例,不能耐受口服营养物质、伴有重度营养不良及低蛋白血症者,可以考虑静脉营养。对于急性腹泻病患儿能进食后即予以补锌治疗,大于 6 个月的患儿,每天补充元素锌 20 mg,小于 6 个月的患儿,每天补充元素锌 10 mg,共 10～14 天。元素锌 20 mg 相当于硫酸锌 100 mg 或葡萄糖酸锌 140 mg。

(四) 其他治疗方法

有助于改善腹泻病情、缩短病程的其他治疗方法包括:

1. 应用肠黏膜保护剂　　如蒙脱石散,可以减轻水样腹泻的症状,并对侵袭性炎症腹泻有保护肠道黏膜的作用。

2. 应用微生态疗法　　给予益生菌如双歧杆菌、乳酸杆菌等;益生菌是特殊的活的微生物,如乳酸杆菌 GG(ATCC 53103),已证明对人体健康有益。临床对照研究及 Meta 分析支持使用特定的益生菌菌株和产物治疗和预防婴幼儿轮状病毒感染性腹泻。然而,所有的疗效都是菌株特异性的,而且每一种菌株都还需要在临床研究中验证。一种菌株有治疗效果并不能推断其类似物亦有效。

3. 应用抗动力药与抗分泌药物　　用于分泌性腹泻,多用于轻、中度的旅行者腹泻(无侵袭性腹泻的临床症状)。因其抑制肠道蠕动并有轻度的抑制分泌的特性,应避免用于血性或疑似炎性腹泻。发热与明显腹痛是炎性腹泻的特征,应该避免使用抗动力药。抑制分泌药,如次水杨酸铋能减少儿童粪便排出量或减轻旅行者腹泻患者的腹泻、恶心、腹痛等症状。消旋卡多曲是一种脑啡肽酶抑制剂（非阿片制剂），具有抑制分泌的活性。目前已证实对于小儿腹泻有效，但对于成人霍乱却无效。

七、预防

应以切断传播途径为主，同时加强对传染源的管理，采取综合性预防措施，对重点人群、集体单位及临时性大型工地应特别注意预防暴发和流行。

（张文宏）

【参考文献】

中华医学会儿科学分会消化学组，2016.中国儿童急性感染性腹泻病临床实践指南.中华儿科杂志，54(7)：483－489.

Andi L S，Rajal K M，John A C，et al，2017. 2017 Infectious Diseases society of America clinical practice guidelines for the diagnosis and management of infectious diarrhea. Clin Infect Dis，65(12)：45－80.

Mary A，Andrew M D，2017. Acute diarrheal infection in adults. JAMA，318(10)：957－958.

Wang L P，Zhou S X，Wang X，et al，2021. Etiological，epidemiological and clinical features of acute diarrhea in China. Nat Commun，29(1)：2464－2476.

【思考题】

(1) 感染性腹泻的常见病原体包括哪些？

(2) 试述对感染性腹泻患者进行抗病原治疗的原则。

第三章

中枢神经系统感染

中枢神经系统感染是由病毒、细菌、结核杆菌、真菌等病原体侵犯中枢神经系统所致的严重感染，以脑脊髓膜炎和脑炎多见，亦可累及脊髓，临床上多表现为发热、颅高压症状，以及意识障碍等；脑脊液检查是诊断的重要依据，积极的抗感染治疗，以及对症支持治疗常可明显改善患者预后。

中枢神经系统感染可分为脑脊髓膜炎和脑实质感染两部分，实际上这两部分的病变往往相互影响，前者虽以脑膜感染为主，但可同时累及脑实质，严重者可表现为脑膜脑炎型；后者多数亦可累及脑膜，引起相对轻的脑膜炎症。

一般脑膜炎可分为化脓性及非化脓性两大类，前者起病急，由各种化脓性细菌（包括脑膜炎双球菌、肺炎双球菌、流感嗜血杆菌、金黄色葡萄球菌等）引起；非化脓性组中，由病毒及阿米巴原虫引起者起病多急，而由结核杆菌、新型隐球菌及其他真菌所致者多呈亚急性或慢性过程。二者的鉴别大多依据于脑脊液（cerebrospinal fluid, CSF）的改变，化脓性者外观混浊，细胞数 $>1\,000\times10^6/L$，以多核为主，蛋白质明显增高，糖显著降低；非化脓性者 CSF 外观一般多清，细胞数 $(50\sim500)\times10^6/L$。其中病毒感染蛋白质含量大多正常或轻度增高，糖大多正常或轻度降低，而结核及隐球菌性脑膜炎则可显著异常。

中枢神经系统感染有相同的临床表现，归纳如下。

（一）全身症状

发热、全身酸痛等毒血症状，部分婴儿及少数成人可有呕吐、腹泻等胃肠道症状、精神萎靡、嗜睡、烦躁等。结核、真菌引起的中枢感染起病常较慢，全身表现不明显。

（二）神经系统表现

1. 颅内压增高　　脑膜的充血水肿和累及实质所致的充血水肿均可导致颅内压增高，临床主要表现有头痛、喷射性呕吐、视盘水肿、视力模糊、意识障碍及抽搐等，幼儿可见前囟饱满。

2. 脑膜刺激征　　脑膜炎累及脊神经根部脊膜时，出现颈项强直，克氏征、布氏征阳性。

3. 脑实质炎症表现

（1）大脑皮层的病变可引起意识障碍，其程度不一，可自嗜睡直到昏迷。

（2）运动通路的改变：表现为惊厥、瘫痪等。

（3）神经反射的改变：因反射通路障碍，可出现腹壁、提睾等浅反射消失；或由于大脑皮质的抑制减弱，而出现膝反射亢进及踝阵挛等。

（4）严重的脑实质损害可使脑水肿加剧，引起脑疝。天幕裂孔疝可压迫患侧动眼神经，使患侧瞳孔增大，不规则，对光反应迟钝；枕骨大孔疝可使呼吸骤停。

一、病毒性脑膜炎及脑膜脑炎

病毒性脑炎和病毒性脑膜炎均是指多种病毒引起的颅内急性炎症，由于病原体致病性能和宿主反应过程的差异,形成不同类型疾病。若炎症过程主要在脑膜,临床重点表现为病毒性脑膜炎。炎症主要累及大脑实质时,则以病毒性脑炎为临床特征,其病情趋重。大多患者具有病程自限性。病毒性脑膜炎发病率每年为(11~27)/10万。临床表现类同,主要侵袭脑膜而出现脑膜刺激征,脑脊液中有以淋巴细胞为主的白细胞增多。病程多在2周以内,一般不超过3周,有自限性,一般预后较好,多无并发症。病毒侵犯脑膜同时若亦侵犯脑实质则形成脑膜脑炎。根据病情情况可呈大小不同的流行,亦可散在发病。

（一）病因

目前仅有1/3左右病例可获得病原学诊断,其中,乙脑由属于虫媒病毒黄病毒科黄病毒属的乙型脑炎病毒引起,属B类传染病;其他大多数(80%)为肠道病毒,如埃可病毒4、6和9型,柯萨奇A、B组病毒,流行性腮腺炎病毒,淋巴细胞脉络膜脑膜炎病毒,少见的有肝炎病毒、脊髓灰质炎病毒等;此外,单纯疱疹病毒(herpes simplex virus, HSV)是散发性脑炎的常见原因,该病毒早期诊断很重要,因其有特异性抗病毒药物,且成功治疗与治疗开始时间早晚相关。乙脑和肠道病毒引起的病毒性脑膜炎其发病高峰主要在夏季和早秋。腮腺炎病毒脑膜炎一般多见于冬、春季节,与腮腺炎同时流行。淋巴细胞脉络膜脑膜炎则以晚秋和冬季较常见,而单纯疱疹病毒脑膜炎发病无明显季节性,或由单纯疱疹病毒的直接接触感染,或为潜伏感染复发引起。

（二）发病机制

病毒经肠道(如肠道病毒)或呼吸道(如腺病毒和出疹性疾病)进入淋巴系统繁殖,然后经血流(虫媒病毒直接进入血流)入侵脑或脑膜组织,出现中枢神经系统症状。因此,颅内急性病毒感染的病理改变主要是大量病毒对脑组织的直接入侵和破坏。然而,若宿主对病毒抗原发生强烈免疫反应,进一步可导致脱髓鞘、血管与血管周围脑组织损害。

（三）临床表现

病情轻重差异很大,取决于病变主要是在脑膜或脑实质。一般说来,病毒性脑炎的临床经过较脑膜炎严重,重症脑炎更易发生急性期死亡或后遗症。

1. 病毒性脑膜炎　　急性起病,主要表现为病毒感染的全身中毒症状和脑膜刺激症状,如发热、头痛、畏光、肌肉疼痛、恶心呕吐、食欲减退、腹泻和全身乏力等。本病病程在儿童常超过1周,成年患者的症状可能持续2周或更长时间。可有颈项强直等脑膜刺激征,一般很少有严重的意识障碍和惊厥,无局灶性神经系统体征。病程大多在2~3周内。

除神经系统的症状和体征外,其他临床表现随患者的年龄、免疫状态和病毒种类及亚型的不同而异,如幼儿患者可出现发热、呕吐、皮疹等症状,而颈强直和前囟隆起等体征轻微,甚至缺如;手足口综合征常发生于肠道病毒71型脑炎,非特异性皮疹常见于埃可病毒9型脑膜炎。

2. 病毒性脑炎　　起病急,其主要病理改变在脑实质,故临床表现因病变部位、范围和严重程度而有不同。大多数患者在弥漫性大脑病变基础上主要表现为发热、反复惊厥发作、不同程度意识障碍和颅压增高症状。若出现呼吸节律不规则或瞳孔不等大,要考虑颅内高压并发脑疝可能性,部分患者尚伴偏瘫或肢体瘫痪表现。

若脑部病变主要累及额叶皮层运动区,临床则以反复惊厥发作为主要表现;若脑部病变主要累及额叶底部,颞叶边缘系统,患者则主要表现为精神情绪异常,其他还有以偏瘫、单瘫、四肢瘫或各种不自主运动,不少患者可能同时兼有上述多种类型表现,当病变累及锥体束时出现阳性病理体征。

病毒性脑炎病程大多 2～3 周,多数完全恢复,但少数遗留癫痫、肢体瘫痪、智能受损等后遗症。

（四）实验室检查

1. 脑电图　　以弥漫性或局限性异常慢波背景活动为特征,少数伴有棘波、棘慢综合波。慢波背景活动常提示脑功能障碍。异常脑电图并非诊断所必需,某些患者脑电图也可正常。

2. 血液检查　　白细胞计数大多正常或减少,但如乙型脑炎等疾病也可出现白细胞增多。

3. 脑脊液检查

（1）常规检查:脑脊液压力正常或轻度升高,色清,白细胞数轻中度增加,（10～1 000）×10^6/L 不等,淋巴细胞比例多升高。

（2）生化检查:蛋白质正常或稍高,糖及氯化物一般为正常。但在腮腺炎病毒性脑膜炎和淋巴细胞脉络膜脑膜炎患者,糖含量可减少。

（3）可见单克隆 IgG 正常或轻度增高。腮腺炎病毒脑膜炎病例的脑脊液中可测出单克隆 IgG 腮腺炎特异抗体,并可持续存在 1 年。

4. 影像学检查　　脑炎患者 CT 或 MRI 检查可能有或无影像学异常。颞叶受累强烈提示 HSV 脑炎,不过其他疱疹病毒(例如,VZV、EBV、人疱疹病毒 6 型)也可引起这种临床特征。

5. 病毒学检查　　绝大多数病毒性脑膜炎实际上没有必要做出确切病原诊断,因为其为良性自限性病程,治疗上只需对症治疗,不需要用抗生素。若为确定病原,可以从脑脊液分离病毒;从急性期和恢复期血清和脑脊液中检测 IgM 抗体或病毒抗原。

（五）预后

急性病毒性脑炎的预后与所感染的病原密切相关,同一病毒感染其严重程度每年也可有不同,大多可痊愈,不留任何后遗症。乙型脑炎病毒、单纯疱疹病毒引起者预后较差,不少存活患者留有不同程度的后遗症。

（六）治疗

本病缺乏特异性治疗。但由于病程自限性,急性期正确地支持与对症治疗,是保证病情顺利恢复、降低病死率和致残率的关键,主要治疗包括:

1. 维持水、电解质平衡与合理营养供给　　对营养状况不良者给予静脉营养剂或白蛋白。

2. 控制脑水肿和颅内高压　　可采用 20% 甘露醇、呋塞米等药物作脱水疗法。

3. 控制惊厥发作及严重精神行为异常　　主要应去除引起抽搐的原因,如高热、水肿及呼吸道阻塞缺氧等。

4. 高热的处理　　应用物理降温为主,药物降温为辅,可用 30%～40% 酒精擦浴,冰袋,口服或鼻饲吲哚美辛 12.5～25 mg,或用安乃近滴鼻等。

5. 呼吸衰竭的处理　　有效地控制高热、抽搐与水肿,保持呼吸道通畅,给氧,呼吸兴奋剂的应用等。必要时应及早作气管切开及呼吸机辅助通气。

6. 抗病毒药物　　一般无须使用,如考虑为单纯疱疹病毒脑炎,则可予阿昔洛韦每次 5～10 mg/kg,每 8 h 1 次,对预后有显著改善,该方案对其他如水痘-带状疱疹病毒、巨细胞病毒、EB 病毒也有抑制作用。

7. 激素治疗 肾上腺皮质激素可减轻炎症、水肿,对缓解症状有作用,成人可用地塞米松每天 10～40 mg 短期治疗。

二、化脓性脑膜炎

化脓性脑膜炎(purulent meningitis)简称化脑,是由化脓性细菌引起的中枢神经系统感染性疾病。

(一) 病原学

多数化脓性球菌均可引起化脓性脑膜炎,以肺炎链球菌、脑膜炎球菌及流感嗜血杆菌最常见,其次有葡萄球菌、肠道革兰氏阴性杆菌(大肠杆菌、铜绿假单胞菌、沙门菌属等)及厌氧菌等,老年及免疫低下人群中李斯特菌引起化脓性脑膜炎也很常见。

脑膜炎奈瑟菌仅存在于人体,可自带菌者咽部,患者的血液、脑脊液和皮肤瘀点中检出。系革兰氏染色阴性双球菌,能产生毒力较强的内毒素。

肺炎链球菌为革兰氏阳性有荚膜的双球菌,已知有 86 种血清型,其中 18 种血清型可引起伴菌血症的肺炎链球菌肺炎,6 种荚膜型(1、2、4、7、8、14)分别可单独引起严重感染。儿童感染以 1、6、14 和 19 型为主。国内引起脑膜炎的肺炎球菌对青霉素不敏感或耐药的菌株增多。

流感嗜血杆菌系革兰氏阴性短小杆菌,本菌分为 a、b、c、d、e、f 等 6 个型,其中 b 型荚膜株的致病力最强,菌体有荚膜,表面有纤毛,从而增强了对黏膜的黏附力。本菌可进入呼吸道黏膜上皮,并可侵入血流繁殖,侵入中枢神经系统。

单核细胞增多性李斯特菌是唯一经常感染人类的李斯特菌种,是一种需氧/兼性厌氧、能活动、不产芽孢的革兰氏阳性短杆菌,常导致食源性感染,全身播散时偏好入侵胎盘和中枢神经系统,其机制尚不明确。

(二) 流行病学

1. 季节 脑膜炎球菌性脑膜炎(流脑)有明显的季节性,冬春季为多见,流感嗜血杆菌脑膜炎亦以冬春两季为多;肺炎球菌脑膜炎全年均可发病,但冬春两季的发病率较高。

2. 家族中发病情况 若兄弟姐妹中有两人同时发病,则多见于流脑及流感嗜血杆菌脑膜炎。

3. 医院内获得感染的化脓性脑膜炎 主要为耐药程度高的革兰氏阴性杆菌如肺炎克雷伯菌、沙雷菌、大肠杆菌、铜绿假单胞菌,以及耐药性葡萄球菌及厌氧菌等。

4. 细菌入侵途径 病原菌可通过下列途径达到中枢神经系统。

(1)邻近器官的感染播散:① 鼻窦炎时,其致病菌可为肺炎双球菌,金黄色葡萄球菌及溶血性链球菌。② 中耳炎:在急慢性中耳炎时,致病菌可破坏骨壁或经血行侵入蛛网膜下腔,病原菌以肺炎双球菌,变形杆菌及大肠杆菌为主。

(2)血行播散:脑膜炎双球菌可先引起鼻咽部感染继而入血后随血流播散感染脑膜;金黄色葡萄球菌败血症可并发金黄色葡萄球菌脑膜炎,据统计并发率可达 38%,革兰氏阴性菌败血症也可并发脑膜炎。

（3）颅外伤：脑外伤所致的鼻漏常引起复发性脑膜炎，其病原菌 80％为肺炎双球菌，其他常见菌为革兰氏阴性杆菌及金黄色葡萄球菌。此外，颅外伤可使额骨骨折，在镫骨、蜗窗、前庭窗、耳咽管等处发生裂缝，可与蛛网膜下腔相通，出现脑脊液耳漏，其致脑膜炎的病原与鼻漏相似。

（4）神经外科手术后：通常清洁手术后致病菌以葡萄球菌为主；约有 50％的革兰氏阴性杆菌脑膜炎发生于颅脑手术后。

（5）腰椎穿刺污染：病原菌以金黄色葡萄球菌及铜绿假单胞菌为多见。

（三）发病机制

病原体进入机体后是否入侵中枢神经系统，取决于机体的免疫状态及细菌的毒力两方面因素。细菌活性产物，如细胞壁、内毒素和磷壁酸等可刺激脑血管内皮细胞、巨噬细胞、星形细胞和小胶质细胞产生细胞因子，如肿瘤坏死因子（tumor necrosis factor，TNF）、白细胞介素-1β（interleukin-1β，IL-1β）。TNF-α 和 IL-1β 在诱发炎症反应中起协同作用，可活化脑血管内皮细胞上的 CD18 促白细胞黏附受体，使白细胞黏附于血管壁，释放蛋白溶解酶，破坏内皮细胞间的连接，导致血-脑屏障渗透性增高，使白细胞和血浆大量进入脑脊液中。另外，这些细胞因子可激活花生四烯酸代谢产物如前列腺素，并可产生血小板活化因子（platelet activating factor，PAF），从而使血-脑屏障渗透性进一步增加及脑内血栓形成。上述炎症介质及其细胞相互作用的结果引起蛛网膜下腔的炎症反应，最终导致脑水肿、颅内压增高，以及脑内细胞功能和代谢紊乱等一系列病理生理改变。

（四）临床表现

各种细菌所致的化脓性脑膜炎有相似的临床表现，可归纳为全身感染症状、颅内压增高和脑膜刺激征三方面。临床表现很大程度取决于年龄，年长儿及成人可出现典型表现。

常见病原菌引起的化脓性脑膜炎的临床特点如下：

1. **流行性脑膜炎**　多发于冬春季，通常 3、4 月份为高峰。任何年龄人群均可被感染，但婴幼儿易感，同地点多有相似病例。起病急，以发热、头痛、呕吐、皮肤黏膜瘀点和脑膜刺激征为主要临床表现。少数病例起病急骤、病情凶险，有的以全身瘀点、瘀斑和严重的循环衰竭为主（败血症休克型）；有的以脑实质损害为主，迅速出现惊厥、昏迷、呼吸衰竭（脑膜脑炎型）；其死亡率很高。瘀点与脑脊液涂片及培养阳性率较高，可超过 50％。

2. **肺炎链球菌脑膜炎**　简称肺脑。发病率仅次于流行性脑脊髓膜炎，多见于 1 岁以下的婴儿（占 80％）和老年人，冬春季较多，常继发于肺炎、中耳炎、乳突炎、鼻窦炎、败血症或颅脑外伤。其炎症渗出物多分布于大脑顶部表面，故早期颈项强直不明显。由于渗出物中纤维蛋白较多，易致粘连和包裹性脓肿。硬膜下积液或积脓、脑脓肿、脑积水等并发症较其他化脓性脑膜炎多见。患者一般病情较重，病程多迁延和反复，脑脊液涂片及培养阳性率较高。

3. **流感嗜血杆菌脑膜炎**　主要由 b 型流感嗜血杆菌引起，多见于出生 3 个月至 3 岁的小儿，秋季较多，多数起病急，突然高热、呕吐、惊厥；部分起病稍慢，先有明显的呼吸道感染症状，经数天或数周后才出现脑膜炎表现。偶见皮疹，常并发硬膜下积液，亦可伴会厌炎、关节炎、蜂窝组织炎及肺炎。易发生轻度贫血。脑脊液涂片常见极短小的革兰氏阴性杆菌。

4. **李斯特菌脑膜炎**　老年人尤其是免疫低下者多见，可能为广泛性受累，也可能为局灶性脑干受累。临床表现可轻可重,轻则为发热和神志改变,重则为暴发性病程伴昏迷。患者可能存在提示脑受累或炎症的局灶性神经系统体征,包括脑神经异常、共济失调、震颤、偏瘫和耳聋。患者还可出现癫痫发作,通常在病程的较晚阶段开始出现。

5. 葡萄球菌脑膜炎　　主要由金黄色葡萄球菌引起,各年龄组均可患病,但以新生儿及年长儿多见。多发生于夏季。常先有化脓性病灶,如新生儿脐炎、脓疱疮、蜂窝组织炎、败血症等。常为金黄色葡萄球菌脓毒败血症的迁徙病灶之一。病程中可见荨麻疹、猩红热样皮疹和小脓疱。脑脊液呈脓性、混浊、易凝固,涂片见成堆革兰氏阳性球菌。血及脑脊液可见阳性结果。

6. 大肠杆菌脑膜炎　　多见于出生 3 个月内婴儿,特别是新生儿及早产儿。本菌主要来自母亲产道、婴儿肠道及脐部等。此外、脊柱裂、尿布皮炎、中耳炎亦可为侵入门户。年长儿童患病时应仔细检查背部中线皮肤有无交通窦道。脑脊液除化脓性改变外,常有粪臭味。预后差,病死率高。

（五）实验室检查

1. 血常规检查　　白细胞计数明显增高,可达$(20\sim40)\times10^9/L$,以中性粒细胞为主,可达 0.80～0.90。严重者白细胞总数可减少。

2. 脑脊液检查　　压力增加,外观混浊或脓样。白细胞计数明显增加,达 $1\,000\times10^6/L$ 以上,高者达数万,以中性粒细胞为主。蛋白明显增加,糖及氯化物降低。脑脊液涂片及培养可找到病原菌。对初次腰椎穿刺脑脊液正常的可疑者,可再次复查。

3. 细菌学检查

（1）涂片检查　　脑脊液沉淀涂片用革兰氏染色常可找到病原菌。

（2）细菌培养　　取鼻咽拭、血及脑脊液培养可获得病原菌。血培养阳性率为 40%～50%。对脑脊液常规阴性者,有时培养也可获致病菌。

4. 特殊检查

（1）脑脊液病原菌的抗原检测：常用方法有对流免疫电泳、乳胶凝集法、血凝抑制试验、放射免疫分析（radioimmunoassay，RIA）、荧光抗体测定及酶联免疫吸附测定（enzyme-linked immunosorbent assay，ELISA）等,能较快检出脑脊液中各致病菌相应的抗原。

（2）PCR：适用于脑脊液革兰氏染色、细菌抗原检测及培养为阴性的脑膜炎患者,以PCR 检测致病菌特有的基因片段,但有假阳性。

（3）鲎溶解物试验：通过检测内毒素可间接证实革兰氏阴性菌的存在。

（4）脑脊液酶学检测：脑脊液中含有多种酶,可以鉴别化脓性脑膜炎与病毒性脑膜炎,磷酸己糖异构酶（phosphoglucose isomerase，PGI）和乳酸脱氢酶（lactate dehydrogenase，LDH）在化脓性脑膜炎时升高,PGI 较 LDH 敏感。

（六）预后

目前,发达国家的化脓性脑膜炎患儿成活率有了明显改善,总病死率低于 10%,脑膜炎球菌性脑膜炎低于 5%,但是持续性后遗症的发生率仍没有明显下降,发生率为 10%～30%。

（七）治疗

化脓性脑膜炎的治疗主要包括抗菌、对症及支持治疗。

1. 抗感染治疗   治疗原则是：① 选用对病原菌作用强的抗菌药物(表 3 - 1)；② 在脑脊液中浓度高的品种；③ 足够的疗程,能快速杀菌达到无菌化。

表 3 - 1   常用抗菌药物的脑膜通透性

易 透 入	炎症时可达有效浓度		炎症时可达一定浓度,脑脊液中浓度低于 MIC	基本不能透入
氯霉素	青霉素	氨苄西林	头孢哌酮、苯唑西林	两性霉素 B
磺胺嘧啶,甲氧苄啶	哌拉西林	头孢噻肟	阿米卡星、庆大霉素	多黏菌素类
甲硝唑	头孢呋辛	头孢曲松	妥布霉素、奈替米星	林可霉素类
异烟肼	头孢他啶	氨曲南	红霉素	酮康唑
利福平	拉氧头孢	培氟沙星	酮康唑(大于每天 800 mg)	伊曲康唑
乙胺丁醇	美罗培南	环丙沙星		阿奇霉素
吡嗪酰胺	磷霉素	万古霉素		克拉霉素
氟康唑	(左)氧氟沙星			苄星青霉素
氟胞嘧啶				

鞘内给药应尽量避免,特别是在脑脊液可达有效浓度的药物不应鞘内给药；给药不当(包括浓度过高、剂量过大,给药速度过快等)可因药物在脑脊液中浓度过高而导致惊厥、昏迷等严重不良反应,甚至死亡。

疗程因不同病原菌而异。流行性脑脊髓膜炎、流感嗜血杆菌脑膜炎的疗程约 14 天；肺炎球菌脑膜炎 2～4 周；革兰氏阴性杆菌脑膜炎由于复发率高,疗程至少 4 周；继发于心内膜炎的链球菌脑膜炎则需 4～6 周。CSF 中细胞数及各项生化指标需恢复正常,CSF 细菌涂片及培养均需转阴。

各种细菌性脑膜炎的病原治疗方案不同。

(1)流脑：国内大多数地区以青霉素作为首选药物,氨苄西林亦可作为替换药物。头孢噻肟、头孢曲松等的脑膜通透性好,亦是治疗流脑的有效药物。

(2)肺炎球菌脑膜炎：肺炎球菌对青霉素一般仍敏感。但本病的炎症反应剧烈,常在脑组织中形成粘连,造成脑积水或失语、偏瘫等后遗症,病死率高达 28% 左右,国外推荐在有效抗菌治疗初的同时静脉注入地塞米松 0.15 mg/kg,2～4 天。近已发现肺炎球菌的耐药株,青霉素的最低抑菌浓度(minimum inhibitory concentration, MIC)达 1～2 mg/L,国外报道耐药率为 20%,临床工作中应对此引起警惕。如分离菌株对青霉素不敏感,应选用头孢曲松或万古霉素,碳青霉烯类也可备选。

(3)流感嗜血杆菌脑膜炎：国内大多采用氨苄西林或氯霉素作为首选药物,也可采用孢噻肟或头孢曲松,在临床实践中均已取得良好疗效。

(4)葡萄球菌脑膜炎、大肠杆菌脑膜炎等的病原治疗分别可选用万古霉素、头孢曲松等敏感抗生素。

2. 对症支持疗法   高热时用物理或退热剂降温；惊厥者可给地西泮(安定),每次 0.2～0.3 mg/kg(最大剂量不超过 10 mg),缓慢静脉注射；或用苯巴比妥钠,负荷剂量 10～20 mg/kg,12 h 后给维持量每天 4～5 mg/kg,肌内注射。此外,有休克或颅内压增高时,应积极采用抗休克及降颅内压处理。

保证足够的热量与液体量。对意识障碍及呕吐的患者应暂禁食,宜静脉补液,并精确记录 24 h 出入水量,细致检查有无异常的抗利尿激素分泌。如有液体潴留,必须限制液体量每天 30～40 mL/kg。当血钠达 140 mmol/L 时,液体量可逐渐增加到每天 60～70 mL/kg。对年幼、体弱或营养不良者,可补充血浆或少量鲜血。

3. 糖皮质激素　　目前认为激素作为抗炎物质在化脓性脑膜炎时可减少细胞因子释放,减轻脑水肿,降低颅内压稳定血-脑屏障的功能。一般轻型病例不用,重症患者或脑膜易于粘连的病例,如肺炎球菌脑膜炎在有效抗生素应用的同时给药。

（八）预防

1. 流行脑脊髓膜炎的免疫预防　　A 群、C 群为主的流脑预防注射多糖菌苗,保护率高,超过 90%。

2. 肺炎链球菌脑膜炎的免疫预防　　目前有 23 价肺炎链球菌疫苗推荐适用于 2 岁以上肺炎链球菌疾病高危人群,包括年龄在 65 岁以上者、糖尿病患者、充血性心力衰竭患者、肝病患者、慢性酗酒者、脾切除者、肾病患者、其他心或肺疾病患者、脑脊液渗漏者及人类免疫缺陷病毒(human immunodeficiency virus, HIV)感染患者。前往肺炎链球菌疾病高发区者亦应接种。

3. 流感嗜血杆菌脑膜炎的免疫预防　　流感嗜血杆菌 b 型荚膜聚糖疫苗由磷酸多核糖基核醇(polyribosylribitol phosphate, PRP)组成,在 18 个月至 6 岁儿童有效率为 90%,但对婴儿无效,而此组人群对流感嗜血杆菌高度易感。两种组合疫苗、白喉 CRM197 蛋白结合疫苗(HbOC)及脑膜炎球菌结合疫苗(PRP-OMP)可适用于所有儿童。

三、结核性脑膜炎

结核性脑膜炎(tuberculous meningitis)简称结脑,是由结核杆菌引起的脑膜非化脓性炎症,是肺外结核病中最严重的一种类型。

（一）病原学

结核分枝杆菌是小型、杆状、需氧、不产芽孢的细菌。可在环境中发现,主要存在于土壤和水中。结核分枝杆菌及其他大多数分枝杆菌生长极缓慢;在多数培养基中的倍增时间均达 18～24 h。在固体培养基上,2.5～5 周亦难见到可分辨的菌落。

（二）流行病学

目前半数以上患者为成人,结核杆菌的播散有以下数种途径:① 儿童大多于继发于粟粒性结核,经血行播散而来;② 婴幼儿结核性脑膜炎往往来源于原发综合征,尤其是纵隔淋巴结的干酪样坏死破溃到血管,细菌大量侵入血液循环,导致本病;③ 少数患者可由脑内结核瘤、结核性中耳炎或脊椎结核直接蔓延引起;④ 除原发综合征外,泌尿生殖系、消化道等结核常是成人结核的原发病灶。成人结脑中 3/4 有上述病灶,而且以肺外为主。由于该病可并发于粟粒性肺结核,但通常在发病后数周才出现,也有人认为是室管膜下结核灶(Rich 灶)破溃至蛛网膜下腔所致,而非直接由血行播散至脑膜。

（三）发病机制

结核菌到达蛛网膜下腔,在人体过敏性增高的情况下,引起变态反应性炎症,感染波及软脑膜、蛛网膜,形成多数散在的以单核细胞及淋巴细胞浸润为主的细小结节。若治疗及时、有效,病变可以完全吸收,反之,病变转至慢性和出现典型结核病理改变,如结核性肉芽肿、干酪样坏死等。病灶周围有炎症和纤维蛋白性渗出,后者多集中于脑底部,分布在基底动脉环、脚间池、视交叉及环池等处。渗出物可压迫和损害视交叉、动眼神经和面神经等,导致视力减退、全盲及其他相应的颅神经症状。炎症累及下丘脑,可引起自主神经功能紊乱。渗出物阻塞环池则引起脑积水。

病程后期由于炎性粘连,使蛛网膜结及浅表血管间隙回收脑脊液的能力减弱,导致非阻塞性脑积水。受脑膜病变的波及,脑实质浅层亦出现炎症,严重者可出现结核结节、结核瘤。下丘脑病变常引起自主神经功能紊乱。脑内动脉亦常受累,若形成血栓则引起脑梗死。中脑动脉最易累及,并导致偏瘫;较小动脉栓塞则引起类似大脑炎的各种症状。

脊髓蛛网膜和脊髓实质亦常出现渗出、结节和干酪样坏死。

(四) 临床表现

1. **一般症状**　起病缓急不一,以缓慢者居多。低热,或为高热,常伴畏寒、全身酸痛、乏力、畏光、精神萎靡、食欲减退等。小儿结核性脑膜炎的临床表现多较隐匿,缺少特征性。

2. **神经系统症状、体征**

(1)脑膜刺激征:多数病例早期即出现。粟粒性肺结核者若常规作脑脊液检查,有时脑脊液已出现显著改变,但患者并无脑膜刺激征。在婴幼儿和老年人的,脑膜刺激征多不典型。

(2)颅内压增高征象:有头痛、喷射性呕吐、视盘水肿、意识障碍,严重者出现脑疝、枕骨大孔疝,可迅速导致呼吸停止。

(3)脑神经损害征象:多见于面神经,次为外展神经、动眼神经、视神经,可为单侧,或为双侧,多数在疾病充分显现时才出现,但有时可以是结核性脑膜炎的首发征象。

(4)脑实质损害征象表现多变,有瘫痪、去大脑强直、手足震颤与徐动、舞蹈样运动等不同表现,取决于病变损害部位。

(5)自主神经受损征象表现为皮质-内脏联合损害如呼吸、循环、胃肠和体温调节紊乱等,亦可出现肥胖、尿崩症或抗利尿激素增高综合征。

(6)脊髓受损征象可出现脊神经受刺激或脊髓压迫、椎管阻塞等症状、体征。

(五) 实验室检查

1. **脑脊液检查**　通常出现以下变化:① 压力增高,外观清晰或呈毛玻璃样,放置数小时后可因纤维蛋白增多而表面出现纤维薄膜;② 细胞数$(100\sim500)\times10^6$/L,60%～95%的病例以淋巴细胞占多数,但于疾病早期,4%～17%的患者可以中性粒细胞为主;③ 蛋白质含量多数病例1 000～2 000 mg/L;56%～88%患者的糖含量降至2.24 mmol/L以下。

另外,5 mL脑脊液3 000 r/ min离心30 min,沉渣涂片作抗酸染色找结核杆菌,脑脊液作培养及动物接种等可增加病原确诊的机会。检测脑脊液中结核杆菌抗体或DNA的技术正在摸索中,腺苷脱氨酸酶(adenosine deaminase, ADA)是与细胞免疫相关的酶,与T细胞的分化有关,阳性率90%左右。

2. **影像学检查**　应常规作胸部X线检查,以便了解肺内有无病变。CT可以揭示脑实质粟粒性结节、结核瘤等。其他表现多见者依次为:基底池的渗出物,脑水肿、脑积水及脑梗死等,间接改变也能提供可靠诊断依据。

3. 眼底检查　　可发现脉络膜血管附近有圆形或椭圆形苍白色外绕黄圈的结核结节。

（六）预后

预后取决于人体的反应性、疾病的严重程度、结核菌的药物敏感性，以及治疗早晚和是否彻底。婴儿和 40 岁以上患者的预后较差，3 岁以下患儿的病死率达 18%～55%。有神志改变如谵妄、昏迷者的病死率达 30% 以上。治疗宜彻底，抗结核治疗 1～1.5 年者有 6.6% 复发，不足 1 年者复发率高达 25%。

（七）治疗

1. 抗结核治疗　　结脑的有效、正规治疗包括以下几方面。

（1）选用易透过血-脑屏障的抗结核药物，使脑脊液中药物能达到有效浓度。常用的抗结核药物中以异烟肼（isoniazid，INH）及吡嗪酰胺（pyrazinamide，PZA）较易透过血-脑屏障，当脑膜炎症时它们在 CSF 中浓度与血中浓度几乎相等，而利福平（rifampin，RFP）、乙胺丁醇（ethambutol，EMB）在炎症脑膜脑脊液中的浓度也能达到有效水平。链霉素（streptomycin，SM）和对氨水杨酸（para-amino salicylic acid，PAS）等不易透过血-脑屏障，当脑膜炎症时通透性略有增高，但在脑脊液中的浓度仍低于 MIC，因此在治疗结脑时首先应选用 INH、PZA、RFP 及 EMB。

（2）尽量选用杀菌剂及能渗透入巨噬细胞内的药物：INH、PZA、RFP 及 SM 均为杀菌剂，而 EMB 及 PAS 等为抑菌剂，治疗结脑时当然选用杀菌剂更为有效。由于结核菌是胞内寄生菌，因此治疗时必须选用能渗透入巨噬细胞中的药物，INH、PZA 及氟喹诺酮类能渗透入巨噬细胞内杀灭结核菌，而 RFP、SM、EMB 及 PAS 均不易渗入巨噬细胞内，因此，仍以用 INH、PZA 及氟喹酮类为好。

（3）联合用药：单独应用任何一种抗结核药物均极易产生耐药性，至少需同时应用 2 种药物才能减少或延缓耐药性的产生。鉴于结脑是一种严重的结核病，故需 3 种或 4 种药物联合应用以加强抗结核作用，最佳联合除了考虑药物在 CSF 中的浓度、是杀菌剂还是抑菌剂、能否进入巨噬细胞内等因素外，更重要的是防止联合用药后所产生的严重不良反应。

（4）鞘内注射：一般无须鞘内注射，其适应证为：① 开始治疗已属结脑晚期，有椎管阻塞及脑积水表现者；② 脊髓型患者；③ 经正规治疗 1～2 周症状、CSF 未改善者；④ 严重肝脏损害不能全身用 INH 及 PZA 时。通常鞘内注射 SM（从 10 mg 渐增至 100 mg）加地塞米松 2 mg，每天 1 次，连续注射至出现蛛网膜炎症状（尿潴留、下肢麻木或轻瘫）时停止注射，隔天注射效果不如每天注射满意。INH 能较好地透过血-脑屏障不需鞘内注射，但严重肝功能损害时 INH 应停止口服改为鞘内注射，剂量及方法与 SM 等同。

（5）出现肝毒性反应时的用药调整：肝毒性反应是结脑治疗中最棘手的问题之一。若临床症状不明显仅轻度黄疸及转氨酶升高，可在严密观察下暂减少或停用 PZA，待黄疸消退，肝功能恢复正常后再继续 PZA 治疗。若出现严重肝损、深度黄疸则除了停用 PZA 之外，还要停用 INH，以防发生肝衰竭。此时可将 INH 改为鞘内注射，待肝功能恢复后再口服。必要时亦可脑室内给药。

（6）长程治疗：按上述方案要坚持 2 年治疗，停药后才不会复发，曾有人提出包含 PZA 的强化短程疗法的治疗时间只要 6 个月，但在临床实践中遇到治疗 1～1.5 年停药后仍有复发者，因此只要患者能耐受以坚持 2 年最佳。

2. 激素应用　　在强有力的全身抗结核治疗中加激素可以缓解发热、盗汗、疲乏等毒血症症状,可加快意识的恢复,又可减少渗出、减轻蛛网膜下腔的粘连、降低颅内压、稳定血-脑屏障功能等,因此在重型结脑治疗中加激素是有用的辅助治疗。通常用泼尼松龙每天 40~60 mg 或地塞米松每天 10 mg,分 2~4 次口服或肌内注射,至病情稳定,CSF 明显好转(尤其糖及蛋白接近正常)才逐渐减量至停用,疗程需 1~3 个月。

3. 对症治疗

(1) 降颅压和脑积水的治疗：降颅压常为紧要的治疗问题。可采取静脉滴注甘露醇、白蛋白等高渗液,可联合呋塞米利尿脱水剂和乙酰唑胺减少脑脊液生成等治疗。而药物脱水对梗阻性脑积水引起的高颅压疗效不佳时,应考虑施行脑室引流、分流手术等方法。

(2) 其他：高热及惊厥不止时,可用冬眠Ⅱ号或其他镇静剂。为了改善神经系统代谢过程可用谷氨酸、复合维生素 B 及大量维生素 C 等;因呕吐、入量不足、脑性低钠血症时应补足所需的水分和钠盐。

(八) 预防

可通过以下措施来预防本病的发生：① 注意营养,加强锻炼,增强体质;② 劳逸适度,保持情绪乐观;③ 积极治疗原发结核,彻底清除结核病灶,防止继发感染;④ 按时预防接种,接种卡介苗不但可预防肺结核等的发生,而且在新生儿时期接种卡介苗,可使结核性脑膜炎的发病率明显降低。

四、隐球菌性脑膜炎

隐球菌性脑膜炎(cryptococcal meningitis,简称隐脑),指隐球菌侵犯中枢神经系统所引起的严重感染。该病多是细胞免疫功能低下人群最常见的中枢感染性疾病之一,近年正常人群发病率有升高趋势。

(一) 病原学

隐球菌至少有 30 多个种,在我国流行的绝大多数为新生隐球菌。新生隐球菌在组织中呈圆形或椭圆形,直径一般在 4~6 μm,大小为红细胞的 2~3 倍,个别可达 20 μm,有很厚的透明荚膜。在普通培养基生长良好,生长最适宜温度为 30℃左右,且能在 37℃生长。可分为 4 种血清型(A、B、C、D 型)。

新生隐球菌系环境腐生菌,广泛生存于土壤和鸽粪中,偶可在水果、蔬菜、牛乳,以及健康人体的口腔、鼻腔、咽部、胃肠及皮肤等处分离到。

(二) 流行病学

隐球菌病在世界各地均有发生,可发生在任何年龄组,多见于 20~50 岁。儿童相对少见,男性较女性为多,呈散发性分布。人群发生(0.2~0.8)/100 000,然而,近 20 年随着 HIV 的流行,隐球菌病显著增加,隐球菌感染是 AIDS 患者最常见的四个机会性感染之一,约 80%隐球菌病患者与 HIV 感染有关。

1. 传染源   鸽粪是新生隐球菌新生变种临床感染的重要来源,此外,其他禽类如鸡、鹦鹉、云雀等排泄物亦可分离出隐球菌,而土壤中的病原菌则是鸽粪等鸟类排泄物污染所造成。

2. 传播途径   隐球菌病一般认为主要是从呼吸道吸入环境中的隐球菌孢子,导致肺部感染,而后血行播散至中枢神经系统。此外,消化道也可能是引起感染的另一途径,因为从各种食物中可分离到隐球菌。人与人、人与动物之间一般并不传播。

3. 易感人群　　人群普遍易感,但有一定自然免疫能力。

（三）发病机制

隐球菌的发病机制是多因素的,与病原菌的菌量、毒力及机体免疫状态等因素相关。隐球菌侵犯中枢神经系统,病变的范围较广,易侵犯脑脊膜,也可同时侵犯脑实质,病变程度很不一致,可导致脑组织充血、水肿,也可引起脑组织局部缺血、软化,病变常见于脑基底节、丘脑和大脑皮质区。此外,还可形成颅内肉芽肿、脑积水。

（四）临床表现

隐球菌性脑膜炎在中枢神经系统真菌感染中最为常见,多见于成年人,起病常隐匿,表现为慢性或亚急性过程,起病前可有上呼吸道感染史。少数患者急性起病,多数为免疫抑制或缺陷患者,病死率高,约 2 周即死亡。约 12.5％患者伴有颅外感染,AIDS 患者则高达 50％。

根据中枢神经系统隐球菌感染的症状、体征和头颅 CT 改变,一般临床分为 3 种类型：① 脑膜炎型：临床最为常见,病变主要侵犯脑膜,临床表现为脑膜刺激征;② 脑膜脑炎型：AIDS 患者中最为多见,除脑膜病变外,还有脑实质的损害,可出现相应部位的症状和体征;③ 肉芽肿型：相对少见,可因颅内肉芽肿压迫脑神经造成相应的神经系统症状和体征。

通常头痛是最早或唯一的症状,97％的隐球菌脑膜炎患者在病程中出现头痛。90％患者在病程中可出现发热,体温一般在 39℃ 以下,个别患者可出现高热。中、后期约 1/4 患者可出现视物模糊、畏光、复视、视力下降,甚至完全失明,可能与隐球菌直接导致视神经通道受损、视神经炎、视神经萎缩、脉络膜视网膜炎及颅内压高有关。尽管颅脑 CT/MRI 显示脑实质损害,然而除视神经受累外,其他感觉、运动神经损害相对少见。约 10％患者在后期可出现听力下降、偏瘫、共济失调、腱反射亢进或减弱,以及局灶性神经系统的定位体征等。尽管隐球菌脑膜炎以脑膜炎型多见,然而约 2/3 患者脑膜刺激征缺如或不明显。此外,后期还可出现性格、行为异常,定向力障碍以及意识模糊、昏睡、昏迷等,抽搐少见。约 1/3 的患者在入院时有不同程度的意识障碍,与颅内压显著增高及脑实质弥散性损害密切相关,预后不佳。此外,HIV 感染者,常伴有严重颅外播散性感染,包括菌血症、淋巴结累及等。

（五）实验室检查

1. 血常规检查　　隐球菌脑膜炎患者的外周血白细胞数通常呈正常或轻度增高,个别患者明显增高,且以中性粒细胞增多为主。

2. 脑脊液检查　　多有不同程度的异常,呈非化脓性改变。70％患者的脑脊液压力明显增高,大多数大于 1.96 kPa(200 mmH$_2$O),甚至超过 4.90 kPa(500 mmH$_2$O)。脑脊液外观清澈、透明或微混。90％以上患者有细胞数轻至中度增多,半数在(100～500)×10^6/L,常以单核细胞增多为主,早期可以多核细胞占优势。90％以上病例的蛋白含量呈轻度或中度增高,个别可达 4 g/L 以上。大多数患者糖含量显著下降,甚至为零。氯化物轻至中度降低。AIDS 患者并发隐球菌脑膜炎时,往往脑脊液常规、生化检查正常或轻度异常。

3. 真菌学检查

（1）直接镜检：脑脊液离心沉渣以墨汁涂片镜检测是隐球菌脑膜炎诊断最简便而又迅速的诊断方法,约 70％隐球菌脑膜炎患者可获阳性结果。

(2) 分离培养:分离培养能确诊隐球菌,需 2~5 天。培养阳性率并不很高,占 30%~50%。

(3) 抗原检测:方法主要有乳胶凝集试验[包括检验报告书(certificate of analysis, CoA)]、ELISA 和单克隆抗体法。其中乳胶凝集试验最为常用,脑脊液标本检测的敏感性为 93%~100%、特异性 93%~98%。

(六) 预后

未经抗真菌药物治疗的隐球菌脑膜炎患者均会死亡,治疗后仍有 10%~40% 的病死率。存活者也有 20%~25% 的复发率。部分患者治愈后留有严重的后遗症,包括视力丧失、脑积水、智力减退等。

(七) 治疗

隐球菌病的治疗包括抗真菌药物治疗、对症治疗、免疫制剂治疗、手术治疗及原发病的治疗等。

1. 抗真菌药物治疗

(1) 多烯类抗真菌药物:两性霉素 B 是本病治疗的首选药物之一,疗效优于其他抗真菌药物。由于两性霉素 B 不易透过血-脑屏障,静脉滴注后,脑脊液中的药物浓度甚低,需长疗程应用。对于难治性隐球菌脑膜炎患者可以同时进行两性霉素 B 静脉和鞘内注射。

常用剂量每天 0.5~0.7 mg/kg;总剂量一般达 3 g 以上。两性霉素 B 脂质制剂的不良反应低于普通的两性霉素 B,疗效与两性霉素 B 相似。

(2) 吡咯类抗真菌药物:目前能用于系统性隐球菌感染的三唑类药物包括氟康唑、伊曲康唑和伏立康唑。氟康唑具有较好的药代动力学特性,生物利用度高。它既能口服,又可静脉滴注,静脉给药效果更佳,耐药并不明显。伊曲康唑对隐球菌有较好的抗菌活性,不良反应相对较少,在脑脊液中的浓度很低,虽有报道称伊曲康唑在脑膜和脑组织中可达到治疗浓度,但通常不常规用于中枢真菌感染。伏立康唑在体外对隐球菌有较好的抗菌活性,其药代动力学特性与氟康唑相似,药物组织分布广(包括脑和脑脊液),能较好地透过血-脑屏障,安全性较好,唯临床治疗的经验仍不多。

(3) 氟胞嘧啶:可进入真菌细胞内干扰嘧啶的生物合成,从而抑制隐球菌的核酸合成,达到杀灭隐球菌的作用。本药与两性霉素 B 或氟康唑使用都有协同作用。其与两性霉素 B 的联合治疗是国际上治疗隐球菌脑膜炎的首选方案。

2. 对症治疗 包括降低颅内压、纠正电解质紊乱等。

3. 支持治疗 应注意加强饮食营养,必要时可静脉输注脂肪乳剂、新鲜血浆或全血。此外,对于免疫功能低下患者可考虑适当地给予免疫增强剂治疗,如胸腺肽等。

在脑膜粘连、脑脊液循环障碍明显、颅内压显著增高、脑室扩大,而抗真菌治疗疗效不显著,又无法鞘内给药时,可考虑放置脑脊液储存器或作脑室-腹腔内引流术。

(八) 预防

1. 注意个人和环境卫生 忌食腐烂水果,防止吸入带鸽粪的尘埃。

2. 高危人群 对于高危人群如恶性肿瘤、长期大剂量应用糖皮质激素、慢性消耗性疾病、自身免疫性疾病、器官移植、AIDS 及特发性 $CD4^+T$ 淋巴细胞减少等患者,应避免高危环境,如流行区域的鸟排泄物或某些树木的接触,同时应高度警惕隐球菌感染发生的可能。

(陈　澍)

【参考文献】

Barichello T，Collodel A，Generoso J S，et al，2015. Targets for adjunctive therapy in pneumococcal meningitis. J Neuroimmunol，278：262-270.

Bewersdorf J P，Grandgirard D，Koedel U，et al，2018. Novel and preclinical treatment strategies in pneumococcal meningitis. Curr Opin Infect Dis，31：85.

Hasbun R，Rosenthal N，Balada-Llasat J M，et al，2017. Epidemiology of meningitis and encephalitis in the United States，2011-2014. Clin Infect Dis，65：359.

Sloan D J，Dedicoat M J，Lalloo D G，2009. Treatment of cryptococcal meningitis in resource limited settings. Curr Opin Infect Dis，22(5)：455-463.

【思考题】

（1）中枢神经系统感染的常见入侵途径有哪些？

（2）简述细菌性、结核性、病毒性、真菌性脑膜炎的鉴别诊断。

（3）简述常见化脓性脑膜炎的抗菌药物选择。

第四章

社区获得性肺炎

　　根据肺炎发生的场所,可以分为社区获得性肺炎(community-acquired pneumonia, CAP)和医院获得性肺炎,CAP是指在医院外社区内,包括居家住所内获得的肺炎,也包括入院后48 h内肺内出现的肺部感染,是临床最常见的下呼吸道感染性疾病之一,也是世界范围内发病率和死亡率较高的重要呼吸系统疾病。肺炎的另外一个分类方式是依据病原体,包括细菌性、病毒性、支原体肺炎,真菌性肺炎等。考虑到临床上一部分肺炎患者最终不知道感染病原体类型,本章节以发病场所为例介绍社区获得性肺炎。

一、流行病学

　　CAP年发病率在美国成年人为(4.7～11.6)/1 000,随年龄增加发病率上升。CAP总体病死率1%～5%,其中重症肺炎病死率可达到40%～50%,甚至更高。国内目前还缺乏有关全国CAP的流行病学资料,一项来源于1.42万城市内CAP患者的回顾性分析发现,总的发病率7.13/1 000,与国外类似。

　　CAP的病原学诊断与诊断技术、抗生素使用、地区流行病学等都相关。大约有50% CAP患者不知道病原微生物种类。总体趋势是肺炎链球菌仍然占较大比重,但非典型病原体包括肺炎支原体和衣原体较前普遍,病毒感染检出率有增高趋势,在流感季节检出率更高,混合感染占有一定的比例。2019年我国CAP流行病学调查显示,在2 336例住院非免疫抑制宿主CAP患者中,996例呼吸道病毒检测阳性,非流感病毒占病毒性肺炎的27.4%(如冠状病毒、偏肺病毒、鼻病毒、腺病毒等)。2019年出现的新型冠状病毒(SARS-CoV-2)导致的新型冠状病毒感染(曾称新型冠状病毒肺炎,COVID-19)在全球导致了超过7亿例以上的确诊和600万例以上的死亡。

二、病因

　　一般在劳累、受凉,上呼吸道感染后继发肺炎。青壮年受凉、劳累、酗酒后易出现发热、咳嗽、咳痰等。老年人误吸较为常见,尤其是脑血管意外患者。未接种肺炎球菌疫苗的老年人,尤其合并免疫功能受损者,如其他慢性疾病、肿瘤、长期服用免疫抑制药物等,是CAP的易感人群。肺内有结构性病变的患者,如慢性阻塞性肺疾病(以下简称慢阻肺)、支气管扩张、慢性左心衰等,也容易发生肺炎。病毒感染可能存在易感人群。患者是否出现肺炎,与其呼吸道防御功能及病原体的毒力有关。SARS-CoV-2对任何人群易感,高龄合并糖尿病、高血压、慢性气道疾病患者病死率高。

三、发病机制

　　正常人肺内存在一定菌群,与上呼吸道类似,并不是无菌状态,但数量级显著降低。

正常人睡眠状态下存在胃食管反流和气管内误吸，量较少，一般不会有明显的影响，但在老年人及脑卒中患者，由于会厌反射敏感性降低，胃食管反流容易引起误吸，也是老年肺炎的重要发病机制。有基础性肺病的患者，下呼吸道本身存在细菌的定植，在肌体免疫力降低或因为上呼吸道感染，诱发下呼吸道致病病原体快速增生，出现肺部感染的表现。细菌毒力强或机体抵抗力差时，细菌移位进入下呼吸道，或下呼吸道定植的致病细菌开始繁殖，产生毒素，导致肺实质充血、水肿、渗出，甚至出血、坏死和化脓性病变，部分毒素和释放的炎症介质入血可以引起全身性症状，如畏寒、发热。大多数情况下，感染导致的炎症反应是可控的，细菌清除后逐步吸收，但炎症反应强烈时，可出现失控性的炎症暴发，出现系统性炎症反应综合征、急性呼吸窘迫综合征（ARDS）、脓毒症、脓毒性休克等表现，部分病例在炎症吸收后出现纤维化病变。总体上肺炎的发生是病原体与宿主免疫炎症反应相互作用的结果。SARS-CoV-2主要是与ACE2结合进入细胞内，首先在上呼吸道，然后进入下呼吸道，甚至到其他脏器，可引起细胞因子风暴，严重者出现ARDS，甚至死亡。

四、病理

不同病原微生物引起的炎症与损伤部位不同，肺炎球菌可以引起大叶性肺炎，呼吸道合胞病毒可以出现支气管周围炎，流感病毒可以表现为间质性肺炎或肺实变等。

肺炎链球菌导致的大叶性肺炎典型病理可分为四个阶段：① 充血水肿期，肺泡腔内有炎症细胞聚集，含有血浆渗出物、死亡细胞及大量的细菌；② 红色肝变期：肺泡腔内充满红细胞，并含有少量纤维蛋白、中性粒细胞、巨噬细胞。此时肺叶外观及硬度似肝脏；③ 灰色肝变期：纤维渗出物增多，还有中性粒细胞、红细胞、巨噬细胞等；外观灰白色，质地仍较硬；④ 溶解消散期，主要是纤维素样渗出溶解吸收。大多数情况下肺部炎症和渗出可完全吸收，肺组织恢复正常结构。

金黄色葡萄球菌感染易出现肺脓肿，早期为球形浸润阴影，液化后出现液平，内壁光滑，壁较薄，若是血源性感染，可出现多发空洞。病理上有坏死，液化，早期中性粒细胞、后期淋巴细胞为主的炎症表现。积极治疗的肺脓肿可完全吸收，部分演变为慢性炎症，最后形成机化。

病毒性肺炎以肺间质病变为主，表现为间质内的淋巴细胞聚集，肺泡间隔增宽。但重症病毒感染可出现肺实变，肺泡内充满水肿液甚至出血，大量炎症细胞聚集在肺泡内和肺间质。并发急性呼吸窘迫综合征患者可有肺透明膜形成。

SARS-CoV-2引起的肺部病变典型者为靠近肺周边部位楔形磨玻璃影，重者出现全肺磨玻璃影或实变。

五、临床表现

CAP临床表现根据不同病原体，不同人群等，有显著的差异。一般年轻人症状明显，老年人症状不典型。主要表现有畏寒、发热、咳嗽、咳痰、胸痛等。病毒感染尤其流感病毒感染，经过2～7天的潜伏期后可出现高热、咳嗽、胸痛、全身肌肉酸痛、头痛等；大叶性肺炎可在受凉，劳累后出现畏寒、咳嗽、咳痰、发热，稽留热常见；军团菌肺炎可急骤起病，常出现局部暴发，体温≥40℃，持续数天并全身肌肉酸痛等症状。真菌感染症状不典型，可有低热、咳嗽、咳痰、全身症状不明显；流感嗜血杆菌肺炎易发生于老年人，支原体肺炎易发于年轻人，以干咳为主，可伴有胸骨后疼痛；病毒性肺炎常见于儿童，金黄色葡萄球菌肺炎常见于流感感染后等。老年人肺炎可以没有明显的临床表现，或仅表现为疲乏、食欲下降、低热、精神神经症状等。免疫缺陷患者发生肺炎时可表现为呼吸频率加快、活动后气急、呼吸困难，双肺弥漫性病变等。新冠病毒感染主要是发热，咳嗽，部分出现恶心呕吐，少部分起病即出现活动后气急。部分输入性病例出现味觉和嗅觉丧失。

痰的颜色、气味和量可协助诊断。铁锈色痰提示大叶性肺炎，暗红色胶冻样痰提示肺炎克雷伯细菌感染，黄绿色痰提示铜绿假单胞菌感染，而厌氧菌感染可有恶臭痰，金黄色葡萄球菌感染可出现脓血痰。病毒感染出现重症肺炎或急性呼吸窘迫综合征时可出现血性水样痰。

根据肺炎部位的不同，早期纤维素性渗出引起的胸膜炎及胸膜疼痛的部位也有特征。如肺尖部病变可反射性引起肩臂部位疼痛，呼吸运动后可加剧。肺背段病灶可刺激后胸膜，出现腰背部疼痛，而下叶肺病灶刺激横膈可出现上腹疼痛并向肩部放射。所以有时发热伴腹痛时不能完全忽视肺部感染的可能。军团菌肺炎全身症状明显，可出现头痛、恶心、呕吐及神经精神等肺外症状。部分重症患者可出现休克症状、神志淡漠、四肢发冷、口唇发紫等。出现这些肺外症状及全身症状需要引起注意。

患者罹患肺炎后，如治疗不及时或存在细菌耐药，可出现并发症。常见的包括胸膜炎、脓胸、多浆膜腔积液、中耳炎、鼻窦炎、腹膜炎、关节炎等。

六、检查

（一）肺部体征

CAP 的临床体征随病变的部位、大小、病程，以及是否存在并发症而不同。常见体征表现为以下四个方面。

1. 一般体征　　体温升高，急性热病容，颜面潮红，鼻翼扇动，发绀，可伴有呼吸急促或呼吸困难。重症患者可有神志改变，表现为谵妄或神志淡漠。

2. 肺部实变体征　　胸部呼吸运动减弱，或呼吸急促出现三凹征；触觉语颤增强；叩诊浊音；听诊呼吸音减低、语音传导增强，病灶部位可出现管性呼吸音及吸气相湿啰音等。

3. 并发症体征　　伴发胸腔积液时叩诊浊音，呼吸音减低或消失，触觉语颤降低。胸膜炎早期可有胸膜摩擦感，听诊可闻及胸膜摩擦音。伴发小空洞时叩诊出现鼓音，大空洞时出现空嗡音。

4. 肺外体征　　患者可有轻度黄疸，腹胀，上腹压痛等。

（二）辅助检查

1. 氧饱和度　　建议社区治疗的 CAP 患者测氧饱和度，住院患者行氧饱和度和血气分析检查。CAP 患者根据危重程度的不同，可存在不同程度的低氧血症。部分慢阻肺合并 CAP 的患者可以出现低氧合并二氧化碳潴留。

2. 血液检查　　大多数细菌感染白细胞总数可升高（$>9 \times 10^9/L$），中性粒细胞分类增高。病毒性肺炎白细胞不升或下降。C-反应蛋白（C-reactive protein, CRP）视肺内炎症反应程度而定，一般会有不同程度的升高。降钙素原（procalcitonin, PCT）对于细菌性肺炎有一定的参考价值，正常值<0.1 ng/mL。对下呼吸道感染而言，如果<0.25 ng/mL，一般不考虑使用抗生素，而>0.5 ng/mL 提示有使用抗生素的指征，在 $0.25 \sim 0.5$ ng/mL 之间，可以考虑使用抗生素，但在 CAP 上还需要积累更多的经验。肝素结合蛋白（heparin-binding protein，HBP）是来源于中性粒细胞的颗粒蛋白，用于脓毒症和局部感染的预判，可在细菌感染早期出现升高，且浓度升高者出现脓毒症的概率明显增加。其他生物标志物的临床价值不大。新冠病毒感染一般中性粒细胞正常或升高，淋巴细胞总数正常或降低，出现细胞因子风暴时 CRP 和 IL-6 有明显升高。

3. **痰细菌涂片和细菌培养** 痰涂片当天可以出检查结果，有助于基本的病原微生物判断，细菌培养作为常规检查可以用于 CAP 的诊断。原则上这些检查都要在使用抗生素之前。《2019 美国 IDSA/ATS 成人社区获得性肺炎诊疗指南》（简称 2019ATS/IDSA 指南）对于这些检查有一定的适应证可以参考：革兰氏染色与痰培养无须常规做，除非有以下 4 种情况：① 重症肺炎；② 经验性使用抗甲氧西林耐药金黄色葡萄球菌（methicillin-resistant staphylococcus aureus，MRSA）和铜绿假单胞药物之前；③ 既往病史提示 MRSA 及铜绿假单胞菌感染；④ 过去 90 天内住过院或静脉使用过抗生素。

（1）有呼吸道分泌物的尽量送检微生物检查，尤其是住院患者及中到重度的患者。痰标本送检有一定要求。合格的痰标本（每低倍视野鳞状上皮细胞<10 个、白细胞>25 个，或鳞状上皮细胞：白细胞<1：2.5）是可靠的诊断依据。收集痰液标本前先漱口（饮用水，而非漱口水）避免口腔的污染。送检的痰标本可用于涂片、细菌培养。痰培养尽量在应用抗生素之前，一旦应用抗生素，往往阳性率很低。痰涂片可用于初步判断下呼吸道感染细菌的类型。抗酸染色也很重要，痰中发现抗酸染色阳性需要进一步区分是结核分枝杆菌还是非结核分枝杆菌。真菌检查也有一定的参考意义，在痰涂片中发现菌丝意义较大，进一步区分是念珠菌、曲霉菌、毛霉菌等，单纯发现孢子的意义不大。球孢子菌、组织胞浆菌等存在于细胞内，有病理意义。

（2）合并 COPD、支气管扩张症的患者，痰培养和涂片的临床意义较小。这些患者在稳定期痰中即存在一定数量的定植菌。

（3）血培养：对发热者有重要意义，建议所有发热（超过 38.5℃）的 CAP 患者在入院时都做血培养。肺炎球菌、流感嗜血杆菌导致的 CAP 经常出现血培养阳性，而卡他莫拉菌的阳性率较低。血培养一旦阳性就有临床意义。一般在患者寒战时抽取血液标本，并且使用抗生素前阳性率往往较高。2019ATS/IDSA 指南更新 CAP 指南指出，血培养不常规做，除非有以下四种情况：① 重症肺炎；② 经验性使用抗 MRSA 和铜绿假单胞药物之前；③ 既往病史提示 MRSA 及铜绿假单胞感染；④ 过去 90 天内住过院或静脉使用过抗生素。这些可以作为参考。

4. **血清抗体滴度** 恢复期血清抗体 IgG 浓度高于发病初期 4 倍以上有诊断意义，一般经过 2~4 周的时间抗体达到较高水平，可持续半年以上。常见有诊断意义的是支原体、衣原体和军团菌。单次查出上述病原体抗体阳性没有实际临床意义，而抗体阴性也不能排除上述病原体的感染。

5. **尿抗原测定** 军团菌Ⅰ型尿抗原测定的特异性和敏感性比较高，其他类型目前诊断价值不大。临床高度怀疑，或中重度 CAP，或有局部暴发性 CAP 时，均应检查。军团菌尿抗原阳性者还需要送检痰标本进行培养。肺炎链球菌的尿抗原测定阳性提示存在感染，特异性和敏感性较好，所有中到重度患者均应送检。2019ATS/IDSA 指南更新 CAP 指南提示，诊断 CAP 不推荐常规做军团菌和肺炎链球菌尿抗原检测，除非有以下 3

种情况：① 重症肺炎；② 近期旅游；③ 军团菌暴发危险因素。

6. **分子生物学检查** 推荐用于肺炎支原体、肺炎衣原体、病毒导致 CAP 的诊断。PCR 已经用于微生物学诊断，在流感病毒的诊断上发挥了重要作用。针对细菌的检查，已经采用包括 16sRNA 的多重 PCR 或二代测序（next generation sequencing，NGS）。目前有少数实验室批准用于临床诊断，是不依赖于培养的快速实验室诊断的重要手段之一。分子诊断病原微生物常用于：① 常规病原微生物检测阴性；② 患者为免疫抑制宿主；③ 患者为重症感染；④ 排除性诊断。

7. **影像学检查** X 线或 CT（图 4-1）对肺炎的诊断有重要意义。对治疗无反应，怀疑有其他病变者，以及所有需要住院治疗的 CAP 患者均需要影像学检查（表 4-1）。对于有持续症状者或怀疑有恶性病变风险的患者 6 周后需要重复影像学检查。

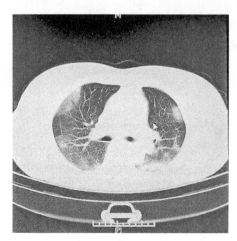

图 4-1 新型冠状病毒肺炎患者 CT 影像

表 4-1 不同病原微生物所致 CAP 患者的影像学特征

影 像 学 特 征	病 原 微 生 物
肺叶实变，局部改变，支气管周围渗出，胸腔积液	细菌性为主
出现空洞	金黄色葡萄球菌、铜绿假单胞菌、真菌、嗜酸杆菌、奴卡菌
粟粒样改变	结核分枝杆菌、真菌
迅速进展/多部位	军团菌、肺炎球菌、葡萄球菌
间质性改变	病毒、耶氏肺孢子菌、支原体、鹦鹉热衣原体
多发球形或多发空腔，壁薄	金黄色葡萄球菌（血源播散）

表 4-2 不同情况下的可能感染的病原微生物种类

临 床 情 况	可 能 的 微 生 物 种 类
老年人	肺炎球菌、流感嗜血杆菌、金黄色葡萄球菌、铜绿假单胞菌、军团菌、革兰氏阴性菌
酗酒	肺炎链球菌、厌氧菌
慢阻肺	肺炎球菌、流感嗜血杆菌、卡他莫拉菌、军团菌、铜绿假单胞菌
口腔卫生差	厌氧菌
结构性肺病	肺炎球菌、金葡菌、流感嗜血杆菌、铜绿假单胞菌、曲霉菌
毒品使用者	金葡菌、厌氧菌、结核杆菌、肺炎球菌
与鸟类接触	鹦鹉热衣原体
接触淋浴，空调，湿化装置	军团菌
误吸病史	厌氧菌

七、诊断

根据患者的临床表现、体征、实验室及影像学检查，诊断CAP并不困难。明确诊断后，需要对患者进行危重程度的评判，判断是否重症肺炎。

根据最新版的CAP诊治指南，诊断符合下列要求：

（1）新近出现的咳嗽、咳痰或原有呼吸道疾病症状加重，伴或不伴脓痰、胸痛、呼吸困难及咯血。

（2）发热。

（3）肺实变体征和（或）闻及湿啰音。

（4）白细胞$>10\times10^9$/L或$<4\times10^9$/L，伴或不伴细胞核左移。

（5）胸部影像学显示片状、斑片状浸润阴影或间质性改变，伴或不伴胸腔积液。

以上第1～第4项中任何一项加上第5项，并除外肺结核、肺部肿瘤、非感染性肺间质性疾病、肺水肿、肺不张、肺栓塞、肺嗜酸性粒细胞浸润症及肺血管炎等后，可建立临床诊断。

1. CAP入院标准　满足下列标准之一或两者及以上，建议住院治疗。

（1）年龄大于65岁。

（2）存在基础疾病或相关因素之一：① 慢阻肺；② 糖尿病；③ 慢性心肾功能不全；④ 恶性实体肿瘤或血液病；⑤ 获得性免疫缺陷综合征（AIDS）；⑥ 吸入性肺炎或存在容易发生吸入的因素；⑦ 近1年内曾因CAP住院；⑧ 精神状态异常；⑨ 脾切除术后；⑩ 器官移植术后；⑪ 慢性酗酒或营养不良；⑫ 长期应用免疫抑制剂。

（3）存在以下异常体征之一：① 呼吸频率>30次/分；② 脉搏>120次/分；③ 动脉收缩压<90 mmHg；④ 体温$>40℃$或$<35℃$；⑤ 意识障碍；⑥ 存在肺外感染病灶，如败血症、脑膜炎。

（4）存在以下实验室影像异常之一：① 白细胞计数$>20\times10^9$/L或$<4\times10^9$/L，或中性粒细胞计数$<1\times10^9$/L；② 呼吸空气时，$PaO_2<60$ mmHg（1 mmHg=0.133 kPa），$PaO_2/FiO_2<300$，或 $PaCO_2>50$ mmHg；③ 血肌酐>106 μmol/L或血尿素氮>7.1 mmol/L；④ 血红蛋白<90 g/L或血细胞比容$<30\%$；⑤ 血浆白蛋白<25 g/L；⑥ 有败血症或弥散性血管内凝血的证据；⑦ 胸部X线检查显示病变累计>1个肺叶，出现空洞，病灶迅速扩散或出现胸腔积液。

2. 重症肺炎诊断标准　出现下列一项主要标准或≥3项次要标准，这类患者建议收治ICU治疗。主要标准：① 需要气管插管行机械通气治疗；② 脓毒症休克经积极液体复苏后仍然需要血管活性药物治疗。次要标准：① 意识障碍和（或）定向障碍；② 呼吸频率≥30次/分；③ $PaO_2/FiO_2\leq250$；④ 动脉收缩<90 mmHg，需要积极液体复苏治疗；⑤ 多肺叶浸润；⑥ 血尿氮>7.14 mmol/L。

对于肺部感染严重程度的评分，常用的有CURB-65和肺炎严重指数（pneumonia severity index，PSI）。这些评分与患者的死亡率相关，分数越高，死亡率越高。2019ATS/IDSA指南更新CAP指南提示，除了临床判读，强烈推荐使用PSI进行危重评分和预后判断，弱化CURB-65的作用。

呼吸道传染病如新冠病毒感染的诊断是在疑似病例诊断基础上，如果鼻咽拭子或肺泡灌洗液新冠病毒核酸检测PCR或二代测序提示阳性即可确诊收治隔离病房。疑似病例诊断需要依赖流行病学,临床表现,实验室检查和影像学进行诊断。

CAP 的诊治思路是:① 判断是否存在 CAP;② 评估病情严重程度,选择治疗场所;③ 推测可能的病原体及耐药风险;④ 合理安排病原学检查,及时启动经验性初始治疗;⑤ 动态评估治疗的效果,调整或维持初始治疗方案;⑥ 治疗后随访,健康宣教。

八、鉴别诊断

1. 慢阻肺急性发作(acute exacerbation of chronic obstructive pulmonary disease, AECOPD)　大多有慢阻肺病史,表现为咳嗽,咳痰,活动后气急的加重或出现发热,需要应用抗生素或改变平时的用药方案。AECOPD 与 CAP 的主要区别之一是 AECOPD 不存在肺实质的炎症,影像学检查可以鉴别。

2. 充血性心力衰竭和肺水肿　患者往往有心脏疾病史,发病急,出现劳力性呼吸困难、端坐呼吸、烦躁不安、口唇发绀。听诊心率增快,心尖可闻及奔马律,两肺满布哮鸣音、湿啰音。肺水肿明显时,可有粉红色泡沫痰,胸部 X 线示典型的蝴蝶型以肺门为主的肺水肿影像,BNP 可明显升高。

3. 肺间质纤维化　多见于青壮年 40～50 岁发病。以渐进性活动后呼吸困难为主要临床表现,严重时休息状态下亦可出现呼吸困难、口唇发绀。体格检查双下肺尤其是背部可出现吸气末的细湿啰音(爆裂音)。典型 CT 表现是早期出现毛玻璃样非均匀分布的阴影,肺周边部位出现纤维条索、云絮状、网状阴影,后期随疾病进展可出现广泛的肺纤维条索样改变。肺功能表现为限制性通气功能障碍、弥散功能减退。此类疾病有多种分类,具体诊断还要看 HRCT 的肺部影像和实验室检查,必要时肺活检。

4. 肺动脉栓塞和肺梗死　肺动脉栓塞往往起病较急,表现为突发胸痛、呼吸困难、伴或不伴咯血、晕厥等。临床表现与肺栓塞的程度和面积有关。D-二聚体可用于诊断,但其阴性预测值价值更大。CT 肺动脉造影(CT pulmonary angiography, CTPA)可以明确诊断,不适合 CTPA 的患者可做放射性核素通气灌注扫描。

5. 放射性肺炎　一般有胸部、肺部肿瘤放疗病史,常在放疗后 1～3 个月出现,影像变化往往早于临床表现。表现为干咳,严重者可出现呼吸困难、乏力。早期影像学表现为与放射野一致的片状毛玻璃影,可出现融合、支气管充气征。

6. 免疫性检查点相关肺炎　随着肿瘤和靶向免疫治疗的开展,免疫检查点相关性肺炎逐渐增多,临床表现上包括影像上与社区获得性肺炎有相似之处。这些患者往往在 PD-1 或 PDL-1 单抗治疗或 CTLA-4 抑制剂治疗后 2～8 个月内,出现肺内局部或弥漫性渗出性病变,有多种形态的影像学表现,大多数有隐源性机化性肺炎的表现。患者可以有咳嗽,胸闷,偶有发热或胸痛。确诊后根据危重程度观察停药及使用皮质激素。

7. 隐源性机化性肺炎(cryptogenic organizing pneumonia, COP)　原因未明,间质性肺病的一种,可以有咳嗽,发热,胸闷,呼吸困难等表现。X 线或 CT 为游走性磨玻璃阴影,或胸膜下不规则肿块影。病理特征是肺泡内有肉芽组织形成。治疗主要是激素。

8. 肺炎型肺癌　是一种特殊类型的肺癌,临床表现为咳嗽咳痰,发热,呼吸困难,胸痛等症状,X 线或 CT 与肺炎类似,抗生素治疗无效,一般需要肺活检确诊。

九、治疗

包括抗感染、一般治疗和支持治疗。在明确 CAP 诊断后,首先判断危重程度,然后分为一般性门诊治疗,住院治疗或 ICU 治疗。对于需要收入 ICU 治疗的患者,一般需要尽快应用抗生素。延迟使用抗生素显著增加死亡率。需要注意的是尽量在应用抗生素前留取痰液,血液及其他体液标本用于病原微生物的诊断。

1. CAP 治疗原则和注意事项　　参考及综合《2019 年 ATS/IDSA 指南》《2014 年英国 NICE 指南》《2015 年中国急诊 CAP 指南》《2016 年中国成人社区获得性肺炎诊断和治疗指南》,下述问题在 CAP 诊治中需要引起重视。

(1) CAP 指南中主要抗生素适应证需要根据我国的指南,该指南制定参照了我国流行病学的实际情况。

(2) 我国人群的肺炎特点是常规细菌培养肺炎链球菌检出率低,肺炎链球菌和肺炎支原体对大环内酯类药物的耐药率较高,分别达到 90% 和 69%,多重耐药性(multiple drug resistance, MDR)肺炎链球菌占 40% 以上。整体上肺炎链球菌对喹诺酮类药物耐药率较低,小于 5%。这些耐药的流行病学资料对于临床选择用药有指导意义。

(3) 需分轻重缓急,重症 CAP 应积极处理,一旦确诊尽快使用抗生素。

(4) 重视 CAP 鉴别诊断。怀疑非细菌性感染的疾病,请尽量避免使用抗生素。

(5) 判断何种病原微生物感染。按照患者年龄,有无基础疾病,临床表现,是否有旅游经历,实验室及影像检查,判断革兰氏阴性或阳性感染,以及最有可能的微生物,在此基础上根据经验或微生物检查结果针对性使用药物。分子诊断逐渐用于常规培养阴性患者或危重症患者,采用 PCR 或二代测序等技术用于病原微生物的诊断,明显提高了敏感性,阴性预测值也较高。要注意假阳性偏高的问题,这个与检测本身的方法学有关。

(6) 了解当地的病原微生物流行情况及耐药情况。在指南的指导下,还需要了解患者所在地区乃至医院近期的流行情况,以利于正确的诊治。

(7) 用药疗程:一般 5~7 天,但若有基础疾病,如合并慢阻肺、支气管扩张等,疗程可延长至 10~14 天。影像学上肺部阴影完全消失不是抗生素停用的指征。对金黄色葡萄球菌、铜绿假单胞菌、克伯菌属或厌氧菌等容易导致肺组织坏死的致病菌所致的感染,建议抗菌药物疗程≥2 周。对于非典型病原体,疗程应略长,如肺炎支原体、肺炎衣原体感染的建议疗程为 10~14 天,军团菌属感染的疗程建议为 10~21 天。

(8) 明确抗生素的药代动力学及药效动力学特性合理用药,了解抗生素的时间或浓度依赖性,是否有高的蛋白结合率,水溶性还是脂溶性抗生素,检出的病原微生物的 MIC 值等,综合分析后给出用药方案,剂量和疗程。

(9) 注意抗生素不良反应:有条件者,监测药物血药浓度。如万古霉素的谷浓度。

(10) 了解体内外药敏与体内实际疗效存在偏差。药敏结果供临床参考。

(11) 轻中度 CAP 患者,如果能用口服治疗,尽量不要使用静脉制剂。选择口服生物利用度高的药物。

(12) 及时了解治疗反应。轻到中度患者用药 2~3 天后观察疗效,如果 3 天后没有改善或进展,需要更换方案和药物。也要注意治疗无反应的潜在原因,包括诊断有误,引流不通畅等。

(13) 注意不同年龄 CAP 的特点,老年人合并误吸可能性大,优先选择氨苄西林/舒巴坦钠、阿莫西林/克拉维酸等有抗厌氧菌作用的药物,或联合应用甲硝唑/奥硝唑、克林霉素等,也可选用莫西沙星等对厌氧菌有效的呼吸喹诺酮类药物。

（14）对怀疑流感病毒感染的患者推荐应用经验性抗病毒治疗，特别是有典型流感症状（发热、肌肉疼痛、全身不适和呼吸道症状）、发病时间＜2 天的高危患者及处流感流行期时，考虑应用抗病毒治疗。

（15）我国肺炎链球菌对大环内酯类耐药率普遍在 90％以上，且多呈高水平耐药，因此在怀疑为肺炎链球所致 CAP 时不宜单独应用大环内酯类。

（16）我国成人 CAP 患者中肺炎支原体对红霉素耐药率达 58.9％～71.7％，对阿奇霉素耐药率为 54.9％～60.4％。

（17）CAP 治疗中首选药物包含喹诺酮类药物或大环内酯类抗生素覆盖非典型病原体，在一些城乡接合部或边远地区肺结核高发的区域使用时要慎重应用喹诺酮类药物，应尽量排除结核感染的情况下应用这类药物。

（18）针对铜绿假单胞菌的氟奎诺酮类药物的排序：西他沙星＞环丙沙星＞左氧氟沙星＞莫西沙星。其他对铜绿假单胞菌有较好活性的药物包括碳青霉烯类、多黏菌素、氨基糖甙类、单环类、磷霉素等。

2. 不同情况下抗生素的选择　　详见表 4-3。

表 4-3　经验性抗菌治疗方案

人　群	可能病原微生物	初治抗生素选择
青壮年或无基础疾病	肺炎链球菌、肺炎支原体、肺炎衣原体、流感嗜血杆菌	① 青霉素类（青霉素、阿莫西林等）；② 多西环素（强力霉素）；③ 大环内酯类；④ 第一代或第二代头孢菌素；⑤ 呼吸喹诺酮类（如左旋氧氟沙星、莫西沙星等）
老年人或有基础疾病	肺炎链球菌、流感嗜血杆菌、需氧革兰氏阴性杆菌、金黄色葡萄球菌、卡他莫拉菌等	① 第二代头孢菌素（头孢呋辛、头孢丙烯、头孢克洛等）单用或联合大环内酯类；② β-内酰胺类/β-内酰胺酶抑制剂（如阿莫西林/克拉维酸、氨苄西林/舒巴坦）单用或联合大环内酯类；③ 呼吸喹诺酮类
需要住院单不需要入住 ICU 的患者	肺炎链球菌、流感嗜血杆菌、混合感染（包括厌氧菌）、需氧革兰氏阴性杆菌、金黄色葡萄球菌、肺炎支原体、肺炎衣原体、呼吸道病毒等	① 静脉注射第二代头孢菌素单用或联合静脉注射大环内酯类；② 静脉注射呼吸喹诺酮类；③ 静脉注射 β-内酰胺类/β-内酰胺酶抑制剂（如阿莫西林/克拉维酸、氨苄西林/舒巴坦）单用或联合静脉注射大环内酯类；④ 头孢噻肟、头孢曲松单用或联合静脉注射大环内酯类
需要入住 ICU 的患者但无铜绿假单胞菌感染证据或风险的	肺炎链球菌、需氧革兰氏阴性杆菌、嗜肺军团菌、肺炎支原体、流感嗜血杆菌、金黄色葡萄球菌等	① 头孢曲松或头孢噻肟联合静脉注射大环内酯类；② 静脉注射呼吸喹诺酮类联合氨基糖苷类；③ 静脉注射 β-内酰胺类/β-内酰胺酶抑制剂（如阿莫西林/克拉维酸、氨苄西林/舒巴坦）联合静脉注射大环内酯类；④ 厄他培南联合静脉注射大环内酯类
需要入住 ICU 并且有铜绿假单胞菌感染证据或风险的	铜绿假单胞菌	① 具有抗假单胞菌活性的 β-内酰胺类抗生素（如头孢他啶、头孢吡肟、哌拉西林/他唑巴坦、头孢哌酮/舒巴坦、亚胺培南、美罗培南等），联合静脉注射大环内酯类，必要时还可同时联用氨基糖苷类；② 具有抗假单胞菌活性的 β-内酰胺类抗生素联合静脉注射喹诺酮类；③ 静脉注射环丙沙星或左旋氧氟沙星联合氨基糖苷类

3. 治疗反应及对策　　应用抗生素 2～3 天，如诊断正确、用药合理，患者的症状和体征会改善，表现为体温下降，口唇发绀好转，呼吸逐渐平缓，白细胞下降、PCT、CRP 等

出现下降。一般出现下列情况可以考虑出院：① 体温正常＞24 h；② 平静时心率≤100 次/分；③ 平静时呼吸≤24 次/分；④ 收缩压≥90 mmHg；⑤ 不吸氧条件下,动脉血氧饱和度正常范围；⑥ 可以接受口服药物治疗,无精神障碍等情况。

如患者治疗后 72 h 症状无改善,或出现恶化,要考虑以下的原因：① 诊断有误,可能不是肺炎,或者为非感染性疾病；② 特殊病原体的感染,如真菌、非结核分枝杆菌、肺孢子菌、流感病毒感染如 H7N9、H1N1 等,建议进一步行微生物学检查,必要时侵入性操作,如经皮肺穿刺、支气管镜活检、防污染毛刷采样、肺泡灌洗等；③ 药物未能有效覆盖致病菌,或细菌耐药,应结合实验室检查,审慎调整抗生素方案；④ 出现并发症,如脓胸、肺脓肿或存在引流不畅(支气管阻塞),需进一步处理；⑤ 使用的药物剂量不够,或药物本身的问题,需要熟悉各类药物的使用指征、剂量、间隔时间等。鉴于目前同类药物存在多个品种,需要明确不同品种药物之间的等效剂量。

2020 年的新型冠状病毒感染治疗,按照危重程度分为轻型,普通型,重型,危重型。轻型和普通型以隔离和对症治疗为主,重型以上需要吸氧和机械通气,俯卧位通气,必要时 ECMO 等治疗,发生呼吸衰竭后根据氧合和实验室指标给予抗凝,抗氧化,抗炎治疗,出现 ARDS 或病情进展时可短期使用皮质激素。建议早期(发病 5 天内)使用抗病毒药物(如奈玛特韦),可在病情早期使用中成药。

非抗生素治疗：激素对于病毒性肺炎,在炎症起始阶段短期小剂量使用可能有一定的减轻炎症反应的效果,新冠肺炎的治疗效果较为确切。低分子肝素在新冠早期预防性使用可以减少肺栓塞和静脉血栓的形成,降低整体病死率。胸腺肽疗效不确切,有研究在病毒性肺炎患者使用可以增强淋巴细胞计数。对于肠道膨胀积气采取措施通便排气可以改善症状及肺功能。营养,水电解质和酸碱平衡也是非常重要的基础治疗措施。

十、预后

CAP 的独立预后因素包括酗酒、哮喘、免疫抑制、高龄和吸烟。另外,患者如感染耐药菌、有基础肺部疾病及并发症多的,往往预后较差。

十一、预防

肺炎链球菌 23 价疫苗可以降低社区肺炎的发生率,减少总体的死亡率。60 岁以上老年人无明确禁忌证均可以接种疫苗。肿瘤化疗期间、急性传染病发病期间、发热、危重病患者、对疫苗成分过敏者均不宜接种疫苗。

（宋元林）

【参考文献】

中华医学会呼吸病学分会,2016.中国成人社区获得性肺炎诊断和治疗指南(2016).中华结核与呼吸杂志,39(4)：253-257.

Joshua P M, Grant W W, Ann C L, et al, 2019. on behalf of the American Thoracic Society and Infectious Diseases Society of America. American Journal of Respiratory and Critical Care Medicine, 200(7)：e45-e67.

Metlay J P，Waterer G W，Long A C，et al，2019. on behalf of the American Thoracic Society and Infectious Diseases Society of America. Diagnosis and Treatment of Adults with Community-acquired Pneumonia. An Official Clinical Practice Guideline of the American Thoracic Society and Infectious Diseases Society of America. American Journal of Respiratory and Critical Care Medicine，200(7)：e45 - e67.

National Institute for Health and Clinical Excellence（NICE），2014. Pneumonia in adults：diagnosis and management. ［2019 - 07 - 01］. http：//www.nice.org.uk/guidance/cg191.

Wu C M，Chen X Y，Cai Y P，et al，2020. Risk Factors Associated With Acute Respiratory Distress Syndrome and Death in Patients With Coronavirus Disease 2019 Pneumonia in Wuhan，China. JAMA Internal Medicine，180(7)：934 - 943.

Zhou F，Wang Y，Liu Y，et al，2019. Disease severity and clinical outcomes of community acquired pneumonia caused by non-influenza respiratory viruses in adults：a multicenter prospective registry study from CAP-China Network. Eur Respir J，54：1802406.

【思考题】

(1) 请简述重症 CAP 诊断标准。

(2) 请简述 CAP 病原学特点。

第五章

败 血 症

败血症(septicemia)是指病原菌侵入血流并快速繁殖后，其组分、毒素及代谢产物等所引起的全身炎症反应综合征(systemic inflammatory response syndrome，SIRS)。临床表现一般为急性起病，有寒战、高热、呼吸急促、心动过速，以及皮疹、关节肿痛、肝脾肿大等。严重者可出现急性单个器官功能障碍，称之为重型败血症。病情进一步加重后可发展为感染性休克、弥散性血管内凝血(disseminated intravascular coagulation，DIC)和多器官功能衰竭。败血症是一种严重的血流感染(bloodstream infection，BSI)，早期合理使用抗菌药物可显著降低病死率。

一、病原学

1. **致病菌的分布** 在不同地区及抗菌药物应用情况不同，败血症的致病菌种类及其所占比例有很大差异。目前仍以肺炎克雷伯菌属、肠杆菌属、不动杆菌属及铜绿假单胞菌属等革兰氏阴性菌为主，但葡萄球菌败血症也显著增加。此外，厌氧菌败血症也不容忽视，除了腹腔感染、外科手术、妇产科疾病等过去常见因素外，又出现了一些新的特点，如老年人居多，且半数为恶性肿瘤患者，尤以血液系统和消化道恶性肿瘤多见，其次为泌尿系统肿瘤，可能与免疫抑制剂的大量使用有关。更值得注意的是医院感染真菌败血症呈显著增多趋势，可占到 5%～12%，以白念珠菌为主，但非白念珠菌(如光滑念珠菌、近平滑念珠菌、热带念珠菌等)的构成比正在显著上升，如骨髓移植等患者非白念珠菌所占比例甚至大大超过白念珠菌，已引起临床医师的高度重视。

2. **致病菌的耐药性** 随着抗菌药物的不断涌现和广泛应用，致病菌的耐药性也呈显著增加趋势。医院感染败血症的革兰氏阴性菌株产超广谱 β-内酰胺酶(extended-spectrum β-lactamases，ESBLs)和头孢菌素酶(如 AmpC 酶)者尤为突出，ESBLs 可以破坏除碳青霉烯类和 β-内酰胺酶抑制剂以外的大多数 β-内酰胺类抗生素，通常其菌株也对磺胺甲恶唑、氨基糖苷类、氟喹诺酮类等交叉耐药。产 ESBLs 细菌以肺炎克雷伯菌属、大肠杆菌及其他肠杆菌最为常见，我国大多数地区均有检出，经济发达地区检出率更高。产 AmpC 酶细菌往往表现为对所有的第三代头孢菌素、头霉素、氨曲南等耐药，克拉维酸、舒巴坦、三唑巴坦等 3 种酶抑制剂对 AmpC 酶的抑制作用也很差。临床常见的高产 AmpC 酶细菌有肠杆菌属、枸橼酸菌属、沙雷菌属、不动杆菌属及铜绿假单胞菌等。泛耐药革兰氏阴性杆菌(如铜绿假单胞菌、不动杆菌等非发酵菌)也引起临床医师的极大关注。与此同时，革兰氏阳性球菌中葡萄球菌和肠球菌耐药性亦明显增加，尤其是对万古霉素中度耐药的金黄色葡萄球菌(vancomycinintermediate S. aureus，VISA)以及耐万古霉素金黄色葡萄球菌(vancomycin resistant S. aureus，VRSA)，给临床带来极大的挑战。但不同地区、不同医院耐甲氧西林金黄色葡萄球菌(methicillin-resistant staphylococcus aureus，

MRSA)所占比例各不相同,近来有报道国内医院感染金黄色葡萄球菌败血症中50%左右为MRSA,但对万古霉素、去甲万古霉素敏感。肠球菌耐药性也呈上升趋势,尤其是出现了耐万古霉素肠球菌(VRE),其中以屎肠球菌为多见(高达60%),给临床治疗带来了困难。肺炎链球菌、草绿色链球菌和溶血性链球菌对青霉素敏感率也呈下降趋势,分别降至63.9%、79.4%和84.3%,更有约10%草绿色链球菌对万古霉素也不敏感。链球菌属对大环内酯类抗生素的敏感性亦下降。真菌败血症主要是由念珠菌所致,其中白念珠菌大多对氟康唑、两性霉素B、氟胞嘧啶敏感,而非白念珠菌对氟康唑的敏感性在下降,克柔念珠菌对氟康唑天然耐药。总之,各种致病菌的耐药性均在增加,但不同时期、不同地区(包括医院、病区)的菌株耐药水平各不相同。

二、发病机制

致病菌经各种途径进入血液循环后是否能引起败血症,与致病菌的数量、毒力、人体的免疫防御功能及遗传易感多态性相关。少量病菌进入血液循环后,如人体的免疫功能正常,可迅速被吞噬细胞、中性粒细胞等吞噬而清除,一般无明显毒血症表现。当人体抵抗力因各种慢性病、免疫缺陷等而减弱,或侵入的细菌毒力强、数量多,则细菌可在血液中大量生长繁殖而产生败血症。

1. 病原菌的致病力　　金黄色葡萄球菌具有多种酶和毒素,如血浆凝固酶、α溶血素和肠毒素等,有助于细菌的生长、繁殖和扩散,导致严重的败血症,其产生的肠毒素与脓毒症休克综合征有关。大肠杆菌等革兰氏阴性杆菌的内毒素能刺激炎症介质的释放,损伤血管内皮细胞和心肌、启动凝血系统、激活补体,因此可导致微循环障碍而发生休克、DIC等。铜绿假单胞菌分泌内、外毒素及蛋白分解酶,可造成坏死性皮肤损害及严重的脏器损伤。肺炎链球菌及肺炎克雷伯菌等具有荚膜,可对抗吞噬及体液中的杀菌物质。

2. 人体的免疫防御反应

(1) 皮肤及黏膜的防御作用:完整的皮肤及黏膜是防止细菌入侵的天然屏障。由于皮肤及黏膜的血管和淋巴组织丰富,局部如有炎症,细菌易从此处进入淋巴和血液循环。挤压炎症皮肤或脓肿,可使局部防御功能破坏,细菌更易入侵。严重烧伤时皮肤创面为细菌入侵敞开门户,皮肤坏死和血浆渗出又为细菌繁殖创造了良好的环境,因此败血症的发生率较高。尿路、胆道或胃肠道黏膜的破损除易引起细菌感染外,如同时有机械性梗阻如结石嵌顿、通道狭窄等则可因内容物或排泄物积滞、内脏压力增高、管壁紧张等而使细菌易于侵入血液循环。

(2) 全身性免疫反应:各种不同的原发疾病可造成相应的免疫功能异常,不同的免疫功能缺陷有利于某些致病菌感染的发生,如:① 各种黏膜分泌物中分泌型免疫球蛋白(IgA)减少,可使细菌易于入侵呼吸道或肠道等而发生感染,低丙种球蛋白血症者易发生肺炎链球菌、流感嗜血杆菌、金黄色葡萄球菌等感染。② 急性白血病及肿瘤化疗时粒细胞减少,吞噬细胞功能障碍,易发生革兰氏阴性杆菌、金黄色葡萄球菌及真菌感染。③ 多发性骨髓瘤及慢性淋巴细胞性白血病患者体液免疫受损,易感染有荚膜的细菌。④ AIDS患者和器官移植者细胞免疫功能缺损,易感染寄生于细胞内的微生物,如单核细胞增多性李斯特菌、念珠菌、隐球菌和军团菌等感染。⑤ 脾切除及镰状细胞贫血患者因补体功能受损,也易感染有荚膜细菌。

各种慢性疾病,如肝硬化、糖尿病、肾病综合征等由于代谢紊乱、免疫球蛋白合成减少、粒细胞吞噬功能和单核-吞噬细胞系统功能减弱等而易招致细菌感染。肝硬化者因尚有侧支循环形成,从肠道入侵的细菌可直接进入体循环而引起败血症。

(3) 医源性因素:抗肿瘤药、糖皮质激素等免疫抑制剂,以及放射治疗等均可削弱细胞免疫和体液免疫功能。广谱抗菌药物可使体内菌群失调,导致耐药的条件致病菌繁殖而造成严重的二重感染。各种原因引起的粒细胞减少是导致败血症的重要原因。各种创伤性诊断和治疗手段如插管检查、内镜检查、长期留置静脉导管、透析疗法和各种手术等都可导致细菌进入血液循环。由于接受这些检查及治疗的患者病情多数较重,机体防御功能差,而医院感染的细菌又常为耐药菌。因此,医源性感染是当前医疗实践中颇为严重的问题。

3. 病理生理过程　　败血症的病理生理过程是一个多因素综合的结果,微生物及其胞壁产物包括革兰氏阴性菌的脂多糖(lipopolysaccharide, LPS),革兰氏阳性菌的肽聚糖、胞壁酸复合物,以及真菌的多肽物质等,可激活细胞因子、补体、凝血、激肽、内啡肽、交感神经等系统,产生的各种生物活性物质相互作用、相互影响,引起一系列病理生理效应,其作用的靶器官是血管内皮细胞和微循环。当 LPS 等与宿主效应细胞,如中性粒细胞、单核细胞、吞噬细胞等接触数分钟至数小时,即可诱导一些细胞因子,如 TNF-α、IL-1、干扰素(interferon, IFN)和各种集落刺激因子的产生。其中,TNF-α 在革兰氏阴性杆菌败血症病理生理改变中起关键性作用。

4. 病理改变　　病原菌的毒素可致组织和脏器细胞变性、坏死,心、肝、肾等脏器的实质细胞有混浊肿胀,灶性坏死和脂肪变性。毛细血管受损造成皮肤黏膜瘀点、皮疹和肺间质水肿。有些细菌如化脓性球菌引起的败血症,可形成肺、肝等迁徙性脓肿,并可引起骨髓炎、心内膜炎等。重型败血症可进一步发展为感染性休克、DIC、多器官衰竭,并出现相应的病理改变。

三、临床表现

败血症多起病急骤,发病前常有原发感染灶或引起感染的诱因,而无特异的临床表现,轻者仅具全身性感染症状,重者可造成心、肝、肾、肺等脏器损害及感染性休克、DIC 发生。各种致病菌所造成的败血症,既具有相同的临床表现,彼此间又有一定的差异性。

(一) 主要临床表现

1. 毒血症　　发热和寒战是败血症的常见症状,热型以弛张热和间歇热多见,少数呈稽留热、不规则热或双峰热,后者多见于革兰氏阴性杆菌败血症。部分患者体温不升甚至低于正常,以老年体弱者、慢性重症疾病及免疫力严重低下者多见,且预后不佳。一般全身感染症状严重,可伴有全身不适、肌肉酸痛、食欲不振、恶心、呕吐、腹胀、腹泻、头晕、头痛、神志淡漠、烦躁、谵妄或昏迷、贫血、肝脾肿大,严重者可出现黄疸、中毒性心肌炎、急性肾衰竭、DIC 等。

2. 过度换气和精神状态改变　　过度换气是败血症极其重要的早期体征,甚至可出现在发热和寒战前,由于过度换气,可导致呼吸性碱中毒。早期精神状态改变仅表现为定向障碍或性格改变,后期可出现显著的感觉迟钝,甚至昏迷。常无神经系统的定位体征,精神状态改变尤易发生于婴幼儿、老年人及原有中枢神经系统疾患者。

3. 皮疹　　部分患者可出现皮肤损害,表现多种多样,以瘀点最为多见,多分布于躯干、四肢、眼结膜、口腔黏膜等处,为数不多。葡萄球菌和链球菌败血症可有瘀点、猩红热样皮疹、脓疱疹等。铜绿假单胞菌败血症可出现"牛眼样"皮损,称为坏疽性深脓疱(ecthyma gangrenosum),从水疱发展而来,皮损呈圆形或卵圆形,直径 1～5 cm,边缘隆起,周围皮肤呈红斑和硬结或红晕样改变,中心为坏死性溃疡。

4. 关节症状　多见于革兰氏阳性球菌、脑膜炎球菌、产碱杆菌等败血症,表现为大关节红、肿、热、痛和活动受限,少数患者出现关节腔积液、积脓。

5. 肝脾肿大　多数患者仅出现轻度肝脾大,中毒性肝炎或肝脓肿时肝大显著,伴触痛,有压痛和叩击痛,部分患者有轻至中度黄疸。

6. 迁徙性病灶　为细菌栓子栓塞于身体各组织器官所致。多见于病程较长的革兰氏阳性化脓性球菌和厌氧菌败血症,少数革兰氏阴性杆菌如肺炎杆菌、鼠伤寒沙门菌等所致败血症也可引起迁徙性病灶或损害。较常见迁徙性病灶有皮下脓肿、肺脓肿、肝脓肿、化脓性关节炎、骨髓炎等。金黄色葡萄球菌、念珠菌等败血症还可发生感染性心内膜炎,伴有心脏扩大、心功能不全及血管栓塞等表现。

7. 感染性休克　见于 1/5～1/3 败血症患者,有些败血症起病时即表现为休克或快速(数小时内)发展为休克,但多数先有血流动力学改变(如血压不稳),数小时后才出现休克。表现为烦躁不安、面色苍白、口唇发绀、皮肤花斑、四肢厥冷、脉搏细速、尿量减少及血压下降。

(二)常见败血症的临床特点

1. 金黄色葡萄球菌败血症　较常见(20%～30%),约半数以上为医院感染。原发病灶常为疖、痈、皲裂等皮肤及伤口感染或留置导管,而从呼吸道入侵者多数为机体防御功能低下的医院感染。常在原发病灶出现后 1 周内发生,急性起病,寒战高热,皮疹多见,形态多样,可有瘀点、荨麻疹、猩红热样皮疹及脓疱疹等。关节症状比较明显,主要为大关节,有疼痛,局部有时伴红肿。迁徙性损害是金黄色葡萄球菌败血症的特点,常见多发性肺部浸润,甚至脓肿形成,其次有肝脓肿、骨髓炎、关节炎、皮下脓肿等。有文献结合尸检报告,金黄色葡萄球菌败血症并发心内膜炎者可高达 8%,多累及主动脉瓣。由于急性心内膜炎可侵犯正常心脏瓣膜,病理性杂音的出现不及亚急性者多。因此,如患者发热不退,有进行性贫血、反复出现皮肤瘀点、有内脏血管栓塞、血培养持续阳性等,应考虑心内膜炎的存在,需进一步做超声心动图等检查以明确诊断。对于那些小的赘生物,或发生在右侧心瓣膜赘生物,经食管心脏超声更易发现。感染性休克较少见。

2. 凝固酶阴性葡萄球菌败血症　占 10%～15%,其中 70% 以上为医院感染,尤其多发生于大医院,常见于体内异物留置者,如静脉导管、人工关节、人工瓣膜、起搏器等。血浆凝固酶阴性的表皮葡萄球菌存在于正常人体皮肤、黏膜表面,同时可黏附于人工假体装置及导管表面并繁殖,且分泌一种黏质覆盖在表面,黏附性强且具有抵抗吞噬细胞及抗菌药物的作用。临床表现无特异性,但表皮葡萄球菌耐药常见,以甲氧西林耐药株多见,病死率较高。

由于表皮葡萄球菌为正常皮肤表面的细菌,血培养阳性常难以鉴别是污染或感染所致。如患者有人工假体装置或免疫缺陷者,应多考虑感染;如假体装置局部疼痛、有压痛、导管进入皮肤处有红肿、人工关节功能障碍、人工瓣膜者有新出现的心脏杂音或多发性栓塞发生,都是感染的有力证据。

3. **肠球菌败血症**　在医院感染的败血症中可占10％左右,其中约77％为医院感染。泌尿生殖道、消化道及血管导管是其常见的入侵途径,易发生于消化道肿瘤及腹腔感染的患者。由于多发于免疫低下患者,且对多种抗菌药物耐药,病情多危重。

4. **革兰氏阴性杆菌败血症**　约占40％,多发于医院感染。以胆道、呼吸道、泌尿道、肠道和大面积烧伤感染时多见。一般以突起寒战开始,发热以间歇热或弛张热多见,部分患者可有体温不升、双峰热、相对缓脉等。40％左右的患者可发生休克,约1/3患者于病程早期(1～5 d)出现,持续时间长,有低蛋白血症者更易发生。严重者出现多器官功能障碍,伴有心律失常、心力衰竭、ARDS、急性肾衰竭、DIC等,病情危重。肺炎克雷伯菌败血症还可出现迁徙性病灶。铜绿假单胞菌败血症以继发于严重免疫低下及大面积烧伤者更为多见,临床表现较一般革兰氏阴性杆菌败血症凶险,可有较特征性中心坏死性皮疹。革兰氏阴性杆菌败血症发生休克、DIC、黄疸等的发生率均较高。而关节痛、皮疹及迁徙性损害较革兰氏阳性菌败血症少见,多无转移性脓肿。

5. **厌氧菌败血症**　占7％～10％,常因厌氧培养不普及而漏诊。易与需氧菌掺杂一起,引起复数菌败血症。患者多为新生儿及严重免疫低下患者,主要为腹腔感染,其次为女性生殖道、压疮及呼吸道感染。临床表现与需氧菌败血症基本相似,可有高热、毒血症,部分患者出现黄疸(10％～40％)和贫血,其脓性分泌物呈腐败性臭味,含有气体,并可有假膜形成。临床上也易发生感染性休克与DIC,易引起血栓性静脉炎,所产生的肝素酶可使肝素降解而促凝,有利于脓毒性血栓形成,脱落后可致迁徙性病灶。可引起较严重的溶血性贫血、心内膜炎等。

6. **真菌性败血症**　多发于医院感染和免疫低下人群,主要是念珠菌。诱因为长期应用广谱抗菌药物、糖皮质激素、免疫抑制剂、留置导管及侵袭性检查等。病初进展常缓慢,临床表现无特异,早期全身毒血症状较轻,常被原发病及伴发细菌感染表现所掩盖。当真菌播散时,全身各脏器、组织可有多发性小脓肿,病情常会迅速恶化,出现神志淡漠、嗜睡和感染性休克。眼底镜检查视网膜和脉络膜上常有小的、白色发亮的圆形隆起。除血培养外,痰、尿、咽拭子等培养常可获同一真菌。

7. **其他**　单核细胞增多性李斯特菌引起的败血症常见于新生儿、老年人、孕妇和免疫功能缺陷者。健康带菌者可通过粪口传播。孕妇受染后可通过胎盘或产道传播给胎儿或新生儿,前者引起流产,后者导致新生儿严重的全身播散性感染。婴幼儿鼠伤寒沙门菌败血症的病死率高达40％,以腹泻为早期症状,以后有多脏器损害,出现感染性休克、DIC、呼吸衰竭、脑水肿等临床表现。

(三) 特殊类型的败血症

1. **新生儿败血症**　指出生后第一个月内感染的败血症。葡萄球菌、大肠杆菌、B组溶血性链球菌等为常见病原。由母亲产道感染、吸入感染羊水、脐带或皮肤等感染而入侵。临床表现为食欲减退、呕吐、腹泻、精神萎靡、呼吸困难、黄疸、惊厥等,仅部分患者有发热,由于新生儿血-脑屏障功能尚不健全,因此,25％～30％的患者感染可扩散到中枢神经系统。

2. **老年人败血症**　好发于医院感染,以革兰氏阴性杆菌常见,肺部感染后发生败血症的机会较青年人多,从压疮入侵者也不少。起病急骤,多以发热为主要表现,热型多样,可为稽留热、弛张热或不规则热,易出现神志改变,如谵妄、表情淡漠等;一旦出现少尿、低血压等休克表现或 DIC 征兆,往往提示预后欠佳。若发生心内膜炎,预后更差。

3. 烧伤后败血症　　常于烧伤后 36 h 组织液由外渗开始回收时细菌随之而入。国内有学者对 1 800 余例烧伤患者进行了调查,败血症发生率为 2.5%,多发生于急性感染期(23.4%)、创面修复期(42.5%)和残余创面期(24.1%)。耐药的金黄色葡萄球菌和铜绿假单胞菌是其顽固的病原菌,且常发生混合感染。临床表现以一般败血症表现为主,可出现过高热、休克、中毒性心肌炎、中毒性肝炎等,部分患者体温不升,病死率较高。

4. 医院感染败血症　　不同时期、不同大小的医院,其医院感染败血症所占比例有较大差异。在 1 组 843 例败血症的文献报告中,医院感染败血症占败血症总数的 47.9%,其中绝大多数有严重基础疾病,部分为医源性感染,如免疫抑制剂的应用、气管切开、导尿、静脉内留置导管、透析疗法和各种手术等。常见病原菌为表皮葡萄球菌、金黄色葡萄球菌、铜绿假单胞菌、不动杆菌等。由于患者基础健康情况差,免疫功能低下,感染往往危重,且耐药情况严重,治疗效果差。

其中粒细胞缺乏者发生败血症较多,多数为血液系统肿瘤化疗或骨髓移植引起粒细胞缺乏者,感染入侵途径有肺炎、齿龈炎、皮肤软组织炎、肛周炎等,致病菌以不动杆菌属、铜绿假单胞菌、葡萄球菌及真菌多见。由于机体免疫明显低下,感染后病情进展迅速,病死率高。因此,持续粒细胞缺伴发热的患者需及时行血培养检查,并积极给予经验性抗菌药物治疗。

输液引起的败血症常与所输液体被污染或留置导管感染有关。液体内细菌以肺炎克雷伯菌及凝固肠杆菌生长最快,24 h 内细菌数可达 10^5/mL($>10^6$/mL 时液体可变混浊)。静脉高营养液中含有丰富的葡萄糖,真菌易于生长。全血则因存在抗体且保存于低温,细菌不易生长,若发生污染则多为耐药细菌,如大肠杆菌或铜绿假单胞菌,病情极为严重。

导管相关性血流感染(catheter related blood stream infection,CRBSI)是指留置血管内导管或植入式静脉港的患者,临床出现脓毒症表现,同时外周静脉血培养和导管尖端培养出相同病原菌;或者从导管内采集静脉血培养和外周静脉血培养出相同病原菌,且导管内采集静脉血标本定量培养菌落计数是外周静脉血培养菌落计数的 5 倍以上,或导管内静脉血培养出现阳性结果早于外周静脉血培养 2 h 以上,则可诊断为 CRBSI。病原菌以凝固酶阴性葡萄球菌为最多,不动杆菌、铜绿假单胞菌和念珠菌的分离率近年有所增加。

四、实验室检查

1. 一般检查　　外周血常规检查通常可见白细胞总数明显升高,波动在(10~30)×10^9/L。中性粒细胞百分比增高,可出现核左移及细胞内中毒性颗粒。嗜酸性粒细胞减少或消失。机体反应较差者和少数革兰氏阴性杆菌败血症患者的白细胞总数可不升高,甚至降低,但中性粒细胞分类多数增高,此类患者预后往往较差。少数败血症患者可有血小板减少及凝血机制异常,此时应警惕 DIC 的发生。重型患者可出现脏器功能障碍,应注意其功能监测。

2. 病原学检查　　血培养是确诊败血症的主要依据,目前国内已有多种全自动连续监测血液培养系统,如 BacT/Alert、Mini Vital 及 Bactec-9000 系列等。常用培养瓶种类有标准需氧培养瓶、标准厌氧培养瓶、树脂或活性炭需氧培养瓶、树脂厌氧培养瓶、树脂儿童培养瓶及真菌培养瓶等。为提高培养阳性率,宜在抗菌药物应用前及寒战、高热时,10 min内从不同部位采集血液标本2~3次,每次分送需氧菌和厌氧菌培养,必要时还可送真菌培养。厌氧血培养不仅可培养专性厌氧菌,还能培养出兼性厌氧菌,而部分兼性厌氧菌在需氧培养瓶中生长不佳。此外,如果患者使用过抗菌药物,要用含树脂或活性炭的中和抗生素培养瓶采样。每瓶采血量成人至少为培养基的1/10(5~10 mL),婴幼儿1~2 mL,儿童3~5 mL。对于导管相关性败血症,若为外周导管,应在无菌状态下拔除导管,并剪下5 cm导管头端进行半定量培养。若为中心静脉导管或静脉留置管,也可以从导管和外周静脉处同时采血做细菌定量培养,通常导管血样培养菌落计数是外周静脉的5倍以上,培养阳性时间比外周血快2 h以上,由此可判断为与导管密切相关。骨髓培养有较高的阳性率。对脓液、胸腔积液、腹水等均应做涂片和培养,有重要参考价值。分离到细菌后应做药敏试验,体外细菌药敏试验与临床疗效的符合率一般为80%。

值得注意的是,血培养阳性的意义一定要结合临床来判断。由于血培养阴性也不能完全排除败血症,尤其是采血前已用过抗菌药物者。当普通血培养阴性又疑似败血症时需采用特殊培养基,以培养出某些特殊病原体,如L型细菌、军团菌、分枝杆菌、巴通体及真菌等。

3. 其他检查 一些感染早期诊断相关的生物标志物,如血清降钙素原(procalcitonin,PCT)和中性粒细胞CD64的测定对全身严重感染和败血症的早期判断有一定临床参考价值,血清(1-3)-β-D葡聚糖检测有利于侵袭性念珠菌病的诊断。另实时PCR、宏基因组二代测序(metagenomic NGS,mNGS)与应用气相色谱测致病菌代谢产物方法,均有助于败血症的快速诊断。病程中如出现迁徙性病灶或心、肝、肾等损害及休克等,超声波、放射性核素、X线、心电图等相应检查也有助于诊断。

五、诊断与鉴别诊断

1. 诊断依据 凡急性发热患者,白细胞总数及中性粒细胞明显升高,不局限于某一系统的急性感染;或有胆道、尿路等原发感染灶,但不能用以解释患者全身严重毒血症状时,应考虑败血症的可能。凡新近有皮肤感染、外伤,尤其是有挤压疮疖史者;或有尿路、胆道、呼吸道等感染病灶;或各种局灶感染虽经有效抗菌药物治疗,而体温仍未能控制者,均应高度怀疑有败血症可能。若病程中出现皮疹、肝脾肿大、迁徙性脓肿或感染性休克等时,则败血症的临床诊断基本成立。血或骨髓培养阳性为败血症确诊的重要依据。

2. 鉴别诊断

(1)成人斯蒂尔病(adult onset Still's disease,AOSD):是一种原因不明的全身性自身炎症性疾病,以发热、皮疹、关节痛和白细胞增多四大表现为特点,临床表现类似败血症。但与败血症不同之处有:① 体温虽高,热程虽长,可长达数周至数月,但无明显毒血症状,且可自行缓解。② 皮疹虽短暂,但可反复多次出现。③ 血象中白细胞总数及中性粒细胞虽增多,但嗜酸性粒细胞一般不减少,也不消失。④ 发热时血沉增快,黏蛋白增高。⑤ 反复血培养阴性,抗菌药物治疗无效。⑥ 糖皮质激素及吲哚美辛等非甾醇类抗炎药物治疗有效。但该病没有特异性诊断手段,须排除其他疾病后尚可考虑。

(2)恶性淋巴瘤:多见于青壮年,起病急,有不规则发热伴畏寒,常进行性消瘦、贫血及衰竭,肝脾进行性肿大,出血倾向较明显。外周血三系明显减少,血培养阴性,血液和骨髓涂片及淋巴结活检有助于诊断。

（3）其他：尚需与风湿热、伤寒、粟粒性肺结核、部分病毒感染、系统性红斑狼疮、皮肌炎、疟疾、血小板减少性紫癜等鉴别。

六、预后

病死率达30％～40％。影响预后的因素主要有：① 老年人和儿童病死率高。② 医院感染败血症的病死率较高。③ 真菌败血症和复数菌败血症的病死率较高。④ 有严重并发症患者的病死率较高，如发生感染性休克者病死率为30％～50％，并发肾衰者病死率高达61.5％，发生迁徙感染者病死率也较高。⑤ 有严重基础疾病患者，如恶性肿瘤、肝硬化、糖尿病、AIDS等均增加预后的严重性。⑥ 在药敏报告之前及时选用正确抗菌药物可显著降低病死率。

七、治疗

败血症是全身性感染，病情发展迅速，损害遍及各组织和脏器，因此，除积极控制感染和治疗原发疾病之外，尚需针对其并发症如感染性休克、DIC、肾功能不全、ARDS等而采取相应的综合治疗措施。

（一）一般治疗和对症治疗

卧床休息，给予高热量和易消化的饮食；高热时以物理降温为主，补充适量维生素，维持水、电解质和酸碱平衡，纠正低蛋白血症，必要时给予输新鲜全血、血浆和白蛋白等支持治疗。加强护理，尤其是口腔的护理，以免发生真菌性口腔炎。同时还应注意继发性肺炎和压疮等防治。

（二）抗菌药物的治疗

1. 抗菌药物应用的原则及方法　　败血症诊断一旦成立，在未获得病原学结果之前，应尽快给予经验性抗菌药物治疗，以后再根据疗效及病原菌种类、药敏试验结果调整给药方案。败血症的抗菌药物治疗可根据病情选用单药或两种有协同作用抗菌药物联合应用，为了保证适当的血浆和组织的药物浓度，原则上应选用杀菌剂，静脉给药，剂量要足，疗程要长，一般在体温恢复正常、临床症状消失后，再继续用药7～10天，真菌性败血症则继续用药至少14天。如有迁徙性病灶或脓肿，则除穿刺、切开引流外，适当延长疗程。

2. 抗菌药物的选择

（1）经验性治疗：由于败血症病情危急，而病原菌常无法在短期内检出。因此，在败血症临床诊断初步确定，留取血或其他标本送培养后，应根据患者基础疾病、原发感染灶、致病菌入侵途径和临床特征，并结合当地致病菌的流行和耐药情况，尽早给予经验性抗菌药物治疗。通常给予抗菌谱较广的一种或两种药物联合治疗，可选择一种合适的广谱青霉素（如哌拉西林、替卡西林，或哌拉西林/三唑巴坦、替卡西林/克拉维酸）或第二至第四代头孢菌素，也可以再联合应用氨基糖苷类或氟喹诺酮类抗菌药物。若为严重免疫功能低下患者医院感染，尤其是考虑到铜绿假单胞菌或肠球菌感染可能时，更应联合用药。对于持续粒细胞缺伴发热患者，疑有金黄色葡萄球菌感染时，还应加用万古霉素或去甲万古霉素治疗，治疗4～7天无效者，尚需考虑真菌血症可能，而选用卡泊芬净、米卡芬净、氟康唑、两性霉素 B 脂质体等抗真菌药物经验性治疗。新生儿败血症宜选用青霉素及头孢菌素类药物,如氨苄西林等或联合头孢曲松治疗,避免应用氨基糖苷类药物。若使用氨基糖苷类和万古霉素时应进行血药浓度及肾功能监测,应注意给药剂量和方法不同于成人。一旦病原菌明确,应根据药敏结果再适当调整用药。

(2) 葡萄球菌败血症:葡萄球菌败血症的治疗应采取个体化方案,根据药敏结果、患者基础情况及有无迁徙性病灶、药物过敏史等,而选用合适药物治疗。一般对于甲氧西林敏感株,应首选半合成青霉素如苯唑西林或氯唑西林;若青霉素过敏或不能耐受半合成青霉素,可选用万古霉素或第一代头孢菌素;若有严重青霉素类过敏史者,可选用万古霉素(或去甲万古霉素)、替考拉宁、夫西地酸钠、克林霉素、磷霉素等药物治疗。对于 MRSA 及 MRSE 败血症首选万古霉素(或去甲万古霉素),当抗菌治疗效果不佳时,应监测血药浓度,并根据血药浓度调整剂量,同时应明确有无感染性心内膜炎和(或)其他部位迁徙性病灶,如果有迁徙性病灶宜延长治疗 4 周以上,或考虑外科手术治疗(心脏瓣膜置换术、脓肿引流术等)。如果持续血培养阳性,且 MIC>2 μg/mL,提示对万古霉素的抗菌活性降低,应换用其他抗菌药物治疗,如达托霉素(daptomycin)、利奈唑胺(linezolid)有较好的疗效,尤其是达托霉素也被推荐为治疗 MRSA 败血症的首选药物,尤其适用于万古霉素治疗失败、糖肽类不能耐受或肾功能不全患者。

(3) 其他革兰氏阳性球菌败血症:以链球菌和肠球菌多见。A 族溶血性链球菌通常对青霉素敏感,B 组链球菌的敏感性略差,因此,治疗 A 组链球菌败血症时可单用青霉素 G 或阿莫西林,亦可选用第一代头孢菌素、红霉素或克林霉素等,而治疗差者宜加用氨基糖苷类。对青霉素敏感的肺炎链球菌首选青霉素 G 或阿莫西林,耐青霉素肺炎链球菌首选第三、第四代头孢菌素、喹诺酮类药物或万古霉素单用,或联合利福平治疗。肠球菌常对多种抗生素耐药,治疗时需联合用药,对青霉素敏感菌株,首选氨苄西林或青霉素联合氨基糖苷类药物;对青霉素耐药菌株可选择万古霉素(去甲万古霉素)或替考拉宁联合氨基糖苷类,但应警惕肾毒性的发生。对万古霉素耐药菌株,可试用大剂量氨苄西林,也可试用利福平、氟喹诺酮类等。对于难治性或多重耐药的革兰氏阳性球菌败血症,还可选用利奈唑胺、达托霉素等治疗。

(4) 革兰氏阴性菌败血症:应参照体外药敏试验结果选择合适抗菌药物。临床常选用广谱青霉素类(哌拉西林、替卡西林、美洛西林、羧苄西林)、第三代头孢菌素(头孢曲松、头孢噻肟、头孢哌酮、头孢他啶等)、第四代头孢菌素(头孢吡肟)、氨曲南、碳青霉烯类(亚胺培南、美罗培南、帕尼培南)或 β-内酰胺类抗生素/β-内酰胺酶抑制剂复合制剂(氨苄西林/舒巴坦、头孢哌酮/舒巴坦、哌拉西林/三唑巴坦),可联合应用氨基糖苷类或氟喹诺酮类抗菌药物。但铜绿假单胞菌、不动杆菌等非发酵菌多为医院感染,对哌拉西林等大多耐药,可选用头孢他啶、头孢吡肟、头孢哌酮/舒巴坦、哌拉西林/三唑巴坦、碳青霉烯类等,或与阿米卡星、环丙沙星联合。产 ESBLs 革兰氏阴性杆菌所致者,可选用碳青霉烯类和 β-内酰胺类抗生素/酶抑制剂复合制剂,而后者对产 ESBLs 细菌的抗菌活性因药物种类不同有一定差异,在我国产 ESBLs 菌株对应用较早的氨苄西林/舒巴坦、阿莫西林/克拉维酸、替卡西林/克拉维酸等耐药率较高,而哌拉西林/三唑巴坦、头孢哌酮/舒巴坦等体外活性尚好。部分患者还可根据药敏选用头霉素类(如头孢美唑、头孢西丁)治疗。有体外药敏试验结果参照,在选药时较为主动。产 AmpC 酶革兰氏阴性杆菌只对 β-内酰胺类抗生素中第四代头孢菌素与碳青霉烯类敏感,对氨基糖苷类、喹诺酮类药物的敏感率也在70%以上,而现有β-内酰胺类抗生素/酶抑制剂复合制剂、头霉素对产 AmpC 酶细菌感染无效。对于耐药的铜绿假单胞菌,可选用抗假单胞菌β-内酰胺类、氨基糖苷类、抗假单胞菌喹诺酮类;泛耐药者可加用多黏菌素;对于耐药鲍曼不动杆菌,可根据药物敏感试验选用头孢哌酮/舒巴坦、米诺环素、多西环素、替加环素、多黏菌素等;对于嗜麦芽窄食单胞菌,可选用复方磺胺甲噁唑、氟喹诺酮、氨曲南、替加环素等敏感抗菌药物。

(5) 厌氧菌败血症:首先要清除病灶或行脓肿引流以改变厌氧环境。抗菌药物可选用甲硝唑、替硝唑、氯霉素、克林霉素等。由于多为需氧菌或兼性厌氧菌的混合感染,因此,通常需同时对需氧菌进行有效抗菌治疗。

(6) 真菌败血症:念珠菌败血症可选用卡泊芬净、米卡芬净、两性霉素 B 及其脂质制剂、氟康唑、伏立康唑、氟胞嘧啶等药物治疗,对于耐药菌株应根据药敏选用合适药物治疗,严重者可联合用药。

(7) 其他:单核细胞增多性李斯特菌对青霉素高度敏感,常选用青霉素或氨苄西林与庆大霉素联合。鼠伤寒沙门菌易于耐药,宜根据药敏结果选择用药,一般对第二、第三代头孢菌素、氟喹诺酮类药物高度敏感。

(三) 治疗局部感染病灶及原发病

及早处理感染病灶及原发病。化脓性病灶无论为原发性或迁徙性,应尽可能地切开引流,清除伤口内坏死组织和异物。胆道或泌尿道感染具有梗阻者应给予手术治疗。如果患者的免疫抑制状态是由于药物或疾病所致,则需停用或减量使用免疫抑制剂,或有效控制基础疾病(如白血病等)。如考虑败血症由静脉留置导管所致,目前主张应及早拔除或更换外周静脉导管和短期使用的中心静脉导管,对于长期留置导管而病情严重或有并发症者,也应拔除导管。多数导管相关性败血症患者拔除导管,并应用合适抗菌药物治疗后,24 h 内体温会降至正常。

八、预防

1. **控制传染源**　对于医院高危患者常规监测 MRSA、MRSE 及其他多重耐药病原菌,以期早期发现和及时隔离携带者,由此可显著减少交叉感染及败血症的发生。对于医护人员慢性带菌者,也应暂时调离病房并给予积极治疗。避免滥用抗菌药物和免疫抑制剂,减少耐药菌株的产生及二重感染的发生。抗菌药物应用期间严密观察口腔、消化道、呼吸道、尿道等处有无真菌感染,如有发生,需及时处理。对于化脓性感染及已感染伤口应积极治疗;疖、痈等皮肤感染切忌针挑或挤压,加强压疮的防治。

2. **切断传播途径**　医护人员必须严格执行消毒隔离制度及无菌操作规程,勤洗手,防止致病菌及条件致病菌在医院内交叉感染。严格规范各种侵袭性操作,包括严格掌握各种导管适应证,对留置血管导管应常规局部消毒、保持无菌防护和定期更换等。应尽量缩短患者住院时间,住院时间越长,发生医院感染败血症的危险性越大。

3. **保护易感人群**　对糖尿病、慢性肝病、艾滋病等易导致感染的原发疾病应积极治疗。及时处理局部损伤以免发生感染。加强围生期保健工作,产前应进行阴道分泌物检查,如培养发现 B 群溶血性链球菌应及时治疗,以免新生儿受染。对新生儿室、烧伤病房及血液恶性肿瘤接受化疗或骨髓移植者,宜采取防护性隔离,防止耐药金黄色葡萄球菌及铜绿假单胞菌等医院感染的发生。加强营养支持,提高机体免疫力。

　　4. 病原菌及其耐药性监测　　建立和完善医院感染监控系统,通报各地区或单位细菌、真菌感染及其耐药情况,限制及轮替使用敏感抗菌药物,减少耐药菌株的发生。建立全国性细菌、真菌耐药监测网,及时掌握细菌耐药性变迁动态,制定与指导临床合理使用抗菌药物指南,及追踪和控制多重耐药菌株的流行。

(朱利平)

【参考文献】

杨启文,吴安华,胡必杰,等,2021.临床重要耐药菌感染传播防控策略专家共识.中国感染控制杂志,20(1):1-14.

中国碳青霉烯耐药肠杆菌科细菌感染诊治与防控专家共识编写组,2021.中国碳青霉烯耐药肠杆菌科细菌感染诊治与防控专家共识.中华医学杂志,101(36):2850-2860.

Chan J D, Bryson-Cahn C, Kassamali-Escobar Z, et al, 2020. The changing landscape of uncomplicated gram-negatvie bacteremia: a narrative review to guide inpatient management. J Hosp Med, 15(12): 746-753.

Holmes C L, Anderson M T, Mobley H L, et al, 2021. Pathogenesis of gram-negative bacteremia. Clin Microbiol Rev, 34(2): e00234-20.

Holubar M, Meng L, Alegria W, et al, 2020. Bacteremia due to methicillin-resistant Staphlococcus aureus: an update on new therapeutic approaches. Infect Dis Clin North Am, 34(4): 849-861.

Paul M, Carrara E, Retamar P, et al, 2022. European Society of Clinical Microbiology and Infectious Diseases (ESCMID) guidelines for the treatment of infectious caused by multidrug-resistant Gram-negative bacilli (endorsed by European society of intensive care medicine). Clin Microbiol Infect, 28(4): 521-547.

【思考题】

(1) 试述革兰氏阳性菌败血症和革兰氏阴性菌败血症的异同点。

(2) 试述败血症的抗菌治疗原则。

(3) 试述败血症的经验性治疗。

第六章

发　热

发热是指人体体温维持在高于正常的水平。通常认为口温高于 37.3℃，肛温高于 37.6℃，或一天体温变动超过 1.2℃ 时即称为发热。在大多数情况下，发热是人体对致病因子的一种病理生理反应。

热程在 2 周以内的发热称为急性发热，急性发热患者热程短，多伴有明显的伴随症状，大部分都有感染性的病因。感染主要发生在机体与外界环境易于直接接触的部位，如上呼吸道、下呼吸道、胃肠道、泌尿生殖系统及皮肤软组织。大多数急性的呼吸道和胃肠道的感染是病毒性的。

发热持续 3 周以上，体温多次超过 38.3℃，经过至少 1 周深入细致的检查仍不能确诊的一组疾病称为发热待查（fever of unknown origin，FUO）。这是一组重要疾病，由于其病因庞杂、常缺乏特征性的临床表现及实验室发现，已成为医学实践中极富挑战性的问题。

一、发热的病理生理

1. **体温的调节**　　正常健康人的体温比较恒定，一般保持在 37℃ 上下的狭窄范围内（36.2～37.2℃），不因地理区域或外界环境温度的改变而有所变异。个体间的体温虽可有一定的差异，但就每一个人体而言，其体温的生理节奏性变化基本相同。

体温调节机构包括温度感受器和位于下丘脑的体温调节中枢。

目前生理学上多采用调定点（set point）的学说来解释下丘脑的体温调节中枢对体温调节的功能活动。该学说认为下丘脑的体温调节中枢存在着与恒温箱温度调节器相类似的调定点，此调定点的高低决定体温的水平。体温中枢调定点上移，中心温度低于调定点时，调定点的冲动发放，调温指令抵达产热和散热器官，一方面通过运动神经引起骨骼肌的颤动，使产热增多；另一方面经交感神经系统引起皮肤血管收缩，使散热减少，最终导致发热。

2. **致热原与发热的机制**　　致热原（pyrogen）是一类能引起恒温动物体温异常升高的物质的总称，微量即可引起发热。目前已知的致热原可概括为两类：

（1）外源性致热原：如病毒、衣原体、支原体、立克次体、螺旋体、细菌及其毒素、真菌、原虫、抗原抗体复合物、致热类固醇（如原胆烷醇酮，又名尿睾酮），炎症的某些内源性因子、尿酸结晶、博来霉素等，这一类致热原的分子结构复杂，不能透过血-脑脊液屏障，故不能直接进入下丘脑作用于体温中枢，而是通过宿主的细胞产生所谓内源性致热原再作用于体温调节中枢，引起发热。

（2）内源性致热原（endogenous pyrogen，EP）：是从宿主细胞内衍生的致热物质，体外细胞培养显示其主要来自大单核细胞和吞噬细胞。目前认为有下列一些因子：IL、TNF、IFN 等。

3. 发热时人体功能的变化　　体温改变与常温相差 3~5℃时,对人体大多数器官组织功能的影响不显著,但高热对各器官组织皆能产生一定影响,对神经组织损害尤为明显。体温超过 42.5℃时,由于蛋白质的变性和酶功能失常可导致脑细胞不可逆的损害。

二、急性发热

急性发热多见于感染性疾病,其诊断思路包括如下主要环节。

1. 流行病学　　传染源、传播途径、宿主的易感性及环境因素是诊断感染病尤其是传染病必须仔细考虑的问题。许多感染经由直接接触(手、污染物)、进食(食物、水)、呼吸或媒介载体(如蚊子)在人群中传播。对确诊或疑似感染的患者应该对其状况进行评估。

2. 年龄　　患者的年龄常可以提示可能的疾病。自然感染或免疫接种常使儿童或青少年所患的疾病受到一定的限制,如麻疹、风疹和水痘。免疫力的下降可导致年轻人发生百日咳及年长者的结核再次活动。老年人因前列腺肥大,膀胱有残余尿,或有会阴损伤可导致泌尿道感染增加。

3. 职业和旅游史　　屠宰场工作者可能比从事其他职业的人更易患布鲁菌病(brucellosis)。一些疾病与是否进入疫区相关,且发病的潜伏期不同。伤寒热在病菌随进食侵入消化道后 1~2 周就表现出来,而从流行地区回来的旅行者患上阿米巴肝脓肿则几个月才表现出临床症状。一些旅行者回到家后经过不同的潜伏期出现发热,并常常伴随其他的症状和体征。对这些患者首先要考虑与旅行不相关的感染。当除外这些常见的感染后,鉴别诊断应该包括旅行相关的感染,来自国内还是国外。如对进入疟疾流行区的发热患者应尽力采血作疟原虫的鉴定。

4. 热度的高低　　较高的发热常与内脏感染有关,如社区获得性肺炎或肾盂肾炎,而大多数的病毒性呼吸道感染和胃肠炎的发热均低于 39.0℃。另外,许多感染如莱姆病、骨髓炎,以及大多数性传播疾病并不一定伴有发热。

5. 症状和体征　　在大多数情况下,发热性疾病常伴发局部的症状和体征,这对一些特殊的疾病诊断有一定的意义。例如,腿部红斑、疼痛、发热发生于足癣或隐静脉植入切开的患者时,几乎可以立即诊断为链球菌蜂窝织炎。如果患者的起病呈一渐进的过程,没有出现毒性反应,那么要做的只是临床的观察和随访。毒性症状包括心率加快、呼吸急促、烦躁、谵妄等。如果患者表现出毒性症状,应立即对其进行一些有针对性的诊断性的检查,并考虑患者需入院接受治疗。

三、不明原因发热

1961 年,彼得斯多夫(Petersdorf)和比森(Beeson)首次提出了不明原因热(或称发热待查,FUO)这一临床概念。引起发热待查的病因超过 200 种,不同时期、不同地区其疾病谱有所不同。特殊人群的 FUO 病因构成也有其特殊性,如 HIV 感染者多为感染性疾病,结缔组织性疾病罕见。但大致来说可分为以下 4 大类。

1. 感染性疾病　　长期以来一直是引起 FUO 最主要的病因,以细菌引起的占多数,病毒次之。但在北美及西北欧的经济发达地区,其所占比例已降至 30% 左右。但是包括我国在内的发展中国家有 40%~50% 的 FUO 由感染性疾病引起,因此感染性疾病仍是发热最常见的病因。

2. 非感染性炎症性疾病   该组疾病在发热待查中所占的比例有所上升,占 20%～30%,常见的病因有类风湿性关节炎、系统性红斑狼疮、斯蒂尔病、血管炎、多发性肌炎、药物热、混合性结缔组织病等。由于生活水平的提高,以及实验室诊断技术的发展,风湿热及系统性红斑狼疮(systemic lupus erythematosus,SLE),尤其是风湿热的比例有所下降,但社会老年化的趋势使风湿性多发性肌肉疼痛、颞动脉炎等既往罕见的疾病的发病率日见上升。

3. 肿瘤   随着 CT、MRI 等影像学技术的普及,肿瘤的早期发现使其在 FUO 病因中所占比例有所下降,占 10%～20%,其中以淋巴瘤所占比例最高。

4. 其他   约占 10%,包括肉芽肿性疾病、栓塞性静脉炎、溶血发作、隐匿性血肿、周期热、伪装热等。

上述 4 类原因囊括了 80%～90% 的发热待查病因,但是尽管在一些具有一定规模的医院中,有较丰富临床经验的医师诊治,并且应用了现代医学仪器、分子生物学与生物化学等诊断技术,仍有约 10% 的发热待查患者始终不能查明原因,而且这一比例仍有不断升高的趋势(表 6 - 1)。

表 6 - 1   可能引起不明原因发热的疾病

	常 见 疾 病	少 见 疾 病	罕 见 疾 病
感染性	肺外结核(肾结核、结核性脑膜炎、粟粒性结核)、腹腔脓肿(膈下脓肿、阑尾旁脓肿、结肠旁脓肿、肝脓肿)、盆腔脓肿、亚急性心内膜炎、非结核分枝杆菌感染等	巨细胞病毒感染、弓形虫病、伤寒、肾及肾周脓肿、牙龈脓肿、艾滋病、隐球菌病	小脑脓肿、慢性鼻窦炎、亚急性或慢性脊柱骨髓炎、李斯特菌、耶尔森菌和布鲁菌病、周期热、兔咬热、慢性 Q 热、猫抓热、EBV 感染、疟疾、钩体病、芽生菌病、组织胞质菌病、球孢子菌病、感染性动脉瘤、落基山斑点热、莱姆病、利什曼原虫病、锥虫病、旋毛虫病、植入物感染、复发性乳突炎、化脓性颈静脉炎
非感染性炎症性疾病	斯蒂尔病、颞动脉炎(老年人)	结节性动脉炎、类风湿关节炎(老年)、SLE	血管炎(如大动脉炎、高敏性血管炎)、费尔蒂综合征、假性痛风、风湿热、干燥综合征、贝赫切特综合征、家族性地中海热
肿瘤性	淋巴瘤、肝和中枢神经系统(central nervous system,CNS)转移瘤	肝癌、胰腺癌、前白血病、结肠癌	心房黏液瘤、CNS 肿瘤、骨髓增生异常症
其他	药物热、硬化病、酒精性肝病	肉芽肿性肝病、肺栓塞(多发性、复发性)	地区性肠炎、惠普尔病、法布里病、甲状腺功能亢进、甲状旁腺功能亢进、嗜铬细胞瘤、慢性肾上腺皮质功能减退症、亚急性甲状腺炎、颗粒细胞缺乏、多发性肌炎、肉芽肿性血管炎、隐匿性血肿、复发性结节性非化脓性脂膜炎、类肉瘤病、下丘脑功能损害、习惯性过高热、功能性发热、肝脏巨大血管瘤、肠系膜纤维瘤病、假性淋巴瘤、原发性肉芽肿病、组织细胞性坏死性淋巴结炎、软化病、高 IgD 综合征

四、诊断

(一) 诊断思路

发热的病因虽极为复杂,但如能详细全面又有重点地询问病史,进行详尽规范的体格检查及必要的实验室和辅助检查,则绝大多数的发热病因可以查明。

1. 病史在诊断中的重要性　　详细采集病史与全面的体格检查是诊断的重要步骤。对发热患者尤应注意:

(1)观察体温与热型:在对发热待查患者着手进行观察前,首先必须确定患者是否发热。必要时口腔与直肠温度同时记录。因为主诉发热的患者中有少数经观察证明无发热,而是生理性体温波动或伪装热。

(2)观察热程与伴随症状:热程长短对发热待查诊断具较大参考价值。一般来说,热程短,有乏力、寒战等中毒症状者,在抗生素应用、病灶切除、脓肿引流后发热即终止,全身情况也随之改善,则有利于感染性疾病的诊断。如热程中等,但呈渐进性消耗、衰竭者,则以肿瘤多见;热程长,无毒血症状,而发作与缓解交替出现,则有利于结缔组织病的诊断。

发热伴寒战,结膜充血,皮疹,呼吸道症状,神经系统症状,心血管系统症状,胃肠道症状,黄疸,肝、脾和淋巴结肿大,出血现象等均有重要感染定位定性的参考价值。可按照症状与体征的特点做出相应的诊断。

(3)仔细追溯病史:详细询问病史是进行正确诊断的重要环节,尤其对缺乏客观体征的长期发热患者更为重要。常规询问病史往往因患者记忆不清而漏述。反复启发而不是暗示地追溯病史,常可从中获得线索。特别注意的是既往发热病史、用药史、外科手术史、输血史、动物接触史、职业史、业余爱好史及旅游史等。如布鲁菌病多见于从事畜牧业(尤其是动物接生)的人群中;同性恋者及静脉注射毒品成瘾者的发热待查常以艾滋病或合并机会性感染的可能性较大(表6-2)。

表6-2　发热的病史线索

病　史	疾　病
蜱接触史	落基山斑点热、莱姆病
动物接触史	鹦鹉热、钩体病、布鲁菌病、弓形虫病、猫抓热、Q热、兔咬热
肌肉疼痛	旋毛虫病、亚急性心内膜炎、结节性多动脉炎、类风湿关节炎、家族性地中海热、多发性肌炎
头痛	兔咬热、慢性脑膜炎/脑炎、疟疾、布鲁菌病、CNS肿瘤、落基山斑点热
神志异常	类肉瘤性脑膜炎、结核性脑膜炎、隐球菌性脑膜炎、肿瘤性脑膜炎、CNS肿瘤、布鲁菌病、伤寒、HIV
心血管异常	亚急性心内膜炎、大动脉炎、结节性多动脉炎、落基山斑点热
干咳	结核、Q热、鹦鹉热、伤寒、肺部肿瘤、落基山斑点热、急性风湿热
眼痛或视力异常	一过性动脉炎(栓塞)、亚急性心内膜炎、脑脓肿、大动脉炎
消耗	肿瘤、淋巴瘤、巨细胞病毒感染、单核细胞增多症、伤寒、系统性红斑狼疮、类风湿关节炎、弓形虫病
腹痛	结节性多动脉炎、腹腔内脓肿、家族地中海热、卟啉病、胆囊炎
背痛	布鲁菌病、亚急性心内膜炎
颈痛	亚急性甲状腺炎、一过性动脉炎、化脓性颈静脉炎

2. 全面、反复、规范的体格检查　　包括每天观察一般情况,检查皮肤、甲床、淋巴结、五官、心、肺、肝、胆囊、脾、外阴及肛门、脊柱与四肢及神经系统等。如斯蒂尔病的皮疹出现与消失的时间短暂,且随体温的升降而有所改变。淋巴结、肝、脾在恶性组织细胞病

与淋巴瘤的病程中常呈进行性肿大。多次仔细的眼底检查,发现脉络膜有结核结节有助于粟粒性结核的早期诊断。每天听诊心脏如发现杂音改变,为诊断感染性心内膜炎提供证据。男性患者的睾丸与附睾检查、女性患者的盆腔检查,以及所有发热待查患者的直肠指检或乙状结肠镜检查均应列为常规。脊柱有无压痛点,以及指、趾甲有无瘀点等亦应反复查找。要重视新出现的尤其是一过性的症状和体征,并据此作有关的检查,对确诊可有相当重要的意义。

体格检查中,皮疹和发热疾病的病因有密切相关,某些皮疹可能对某种病原体的识别有益,但仍要慎重鉴别。临床医生必须能识别所见的各种类型的皮肤损害,皮疹的分布,与发热相关的进展过程,以及其他的症状。皮肤损害形态学的不同在鉴别诊断中有一定的意义。

3. 实验室检查在诊断中的意义　　实验室检查在诊断中具有重要意义,但应根据具体病例有选择、有目的地进行,对有诊断与鉴别诊断价值的检查项目必要时应反复送检以提高阳性率,既不可过分信赖,也不可忽视检查结果,应结合临床表现分析判断。血常规、尿常规、肝功能、红细胞沉降率;血、尿的细菌培养,以及胸部 X 线、腹部 B 超等检查简易可行,可列为常规。如嗜异性凝集试验等特异性的血清学检查、肿瘤抗原、自身抗体等风湿病指标、CT 及 MRI 检查、放射性核素检查、活组织检查等可视病情需要选择。对 FUO 患者,一般来说约有 25% 可依靠非创伤性检查获得诊断,而更多的患者(约 50%)则往往需要一次或多次活组织检查等方能明确。当发热待查患者缺少特异性临床症状及体征时,则应作全面的实验室检查,一旦有异常发现再予追踪。

(二) 病因诊断的分析

原因不明发热和长期低热具有其特殊性。现将两者的病因诊断介绍如下。

1. 感染性疾病　　引起发热待查的感染性疾病中主要由细菌感染所致,而任何一种致病菌或条件致病菌或 L 型细菌性感染均可分为全身与局部感染两大类,一般认为在感染性发热中全身性感染是主要的病因,然而国外文献报道认为局灶性细菌感染可能更为多见。常见的局灶感染有局部脓肿、泌尿系感染与胆道感染,常因没有发生明显的局限性病灶或局部症状而难被发现。上呼吸道病毒性感染仅在儿童中可能是发热待查的病因,在成人发热待查中则甚少见。从复旦大学附属华山医院的资料来看,通常上呼吸道感染的自然病程约为 2 周。

(1) 结核病:结核病已在感染性长期发热的病因中上升至首位。其中肺外结核远较肺内结核为多,病变可波及肝、脾、骨、肾、脑膜、腹膜、心包等。在一些病例中,发热可能是最初唯一的临床表现,结核菌素试验常阴性,肺部形成粟粒阴影需几周时间,故只有在发热后每 2~4 周的肺部 X 线复查时才被发现,有认为多次仔细的眼底检查可以发现脉络膜的结核结节有助于粟粒性结核的早期诊断。肝结核患者中发热占 80%~98%,但常因本病无特异症状与体征,或被其他部位结核症状所掩盖,或肝外无结核病灶(1/4~1/3 的病例胸片正常)等原因而误诊,常需行肝穿刺活检方能明确。肾结核的诊断亦较困难。尸检确诊为肾结核者中,仅 20% 生前获得诊断。

(2) 伤寒和副伤寒:国内伤寒和副伤寒仍是发热待查的重要原因。伤寒在临床上已发生明显变化,表现为不典型者多见,相对缓脉与典型玫瑰疹少见,其耐药株感染者病情重、病程长(最长热程达 101 天,平均 33.58 天)、并发症多、复发率高,且多重耐药,加之早期不规则用药,造成细菌培养阳性率低,致使诊断困难。但本病发病仍有一定的季节性,在诊断中应予重视。

(3)感染性心内膜炎(infectious endocarditis,IE):是长期发热中的常见病因,其表现复杂,误诊率较高。近20年来,IE的临床特点发生了很大的变化:欧氏结节、詹韦结节、罗特斑少见,心脏无杂音、血培养阴性的患者也愈来愈多,更增加了诊断的难度。无心脏杂音、血培养阴性的心内膜炎,可能是由于事前应用抗生素、病变累及心脏的右侧,以及特殊感染原如立克次体、真菌等培养方法不当等所造成。持久不明原因发热及复发性栓塞提示本病的可能。微需氧、厌氧菌或L型细菌均可引起感染性心内膜炎,因此对某些病例应作厌氧培养及L型细菌的培养。超声心动图能探测到赘生物所在部位、大小、数目和形态,颇具诊断价值。

(4)败血症:败血症一般热程短、毒血症状明显,常有入侵门户,较少表现为发热待查。但金黄色葡萄球菌败血症患者热程可长达半年之久,病程中的关节痛、蛋白尿、骨质破坏等伴随症状常掩盖原发病造成诊断上的困难。然而金黄色葡萄球菌败血症通常可找到入侵途径,有一过性皮疹,关节症状以髋关节为主,大多有迁徙性病灶(肺、肝、骨)。金黄色葡萄球菌骨髓炎在X线影像表现增生大于破坏等特点有参考价值。

(5)腹腔内感染或其他部位脓肿:在国外,有人认为腹腔内感染是发热待查中最常见的病因,尤其以肝脓肿和膈下脓肿最为多见,其次为盆腔脓肿。如临床上有发热、肝大压痛、右横膈活动受限、黄疸等表现,肝脓肿诊断并不困难,但上述常见症状可只出现于疾病的后期,在病程早期,发热可为唯一的症状,肝区疼痛可缺如或晚至发热3个月后才出现,但患者的血清AKP大多升高,血清白、球蛋白比例下降,甚至倒置,肝CT及MRI、肝动脉造影等均有助于早期诊断。

膈下脓肿的临床症状取决于疾病的期限和病变的位置。早期可仅有畏寒、发热、白细胞升高等,而无局部定位症状,随病程进展始出现肋下疼痛和压痛甚至有水肿、胸膜渗出、下叶肺不张、病侧横膈活动受限或消失。肺、肝联合扫描是诊断膈下脓肿较好的方法。盆腔脓肿可无腹部疼痛,仅以发热为主要表现。必须强调本病单纯抗菌药物治疗效果甚微,应及早明确诊断,并作外科引流。

除腹腔脓肿外,有时肛旁脓肿、齿龈脓肿和脑脓肿也可能是原因不明发热的病因。文献中称之为牙源性发热、慢性齿槽瘘及齿龈脓肿,热程可长达数月。

(6)艾滋病:随着艾滋病的流行与传播,因其破坏免疫系统而致的各种机会性感染或其本身所引起的长期发热已明显增加。其中结核病既是艾滋病患者常见的机会性感染之一,又是艾滋病患者常见的死亡原因之一,据估计全球每年约30万名新发生的结核病者可能与HIV感染有关。此外,卡氏肺孢子菌、弓形虫、真菌、鸟分枝杆菌与巨细胞病毒、EB病毒等感染也十分常见。因此对发热待查患者,亦须考虑这一可能而进行有关的检测。

2. 肿瘤　　虽然肿瘤发病率有增加趋势,但由于影像学诊断技术的迅速发展与广泛应用,肿瘤性疾病在发热待查中的比率仍有下降趋势。不明原因发热最常见的肿瘤性疾病是外周血涂片未能明确的恶性淋巴瘤和白血病(特别是非淋巴细胞性白血病)。最经典的导致不明原因发热的实体性肿瘤是肾细胞癌。发热与肿瘤组织迅速生长造成的坏死、肿瘤细胞的浸润、人体白细胞对组织坏死与其他炎症刺激的反应,以及肿瘤组织本身释放内源性致热原等有关。

(1) 淋巴瘤：淋巴瘤以发热为主要症状或首发症状者占 16%～30%，病变在深部者犹然，周期热最具特征，周期性发热(3～10 天的发热期与无热期交替)常提示霍奇金病。周期热型淋巴瘤病程较长，最长可达 3～4 年。由于本病可无特异性症状，浅表淋巴结肿大亦可以不明显，因此诊断相当困难，部分患者在死亡后尸检方能明确。无其他原因可解释的血清尿酸持续增高可能是诊断的线索(因肿瘤细胞代谢旺盛)。无创伤性检查如 CT、B 超、MRI 等均有助于了解腹腔与腹膜后有否肿大的淋巴结；基因重排等分子生物学技术的发展也为淋巴瘤的诊断提供了一些手段。

抗惊厥药物如苯妥英钠(大仓丁)类药物可引起淋巴瘤样临床表现，包括淋巴结肿大、发热、皮疹、嗜酸性粒细胞增多、肝、脾肿大等。淋巴结活检切片显示正常结构消失、单核-吞噬细胞增生、核分裂象易见、嗜酸性粒细胞浸润等类似淋巴瘤的病理变化，但找不到里-斯细胞。停药后临床症状及病理变化均可消失。

(2) 白血病：急性白血病可伴有发热，诊断并不困难。造成诊断困难的是非白血病性的白血病前期(preleukemia)，外周血象可以正常，骨髓涂片亦无法确定诊断。通常认为白血病前期以发热为主要表现者占 10%～39%，除发热外尚有贫血、紫癜、粒细胞减少等表现，发热多见于单核细胞性白血病的前期。

(3) 肝肿瘤和其他实体性肿瘤：肝癌可引起长期原因不明发热为众所周知。国内以原发性肝癌为多，国外则以转移性肝癌为多。其他如肾肿瘤、肾上腺瘤、鼻咽癌、结肠癌均可引起长期发热。

3. 非感染性炎症性疾病　　这是数量相当多的一组疾病，包括系统性红斑狼疮、斯蒂尔病、药物热、多发性肌炎、结节性多动脉炎、风湿热、混合性结缔组织病等。

(1) 系统性红斑狼疮：本病多见于年轻女性，90% 以上的病例可出现发热，若临床表现典型，诊断多无困难。但部分病例仅以发热为主要表现而缺乏典型皮疹。当发热为首发症状，而皮疹、骨关节与心肾及其他系统损害不明显时则较易误诊为感染性疾病。

(2) 类风湿关节炎：有认为原因不明发热中约 6% 归因于类风湿关节炎，在 6 岁以下的儿童中则很少见到，8% 见于较大的儿童。成人斯蒂尔病临床表现为高热、关节痛、肌肉疼痛、反复一过性多形性皮疹、白细胞增高，并可有淋巴结肿大、肝脾肿大、心包炎或胸膜炎与皮下结节。血培养多次阴性；抗生素无效而激素治疗有效支持本病的诊断。本病多在少年期发病，间隔 10 年无症状；而在成年时再出现症状。斯蒂尔病缺乏特异性诊断，需除外其他疾病后始能做出确诊。比较少见的赖特综合征(Reiter syndrome)除类风湿性关节炎外，同时有尿道炎、结膜炎等表现。先有尿道炎，可持续数周，关节症状可较迟出现，全身症状有发热、腹泻、心肌炎等。病程有时为 2 个月，长者达年余。Felty 综合征是类风湿关节炎中更为少见的类型，除类风湿关节炎的表现外，尚有外周血白细胞下降、临床上出现无其他病因可解释的脾肿大。

(3) 药物热：患者可仅以发热为主要表现，常与特异性体质有关。往往先有感染，于用药之后发生药物热，故两者容易混淆。药物热一般有恒定的潜伏期，于给药后 7～10 天以上发生，热型无特异性。药物热实系过敏性血管炎，可同时伴发荨麻疹、肌肉关节痛等血清病样反应。一般状况较好，嗜酸性粒细胞增多，中性粒细胞减少或缺乏。停药后发热一般在 48 h 消退，但可因药物排泄或代谢速度而异。如患者再次服用同种药物，很可能在数小时内再次出现发热。

（4）亚急性甲状腺炎：少数患者可有甲状腺局部压痛，持续发热，急性期患者甲状腺吸碘率降低与血清 T4 升高呈分离现象，有助于诊断。

（5）混合性结缔组织病（mixed connective tissue disease MCTD）：1972 年夏普提出本病是独立的疾病，以女性多见（约占 80%）。症状不一，可如红斑狼疮或硬皮病样，或以皮肤表现为主，但又难以确定究竟属哪一种疾病。其中雷诺现象尤为突出（见于 90% 患者），可早于其他症状几个月或几年出现，约 2/3 雷诺现象患者有食管蠕动低下，手呈弥漫性肿胀，失去弹性，不易捏起，手指呈腊肠样，皮肤硬化，面硬肿，皮肤紧张增厚，弹性差。肾脏可轻度累及或不累及。高效价的抗核糖核蛋白（ribonucleoprotein，RNP）抗体阳性是本病的特征之一。必须注意的是重叠结缔组织病者的症状同时符合两种以上疾病的诊断，且无高滴度 RNP 抗体。以往认为 MCTD 累及肾脏者少，对皮质激素疗效好，预后佳，成人病死率为 4%～7%。儿童病例病情每较凶险，心和肾受累较成人为多，可有严重血小板低下。

（6）颞动脉炎：多发生于 60 岁以上年龄组，病者可有发热（一般为中等热）、头痛、视力障碍、多发性肌肉疼痛、关节痛。颞动脉呈条索状，有结节和压痛，部分搏动消失。颞动脉活检的阳性率约 60%，此与病变可能呈节段性分布有关。

（三）治疗原则

对发热待查患者按前述诊断方法与步骤明确诊断后，可针对病因做出相应的处理和治疗。但是在病因未明时，合理的处理十分重要，其中尤应注意下列问题。

1. 糖皮质激素的运用　　糖皮质激素因其具抗炎、抗毒、抗休克及免疫抑制的作用，因而对包括感染、结缔组织-血管性疾病、肿瘤在内的大多数病因引起的 FUO 都具有良好的退热作用。由于疗效显著，基层医院中在发热患者中滥用激素的现象日益严重。激素的滥用不但改变了原有的热型和临床表现，使诊断发生困难，长期应用还将加重原有的感染性疾病或诱发二重感染等并发症，延误必要的治疗。因此，一般情况下不主张在病因未明的发热患者中使用激素。少数情况下，患者高度怀疑为药物热、斯蒂尔病等变态反应性疾病且病情紧急时，方可在有经验的医师的指导下谨慎使用激素类药物。

2. 抗菌药物的使用　　根据临床经验，几乎所有发热待查的患者收住入院前均已不同程度地接受了抗菌药物的治疗。其中，大量的患者最后证实并不需要这类治疗。滥用抗生素治疗的直接后果是造成经济上的巨大浪费；其次，抗生素的使用将使细菌培养等病原学检查的阳性率大为下降，造成诊断困难；长期使用多种抗生素导致药物热、二重感染等情况并不鲜见，干扰了对原发病的正确诊断和处理。但是，对急性高热病者，疑为感染性发热且病情严重时，可在必要的实验室检查和各种培养标本采集后，根据初步临床诊断予以经验性正规的抗菌治疗。

3. 退热剂的应用　　关于退热剂的应用意见尚未统一。有认为退热剂会改变热型，影响诊断与预后的判断，以及影响对治疗的效果的评估，某些药尚可影响患者的防御功能，如阿司匹林可抑制干扰素，延缓病毒的脱壳；水杨酸可降低实验动物的存活率。但对于高热中暑、手术后高热、高热谵妄、婴幼儿高热等应采取紧急降温措施。退热剂降温应审慎，体温骤然下降伴大量出汗时，可导致虚脱或休克。老年人和体弱者尤应注意。

物理降温也可作为紧急降温措施，降温效果显著的酒精、温水擦浴尤为常用，冰袋或冷水袋置于前额、腋窝、腹股沟部冷敷亦可尝试,但后者降温效果略逊;有条件时,同时降低室温(使室温维持在27℃左右),降温效果则更为理想。

4. 关于诊断性治疗   当病因一时难以查明时,在不影响进一步检查的情况下,可按可能性较大的病因进行诊断性治疗,期待获得疗效而做出临床诊断。必须指出,诊断性治疗应选用特异性强、疗效确切及安全性大的治疗药物,剂量应充足并完成整个疗程,无特殊原因不得随便更换试验药物。这样的诊断治疗有效后方可作为临床的依据。如对于疑为疟疾的患者,多次血片或骨髓涂片中始终未能查见疟原虫,可试用氯喹,治疗成功后可做出疟疾的临床诊断。其他如结核病、阿米巴性肝脓肿等疾病也是常见的可以采用诊断性治疗的病种,但需要指出的是对结核疑似患者进行诊断性治疗时观察时间应足够长,一般以3~4周以上为宜。此外,值得注意的是国内外均有学者提出对高度疑似淋巴瘤但缺乏病理依据的病例,若病情严重也可试用肿瘤化疗联合用药方案 COP 或 CHOP 等方案行诊断性治疗。必须指出由于化疗对人体损害较大,且治疗无效时并不能完全否定淋巴瘤的诊断,故采用该方法应十分审慎。

对部分症状轻微,经过详细检查仍不能明确病因的发热待查患者,也可在专科门诊进行长期随访而不做特殊处理,确有不少患者可获自愈。

(陈　澍)

【参考文献】

陈灏珠,林果为,王吉耀,2022.实用内科学.第 16 版.北京:人民卫生出版社.

Leggett J, 2008. Approach to fever in suspected infection in the normal host//Lee Goldman, Dennis Ausiello. Cecil medicine. 23th edition. Philadelphia:Elsevier.

Mourad O, Palda, V, Detsky A S, 2003. Comprehensive evidence-based approach to fever of unknown origin. Arch Intern Med, 163:545 - 551.

【思考题】

(1) 试述发热和不明原因发热的定义。

(2) 试述体温调控及发热的机制。

(3) 简述急性发热性感染病的诊断思路。

(4) 简述不明原因发热的常见病因及特点。

第七章

深部真菌感染

临床真菌感染可根据主要侵犯的部位不同而分为浅部真菌和深部真菌感染两大类。浅部真菌病是由皮肤癣菌侵犯皮肤、毛发和指(趾)甲,寄生或腐生于表皮角质、毛发和甲板的角蛋白组织中所引起的一类疾病,简称为癣。而深部真菌病则是指侵犯角质层以下的皮肤、皮下组织或全身各系统组织器官的真菌感染。根据真菌致病性的特点,又可分为条件致病菌和非条件致病菌,条件致病菌主要好发于免疫低下人群,尤其是在医院内的危重病患者。

随着骨髓移植、实体器官移植、肿瘤化疗、大剂量广谱抗菌药物的长期应用,以及糖皮质激素、免疫抑制剂的广泛应用等因素,侵袭性真菌感染的发病率和死亡率均显著上升。目前引起深部真菌感染的条件致病菌主要是念珠菌、曲霉和新生隐球菌,而毛霉、赛多孢、暗色丝孢酵母等少见致病真菌感染也时有报道。随着国内外人口流动的频繁,一些输入性非条件致病菌所致感染,如球孢子菌、组织胞浆菌病、皮炎芽生菌等也应引起临床医师的高度关注。此外,在艾滋病患者中隐球菌病和马尔尼菲篮状菌病等机会性真菌感染也相当多见。为此,在真菌领域已有诸多进展,如诊断方面开展了血清曲霉特异性抗原检测(半乳甘露聚糖试验,简称:GM 试验),以及血清真菌特异性抗原检测[(1-3)-β-D-葡聚糖试验,简称:G 试验],以及肺部高分辨 CT 具有侵袭性肺曲霉病的早期特征性改变,为真菌感染的早期诊断和及时治疗提供了可能。与此同时,新型抗真菌药物的不断问世,如两性霉素 B 脂质制剂、伊曲康唑水溶制剂、伏立康唑、泊沙康唑、艾沙康唑、卡泊芬净、米卡芬净等,为真菌感染的有效治疗带来了希望。在此基础上欧美、澳大利亚、日本等国相继出台并更新真菌感染诊治指南,我国血液病学、呼吸学科、感染病学、危重病学等学科也先后制订和更新相应的治疗原则和指南,为提高对真菌感染的认识与交流,降低其患病率和病死率起到关键性作用。尽管如此,真菌感染依然是我们所面临的重大挑战。在此会着重介绍临床较为常见的 3 种深部真菌病:念珠菌病、曲霉病和隐球菌病。

一、念珠菌病

念珠菌病(candidiasis)是由各种致病性念珠菌引起的疾病。由于广谱抗菌药物、免疫抑制剂的广泛应用,以及恶性肿瘤、器官移植、艾滋病等高危人群的逐年增多,念珠菌病的发病率呈明显上升趋势,为目前最常见的深部真菌病。临床表现各异、轻重不一,其中念珠菌血症已成为最常见血流感染之一,该病早期诊断、早期治疗,预后较好,延误治疗或播散性感染预后不佳。

(一)病原学

念珠菌(*Candida*)广泛存在于自然界,为条件致病菌。其中以白念珠菌(*Candida albicans*)临床上最为常见,占念珠菌感染的 50%～70%,毒力也最强。在非白念珠菌中以热带念珠菌(*C. tropicalis*)、近平滑念珠菌(*C. parasilosis*)和光滑念珠菌(*C. glabrata*)最为常见,在有些骨髓移植、重症监护病房,其比例甚至超过白念珠菌。其他如克柔念珠菌(*C. krusei*)、季也蒙念珠菌(*C. guilliermondii*)、葡萄牙念珠菌(*C. lusitaniae*)、都柏林念珠菌(*C. dubliniensis*)等均具致病性。

念珠菌菌体呈圆形或卵圆形,直径为 2~6 μm,在血琼脂及沙氏琼脂上生长均良好,最适温度为 25~37℃。念珠菌以出芽方式繁殖,又称芽生孢子。多数芽生孢子伸长成芽管,不与母细胞脱离,形成比较大的假菌丝,少数形成厚膜孢子和真菌丝,但光滑念珠菌不形成菌丝。白念珠菌 30℃培养 2~5 天,在培养基表面形成乳酪样菌落。在沙氏琼脂培养基呈酵母样生长,在玉米粉吐温琼脂培养基中可形成大量假菌丝和具有特征性的顶端厚壁孢子。在念珠菌显色培养基上,绝大多数白念珠菌呈绿色或翠绿色,克柔念珠菌、光滑念珠菌、热带念珠菌分别呈粉红色、紫色和蓝色,其他念珠菌均呈白色,有助于临床念珠菌分离株的快速鉴别。

（二）流行病学

1. 传染源　　念珠菌病患者、带菌者及被念珠菌污染的食物、水、医院等环境贮源是本病的传染源。

2. 传播途径　　① 内源性：较为多见,主要是由于定植体内的念珠菌,在一定条件下大量增殖并侵袭周围组织引起自身感染,常见部位为消化道。② 外源性：主要通过直接接触感染如性传播、母婴垂直传播、亲水性作业等；也可从医院环境获得感染,如通过医护人员的手、医疗器械等间接接触感染；还可通过饮水、食物等方式传播。

3. 人群易感性　　多发于严重基础疾病及机体免疫低下患者,主要包括以下几种情况：① 有严重基础疾病患者,如糖尿病、肿瘤、艾滋病、系统性红斑狼疮、大面积烧伤、粒细胞减少症、腹腔疾病需大手术治疗等,尤其是年老体弱者及婴幼儿。② 应用免疫抑制剂治疗者,如肿瘤化疗、器官移植,或大剂量糖皮质激素使用等。③ 广谱抗菌药物不合理应用,如长期、大剂量、多种抗菌药物的使用,引起呼吸道、胃肠道菌群失调。④ 长期留置导管患者,如长期中心静脉导管、气管插管、留置胃管、留置导尿管、介入性治疗等,各种类型导管是念珠菌感染主要入侵途径之一。

4. 流行特征　　本病遍及全球,全年均可患病。对于免疫正常患者,念珠菌感染常系皮肤黏膜屏障功能受损所致,可发生在各年龄层,但最常见于婴幼儿,以浅表性感染为主,治疗效果好。系统性念珠菌病则多见于细胞免疫低下或缺陷患者。近 20 年来深部念珠菌病的发病率呈明显上升趋势,且随着抗真菌药物的广泛应用,临床耐药菌株的产生也日益增多。

（三）发病机制

念珠菌是人体正常菌群,通常寄生于正常人的皮肤、口腔、胃肠道及泌尿生殖道等部位黏膜上。在正常情况下,机体对念珠菌有完善的防御系统,包括完整的黏膜屏障、非特异性免疫(补体 C3a,C3b 的调理趋化作用,中性粒细胞、巨噬细胞的吞噬作用)、特异性细胞免疫(细胞因子、干扰素等)和体液免疫(产生胞质抗体、抗芽管抗体等)。但是,当各种原因引起的正常菌群失调、正常生理屏障破坏以及人体免疫力低下时,念珠菌就会大量生长繁殖,首先形成芽管,并借助于胞壁最外层的黏附素等结构黏附于宿主细胞表面,其中以白念珠菌和热带念珠菌黏附性最强。随后芽管逐渐向芽生菌丝或菌丝相转变,并穿入宿主细胞内,在宿主细胞内菌丝又可直接形成新的菌丝,导致致病菌的进一步扩散而发生感染。念珠菌能产生水解酶、磷脂酶、蛋白酶等多种酶类,促进病原菌的黏附、侵袭作用,造成细胞变性、坏死及血管通透性增强,导致组织器官的损伤。其中以分泌型天冬氨酸蛋白酶(SAP)的研究最多,白念珠菌、热带念珠菌和近平滑念珠菌均分泌 SAP,白念珠菌SAP 毒力最强。

菌丝侵入机体后产生连锁炎症反应,可激发血清补体的活化、抗原抗体反应的发生,导致炎症介质的大量释放和特异性免疫反应发生,白念珠菌能激活抑制性 T 细胞,可非特异地抑制 IL-1、IL-2 和 IFN-α 的产生,及自然杀伤细胞的分化,而且对细胞毒性 T 细胞的活性也有抑制作用,此外,还能抑制中性粒细胞的趋化、吸附及吞噬作用,因而导致机体防御功能减弱。白念珠菌表面的补体受体(CR3)是白念珠菌的毒力因子,可与补体片段 iC3b 结合,介导其黏附到血管内皮细胞,对念珠菌的黏附性具有重要作用。而 CR3与吞噬细胞上的整合素,由于在抗原性、结构、功能上的同源性,可抑制补体的调理趋化作用,有利于念珠菌逃避吞噬作用。此外,白念珠菌在宿主体内呈双相型,既可产生酵母相又可产生菌丝相,彼此间可以相互转化。酵母相有利于念珠菌在宿主体内寄生、繁殖,菌丝相则有利于侵袭和躲避宿主的防御功能。

念珠菌侵入血液循环并在血液中生长繁殖后,可进一步播散至全身各器官,引起各器官内播散。其中以肺、肾最为常见,其次是脑、肝、心、消化道、脾、淋巴结等,可引起气管炎、肺炎、尿毒症、脑膜脑炎、肝炎、多发性结肠溃疡、心包炎和心肌炎等。

根据不同器官和发病阶段,组织病理改变可呈炎症性(如皮肤、肺)、化脓性(如肾、肺、脑)或肉芽肿性(如皮肤)。特殊器官和组织还可有特殊表现,如食管和小肠可有黏膜坏死和溃疡形成,严重者伴有管腔狭窄。心脏瓣膜可表现为增殖性改变,而急性播散性病例常形成多灶性微脓肿,内含大量中性粒细胞、假菌丝和芽孢,有时可有纤维蛋白和红细胞。疾病早期或免疫功能严重抑制者的组织病理中可无脓肿。

(四) 临床表现

急性、亚急性或慢性起病,根据侵犯部位不同,深部念珠菌病可分为以下几种临床类型:

1. 黏膜念珠菌病

(1) 口腔念珠菌病:为最常见的浅表性念珠菌病。包括急性假膜性念珠菌病(鹅口疮)、念珠菌性口角炎、急慢性萎缩性口炎、慢性增生性念珠菌病等临床类型。其中以鹅口疮最为多见,好发于新生儿,成人免疫功能低下者也易感,并常伴有呼吸道、消化道,以及播散性念珠菌感染的可能。常见感染部位为颊黏膜、软腭、舌、齿龈,可见灰白色假膜附着于口腔黏膜上,边界清楚,周围有红晕。可无症状,或有烧灼感、口腔干燥、味觉减退和吞咽疼痛。剥除白膜,留下湿润的鲜红色糜烂面或轻度出血。严重者黏膜可形成溃疡、坏死。念珠菌性口角炎患者常在双侧口角处皮肤、黏膜发生皲裂,邻近的皮肤与黏膜充血,皲裂处常有糜烂和渗出物,或结有薄痂,张口时疼痛或溢血。急性萎缩型念珠菌性口炎多见于成年人,常有味觉异常或味觉丧失,口腔干燥,黏膜灼痛。可有假膜,并伴有口角炎,亦可出现黏膜充血、糜烂及舌背乳头呈团块状萎缩,周围舌苔增厚。老年患者还易出现慢性萎缩型念珠菌性口炎,又称托牙性口炎,常在上颌义齿腭侧面接触之腭、龈处见黏膜红斑,或黄白色的条索状或斑点状假膜,放置义齿时病灶处常有疼痛,90%患者斑块或假膜中可发现念珠菌。

(2) 念珠菌性食管炎：多发于艾滋病、长期卧床、贲门失弛缓症、食管狭窄,或食管肿瘤等患者。近 20% 患者早期可无症状,但本病最常见症状为吞咽疼痛、吞咽困难,吞咽食物时胸骨后疼痛或烧灼感,还常伴有鹅口疮,恶心、呕吐、食欲减退,体重减轻,而全身毒血症状相对较轻。内镜检查多见食管壁下段局部黏膜充血水肿,假性白斑或表浅溃疡。念珠菌性食管炎是引起食管溃疡的主要原因之一,如不及时治疗可致坏死性食管炎。

(3) 念珠菌性阴道炎：较为常见,孕妇好发。外阴部红肿、剧烈瘙痒和烧灼感是本病突出症状。阴道壁充血、水肿,阴道黏膜上有灰色假膜,形似鹅口疮。阴道分泌物浓稠,黄色或乳酪样,有时杂有豆腐渣样白色小块,但无恶臭。损害形态可多种多样,自红斑、轻度湿疹样反应,到脓疱、糜烂和溃疡。皮损可扩展至肛周、外阴和整个会阴部。

2. 系统性念珠菌病

(1) 呼吸系统念珠菌病：好发于免疫低下患者,症状主要有低热、咳嗽、咳少量白色黏稠痰或脓痰,有时痰中带血甚或咯血,严重者伴高热、气促、胸闷。肺部听诊可闻及干湿性啰音,影像学检查示支气管周围致密阴影、双肺多发结节性,或间质性改变等,但均无特征性。痰直接镜检及真菌培养阳性有助于诊断,但定植与感染很难界定,肺穿刺或活检有助于确诊。

(2) 泌尿系统念珠菌病：患者常有尿频、尿急、排尿困难,甚至血尿等膀胱炎症状,少数患者也可出现无症状性菌尿,常继发于尿道管留置后。此外,播散性念珠菌病可经血行播散侵犯肾脏,肾皮质和髓质均可累及,形成脓肿、坏死及导致肾功能损害。临床表现为发热、寒战、腰痛和腹痛,婴儿可有少尿或无尿。尿常规检查可见红细胞、白细胞,直接镜检可发现念珠菌菌丝和芽孢,脓肿穿刺培养可获阳性结果。

(3) 消化系统念珠菌病：念珠菌性肠炎大多在长期应用广谱抗菌药物、免疫抑制剂过程中出现,主要表现为腹泻,儿童腹泻为持续性黄色水样或豆渣样便,泡沫多。成人则表现为轻度腹泻,初期为泡沫样或黏液样便,偶有便中带血,后期为脓血便。出血多时为暗红色糊状黏液便。多数患者伴有腹胀,累及直肠和肛门可引起肛周不适,腹痛及压痛不明显。病程中患者常有口腔念珠菌感染,腹泻、便秘可交替出现,亦可出现嗜睡、头痛、体重下降等全身不适症状。粪便镜检可见大量菌丝、芽孢,培养有念珠菌生长。

(4) 念珠菌血症(candidemia)：为最常见医院获得性血流感染之一,通常是指血培养一次或数次阳性,白念珠菌最为常见,而非白念珠菌所占比例正逐渐上升。可以有临床症状如发热和皮肤黏膜病变等,严重者可发生多脏器功能障碍或衰竭,但临床表现多无特异性,且早期易被原发基础疾病或细菌感染表现所掩盖,甚或无明显症状。易感因素包括大剂量广谱抗菌药物应用、糖皮质激素长期应用、中心静脉导管留置、大型手术(尤其是腹部手术)、完全胃肠外营养等。对于高危患者来说,常常会发生多个系统同时被念珠菌侵犯,形成急性播散性念珠菌病,病死率极高。可累及全身任何组织和器官,其中以肾、脾、肝、视网膜多见。确诊有赖于血培养,但阳性率不到 50%。

(5) 念珠菌性心内膜炎：以白念珠菌最为常见,患者常有心脏瓣膜病变、人工瓣膜、静脉药瘾、中心静脉导管、心脏手术或心导管检查术后。临床表现与其他感染性心内膜炎相似,有发热、贫血、心脏杂音及脾肿大等表现,瓣膜赘生物通常较大,栓子脱落易累及大动脉,如髂动脉、股动脉为其特征,预后差。

(6) 中枢神经系统念珠菌病：较少见,主要为血行播散所致,也可感染于颅脑外伤或手术后,预后不佳。常累及脑实质,并有多发性小脓肿形成。临床表现为发热、头痛、谵妄、昏迷,脑膜刺激征阳性,但视盘水肿及颅内压增高不明显,脑脊液中细胞数轻度增多,糖含量正常或偏低,蛋白含量明显升高。脑脊液早期检查不易发现真菌,需多次脑脊液真菌培养。

(7) 慢性播散性念珠菌病(肝脾念珠菌病):大多发生在血液系统恶性肿瘤伴粒细胞减少患者中性粒细胞计数恢复后,出现高热、右上腹疼痛及恶心、呕吐等症状,碱性磷酸酶水平轻度升高,CT 检查可见肝脾,甚至双肾多发脓肿。组织病理检查为微小脓肿,并见出芽的念珠菌。

(8) 其他:尚有念珠菌所致腹膜炎、关节炎、骨髓炎、胆囊炎、心包炎、眼内炎等全身各部位的感染。

(五) 实验室检查

1. 直接镜检　　真菌涂片镜检多使用 10％氢氧化钾涂片,标本直接镜检可查到菌丝、芽孢或孢子。一旦发现大量菌丝和成群芽孢有诊断价值,菌丝的存在表示念珠菌处于致病状态。如只见芽孢,特别是在痰或阴道分泌物中可能属于正常带菌,无诊断价值。

2. 真菌培养　　由于念珠菌为口腔或胃肠道的正常居住菌,因此从痰培养或粪便标本中分离出念珠菌不能作为确诊依据。若采集标本是在无菌条件下获得的,如来自血液、脑脊液、腹水、胸腔积液或活检组织,可认为是深部真菌感染的可靠依据。同一部位多次培养阳性或多个部位同时分离到同一病原菌,也常提示为深部真菌感染。所有怀疑深部念珠菌病患者均应做血真菌培养,以提高血培养阳性率。

3. 组织病理学检查　　感染病灶的组织穿刺、活检对于一些疑难病例的诊断非常重要,如肺组织、肝组织、脑组织等,组织病理切片中找到念珠菌芽孢和假菌丝或真菌丝即可确诊,通常 HE 染色可见,但真菌特殊染色更为特异,如吉姆萨染色(Giemsa staining,GMS)、过碘酸希夫染色(periodic acid-Schiff staining, PAS)等。

4. 免疫学检测

(1) 念珠菌抗原检测:采用酶联免疫试验(ELISA)、乳胶凝集试验、免疫印迹法检测特异性抗原,如血清真菌特异性抗原(G 试验),感染早期即获阳性,具有较好的早期诊断价值,尤其是能很好地将念珠菌的定植与感染区分开,初步的临床研究显示有较好的敏感性和特异性。但曲霉等致病性真菌感染也可阳性。其他如烯醇酶抗原检测敏感性可达 75％～85％,感染早期即获阳性,也具有较好的早期诊断价值。

(2) 念珠菌特异性抗体检测:可采用补体结合试验、酶联免疫吸附试验等方法检出念珠菌的特异性抗体,但由于健康人群可检测到不同滴度的抗体,疾病早期及深部真菌病患者多有免疫低下致抗体滴度低等因素的影响,使其临床应用受到很大的限制。

5. 核酸检测　　由于生物学技术的发展,核酸检测技术也已用于念珠菌的检测,如特异性 DNA 探针、聚合酶链反应(PCR)、宏基因组二代测序(mNGS)等方法,初步试验结果较好,但目前尚未作为常规应用于临床。

6. 影像学检查　　如 X 线、B 超、CT 或 MRI 等尽管无特异性,但对发现肺、肝、肾、脾侵袭性损害有一定帮助。

(六) 诊断与鉴别诊断

黏膜念珠菌感染的诊断相对较易,都有明显的临床症状,通过涂片和培养即可确诊。

呼吸道、肠道、泌尿道,以及血流念珠菌感染的临床表现有时难与细菌性感染相鉴别。通常临床毒血症状可被原发病及伴发细菌感染所掩盖,故经抗菌药物治疗感染未能控制,且无其他原因可解释时,应考虑真菌感染可能,确诊有赖于病原学证实。标本在直接镜检下发现大量菌丝和成群的芽孢或血液、脑脊液等无菌体液中培养分离出致病性念珠菌,具有诊断意义。在痰、粪便或消化道分泌物中只见芽孢而无菌丝,可能为定植菌群,不能仅以此作为诊断依据。

消化系统念珠菌病应与食管炎、胃炎、肠炎等鉴别。念珠菌性肺炎、脑膜炎、心内膜炎应与结核性、细菌性及其他真菌性感染鉴别。

(七) 预后

局部念珠菌感染如黏膜念珠菌病、念珠菌性食管炎、泌尿道念珠菌病等感染较为局限,预后较好。然而,念珠菌在任何部位的出现,均是引起侵袭性念珠菌感染的危险因素。尽管有时念珠菌菌量不多,但如果是 ICU 患者,或有中心静脉插管、广谱抗菌药物的长期应用、糖尿病或血液透析等高危因素存在,发生全身性、侵袭性念珠菌病的机会显著增加,一旦发生侵袭性念珠菌病,其归因病死率在成人达 15%～25%,最高可达 47%,新生儿及儿童 10%～15%。

(八) 治疗

1. 病原治疗

(1) 治疗原则:首先应在感染部位留取标本,进行真菌涂片、培养,一旦明确病原菌即可根据感染部位、感染严重程度、患者基础情况及病原菌种类等情况选择用药。对于严重感染患者,在病原菌未明确前,可给予经验性抗真菌治疗,待明确病原菌后,可根据经验治疗的疗效和药敏试验结果调整用药。严重感染者应选择静脉给药,必要时可联合用药。在应用抗真菌药物的同时,应积极治疗可能存在的基础疾病,增强机体免疫功能。有指征时需进行外科手术治疗。

(2) 常见念珠菌病的治疗:所有念珠菌血症患者都应该予以抗真菌药物治疗,包括只有一次血培养念珠菌阳性和管腔内导管末端培养阳性的患者。多种抗真菌药物可用于治疗念珠菌血症,包括氟康唑、卡泊芬净、米卡芬净、伏立康唑、两性霉素 B 及两性霉素 B 脂质体。药物具体选择应着重参照病情轻重、感染部位、感染菌种种类和体外药物敏感性,如危重患者,以及唑类药物预防或经验性治疗无效患者首选棘白菌素类药物,光滑念珠菌感染也首选棘白菌素,而病情较轻或近平滑念珠菌感染者,可选氟康唑治疗。所有血管内导管都应拔除,因为有研究提示拔除导管能更快地清除血液中的念珠菌。疗程通常应在症状、体征消失,培养转阴性 2 周后停药。感染性心内膜炎患者应给予棘白菌素或两性霉素 B 脂质体联合氟胞嘧啶治疗,大多数患者需联合瓣膜置换术治疗,通常在瓣膜置换术后继续抗真菌治疗 6 周以上。慢性播散性念珠菌病一般需要治疗数月。大部分患者开始予两性霉素 B 脂质体治疗,后改为氟康唑治疗,直到病灶消失。对于高危人群,如对于伴粒细胞减少症的危重患者或行复杂肝脏移植术患者,可应用抗真菌药物预防念珠菌感染,常选用氟康唑或伊曲康唑口服溶液等预防。

2. 对症治疗

(1) 一般治疗:危重或免疫低下患者应给予高营养、易消化食物,并维持电解质平衡,以及对症支持治疗。同时应注意清洁口腔,清除残留食物,减少口腔念珠菌的定植。

（2）去除诱因：如粒细胞减少患者应提高白细胞总数，免疫低下患者应增强机体的免疫力，大面积烧伤患者应促进伤口的愈合。胃肠功能障碍或衰竭是危重患者肠道及系统性真菌感染的重要原因，因此要改善胃肠黏膜营养和肠道微循环，促进胃肠黏膜的修复和胃肠道功能的恢复，防止肠道细菌易位，维护黏膜屏障的完整性。同时，还可应用肠道黏膜保护剂如蒙脱石散等，可吸附病原菌和毒素，并能通过与肠道黏液分子间的相互作用，增强黏液屏障，以防御病原菌的侵入。

（3）清除局部感染灶：如果为导管相关性菌血症，应拔除或更换导管，化脓性血栓性静脉炎需行外科手术治疗，如节段性静脉切除术。对于并发念珠菌心内膜炎患者，内科保守治疗效果较差，需行瓣膜置换术。

（4）基础疾病的治疗：胃溃疡患者应服用抑酸、保护胃黏膜药物，以促进消化道黏膜的修复。对合并有其他基础疾病如结核病、糖尿病等患者，应积极控制原发病的治疗。

（5）手术治疗：对真菌性食管炎所致食管狭窄者可选用内镜下扩张或放置支架治疗，内科治疗不能闭合瘘管或有出血、穿孔等严重并发症者应予手术治疗。

（九）预防

对易感人群应经常检查，并采取以下积极预防措施：① 尽量减少血管插管及监护设施的使用次数及时间，并加强导管插管的护理及定期更换。② 合理使用抗菌药物，尽量避免长期、大剂量的使用。③ 加强医护人员手的清洗，控制医用生物材料及周围环境的污染也极为重要。

真菌药物的预防应用：对于高危患者（如器官移植、异基因造血干细胞移植等）可给予抗真菌药物治疗，能减少侵袭性真菌感染的发生。

二、肺曲霉病

侵袭性肺曲霉病（invasive pulmonary aspergillosis，IPA）是由各种曲霉所引起的肺部病变。多发于免疫功能低下者，以侵袭性病变为主，可出现侵袭性肺曲霉病（急性或亚急性）、慢性肺曲霉病。重度免疫功能低下如骨髓或器官移植、高强度化疗等患者，常引起严重的侵袭性肺曲霉病，病死率高达 63%～92%，但该病的早期诊断和积极治疗可明显提高患者生存率。

（一）病原学

曲霉属（*Aspergillus* spp.）是一种腐生丝状真菌，广泛存在于自然环境中，易在土壤、水、食物、植物和空气中生存。仅有无性期的曲霉属半知菌亚门、丝孢菌纲、丝孢菌目、丛梗孢科。存在有性期的曲霉属子囊菌亚门，不整子囊菌纲、散囊菌目、散囊菌科。目前已知曲霉属有 300 余种，其中致病性曲霉至少有 20 余种，临床菌株主要为烟曲霉（*A. fumigatus*）、土曲霉（*A. terreus*）、黄曲霉（*A. flavus*）、构巢曲霉（*A. nidulans*）、黑曲霉（*A. niger*）等。曲霉特征性结构为分生孢子头和足细胞，前者包括分生孢梗茎、顶囊、瓶梗、梗基和分生孢子，后者为转化的厚壁、膨化菌丝细胞。分生孢子可大量释放到空气中，孢子直径为 2～10 μm，容易悬浮在空气中并存活很长时间。

曲霉最适生长温度为 25～30℃，而致病性曲霉能在 35～37℃生长，烟曲霉耐热性更高，在 40～50℃也能生长，多数致病性曲霉繁殖力强，培养仅需 36～48 h，少数菌种则需数天或数周。在培养基中均形成丝状菌落，菌落和分生孢子的形态、颜色，以及孢子的形态各不相同,常以此进行菌种鉴定。曲霉在组织内常见为无色分隔的菌丝,典型者呈 45°分支,菌丝分隔有助于与毛霉相鉴别。

曲霉感染以烟曲霉最为常见,可引起各种类型的曲霉病。通常,侵袭性肺曲霉病主要为烟曲霉、黄曲霉等。曲霉球常由烟曲霉、黑曲霉等所致。土曲霉偶可引起脑曲霉病。变应性曲霉病的病原菌包括烟曲霉、黄曲霉、赭曲霉、构巢曲霉、黑曲霉、土曲霉和棒状曲霉等。黑曲霉以定植方式更为多见。

（二）流行病学

由于造血干细胞移植、实体器官移植、肿瘤化疗、大剂量广谱抗菌药物的长期应用,以及糖皮质激素、生物制剂、免疫抑制剂的广泛应用等因素,侵袭性曲霉病的患病率和病死率均呈显著上升趋势,已成为粒细胞缺乏患者继发感染的重要死亡原因之一,尤其是白血病、骨髓移植或实体器官移植患者。近年资料还显示,非烟曲霉（non-fumigatus *Aspergillus*）如黄曲霉、黑曲霉、土曲霉等引起的侵袭性曲霉病有明显上升趋势,对传统抗真菌药物的敏感性在下降。此外,慢性肺曲霉病也有增多趋势。

（三）发病机制

曲霉为条件致病菌,主要经空气传播,所产生的分生孢子进入上呼吸道后,可长期黏附和寄生于鼻腔和鼻咽、口咽部的黏膜上,而不引起任何症状。当鼻窦局部有慢性炎症、外伤、窦腔内有病理性分泌物潴留,或鼻内通气引流受阻时,就可以发生各种曲霉病。与此同时,曲霉的分生孢子吸入后可沿气道寄生,并可侵入肺泡,形成各型肺曲霉病。

当宿主皮肤、黏膜等完整的防御屏障受损和(或)机体免疫功能低下(尤其是中性粒细胞缺乏和吞噬细胞功能减退),导致吸入的曲霉孢子和菌丝不能被杀灭而发生侵袭性病变。与此同时,曲霉及其在体内外生长繁殖过程中产生的多种代谢产物,如黏帚霉毒素、烟曲霉素、烟曲霉酸等均具有致病性。一方面增强曲霉识别、黏附和穿透组织作用,另一方面又能降低呼吸道黏膜纤毛运动及损害其上皮细胞,并通过非特异性抑制单核-吞噬细胞的吞噬、杀菌功能,降低调理作用来逃避宿主的防御系统,有利于曲霉的繁殖和侵袭。侵入组织的菌丝具有嗜血管特性,导致血管栓塞和组织梗死。宿主的防御功能对曲霉的清除起着非常重要的作用,如肺泡吞噬细胞和上皮细胞上的病原识别受体能与曲霉菌结合,从而诱导趋化因子和细胞因子产生,活化和补充中性粒细胞和其他炎症细胞,并激活 NADPH 氧化酶,刺激辅助性 T 淋巴细胞,来调节免疫反应,清除致病菌。当机体免疫力严重低下或缺陷时,就易发生侵袭性肺曲霉病,更可发生播散性病变,侵犯胸膜、心包膜,形成胸腔、心包积液,也可经血流播散至其他器官,如心脏瓣膜、肝脏、肾脏、脑、骨骼、胃肠道等。曲霉球能寄植肺内空腔中数年,有时会因曲霉球接触空腔侧壁,引起周围组织慢性炎症反应、纤维化。慢性空腔性肺曲霉病未经治疗空洞会逐渐增大,由于曲霉及其分泌物或产物,或炎症反应可直接破坏空洞周围肺组织,胸膜增厚常见。慢性肺纤维化性肺曲霉病见肺组织广泛纤维化,以及轻微慢性炎性细胞浸润,形成机制尚不十分明确。

组织病理学改变:主要有慢性非特异性炎症、肉芽肿反应、凝固性坏死、化脓性炎症及血管炎性病变。急性侵袭性病变以凝固性坏死和血管炎性改变为主,在坏死组织中可见菌丝,凝固性坏死往往是病情迅速进展的标志。慢性侵袭性病变则以慢性化脓性炎症及肉芽肿反应为主,也可伴有慢性非特异性炎症,或发生凝固性坏死及真菌性血管炎改变,在化脓灶或多核巨细胞中往往能找到真菌菌丝和孢子,慢性肉芽肿反应或非特异性炎症改变,在嗜酸性坏死组织周围可见真菌菌丝及巨细胞等炎症细胞等,肉芽肿改变提示患者对真菌有一定的免疫力,疾病进展缓慢。

（四）临床表现

曲霉可侵犯皮肤、黏膜、肺、脑、眼、耳等全身各部位,但以肺部最为常见。侵袭性肺曲霉病可发生在任何年龄、性别和种族,尤以农民、园艺工人及免疫低下人群多见。

1. 急性、亚急性侵袭性肺曲霉病（invasive pulmonary aspergillosis） 多发于免疫功能严重低下患者,易感因素为持续粒细胞缺乏、血液系统恶性肿瘤、异基因造血干细胞移植、实体器官移植、大剂量糖皮质激素的应用等,是侵袭性曲霉病最常见的感染部位。常呈急性或亚急性起病,有发热、咳嗽、咳黏白痰或黄脓痰、胸痛、呼吸困难、咯血,控制不佳可以迅速进展至呼吸衰竭,并经血流播散,扩展至中枢神经系统等全身各组织器官,病死率极高。痰真菌涂片、培养可见曲霉菌丝,影像学可出现特征性改变（晕征、新月征）,以及血清曲霉特异性抗原检测阳性,均有助于诊断,但确诊仍有赖于组织培养及组织病理。

2. 慢性肺曲霉病 多为烟曲霉感染。患者常无明显或仅轻度免疫功能低下患者,病变进展缓慢。主要类型包括肺曲霉球（single aspergilloma, SA）、慢性空腔性肺曲霉病（chronic cavitary pulmonary aspergillosis, CCPA）、慢性纤维化性肺曲霉病（chronic fibrosing pulmonary aspergillosis, CFPA）、曲霉结节（aspergillus nodule, AN）。

（1）肺曲霉球:通常发生在已有肺病变空腔内,如肺结核空腔、癌性空腔等。曲霉球多为单个,由曲霉菌丝、炎症细胞、纤维、黏液及组织碎片组成。通常不侵犯空腔壁和周围的肺组织,游离在空腔内,空腔壁较厚。由于其不侵犯空腔壁,故有较多学者将该病归入非侵袭性感染中。虽患者数月或数年可无明显症状,但偶有咯血,严重者可大咯血,未经治疗会进展为慢性空腔性肺曲霉病。

（2）慢性空腔性肺曲霉病:中年和老年患者好发,常有慢性肺部基础疾病或轻度免疫功能低下。临床表现无特异性,轻重不一,可伴有发热、体重下降、乏力、慢性咳嗽、咯血、气促。早期肺内并无空腔性病变,以后可逐渐形成单个或多发空腔,多在肺上叶,约半数患者可有曲霉球。实验室检查多数患者在病程中可出现血清曲霉抗体阳性、曲霉抗原皮内试验呈阳性反应、痰培养阳性,偶经活检确诊。影像学新的空洞形成或逐渐增大具有一定特征性,空腔周围组织炎性浸润和局部胸膜增厚常见,也提示疾病活动。

（3）慢性纤维化性肺曲霉病:常发生在慢性空腔性肺曲霉病或肺曲霉球基础上,故亦有学者将其归入慢性空腔性肺曲霉病。其特征性临床表现为肺纤维化和肺功能下降。影像学显示单侧或双侧肺上叶呈毛玻璃样改变。由于出现不同程度的肺纤维化,故肺功能显著下降,多数患者在休息时仍有低氧血症,需长期供氧,且Ⅰ型呼吸衰竭多见。

（4）曲霉结节:相对少见,为单个或多个结节,大小在 3 cm 以内,可以有或没有空洞,但空洞不常见。易与肺结核球、肿瘤、隐球菌病、球孢子菌病等疾病相混淆,可通过组织病理帮助确诊,病理易见曲霉菌丝,有坏死,但无组织侵袭。

（五）辅助检查

1. 实验室检查

（1）一般检查

1）血常规:白细胞总数和中性粒细胞可轻度或明显增多。

2）生化检查:血清总 IgE 水平升高是诊断和随访变应性支气管肺曲霉病（ABPA）常

用方法之一。如果没有使用糖皮质激素,血清水平正常可排除该病;如果呈 2 倍以上升高,具有诊断价值。

(2)真菌学检查

1)直接镜检:取痰、脓液、支气管肺泡灌洗液或活检组织病理切片等直接镜检。显微镜下见 45°分支的无色有隔菌丝。取自空气流通、供氧充足的痰液、脓腔、空腔中的标本有时可见曲霉分生孢子头。

2)真菌培养:室温沙氏培养基上菌落生长快,毛状,有黄绿色、黑色、棕色等。镜下可见分生孢子头和足细胞等曲霉特征性结构。由于曲霉无处不在,故临床上不能仅仅根据痰培养阳性就诊断为侵袭性肺曲霉感染。痰培养对某些情况下(尤其是粒细胞缺乏伴发热)有较好的阳性预测值,其敏感性仅为 8%～34%,确诊仍有赖于组织病理或无菌体液培养。支气管肺泡灌洗液真菌培养可提高诊断的敏感性和特异性。真菌培养阳性仍需进一步菌种鉴定。

3)曲霉特异性抗原、抗体检测:血清曲霉特异性抗原(曲霉半乳甘露聚糖)检测,简称GM 试验,主要应用于血液系统恶性肿瘤或异基因造血干细胞移植患者侵袭性肺曲霉病的早期诊断,具有较好的敏感性和特异性;其次也可用于实体器官移植患者。方法有酶联免疫吸附试验(ELISA)和乳胶凝集试验,近年资料还显示可用于支气管肺泡灌洗液、脑脊液等临床标本的检测。动态监测较单次检测更有临床意义,但抗真菌药物的使用可降低其敏感性。还应注意假阳性问题,如使用哌拉西林/三唑巴坦,或其他真菌如组织胞浆菌感染会有假阳性。此外,还有血清真菌 G 试验,也能对包括曲霉和念珠菌在内的临床常见侵袭性真菌感染做出早期判断,但不特异于曲霉,对念珠菌、肺孢子菌及部分丝状真菌(除外毛霉)也呈阳性,故联合 GM 试验对侵袭性肺曲霉病的诊断临床意义更大,可以大大降低其假阳性。曲霉特异性 IgE 抗体阳性有助于 ABPA 的诊断,而曲霉特异性 IgG 抗体阳性有助于 CPA 诊断。

4)组织病理学检查:经皮肺穿刺或支气管镜肺活检组织真菌培养和病理检查,肺曲霉病的组织病理反应一般为化脓性或混合性炎症反应。曲霉的组织相为无色分隔的菌丝,宽 3～7 μm,一般粗细均匀,典型呈 45°分支。病理组织中多数曲霉菌丝经苏木素-伊红(HE)染色可见,但在坏死组织中菌丝颜色较淡,不易分辨,可加用过碘酸希夫(PAS)或吉姆萨(GMS)染色。

5)分子生物学检测:主要是应用实时 PCR 对血液、支气管肺泡灌洗液中曲霉特异性DNA 片段进行检测,具有较好的敏感性和特异性,特别是近期一些前瞻性临床研究显示有更好的特异性和阴性预测值。但是,目前该技术尚未被正式批准临床常规应用,主要与其假阳性和标准化问题尚未完全解决有关。

2. 影像学检查　　肺部高分辨 CT 出现晕征(halo sign),被认为是侵袭性肺曲霉病的早期特征性改变。晕征即在肺部 CT 上表现为结节样改变,其周边可见密度略低于结节密度,而又明显高于肺实质密度,呈毛玻璃样改变。其病理基础是肺曲霉菌侵犯肺部小血管,导致肺实质出血性梗死,早期病灶中心坏死结节被出血区围绕,后者在高分辨 CT 上表现为晕征,尤其是在骨髓移植等患者中出现此征时应高度怀疑此病。病程后期(2 周左右)由于病灶组织出血、梗死、液化,坏死组织随呼吸道排出体外,可以形成新月样空腔,在影像学上称为新月征(air crescent sign),为侵袭性肺曲霉病影像学的另一特征性改变,但两者仍不能作为确诊依据,如毛霉、军团菌、巨细胞病毒感染,以及卡波西肉瘤等非感染性疾病也可见类似的特征性改变,进一步可行支气管镜或穿刺活检等检查帮助确诊。然而对于非粒细胞缺乏患者,晕征和新月征相对少见,也不一定是早期特征性改变。此外,胸部 CT 新出现所谓的反晕征(reversed halo sign)特征性病灶时,即肺部病灶中心为低密度结节样损害,周围有环状高密度影,应高度怀疑肺部侵袭性丝状真菌病可能,尤其是肺毛霉病可能,但肺曲霉病也可以出现反晕征。肺曲霉球出现在肺内空腔中,曲霉球内含致密团块状阴影,占据空腔的部分或大部分,团块影可随体位移动而摆动。慢性空腔性肺曲霉病常为肺内多个空腔,多发性分布于多个肺叶。

(六) 诊断与鉴别诊断

1. 侵袭性肺曲霉病　　该病病情凶险,进展迅速,早期诊断、早期治疗病死率可显著下降,但由于临床非特异性表现,气道分泌物培养阳性的敏感性和特异性不够,病理确诊又十分困难,故应根据宿主高危因素(如持续粒细胞缺乏、实体器官移植等)、临床特征(临床症状、体征及影像学特征性改变等)、微生物学检查(痰和肺泡灌洗液的真菌涂片、培养、GM 试验、G 试验等)和组织病理学改变(病理切片和组织真菌培养)的结果,采取分级诊断和分级治疗的策略,分级诊断依次为:① 拟诊(possible):同时符合宿主发病危险因素、临床特征或微生物学检查依据者。② 临床诊断(probable):同时符合宿主发病因素、临床特征和微生物学检查依据者。③ 确诊(proven):肺组织病理、组织培养或无菌体液(胸腔积液)培养阳性者。此外,还需与肺部细菌、结核或其他真菌如毛霉感染等相鉴别,需与非感染性疾病如恶性肿瘤等鉴别。

2. 慢性肺曲霉病　　如果肺空腔内出现真菌球,应高度怀疑肺曲霉球。其影像学特征性改变为曲霉球可随体位的变动而变动。半数患者痰培养可分离到曲霉菌,血清曲霉特异性 IgG 抗体阳性,但应用皮质激素患者可阴性。应与肺部恶性肿瘤、脓肿等相鉴别。如果患者没有严重免疫低下基础疾病,肺部症状、体征(体重下降、咳嗽、咳痰或咯血)持续一个月以上,但无播散性改变;影像学检查可见新的肺内空腔形成或逐渐增大,空腔周围组织炎症浸润和局部胸膜增厚,肺内或空腔内分离到曲霉菌或曲霉皮内抗原呈阳性反应,可诊断为慢性空腔性肺曲霉病,但确诊仍有赖于组织活检。

(七) 并发症

侵袭性肺曲霉病可并发大咯血、呼吸衰竭,可发生播散性曲霉病,经血行播散至全身各脏器,尤其是中枢神经系统,病死率极高。慢性肺曲霉病进展缓慢,但最终可发生大咯血、肺纤维化、肺功能显著降低、呼吸衰竭。部分肺曲霉球患者也会发生术后并发症,包括曲霉性脓胸、持续性气胸、支气管胸膜瘘、呼吸受限及继发细菌感染。

(八) 预后

肺曲霉病患者病情轻重不一,侵袭性肺曲霉病进展较快,尤其是严重免疫低下患者,病情可迅速恶化,病死率极高。肺曲霉球患者预后相对较好,近 10% 曲霉球可自行消失,84% 患者手术治疗效果较好。

(九) 治疗

根据不同的感染类型,选用不同的治疗方案。同时应在去除诱发因素、治疗原发疾病、增强体质的基础上进行。

1. 急性、亚急性侵袭性肺曲霉病　　目前治疗侵袭性肺曲霉病常用的抗真菌药物有三唑类、棘白菌素类和多烯类,包括两性霉素 B、两性霉素 B 脂质体、伊曲康唑、伏立康唑、泊沙康唑、卡泊芬净、米卡芬净。在具体选择时主要根据两方面来考虑:首先,根据侵袭性肺曲霉的分级诊断,采取相应的抗真菌药物分级治疗策略,包括预防治疗(prophylaxis)、经验性治疗(empirical therapy)、诊断驱动治疗(diagnostic driven therapy)和确诊治疗(target therapy),由此参照指南选择相应治疗药物。其次,根据患者感染病原菌、部位、病情轻重及药物敏感性试验来确立个体化的治疗方案。

(1)预防治疗:由于在一些高危人群中,一旦出现真菌感染,病死率极高,而早期诊断又非常困难,预防用药能大大降低患病率和病死率,故目前比较倾向的是将其应用于如血液系统恶性肿瘤伴持续粒细胞缺乏、异基因造血干细胞移植,以及有高危因素的实体器官移植患者。也有主张应用于艾滋病、ICU 等危重患者,但还缺乏足够的循证依据。

(2)经验性治疗:是指在严重免疫缺陷、长期应用糖皮质激素治疗后,出现不明原因发热,广谱抗菌药物治疗 4 天无效者,高度怀疑真菌感染时,可在积极寻找病因同时,经验性应用抗真菌药物治疗。

(3)诊断驱动治疗:是指临床诊断患者已经具备微生物学[分泌物或体液真菌培养和(或)血液真菌抗原及其他血清免疫学检测]阳性证据,但尚无无菌体液或组织病理学确诊证据时所采取的治疗策略。由于在诊断技术上有了新的认识和提高,如肺部高分辨 CT 的早期特征性改变(晕征等)、血清曲霉特异性抗原 GM 试验、血清真菌特异性抗原 G 试验,以及 PCR 等分子生物学方法的特异性检测,诊断驱动治疗要较经验性治疗针对性更强,可避免过早治疗很有可能并非真菌感染而导致的过度治疗,所以目前更倾向于诊断驱动治疗。但有时若等到完全明了后再治疗,会错过治疗窗口,达不到满意的疗效,甚或延误病机导致死亡,因而在临床实践中治疗时机的把握有时确实很难。对于极度高危且病情危重患者,由于一旦出现侵袭性肺曲霉病,病死率极高,而早期诊断又非常困难,此时宜采用经验性治疗,甚至早期经验性治疗,可起到事半功倍的效果。而对于病情并非十分凶险的患者,尽可能多收集一些临床真菌感染的微生物学证据,应积极开展呼吸道等临床标本的真菌涂片、培养,以及肺部 CT 的动态监测,有条件的单位还可进行 GM 试验和 G 试验,由此所采用的诊断驱动治疗针对性更强。但值得注意的是,当应用 GM、G 试验时,对于非血液系统粒细胞缺乏或骨髓移植患者,其敏感性和特异性都有很大的差异,应结合临床综合考虑其结果,以免误诊或漏诊。

(4)确诊治疗:总的来说,应根据患者的机体免疫力、病情轻重、感染病原菌及其药物敏感性等因素来确立具体治疗方案,首选药物有伏立康唑、泊沙康唑和艾沙康唑。

2. 慢性肺曲霉病

(1)肺曲霉球:免疫正常无症状患者通常不主张治疗,有症状者宜抗真菌药物治疗,可口服伊曲康唑,具有较好的疗效,其他抗真菌药物也有一定疗效。对于危及生命或严重咯血者主张手术治疗,术前或术后最好予以抗真菌治疗,以防胸膜曲霉病或支气管胸膜瘘等并发症发生。严重咯血者还可应急采取支气管动脉栓塞治疗。

(2)慢性空腔性肺曲霉病:可选用伊曲康唑或伏立康唑长期治疗,也可给予泊沙康唑、米卡芬净等。疗效可根据用药后全身症状如体重下降、乏力,肺部症状如咳嗽、痰量、气促等,以及曲霉特异抗体效价的变化来评估。治疗后仍反复咯血者提示疗效不佳,可给予 3~4 周静脉滴注两性霉素 B 治疗。外科手术治疗因易引起严重并发症,而不推荐常规使用。慢性纤维化性肺曲霉病治疗与慢性空腔性肺曲霉病治疗相似。

（十）预防

1. 控制传染源 加强医院感染管理，严格执行消毒隔离制度，以及规范无菌操作规程。尽可能减少灰尘飞扬，尤其是医院在装修和重建期间，应尽可能地减少施工对周围环境的污染。

2. 切断传播途径 保持室内清洁、干燥，定期更换被褥衣裤，避免接触花卉、腐败的植物（如树叶、谷物和蔬菜等），不宜进入花园、建筑工地等曲霉高污染区域。

3. 保护易感人群 对于高危人群如骨髓移植、高强度化疗、粒细胞缺乏等患者应减少空气中曲霉孢子的吸入，应勤洗手，不吸烟，若不可避免处于可疑环境，应戴好标准口罩。移植患者应动态监测肺部 CT 变化、血清曲霉特异性抗原等。此外，对于免疫严重低下患者原发病的积极治疗，以及抗真菌药物的预防性应用也非常重要。

三、隐球菌病

隐球菌病（cryptococcosis）是由隐球菌所致全身感染性疾病，多发于细胞免疫功能低下患者，主要侵犯中枢神经系统和肺脏，亦可侵犯皮肤、黏膜、骨骼及肝脏等组织、器官。本病多见于成年人，临床感染常呈亚急性或慢性过程。艾滋病的流行、免疫低下患者的显著增多，隐球菌病的发病率也呈明显上升趋势，在国外已成为艾滋病患者最常见的并发症之一，同时，也是艾滋病患者死亡的主要原因之一，而早期诊断和积极治疗可降低病死率。

（一）病原学

隐球菌属（*Cryptococcus*）至少有 30 多个种，其中具有致病性的绝大多数为新生隐球菌（*C. neoformans*）和格特隐球菌（*C. gattii*），过去分别称之为新生隐球菌新生变种和格特变种，其他种类隐球菌如罗伦特隐球菌、浅白隐球菌等偶有引起人类感染的临床报道，新生隐球菌与格特隐球菌同属担子菌门（Basidiomycota）、伞菌亚门（Agaricomycotina）、银耳纲（Tremellomycetes）、银耳目（Tremellales）、隐球酵母科（Cryptococcaceae）、隐球菌属（*Cryptococcus*），而通常所指隐球菌主要是新生隐球菌。隐球菌呈圆形或椭圆形，直径一般在 4～6 μm，大小为红细胞的 2～3 倍，个别可达 20 μm。能保留革兰氏染色，PAS 染色菌体呈红色，菌体为宽厚透明的荚膜所包裹，荚膜可比菌体大 1～3 倍，不形成菌丝和孢子，依赖出芽生殖。隐球菌在普通培养基生长良好，生长最适宜温度为 30℃ 左右，且能在 37℃ 生长，而非致病性隐球菌在 37℃ 不能生长。能同化 D-葡萄糖、D-半乳糖、蔗糖、麦芽糖等，而不能同化乳糖、蜜二糖。其氮源主要为含氮有机化合物，但不利用缬氨酸，也不能还原硝酸盐。绝大多数隐球菌产生尿素酶，在隐球菌胞内有酚氧化酶，能作用于多巴、单酚或双酚化合物，产生黑色素（melanin），保护自身在宿主体内存活，同时又有致病性。

隐球菌荚膜的主要成分荚膜多糖是确定血清型特异性的抗原基础，并与其毒力、致病性及免疫原性密切相关。根据隐球菌荚膜多糖的生化特性将其分为 2 个种和 4 个血清型：① 新生隐球菌血清型表现为 A、C 型。② 格特隐球菌血清型表现为 B、C 型。两种隐球菌在生化特性、流行病学分布、遗传学以及感染的严重程度等方面各不相同。

（二）流行病学

1. 传染源 鸽粪是新生隐球菌的重要传染源，中性、干燥鸽粪易于本菌的生长，鸽子栖息多年的场所如旧房屋、塔楼等易于分离到。鸽子是本菌的携带者,鸽子的嘴喙、双足均可分离到本菌,但鸽子自身却无隐球菌感染。此外,其他禽类如鸡、鹦鹉、云雀等排泄物亦可分离出隐球菌。桉树则是格特隐球菌的主要传染源,澳大利亚的树袋熊是格特隐球菌的携带者,在其爪、粪便中均可分离到本菌。也有学者从其他树木如杉树、橡树中分离到格特隐球菌,提示桉树并非格特隐球菌的唯一传染源。

2. 传播途径　　隐球菌病一般认为主要是从呼吸道吸入环境中的酵母样细胞或担孢子,导致肺部感染。其次,消化道、皮肤也是引起感染的潜在入侵途径。一般认为人与人、人与动物之间并不直接传播。

3. 易感人群　　人群普遍易感,但有一定自然免疫能力。很多健康人群可能吸入隐球菌但没有致病,或仅为自限性肺炎,而细胞免疫功能低下患者则明显易感,然而仍有近50%患者并未发现潜在的基础疾病。

4. 流行特征　　隐球菌病在世界各地均有发生,可发生在任何年龄组,多见于20~50岁,儿童相对少见,男性较女性为多,呈散发性分布,然而,随着艾滋病的流行,隐球菌感染已成为艾滋病患者最常见的4个机会性感染之一。我国自1948年杨国亮教授在上海发现隐球菌病以来,全国大部分省、市均陆续有报道,且呈逐年增多的趋势。隐球菌血清型分布特点以血清型A/D最为多见,呈全球性分布,B/C型格特隐球菌则较为少见,艾滋病患者也绝大多数为A型,B型主要分布在澳大利亚等热带、亚热带地区,C型主要出现在美国。我国则以A/D血清型为主(绝大多数为A型,D型较少),而少数为血清型B/C型(均为B型)。

(三) 发病机制

隐球菌的发病机制是多因素的,与病原菌的菌量、毒力及机体免疫状态等因素密切相关。

1. 病原菌在发病机制中的作用　　国内外学者对隐球菌的致病性及其在发病机制中的作用进行了深入的研究。目前认为隐球菌的荚膜多糖是其最主要的致病因子,其致病的原因可能与其抑制机体免疫及增加免疫耐受性有关。体外研究显示,在补体参与下粒细胞的吞噬和杀菌作用得到加强,但荚膜多糖能抑制补体参与粒细胞的吞噬过程,削弱T细胞特异性抗隐球菌的免疫应答,从而使其能在体内存活,并具致病性。隐球菌合成的黑色素则是隐球菌的又一致病因子,它主要是通过隐球菌的酚氧化酶将体内L-多巴、多巴胺等酚化合物转化而来。黑色素缺乏株致病性明显低下,且易被宿主效应细胞所吞噬。产黑色素菌株还能通过其抗氧化作用来清除宿主效应细胞产生毒性自由基,如超氧化物和其他氧化物,以保护隐球菌细胞免受攻击。此外,黑色素尚有抵抗紫外线和降低两性霉素B的抗菌活性。隐球菌能在37℃生长,而其他非致病性隐球菌在此温度下不能生长,亦被认为是其致病因素之一,但其具体致病机制研究尚少。而活性细胞外磷脂新近被认为是另一致病因子。实验表明大多数临床分离株均分泌具生物活性的细胞外磷脂,且认为它可破坏细胞膜及肺泡结构,使病原菌易于进入肺泡及脑组织中。由此可见,病原菌在发病机制中起着重要的致病作用。

2. 机体免疫性在发病机制中的作用　　越来越多的研究表明,特异性细胞免疫和体液免疫均可发挥抗隐球菌作用,细胞免疫是机体抵抗隐球菌感染最重要的防御机制。艾滋病患者隐球菌病的发病率日益上升,也从另一角度证实细胞免疫所起的重要作用。当隐球菌吸入人体呼吸道后,在补体系统的调理,以及 TNF、IL、IFN 等细胞因子的协同作用下,活化的吞噬细胞、中性粒细胞就易于使隐球菌局限于肺部,并最终被吞噬和清除。人体中枢神经系统的星形胶质细胞是构成血-脑屏障、脑-脑脊液屏障的重要组成部分。它在阻止隐球菌进入脑实质过程中起着关键作用,并能产生大量细胞因子和一氧化氮,抑制隐球菌的生长。同时,在脑血管周围的小神经胶质细胞、吞噬细胞在防御中也起着重要作用,能阻止隐球菌播散至脑实质。但是,隐球菌仍易侵犯中枢神经系统,往往首先累及脑脚间池引起脑膜炎,然后经血管周围间隙扩散至脑实质引起脑膜脑炎;还可产生多发性小囊肿,内含大量酵母菌,称为假性囊肿,并进一步发展形成隐球菌瘤。隐球菌易侵犯中枢神经系统的原因并不十分清楚,可能与脑脊液中缺乏调理素、可溶性抗隐球菌因子、活化补体,以及中枢神经系统有大量多巴胺,成为隐球菌产黑色素的底物,使其致病性增加有关。

3. 病理改变　　本病的病理改变主要为胶质性和肉芽肿性病变。胶质性病变是由成堆的隐球菌菌体在组织内发生黏液样变性而形成。肉芽肿性病变主要由组织细胞、淋巴细胞、成纤维细胞及巨噬细胞组成,在肉芽肿中隐球菌较少。细胞免疫功能低下患者,特别是艾滋病患者的炎症反应轻微,仅见吞噬细胞浸润,但以弥散性损害为主;而机体免疫功能正常患者,炎症反应稍明显,可见大量淋巴细胞和活化的吞噬细胞浸润,病变相对较局限。

病变主要侵犯脑(脊)膜及脑(如大脑的各部位、间脑、脑干、小脑等),导致脑组织充血、水肿,继发于血管病变所致脑梗死软化灶。此外,还可形成颅内肉芽肿、脑积水。肺部病变可见多数黄白色或灰白色结节,两肺上下叶、肺门及胸膜均可累及。切面呈黏液胶冻状,可见肺泡扩张,中间充满了大量隐球菌。其他如肾脏病变在肾实质的表面可见散在的泡状突起,肾小球可见隐球菌。皮肤隐球菌病也可出现胶质性和肉芽肿性皮损。

(四) 临床表现

1. 中枢神经系统隐球菌病　　在中枢神经系统真菌感染中最为常见,多见于成年人,起病常隐匿,表现为慢性或亚急性过程,少数免疫低下患者可急性起病,病死率高。约 12.5% 患者伴有颅外感染,艾滋病患者则高达 50%。97% 的隐球菌脑膜炎患者在病程中出现头痛,通常头痛是最早或唯一的症状,在确诊前 1~20 周(平均 6 周)就开始出现。初起为间歇性,以后持续并进行性加重,后期头痛剧烈,难以忍受;头痛以前额、颞区为显,枕部少见。90% 患者在病程中可出现发热,体温一般在 39℃ 以下,个别患者可出现高热。发热同时也是艾滋病患者并发隐球菌脑膜炎的最早症状之一,据报道 2/3 以上患者均有发热。在病程中、后期部分患者可出现视物模糊、畏光、视力下降,甚至完全失明,可能与隐球菌直接导致视神经通道受损、视神经炎、视神经萎缩、脉络膜视网膜炎及颅内压高有关。除视神经受累外,其他感觉、运动神经损害相对少见,约 10% 患者在后期可出现听力下降、偏瘫、共济失调、腱反射亢进或减弱,以及局灶性神经系统的定位体征,提示脑实质损害也较为多见。尽管隐球菌脑膜炎以脑膜炎型多见,然而约 2/3 患者脑膜刺激征缺如或不明显。此外,HIV 感染者,常伴有严重颅外播散性感染,包括菌血症、淋巴结受累等。

2. 肺隐球菌病　　大多数患者临床表现轻微,且无特异性,如咳嗽、咳少量黏痰,偶有咯血,侵犯支气管可致大量黏痰,含大量隐球菌,可伴有低热、胸痛、乏力、体重减轻,但上述症状均不显著。与肺结核相比,鲜有盗汗。个别严重者急性起病,进展迅速,预后不佳。一些无症状者往往通过肺部影像学检查发现,最常见者为单个、中等密度的结节,偶有多发结节、空洞形成。部分患者表现为肺炎或支气管周围炎改变,恶性淋巴瘤、白血病患者继发肺隐球菌病还可表现为粟粒样改变。支气管炎或肺炎患者叩诊呈浊音,呼吸音低下。粟粒样改变者肺尖或肺底部可闻及湿性啰音、胸膜摩擦音。免疫低下患者可播散肺外。

3. 其他部位感染　　由于隐球菌可通过呼吸系统、血液和淋巴系统或局部侵入等方式感染,因此全身各脏器均可累及,如皮肤、黏膜、肾脏、肾上腺、胃、甲状腺、前列腺、心脏、乳房、肝脏、脾脏、骨骼、关节等。由于各感染部位所引起的临床表现并无特异性,因此,易引起临床误诊或漏诊。

(五)实验室检查

1. 一般检查　　隐球菌感染患者外周血白细胞数正常或轻度增高,个别患者明显增高,且以中性粒细胞增多为主。隐球菌脑膜炎患者脑脊液多有不同程度的异常,呈非化脓性改变。70%患者的脑脊液压力明显增高,大多数大于 200 mmH$_2$O。脑脊液外观清澈、透明或微混,细胞数轻至中度增多,以单核细胞增多为主,早期可以多核细胞占优势。蛋白含量呈轻度或中度增高,个别患者可达 4 g/L 以上。大多数患者糖含量显著下降,甚至为零。然而,艾滋病或严重免疫低下患者并发隐球菌脑膜炎时,往往脑脊液常规、生化检查正常或轻度异常。

2. 真菌学检查

(1) 直接镜检:脑脊液墨汁涂片镜检测是隐球菌脑膜炎诊断最简便而又迅速的诊断方法。约 70% 隐球菌脑膜炎患者可获阳性结果,其中 90% 患者可一次查到隐球菌。一些急性重症感染的患者,外周血涂片及骨髓涂片也可发现隐球菌。此外,活检组织病理切片镜检可获阳性结果。

(2) 分离培养:培养仍然是确诊的"金标准",需时 2~5 天,由于脑脊液中隐球菌含量较少,因此,需多次培养以提高阳性率。此外,脑外可疑病灶的标本分离培养也具有重要的临床意义。有学者认为即使没有泌尿系统和呼吸系统的症状和体征,尿和痰液的培养仍是必需的。因为在呼吸道感染的早期,血清隐球菌抗原滴度低,肺部影像学无异常,而此时痰培养可以阳性。同样,尽管没有肾脏的实质改变,尿培养也可以阳性。血培养阳性常发生在大剂量应用糖皮质激素、粒细胞缺乏症及艾滋病等免疫抑制或缺陷患者身上。此外肺隐球菌病患者支气管肺泡灌洗液检测阳性率略高于经支气管活检,且较活检并发症要少。

3. 免疫学检测　　主要是检测隐球菌的荚膜多糖特异性抗原。方法有乳胶凝集试验、ELISA 和胶体金免疫层析法,其中胶体金免疫层析法最为常用。该方法简便、快速,优于墨汁涂片,对怀疑隐球菌感染而涂片、培养均为阴性的患者更具诊断价值。现商用胶体金免疫层析法不仅能检测血清和脑脊液标本,还能检测支气管肺泡灌洗液、肺穿刺吸出物、尿液中的隐球菌抗原。该方法的缺点是可以出现少量假阳性。

4. 分子生物学检测　　近年来不断发展的分子生物学方法则为隐球菌检测提供了新的诊断方法,可以特异地检出隐球菌,同时还可区别是新生隐球菌还是格特隐球菌,同时也有较好的敏感性,可测出 10 pg 隐球菌 DNA 模板及 $1.0×10^3$CFU 隐球菌,可用于脑脊液、痰液、支气管肺泡灌洗液及经支气管吸出物检测,具有较好的应用前景。

（六）诊断与鉴别诊断

1. 诊断 对于临床上出现中枢神经系统感染的症状、体征,伴脑脊液压力明显增高、脑脊液糖含量明显低下的患者,应高度警惕隐球菌脑膜炎的可能,尤其是免疫功能低下的患者和养鸽或有鸽粪接触史者,更应高度怀疑。然而,隐球菌脑膜炎的确诊仍有赖于实验室的特异性检查,包括脑脊液墨汁涂片、真菌培养及隐球菌荚膜多糖特异性抗原检测。此外,组织活检病理和培养也有助于确诊。

2. 鉴别诊断 临床上,隐球菌脑膜炎很难与结核性脑膜炎、病毒性脑膜炎、不典型化脑或脑肿瘤相鉴别,故对于脑脊液呈非化脓性改变的脑膜炎患者均建议行常规脑脊液真菌涂片、培养,以及隐球菌特异性抗原的检测。肺隐球菌病与原发或转移性肺癌、结节病、肺结核、肺脓肿等在影像学上难以鉴别,可通过经皮肺穿刺或支气管镜活检以及支气管肺泡灌洗液涂片、培养等方法加以明确。皮肤隐球菌病应与粉刺、传染性软疣、皮肤结核、恶性肿瘤相鉴别。皮损处隐球菌较多,通过活检易于诊断。骨、关节隐球菌病需与骨结核、骨其他真菌感染等疾病相鉴别,通过骨活检或穿刺吸出物的墨汁染色涂片、真菌培养来确诊。

（七）预后

未经抗真菌药物治疗的隐球菌脑膜炎患者均会死亡,治疗后仍有 $10\%\sim40\%$ 的病死率。存活者也有 $20\%\sim25\%$ 的复发率。部分患者治愈后留有严重的后遗症,包括视力丧失、脑积水、智力减退等。临床经验表明,急性起病、出现意识障碍、血培养阳性或有严重基础疾病患者预后不佳,病死率高。

（八）治疗

隐球菌病的治疗包括抗真菌药物治疗、对症治疗、免疫制剂治疗、手术治疗及原发病的治疗等。

1. 抗真菌药物治疗 目前国际上关于隐球菌脑膜炎治疗主要参照《2010 年美国感染病学会隐球菌病诊治指南》,主要将隐球菌脑膜炎治疗分为三个期,采用三种不同的治疗策略,分别为急性期的诱导治疗（induction therapy）,稳定期的巩固治疗（consolidation therapy）,以及慢性期的维持治疗（maintenance therapy）。同时又根据患者的不同特点划分为三种人群,即艾滋病、实体器官移植和其他人群,由此分别制定出不同的治疗方案。2018 年 WHO 针对 HIV 相关隐球菌脑膜炎患者再次更新其治疗方案,主要是缩短两性霉素 B 的疗程,增加氟康唑的治疗剂量。

我国 2010 年制订隐球菌病诊断与治疗专家共识,2018 年又针对隐球菌脑膜炎制订临床诊治专家共识。国内学者结合自己的临床经验,多主张两性霉素 B 采用低剂量（每天剂量低于 0.7 mg/kg）、长疗程（2～3 个月）方案,以降低其严重不良反应,并获得较好疗效。两性霉素 B 建议从小剂量开始,初始剂量 5 mg,加入 5% 葡萄糖液 500 mL 内避光缓慢静脉滴注（6～8 h）,若无严重不良反应,次日起剂量即可增至每天 0.5～0.7 mg/kg 维持治疗,疗程长短主要根据疗效来判断,一般需 2～3 个月,累积总量 2～3 g 以上方能取得较好的疗效,与此同时,为减少该药物的即刻输液反应,可加入地塞米松（每天 1 mg）静脉滴注。另也推荐初始两性霉素 B 治疗 4 周以上,待病情稳定后改用氟康唑每天 600～800 mg 巩固治疗。如果患者不能耐受两性霉素 B 或治疗不佳患者,也可以给予氟康唑每天 600～800 mg 静脉滴注。以上方案均推荐联合氟胞嘧啶（每天 100 mg/kg）分 4 次口服,但需观察其不良反应,动态监测血常规、肝、肾功能。此外,有报道两性霉素 B 联合氟康唑、氟胞嘧啶治疗方案,或伊曲康唑注射液治疗方案有效,但尚有待今后更多临床研究证实。对于一些难治性隐球菌脑膜炎患者,既往也采用两性霉素 B 鞘内注射治疗,由于其严重不良反应,现不作常规推荐。疗程通常初始治疗的疗程 4 周以上,巩固治疗的疗程 6 周以上,但应根据患者症状、体征、脑脊液检查及颅脑影像学检查综合判断,对于严重免疫功能低下患者疗程应适当延长。由于很多患者合并肺隐球菌病或血隐球菌多糖荚膜抗原滴度很高,故常常巩固治疗后会参照肺隐球菌病给予氟康唑(每天 400 mg)长程治疗。对于 HIV 患者主张两性霉素 B 联合氟胞嘧啶初始治疗 4 周以上,病情稳定后改用氟康唑(每天 600～800 mg)巩固治疗 6 周以上,然后给予氟康唑(每天 200～400 mg)维持治疗 1 年以上。为避免免疫重建炎症综合征的发生,对于艾滋病相关隐球菌脑膜炎患者建议抗真菌治疗 4～6 周后开始 HIV 的 ART 治疗。

肺隐球菌病患者在除外隐球菌脑膜炎后,口服氟康唑(每天 400 mg)治疗 6～12 个月;或联合氟胞嘧啶治疗,重者亦可选用两性霉素 B(每天 0.4～0.7 mg/kg)治疗,总量达 1 000～2 000 mg 或 2 周后改用氟康唑治疗。有基础疾病患者或治疗改善不佳患者,疗程应适当延长。对于药物治疗无效者,还可考虑手术治疗,术后主张继续抗真菌药物治疗。

其他部位如皮肤、骨骼感染的治疗,建议全身用药联合局部手术治疗。

2. 对症支持治疗

(1)降低颅内压:降低颅内压是降低早期病死率的关键。常用的降颅压药物是 20% 甘露醇静脉快速点滴,其他还有呋塞米、白蛋白等。如果颅内压显著增高,脑室扩大且脑脊液涂片、培养持续阳性或椎管明显粘连而无法鞘内给药者,可安装奥玛雅(Ommaya)储液囊,或行腰大池脑脊液持续缓慢引流术,进一步还可行永久性脑脊液脑室-腹腔内引流术。

(2)纠正电解质紊乱:在治疗病程中以低钾血症发生率为先,由于患者食欲缺乏,钾盐摄入减少,同时由于两性霉素 B 可引起钾盐的排泄增多,最终引起顽固性低钾血症。因此,在病程中应密切注意监测血钾,及时补充钾离子。

(3)其他:输注两性霉素 B 时即刻反应如寒战、发热、头痛等症状的处理,发生静脉炎的局部处理等。同时应注意加强饮食营养,原发基础疾病的治疗,对于免疫功能低下患者可考虑适当地给予免疫增强剂治疗。

(九)预防

1. 注意个人和环境卫生　做好卫生宣教工作,加强家鸽和广场鸽子饲养的卫生管理,及时处理鸽粪,防止鸽粪污染空气。

2. 高危人群　如恶性肿瘤、长期大剂量应用糖皮质激素、自身免疫性疾病、器官移植、艾滋病及特发性 CD4+T 淋巴细胞减少症等患者,应避免高危环境,如流行区域的鸟排泄物或某些树木的接触,同时应高度警惕隐球菌感染发生的可能。

3. 艾滋病的防治也极为关键　艾滋病的控制将大大降低隐球菌感染的发生。高效抗反转录病毒治疗(highly active antiretroviral therapy, HAART)仍是艾滋病患者预防感染的最佳方法,通过提高机体细胞免疫功能而起到预防作用。

(朱利平)

【参考文献】

刘正印,王贵强,朱利平,等,2018.隐球菌性脑膜炎诊治专家共识.中华内科杂志,57(5)：317-323.

赵华真,曹亚辉,陈艳琼,等,2016.高剂量氟康唑治疗难治性隐球菌脑膜炎的安全性与疗效.中华传染病杂志,33(3)：146-149.

中国成人念珠菌病诊断与治疗专家共识组,2020.中国成人念珠菌病诊断与治疗专家共识.中华内科杂志,59(1)：5-17.

中国侵袭性真菌感染工作组,2020.血液病/恶性肿瘤患者侵袭性真菌感染的诊断标准与治疗原则(第6次修订版).中华内科杂志,59(10)：754-763.

中国医药教育协会真菌病专业委员会,2022.侵袭性真菌病实验室诊断方法临床应用专家共识.中华内科杂志,61(2)：134-141.

朱利平,翁心华,2021.非艾滋病相关隐球菌性脑膜炎的再认识.中华传染病杂志,39(10)：583-587.

Denning D W，Cadranel J，Beigelman-Aubry C，et al，2016. Chronic pulmonary aspergillosis：rational and clinical guidelines for diagnosis and management. Eur Respir J，47：45-68.

Donnelly J P，Chen S C，Kauffman C A，et al，2020. Revision and update of the consensus definitions of invasive fungal disease from the European Organization for Research and Treatment of Cancer and the Mycoses Study Group Education and Research Consortium. Clin Infect Dis，71(6)：1367-1376.

Pappas P G，Kauffman C A，Andes D，et al，2016. Clinical practice guidelines for the management of Candidiasis：2016 update by the Infectious Diseases Society of America. Clin Infect Dis，62(4)：e1-e50.

Patterson T F，Thompson III G R，Denning D W，et al，2016. Practice guidelines for the diagnosis and management of aspergillosis：2016 update by the Infectious Diseases Society of America. Clin Infect Dis，63(4)：e1-e60.

Perfect J R，Dismukes W E，Dromer F，et al，2010. Clinical practice guidelines for the management of cryptococcal diseases：2010 update by the Infectious Diseases Society of America. Clin Infect Dis，50：291-322.

Zhou L H，Jiang Y K，Li R Y，et al，2020. Risk-based estimate of human fungal disease burden，China. Emerg Infect Dis，26(9)：2137-2147.

【思考题】

(1) 简述念珠菌血症的治疗原则。

(2) 简述隐球菌脑膜炎的诊断与鉴别诊断。

(3) 简述肺曲霉病的诊断。

第二篇

经典和新发传染病

第八章

鼠　疫

鼠疫(plague)是由鼠疫耶尔森菌引起的广泛流行于野生啮齿动物中的自然疫源性疾病,是人畜共患病。俗称黑死病,为烈性传染病。其媒介为带菌的鼠蚤,经叮咬人的皮肤传入引起腺鼠疫;经呼吸道传入引起肺鼠疫,可发展为败血症,传染性强,病死率高。为国际检疫的传染病和我国法定甲类传染病,也是生物恐怖的重要病种。病程早期进行抗菌治疗可大大降低病死率。鼠疫在世界历史上曾发生三次大流行,病死率极高。第1次发生在公元6世纪,从地中海传入欧洲,死亡近1亿人;第2次发生在14世纪,波及欧洲、亚洲、非洲;第3次是18世纪,传播32个国家。14世纪大流行时波及我国。1992年全世界报告发生人间鼠疫的有巴西、中国、马达加斯加、蒙古国、缅甸、秘鲁、美国、越南及刚果民主共和国9个国家,共1 582例,患者大多集中在非洲,病死率为8.7%。我国29例,集中在西双版纳。1994年印度暴发鼠疫693例。我国证实的鼠疫疫源地分布在17个省(自治区)、216个县。动物鼠疫不断,人间鼠疫由1985年两个省(自治区)(青海、西藏)扩大至云南、内蒙古、新疆、甘肃等六个省(自治区),我国防治鼠疫的工作仍非常重要。

一、病原学

鼠疫杆菌属肠杆菌科耶尔森菌属。为革兰氏染色阴性短小杆菌,长1~1.5 μm,宽0.5~0.7 μm,两端染色较深。无鞭毛,不活动,不形成芽孢。在动物体内和弱酸性含血的培养基上可由荚膜形成。从患者或死于鼠疫的人或动物取材的新鲜标本中可见典型的鼠疫杆菌,呈散在或小堆,偶见链状排列,在脏器压印标本中,可以看到吞噬细胞内、外均有鼠疫耶尔森菌,对鉴别杂菌污染有很大价值,因动物死亡后,污染杂菌不会被吞噬细胞吞噬。兼性需氧,最适生长温度为28~30℃,普通培养基上生长缓慢,需培养72 h以上。在陈旧培养基及化脓病灶中呈多形性。

本菌抗原成分:① 荚膜FI(fraction I)抗原,分两种,一种为多糖蛋白质(F-I),另一种为蛋白质(F-IB)。属糖蛋白,抗原性较强,特异性较高,有白细胞吞噬作用,可用凝集、补体结合或间接血凝试验检测;亦可产生保护性抗体。② 毒力V/W抗原。由质粒介导,仅存于毒型菌株。在细胞表面,V抗原是蛋白质,可使机体产生保护性抗体,W抗原为脂蛋白,不使机体产生保护力。V/W抗原结合物有促使产生荚膜,抑制吞噬作用,并在细胞内保护细菌生长繁殖,与细菌的侵袭力有关。FI、V和W菌体抗原均能吞噬并增强细菌毒力。③ T抗原。其中的外毒素为一种不耐热、可溶性类外毒素蛋白,仅对小鼠和大鼠有很强的毒性,内毒素位于细胞壁,属类脂多糖蛋白复合物,为一种耐热不溶性脂糖蛋白复合物,有很强的热原性,为鼠疫致病、致死的毒性物质。

鼠疫杆菌产生两种毒素,一为鼠毒素或外毒素(毒性蛋白质),由18种氨基酸组成,对小鼠和大鼠毒性强,对豚鼠、家兔、猴等无毒性。另一为内毒素(脂多糖),较其他革兰氏阴性菌内毒素毒性强,其所致病理变化主要是外周血管损伤、肾小管损伤和肝脏脂肪变性,能引起发热、弥漫性血管内凝血、组织器官内溶血、脓毒症休克、局部及全身施瓦茨曼(Shwartzman)反应。其他尚有扩散因子、毛细管渗透因子和核糖核酸酶等均与致病力有关。

鼠疫杆菌在低温及有机体内生存较长时间,在脓痰中存活 10～20 天,在尸体内可存活数周至数月,蚤粪中存活 1 个月以上;对光、热、干燥及一般消毒剂均甚敏感。日光直射 4～5 h 即死,加热 55℃ 15 min 或 100℃ 1 min、5％石炭酸、5％来苏、0.1％升汞、5％～10％氯胺均可将鼠疫杆菌杀死。鼠疫杆菌可存在于患者的组织、血液和体液中,粪便亦可带菌。

二、流行病学

1. 传染源 主要传染源为鼠类和其他啮齿类动物。鼠疫患者也可以成为传染源。鼠疫为典型自然疫源性疾病,在人间流行前,一般先在鼠间流行。鼠间鼠疫传染源(储存宿主)有野鼠、地鼠、狐、狼、猫、豹等,其中黄鼠属和旱獭属最重要。家鼠中的黄胸鼠、褐家鼠和黑家鼠是人间鼠疫的重要传染源。当每公顷发现 1.5 只以上的鼠疫死鼠,该地区又有居民点,暴发人间鼠疫的危险性极高。各型均可成为传染源,因肺鼠疫可通过飞沫传播,故鼠疫传染源以肺型最重要。败血症型早期的血有传染性。腺鼠疫仅在脓肿破溃后或被蚤吸血时才传染。三种类型可相互转化。

2. 传播途径 动物和人间鼠疫的传播主要以鼠蚤为媒介。当鼠蚤吸取含病菌的鼠血后,细菌在蚤胃内大量繁殖,形成菌栓堵塞前胃,当蚤再叮咬时,病菌随之注入动物或人体内。蚤粪也含鼠疫杆菌,可因搔痒进入皮内。此种"啮齿动物→鼠蚤→人"传播方式是鼠疫的主要传播方式。少数可因直接接触患者痰液、脓液或病兽的皮、血、肉经破损皮肤黏膜受染。肺鼠疫患者可借飞沫传播,造成人间肺鼠疫大流行。

3. 人群易感性 人群对鼠疫普遍易感,有一定数量隐性感染,无性别年龄差异。病后可获持久免疫。预防接种可获一定免疫力,降低易感性。

4. 流行特征

(1) 世界各地存在许多鼠疫自然疫源地,野鼠鼠疫长期存在,呈反复流行与静止交替,随时威胁人类。人间鼠疫流行发生于动物间鼠疫之后。首先是野鼠间鼠疫流行,再传至家鼠,最后传染人。偶因狩猎、考察、施工、军事活动进入疫区而被感染。

(2) 流行性:本病多由疫区借交通工具向外传播,形成外源性鼠疫,引起流行、大流行。

(3) 季节性与鼠类活动和鼠蚤繁殖情况有关。流行季节与鼠类活动和鼠蚤繁殖有关,南方多在春夏季节,北方多在夏秋季节。人间鼠疫多在 6～9 月份。肺鼠疫多在 10 月份后流行。

(4) 隐性感染:在疫区已发现无症状的咽部携带者。

三、发病机制

鼠疫杆菌侵入皮肤后,靠荚膜、V/W 抗原抑制吞噬细胞吞噬,先局部繁殖,后靠透明质酸及溶纤维素等作用,经淋巴管至局部淋巴结繁殖,引起原发性淋巴结炎及周围组织炎症反应,淋巴结高度充血、出血,受累淋巴结可互相融合,周围组织水肿、出血,淋巴结内含大量病菌及毒素,进入血流引起全身感染、败血症及严重毒血症状,如病变不继续发展,即呈原发性淋巴结炎(腺鼠疫)。淋巴结里大量繁殖的病菌及毒素入血,引起全身感染、败血症、血管内栓塞及 DIC 和严重中毒症状。脾、肝、肺、中枢神经系统均可受累。病菌随血液循环波及肺部,发生继发性肺鼠疫。肺部以充血、水肿、出血为主,肺门淋巴结肿大,支气管与肺泡内充满稀薄的血性渗出物。病菌如直接经呼吸道吸入,则先在局部淋巴组织繁殖,继而波及肺部,引起原发性肺鼠疫。

在原发性肺鼠疫基础上,病菌侵入血流,形成败血症,称继发性败血症型鼠疫。少数感染极严重者,病菌迅速直接入血,并在其中繁殖,称原发性败血症型鼠疫,病死率极高。

鼠疫基本病变是血管和淋巴管内皮细胞损害及急性出血性、坏死性病变。淋巴结皮质和髓质界限不清,呈凝固性坏死。淋巴结肿常与周围组织融合,形成肿块,呈暗红或灰黄色;镜检可见充血、水肿、出血,细胞退行性变性和坏死,炎症细胞浸润及细菌团块等;脾、骨髓广泛出血;皮肤黏膜有出血点,浆膜腔发生血性积液;心、肝、肾可见出血性炎症。肺鼠疫呈支气管或大叶性肺炎,支气管及肺泡有出血性浆液性渗出及散在菌栓引起的坏死结节。气管、支气管黏膜高度充血,管腔内充塞大量含菌的泡沫状血性、浆液性渗出液,其中含菌。

四、临床表现

潜伏期一般 2～5 天,预防接种后可延至 9～12 天。腺鼠疫和皮肤型鼠疫的潜伏期为 2～8 天,原发性肺鼠疫和败血型鼠疫的潜伏期较短,为 1～3 天,甚至仅数小时。

临床上有腺型、肺型、败血型及轻型。除轻型外,各型初期的全身中毒症状大致相同。鼠疫的典型临床表现为:急性起病、寒战、高热,体温突然上升,稽留热。剧烈头痛,可出现中枢性呕吐、呼吸急促、心动过速、血压下降。重型病例早期即可出现血压下降、意识不清、谵妄等。

(1) 腺鼠疫:占 85％～90％。除全身中毒症状外,以急性淋巴结炎为特征。常发生于流行初期,急起寒战、高热、头痛、乏力、全身酸痛,偶有恶心、呕吐、烦躁不安、皮肤瘀斑、出血。发病时即可见蚤叮咬处引流区淋巴结肿痛,发展迅速,第 2～4 天达高峰。因下肢被蚤咬机会较多,故腹股沟淋巴结炎最多见,约占 70％;其次为腋下、颈部及颌下。也可几个部位淋巴结同时受累。局部淋巴结肿痛,病后第 2～3 天症状迅速加剧,红、肿、热、痛并与周围组织粘连成块,剧烈触痛,患者处于强迫体位。4～5 天后淋巴结化脓溃破,随之病情缓解。部分可发展成败血症、严重毒血症及心力衰竭或肺鼠疫而死;抗生素治疗后,病死率可降至 5％～10％。

(2) 肺鼠疫:是最严重的一型,病死率极高。可原发或继发于腺型,多见于流行高峰。该型起病急骤,发展迅速,除严重中毒症状外,起病 24～36 h 内出现剧烈胸痛、咳嗽、咯大量泡沫血痰或鲜红色痰;呼吸急促,并迅速出现呼吸困难和发绀;肺部可闻及少量散在湿啰音,可出现胸膜摩擦音;胸部 X 线呈支气管炎,与病情严重程度不一致。如抢救不及时,多于 2～3 天内因心力衰竭、出血而死亡。

(3) 败血症型鼠疫:又称暴发型鼠疫,可原发或继发。原发型败血症型鼠疫因免疫功能差,菌量多,毒力强,发展极其迅速。常突然高热或体温不升、神志不清、谵妄或昏迷。

无淋巴结肿。皮肤黏膜出血、鼻衄、呕吐、便血或血尿、DIC 和心力衰竭，多在发病后 24 h 内死亡，很少超过 3 天。病死率高达 100%。因皮肤广泛出血、瘀斑、发绀、坏死，死后尸体呈紫黑色，俗称"黑死病"。继发性败血症型鼠疫，可由肺鼠疫、腺鼠疫发展而来，症状轻重不一。

（4）轻型鼠疫：又称小鼠疫，不规则低热，全身症状轻微。患者可照常工作，局部淋巴结肿大，轻度压痛，偶见化脓。无出血现象，血培养可阳性。多见于流行初、末期或预防接种者。

（5）其他少见类型：① 皮肤型，鼠疫杆菌侵入局部皮肤出现痛性红斑，数小时后发展成水疱、脓疱，表面覆盖黑色痂皮，周围有暗红色浸润，基底为坚硬溃疡，颇似皮肤炭疽。偶见全身性脓疱，类似天花，有天花样鼠疫之称。② 脑膜脑炎型，多继发于腺型或其他型鼠疫。出现脑膜脑炎症状、体征时，脑脊液为脓性，涂片或培养可检出鼠疫杆菌。③ 眼型，病菌侵入眼结膜，引起结膜充血，致化脓性结膜炎。④ 肠炎型，除全身中毒症状外，有腹泻及黏液血样便，并有呕吐、腹痛、里急后重，粪便可检出病菌。⑤ 咽喉型，病菌由口腔侵入，引起急性咽炎及扁桃体炎，可伴有颈部淋巴结肿大，亦可为无症状的隐性感染，但咽部分泌物培养可分离出鼠疫杆菌，多为曾接受预防接种者。

五、诊断与鉴别诊断

（一）诊断

第一例患者及时发现与确诊对本病的控制与预防极为重要。当地曾有鼠间鼠疫流行或患者有赴疫区史；接触可疑动物或类似患者；根据各型临床特点应考虑本病。实验室诊断是确诊的最重要依据。对一切可疑患者均需作细菌学检查，对疑似鼠疫患者尸体，应争取病理解剖或穿刺取材行细菌学检查。血清学应以双份血清升高 4 倍以上作为诊断依据。

1. 一般检查

（1）血常规：白细胞总数大多升高，常达（20～30）×10^9/L 以上。初为淋巴细胞增高，后中性粒细胞显著增高，红细胞、血红蛋白与血小板减少。肠炎型者可有血样或黏液样血便。

（2）尿：尿量减少，有蛋白尿及血尿。

（3）大便：大便隐血可阳性，肠炎型者呈血性或黏液血便，培养常阳性。

2. 细菌学检查　　采取淋巴结穿刺液、脓、痰、血、脑脊液等进行检查。

（1）涂片检查：用上述材料作涂片或印片，革兰氏染色可找到革兰氏阴性两端浓染的短杆菌。50%～80% 阳性。

（2）细菌培养：接种于普通琼脂或肉汤培养基。腺鼠疫早期血培养阳性率为 70%，晚期可达 90% 左右，败血症时可达 100% 阳性。

（3）噬菌体裂解试验：用鼠疫噬菌体加入已检出的可疑细菌中，可看到裂体及溶菌现象。

（4）动物接种：将标本制成生理盐水乳剂，注射于豚鼠或小白鼠皮下或腹腔内，动物于 24～72 h 死亡，取内脏作细菌检查。

一般检查程序包括显微镜涂片检查、培养、鼠疫噬菌体裂解试验和动物实验，简称四步试验，以上四步均获阳性结果可确诊鼠疫。

3. 血清学检查

（1）间接血凝反应（IHA）：用 F1 抗原检测患者或动物血清中 F1 抗体。F1 抗体持续 1～4 年，故常用于流行病学调查及回顾性诊断。

（2）荧光抗体：用荧光标记的特异性抗血清染色检测可疑标本中的抗体，其特异性、灵敏性较高。

（3）放射免疫沉淀试验（RIP）：敏感性、特异性较高，是目前鼠疫监测，追溯诊断较为理想的方法之一，作为补充 IHA 的不足，具有一定的实用价值。

（4）葡萄球菌 A 蛋白的血凝改进方法（SPA-IHA）：比间接血凝的检出率高，方法更简便，适用于野外基础实验。

4. PCR 检查　　可以在几小时内作出诊断，是一种快速而高度特异的方法，对鼠疫监测、临床早期诊断及分子流行病学调查有重要意义。

5. 其他检查　　① ELISA 法：较间接血凝法更敏感。用于测定 F1 抗体，亦可用抗鼠疫耶尔森菌 IgG 测定 F1 抗原，效价 1：400 以上为阳性。② 放射免疫法：可测定 F1 抗体，灵敏性高，适合大规模流行病学调查。

（二）鉴别诊断

各型鼠疫早期应与斑疹伤寒、流行性出血热、恙虫病、钩端螺旋体病等鉴别。

1. 腺鼠疫　　与下列疾病鉴别：① 急性淋巴结炎，有明显外伤，常有淋巴管炎、全身症状轻。② 丝虫病的淋巴结肿大，丝虫病急性期其淋巴结炎与淋巴管炎常同时发生，数天后可自行消退，全身症状轻，晚上血片检查可找到微丝蚴。③ 兔热病，由兔热菌感染引起，全身症状轻，腺肿边界明显，可移动，皮色正常，无痛，无被迫体姿，预后较好。

2. 败血症型鼠疫　　需与有败血症样表现的疾病如炭疽败血症、钩端螺旋体病、流行性出血热、流行性脑脊髓膜炎等相鉴别。应及时检测病原或抗体，并根据流行病学、症状体征鉴别。

3. 肺鼠疫　　需与大叶性肺炎、支原体肺炎、肺型炭疽、肺出血型钩端螺旋体病等鉴别。主要根据临床表现及痰病原学检查鉴别。

4. 炭疽　　皮肤鼠疫应与皮肤炭疽鉴别。

5. 轻型鼠疫　　需与急性淋巴结炎、恙虫病、钩端螺旋体病、兔热病等相鉴别，有赖于病原学检查。

六、治疗

凡确诊或疑似鼠疫患者，均应对其迅速组织严密的隔离，就地治疗，不宜转送。隔离到症状消失、血液、局部分泌物或痰培养（每 3 天 1 次）3 次阴性，肺鼠疫 6 次阴性。

1. 一般治疗及护理

（1）严格隔离消毒：患者应严格隔离于隔离病院或隔离病区，病区内必须做到无鼠无蚤。尽可能单间隔离，条件不允许者，可对同类型鼠疫病例进行同室隔离。入院时对患者做好卫生处理（更衣、灭蚤及消毒）。病区、室内定期消毒，患者排泄物和分泌物应用漂白粉或来苏液彻底消毒。工作人员在护理和诊治患者时应穿"五紧"的连衣裤防护服，戴棉花纱布口罩，穿长筒胶鞋，戴薄胶手套及防护镜。

（2）饮食与补液：急性期应给患者流质饮食，充分供应液体，或予葡萄糖、生理盐水静脉滴注,以利毒素排泄。

（3）护理：严格遵守隔离制度,做好护理工作,消除患者顾虑,达到安静休息目的。

（4）出院标准：隔离到症状消失,每3天进行1次血液或局部分泌物培养,3次阴性方可出院。肺鼠疫患者体温恢复正常,一般症状消失,血、痰及咽部分泌物连续3次以上鼠疫杆菌检测阴性(每隔3天做鼠疫杆菌试验1次)可出院。

2. 病原治疗　　治疗原则是选用敏感抗菌药物,早期、联合、足量。头孢曲松和环丙沙星疗效最好,且无严重不良反应。其次为氨苄西林,疗效较好,传统药物中链霉素为首选。

可选下列抗生素联合应用：① 链霉素：治疗各型鼠疫。成人首剂1 g,以后每次0.5 g,每4 h 1次,肌内注射,1～2天后改为每6 h 1次。小儿每天20～40 mg/kg,新生儿每天10～20 mg/kg,分2～4次肌内注射。对严重病例应加大剂量,最初两天,每天4 g,继以每天2 g,分4次肌内注射。链霉素可与磺胺类或四环素联用,以提高疗效。疗程一般7～10天,甚至15天。② 庆大霉素：每次8万IU,每天24万～32万IU,分3～4次肌内注射或稀释后静脉滴注,持续7～10天。③ 四环素：对链霉素耐药时可选用。轻症者开始两天,每天2～4 g,分次口服,以后每天2 g;严重者宜静脉滴注,第1次0.75～1 g,每天2～3 g,好转后改口服。疗程7～10天。④ 氯霉素：每天3～4 g,分次静脉滴注或口服,退热后减半,疗程5～6天。对小儿及孕妇慎用。⑤ 磺胺嘧啶：首剂5 g,4 h后2 g,以后每4 h 1 g,与等量碳酸氢钠同服,用至体温正常3天为止。不能口服者,可静脉注射。磺胺只对腺鼠疫有效,严重病例不宜单独使用。

3. 对症治疗　　急性期应绝对卧床休息,给予流质或半流质饮食及足量水分,并按需要静脉补液。烦躁不安或局部淋巴结疼痛者用镇静止痛剂。注意保护心肺功能,有心衰或休克者,及时强心和抗休克治疗;有DIC者采用肝素抗凝;中毒症状严重者可适当使用皮质激素。对腺鼠疫淋巴结肿切忌挤压,可用湿热敷或红外线照射,未化脓者勿切开,以免引起全身播散。结膜炎可用0.25%氯霉素滴眼,每天数次。皮肤病灶可给予0.5%～1%的链霉素软膏涂抹。眼鼠疫可用四环素、氯霉素眼药水滴眼。

七、预防

1. 严格控制传染源

（1）消灭动物传染源：对自然疫源地进行疫情监测,控制鼠间鼠疫。广泛开展灭鼠运动。旱獭在某些地区是重要传染源,可捕杀。

（2）管理患者：发现疑似或确诊患者,立即按紧急疫情上报,同时严密隔离患者,禁止探视及患者往来。彻底消毒患者排泄物。死亡患者应火葬或深埋。接触者应检疫9天,对曾接受预防接种者,检疫期应延至12天。

2. 切断传播途径　　彻底灭蚤,对猫、狗、家畜等要喷药;加强交通及边境检疫,对来自疫源地的外国船只、车辆、飞机等均应进行严格边境卫生检疫,对乘客进行隔离留检。

3. 保护易感者

（1）预防接种：自鼠间开始流行时,对疫区及周围居民、进入疫区的工作人员均应预防接种。常用为无毒株干燥活菌苗,皮肤划痕法接种,即2滴菌液,相距3～4 cm。2周后可获免疫。一般每年接种一次,必要时6个月后再接种一次。我国研制的06173菌苗免疫动物后产生 F1 抗体较 EV 株效果提高 1 倍。

（2）个人防护：进入疫区的医务人员，必须接种菌苗，两周后方能进入疫区。工作时必须穿防护服、戴口罩、帽子、手套、眼镜、穿胶鞋及隔离衣。接触患者后可服下列一种药物预防，四环素每天 2 g，分 4 次服；磺胺嘧啶每天 2 g，分 4 次服；或链霉素每天 1 g，分 1～2 次肌内注射，连续 6 天。

（3）预防性用药：可口服磺胺嘧啶，每次 1 g，每天 2 次。亦可用四环素，每次 0.5 g，每天 4 次口服，均连用 6 天。

八、预后

以往腺鼠疫的病死率在 20%～70%，自应用抗菌药物后，病死率已降至 5% 左右。肺型、败血症型、脑膜型等鼠疫患者在未接受特效治疗时病死率几乎 100%，如及早积极处理，病死率可大幅降低。

（蒋卫民）

【参考文献】

林果为，王吉耀，葛均波，2022.实用内科学.第 16 版.北京：人民卫生出版社.

翁心华，张婴元，2009.传染病学.第 4 版.上海：复旦大学出版社.

Faccini-Martínez A A，Sotomayor H A，2013. Historical review of the plague in South America：a little-known disease in Colombia. Biomedica，33(1)：8－27.

Neubauer H K，Sprague L D，2003. Epidemiology and diagnostics of Yersinia infections. Adv Exp Med Biol，529：431－438.

【思考题】

（1）简述鼠疫的临床类型和各型的临床表现。

（2）鼠疫的基本病理变化有哪些？

（3）鼠疫的治疗原则及病原治疗方案是什么？

第九章

霍　乱

　　霍乱(cholera)是由霍乱弧菌(Vibro cholerae)所致的烈性肠道传染病,我国列为甲类传染病。由饮生水、生食海鲜引发。发病高峰期在夏季,由霍乱弧菌所致,通常为血清型O1的霍乱弧菌,也有非O1群的O139弧菌。霍乱弧菌能产生霍乱毒素,造成分泌性腹泻。临床表现轻重不一,典型病例病情严重,有剧烈吐泻、脱水、微循环衰竭、代谢性酸中毒和急性肾功能衰竭等,治疗不及时常易死亡。自1817年以来,已经有过7次世界大流行,从1961年延续至今的第七次霍乱大流行由EL Tor型引起。现在霍乱呈地方性流行。

一、病原学

　　霍乱弧菌有两种生物型即古典生物型(classical biotype)及埃尔托生物型(EL Tor biotype),引起的疾病过去分别称为霍乱和副霍乱,鉴于霍乱弧菌的两个生物型在形态和血清学方面几乎一样,所致感染的临床表现和防治措施也基本相同,故而统称为霍乱。

　　1. 形态染色　　霍乱弧菌革兰氏染色呈阴性,菌体长 1.5～2.0 μm,宽 0.3～0.4 μm,弯曲如逗点状,有一根极端鞭毛,其长度为菌体的 4～5 倍。该菌运动活泼,在暗视野悬液中可见穿梭运动,粪便直接涂片检查可见呈"鱼群"样排列的弧菌。

　　2. 培养特性　　O1 和 O139 型霍乱弧菌属兼性厌氧菌,营养要求简单,在普通培养基上生长良好,培养温度以 37℃ 为适宜,钠离子可刺激生长,最适宜 pH 为 7.2～7.4。选择性培养基常选用 pH 8.4～8.6,或 pH 9.2,以抑制其他细菌生长。O1 群/O139 型霍乱弧菌繁殖速度快,在蛋白胨水中生长迅速,初期即可显著超过大肠杆菌。菌落形态在不同培养基上略有差别。

　　3. 生化反应　　O1/139 型霍乱弧菌均能发酵蔗糖和甘露糖,不发酵阿拉伯糖。大多数埃尔托生物型 V-P 试验阳性,而古典型霍乱弧菌除少数外,均阴性,O139 霍乱弧菌均呈阳性。溶血性方面,古典霍乱弧菌不产生可溶性溶血素,近来的埃尔托弧菌流行株未见出现溶血者。O139 型霍乱弧菌溶血能力弱。

　　4. 抵抗力　　霍乱弧菌经干燥 2 h 或加热 55℃ 10 min 即可死亡,煮沸立即死亡。弧菌接触 1：(5 000～10 000)盐酸、硫酸,1：(2 000～3 000)升汞或 1：500 000 高锰酸钾,数分钟即被杀灭,在 0.1% 含氯石灰中 10 min 即死亡。霍乱弧菌在正常胃酸中能生存4 min,在未经处理的粪便中存活数天。在蔬菜水果上能存活 7 天左右,在高盐(15% 以上)、高糖(40% 以上)或干燥食品中,存活 7～14 天。冰箱中的鲜肉、鱼虾和其他水产品上的霍乱弧菌分别存活 2～4 周、1 周和 1～3 周。

　　5. 抗原结构　　霍乱弧菌有耐热的菌体(O)抗原和不耐热的鞭毛(H)抗原。H 抗原为霍乱弧菌属所共有;O 抗原有群特异性和型特异性两种抗原,是霍乱弧菌分群和分型的基础。根据菌体(O)抗原、霍乱弧菌可分为 200 多个血清群,其中仅 2 个血清群(产毒性

O1 和 O139 群)可引起霍乱。

6. 分类　　WHO 腹泻控制中心将霍乱弧菌分为 3 群。

(1) O1 群：引起全球霍乱流行，分两种主要亚型，稻叶型和小川型。O1 型分成两种生物型，包括古典生物型霍乱弧菌和埃尔托生物型。埃尔托生物型是目前全球霍乱流行生物型。

(2) O139 群：在印度等地暴发后即被认定为真正的霍乱弧菌，此菌源自埃尔托弧菌的基因突变，是近 20 年主要流行株，但目前不是主要流行群。

(3) 非 O1/O139 群：非 O1/O139 群在人类不致病或症状轻微，在免疫缺陷患者或肝病基础有潜在致命性感染。

二、流行病学

1. 传染源　　患者与带菌者是霍乱的传染源。典型患者的吐泻物含菌量甚多，粪便可含 $(0.01\sim1)\times10^9$/L 弧菌，对疾病传播起重要作用。轻型患者及健康带菌者不易检出，两者皆为危险传染源。潜伏期带菌者尚无症状而恢复期带菌者排菌时间一般不长，所以两者作为传染源的意义仍居其次，但国内有报告排菌时间长达 4~6 个月者，需予以注意。

2. 传播途径　　本病主要借水传播，污染的食品对传播也很重要，手及苍蝇等污染细菌后对传播疾病也起一定作用。

海洋甲壳类生物表面可黏附埃尔托弧菌，后者分泌甲壳酶，分解甲壳以供给弧菌作为营养而使之长期存活。当人群进食污染海产品后可造成霍乱感染和流行，国内生食、半生食或盐腌生食所致霍乱占饮食感染的 80%。

因此，霍乱的危险因素依次为：喝生水、生食或半生食海产品、喝不卫生饮料等。

3. 人群易感性　　男女老幼均对本病易感。在人群免疫力有限地区，可能发生大规模流行，成人和儿童发病率相近；在高流行地区，霍乱在 5 岁以下儿童发病率最高，可能与该年龄段人群缺乏保护性免疫。流行特征：我国霍乱的流行高峰为 7~11 月份，但全年均有病例发生。本病有暴发及散发两种类型，暴发常有水型及食物型两种，散发指数周至数月内仅少数病例发生。

霍乱流行危险因素：包括曾至霍乱流行国家旅游；近期进食过污染食物或贝壳类食物；曾住卫生条件差的避难场所；访问近期洪水暴发过地区；家庭成员中霍乱感染者；有霍乱密切接触史；营养不良；胃酸分泌减少病史；HIV 感染者。

三、发病机制

人体对霍乱存在非特异性免疫，以抵挡霍乱弧菌等的侵入。其中胃酸起主要作用，胃大部切除后、大量饮水、过量进食均使胃酸稀释进而降低对霍乱弧菌的抵抗力。但正常人食入霍乱弧菌量超过 $(0.1\sim1)\times10^9$/L，也可发病。霍乱弧菌通过以下致病因子致病。

1. 黏附作用　　霍乱弧菌对人体的其他屏障如肠道动力、肠腔黏液、酶及胆盐等可以适应。霍乱弧菌通过鞭毛活动、黏蛋白溶解酶、黏附素以及细菌的化学趋化作用等，使弧菌能成功地黏附于肠黏膜上皮细胞表面，但不侵入细胞内，随着细菌的繁殖，肠毒素起重要的致病作用。

2. 毒素作用　　霍乱弧菌存在 9 种毒素，其中霍乱肠毒素(cholera toxin, CT)最为重要，其他还有小带联结毒素及辅助霍乱肠毒素等。

3. 定居因子 定居因子也起重要作用，包括以下几种：脂多糖（LPS）、毒素协调调解菌毛（toxin coregulated pilus A，TcpA）、核心编码菌毛（core encoded pilus，Cep）、鞭毛鞘蛋白、血凝素与外膜蛋白（OMP）等。

4. 病理生理过程 剧烈腹泻和呕吐，导致水和电解质大量丢失，迅速造成严重脱水，随之出现微循环衰竭，以及钾、钠、钙和氯化物的丧失，可发生肌肉痉挛、低钠、低钾和低钙血症等。因肠液中大量的水、电解质、黏液和胆汁量少，吐泻物呈米泔水样。碳酸氢盐的丢失导致代谢性酸中毒。由于循环衰竭造成的肾缺血、低钾及毒素对肾脏的直接作用，可引起肾功能减退或衰竭。

5. 病理改变 病理解剖可见小肠仅有轻微炎症。绒毛细胞有变形的微绒毛或无微绒毛相伴的大伪足样胞质突起，自尖端细胞表面伸入肠腔。隐窝细胞也有伪足样突起伸到隐窝腔内。上皮细胞有线粒体肿胀、嵴的消失、高尔基体泡囊数增加、内质网的扩张和囊泡形成。死亡患者的主要病理变化为严重脱水现象：尸僵出现早，皮肤干而呈发绀，皮下组织及肌肉干瘪。内脏浆膜无光泽，肠内充满米泔水样液体，胆囊内充满黏稠胆汁。心、肝、脾等脏器均见缩小。肾小球及间质的毛细管扩张，肾小管细胞肿胀、变性及坏死。其他脏器也有出血、变性等变化。

6. 其他 ① 霍乱弧菌分泌的神经氨酸酶可促进肠毒素与受体的结合。② 血凝素的功能尚不太清楚。③ 霍乱弧菌可产生溶血素，除有溶血活性外，尚有细胞毒，心脏毒及致死毒作用。

四、临床表现

潜伏期 1～3 天，短者数小时，长者 7 天，大多急起，少数在发病前 1～2 天有头昏、疲劳、腹胀、轻度腹泻等前驱症状。古典生物型与 O139 型霍乱弧菌所致者症状较严重，埃尔托型引起的多数为轻型或无症状者。

（一）典型病程

典型霍乱病程分以下 3 期。

1. 泻吐期 绝大多数患者以急剧腹泻开始，继而出现呕吐。一般不发热，仅少数有低热。腹泻为无痛性，少数患者可因腹直肌痉挛而引起腹痛，不伴里急后重。大便开始为泥浆样或水样，带粪质；迅速变为米泔水样或无色透明水样，无粪臭，略有淡甜或鱼腥味，含大量片状黏液，少数重症患者偶有出血时，则大便呈洗肉水样，出血多可呈柏油样，出血患者以埃尔托型所致者为多。大便量多，每次可超过 1 000 mL，每天 10 余次，甚至难以计数。呕吐多在腹泻后出现，常为喷射性和连续性，呕吐物先为胃内容物，以后为清水样。严重者可为白色浑浊的"米泔水"样，轻者可无呕吐。本期持续数小时至 2 天。

2. 脱水期 由于频繁的腹泻和呕吐，大量水和电解质丧失，患者迅速出现脱水和微循环衰竭。患者神志淡漠、表情呆滞或烦躁不安，儿童可有昏迷。口渴、声嘶、呼吸增快、耳鸣、眼球下陷、面颊深凹、口唇干燥、皮肤凉、弹性消失、手指皱瘪等。肌肉痉挛多见于腓肠肌和腹直肌。腹舟状，有柔韧感。脉细速或不能触及，血压低。体表体温下降，成人肛温正常，儿童肛温多升高。此期一般为数小时至 3 天。

3. 恢复期 患者脱水得到及时纠正后，多数症状消失而恢复正常，腹泻次数减少，甚至停止。发音恢复、皮肤湿润,尿量增加。约 1/3 患者有反应性发热,极少数患者,尤其是儿童可有高热。

(二) 临床类型

根据临床表现,霍乱可分为 5 型。

1. **无症状型** 感染后无任何症状,仅呈排菌状态,称接触或健康带菌者,排菌期一般为 5~10 天,个别人可迁延至数月或数年,成为慢性带菌者。

2. **轻型** 患者微感不适,每天腹泻数次,大便稀薄,一般无呕吐,无脱水表现,血压、脉搏均正常,血浆相对密度在 1.026~1.030 间,尿量无明显减少。

3. **中型** 吐泻次数较多,每天达 10~20 次。大便呈米泔水样,有一定程度的脱水。血压降低(收缩压为 70~90 mmHg),脉搏细速,血浆相对密度为 1.031~1.040,24 h 尿量在 500 mL 以下。

4. **重型** 吐泻频繁,脱水严重,血压低,甚至不能测出,脉速弱常不能触及,血浆相对密度>1.041,尿极少或无尿。

5. **暴发型** 亦称干性霍乱,甚罕见。起病急骤,不待泻吐出现,即因循环衰竭而死亡。

五、并发症

1. **循环衰竭** 严重脱水者在 24 h 内补足液体,循环衰竭仍有可能可逆。低血压时间超过 24~48 h,几乎不可避免导致死亡。

2. **肾功能衰竭** 由于休克得不到及时纠正和低血钾所引起,表现为尿量减少和氮质血症,严重者出现尿闭,可因尿毒症而死亡。

3. **急性肺水肿** 代谢性酸中毒可导致肺循环高压,后者又因补充大量不含碱的盐水而加重。

4. **其他** 低钾综合征、心律不齐及流产等。

六、实验室检查

(一) 血液检查

红细胞和血红蛋白增高,白细胞计数$(10\sim20)\times10^9/L$ 或更高,中性粒细胞及单核细胞增多。血清钾、钠、氯化物和碳酸盐降低,血 pH 下降,尿素氮、肌酐增加。治疗前由于细胞内钾离子外移,血清钾可在正常范围内,当酸中毒纠正后,钾离子移入细胞内而出现低钾血症。

(二) 尿检查

少数患者尿中可有蛋白质、红白细胞及管型。

(三) 病原菌检查

1. 一般检查

(1) 粪便镜检:可见黏液和少许红、白细胞。取粪便或早期培养物涂片作革兰氏染色镜检,可见革兰氏阴性稍弯曲的弧菌,无芽孢,无荚膜。O139 群弧菌除了可产生荚膜外,其余与 O1 群弧菌同。

(2) 悬滴检查:将新鲜粪便作悬滴或暗视野显微镜检,可见运动活泼呈穿梭状的弧菌。

2. 细菌培养

(1) 增菌培养：所有疑为霍乱患者的粪便，除作显微镜镜检外，均应作增菌培养。粪便留取应在使用抗菌药物之前，且应尽快送到实验室作培养。增菌培养基一般用 pH 8.4 的碱性蛋白胨水，36～37℃培养 6～8 h 后表面能形成菌膜。应进一步作分离培养、动力观察和制动试验。

(2) 分离培养：常用庆大霉素琼脂平皿或碱性琼脂平板。前者为强选择性培养基，36～37℃培养 8～10 h 霍乱弧菌即可长成小菌落。采用后者则需培养 10～20 h。选择可疑或典型菌落，用霍乱弧菌"O"抗血清作玻片凝集试验，若阳性即可出报告。

3. 免疫学试验　　制动试验：取急性期患者的水样粪便或碱性胨水增菌培养 6 h 左右的表层生长物，先作暗视野显微镜镜检，观察动力。如有穿梭样运动物时，则加入 O1 群多价血清一滴，若是 O1 群霍乱弧菌，由于抗原抗体作用，则凝集成块，弧菌运动停止。如加 O1 群血清后，不能停止运动，应再用 O139 血清重复试验。

七、诊断与鉴别诊断

1. 诊断标准　　具有下列之一者，可诊断为霍乱。

(1) 有腹泻症状，粪便培养霍乱弧菌阳性。

(2) 霍乱流行期间，在疫区内有典型的霍乱腹泻和呕吐症状，迅速出现严重脱水、循环衰竭和肌肉痉挛者。虽然粪便培养未发现霍乱弧菌，但并无其他原因可查者。如有条件可作双份血清凝集素试验，滴度 4 倍上升者可诊断。

(3) 疫源检索中发现粪便培养阳性、前 5 日内有腹泻症状者，可诊断为轻型霍乱。

2. 疑似诊断　　具有以下之一者。

(1) 具有典型霍乱症状的首发病例，病原学检查尚未肯定前。

(2) 霍乱流行期间与霍乱患者有明确接触史，并发生泻吐症状，而无其他原因可查者。

疑似患者应进行隔离、消毒，作疑似霍乱的疫情报告，并每天作大便培养，若连续 2 次大便培养阴性，可作否定诊断，并作疫情订正报告。

典型霍乱的临床表现也可由非 O1 群弧菌和产生肠毒素的大肠杆菌引起。前者多数患者的腹泻伴剧烈腹痛和发热；1/4 的患者粪便呈血性。大肠杆菌引起的腹泻一般病程较短。两者与霍乱的鉴别有赖于病原学检查。霍乱应与各种细菌性食物中毒相鉴别，如金黄色葡萄球菌、变形杆菌、蜡样芽孢杆菌及副溶血弧菌引起者，各种食物中毒起病急，同食者常集体发病，常先吐后泻，排便前有阵发性腹痛，粪便常为黄色水样，偶带脓血。部分患者的粪便呈洗肉水样或痢疾样，则需与细菌性痢疾鉴别，后者多伴腹痛和里急后重，粪便量少，呈脓血样。急性砷中毒以急性胃肠炎为主要表现，粪便为黄色或灰白水样，常带血，严重者尿量减少，甚至尿闭及循环衰竭等。检查粪便或呕吐物砷含量可明确诊断。

八、治疗

包括严格隔离、补液、抗菌及对症等。

1. 隔离　　确诊及疑诊病例应分别隔离，彻底消毒排泄物。患者症状消除后，粪便连续两次培养阴性方可解除隔离。

2. 补液　　在霍乱治疗中，补液是首要的治疗和抢救措施。

(1) 评估液体丢失：通过简单地检查精神状态、眼、口、皮肤和脉搏即很容易评估容量状态。容量不足的程度可根据 WHO 的标准进行分类：按体格检查发现，分为无容量不足（容量丢失<5%的体重）、部分容量不足（容量丢失为 5%～10% 的体重），以及重度容量不足（容量丢失>10% 的体重）。

(2) 口服补液：轻至中度脱水患者的首选补液疗法是 ORT。霍乱患者口服钾盐和碳酸盐可以吸收，对葡萄糖的吸收能力也无改变，且葡萄糖可促使氯化钠和水分的吸收。因此，对轻、中型患者可予口服补液，对重症患者先予以静脉补液，待休克纠正、情况改善后，再改为口服补液。ORS 标准口服补液盐，含钠 75 mmol/L，钾 20 mmol/L，氯 65 mmol/L，柠檬酸 10 mmol/L，葡萄糖 75 mmol/L，渗透压 245 mOsm/L。补液加温后口服或经鼻饲管注入。在第一个 6 h，成人口服液量为 700 mL/h，儿童每小时 15～25 mL/kg，腹泻严重时入液量可适当增加。以后每 6 h 口服量按前一个 6 h 出液量的 1.5 倍计算，呕吐物量应计算在出液量中，呕吐并非口服补液的禁忌。

(3) 静脉补液：重度血容量不足或休克患者应快速补足液体，需要静脉补液。估计的体液缺乏总量应在就诊 3～4 h 内补足。初始补液量为 100 mL/kg，持续 3 h（婴儿 5 h）的，其中最初半小时（婴儿为 1 h）为 30 mL/kg。重型霍乱患者在治疗的最初 24 h 通常需要平均 200 mL/kg 的等张口服或静脉液体，部分患者可能需要超过 350 mL/kg 的液体量。商业化静脉制剂中符合霍乱治疗需求的是乳酸林格液，因为该溶液含钾和碳酸氢钠，而这两种成分在霍乱患者粪便中均有丢失。

儿童患者的粪便含钠量较低而含钾量较高，失水较严重，病情发展较快，易发生低血糖昏迷、脑水肿和低钾血症，故应及时纠正失水和补充钾盐。轻者 24 h 补液量为 100～150 mL/kg，中、重型患儿 24 h 静脉补液各为 150～200 mL/kg，200～250 mL/kg。婴幼儿可适当增加。最初 15 min 内 4 岁以上儿童每分钟补液 20～30 mL，婴幼儿 10 mL/min。婴幼儿的补液量为 10 mL/kg，其总量的 40% 于 30 min 内输入，余量于 3～4 h 输完。

碱性药物的补充使代谢性酸中毒迅速得到纠正也是治疗成功的重要条件。碳酸氢钠能迅速纠正酸中毒，乳酸盐和乙酸盐则于 1～2 h 内使酸中毒徐缓得到纠正。钾盐也需及时适当补充，可由静脉或口服给予。每 1 000 mL 静脉补液中含 10～15 mmol/L 氯化钾，口服方中每 1 000 mL 水中含有乙酸钾、枸橼酸钾和碳酸氢钾各 100 g，成人每天 3 次，每次 10 mL，儿童适当减量。

3. 抗菌药物治疗　　抗菌药物作为液体疗法的辅助治疗，可缩短病程，减少腹泻次数。治疗霍乱的抗菌药选择包括大环内酯类、喹诺酮类和四环素类。常用首选药物包括：① 环丙沙星成人 1 000 mg 口服单剂。② 阿奇霉素：儿童 20 mg/kg，口服或静脉滴注，单剂治疗，最大 1 000 mg/剂；成人 1 000 mg 口服或静脉滴注，单剂治疗。③ 多西环素：>8 岁儿童，每天 6 mg/kg 口服或静脉滴注，单剂治疗；成人 300 mg，口服或静脉滴注，单剂治疗。

4. 对症治疗

(1) 纠正酸中毒：重型患者在输注林格液的基础上尚需根据 CO_2 结合力情况，应用 5% 碳酸氢钠酌情纠正酸中毒。

(2) 纠正低血钾：补液过程中出现低血钾者应静脉滴入氯化钾，浓度一般不宜超过 0.3%。轻度低血钾者可口服补钾。

（3）纠正休克和心力衰竭：少数患者经补液后血容量基本恢复,皮肤黏膜脱水表现已逐渐消失,但血压未复常者,可用地塞米松 20~40 mg 或氢化可的松 100~300 mg,静脉滴注,并可加用血管活性药物静脉滴注。如出现心衰、肺水肿,则应暂停或减慢输液速度,应用去乙酰毛花苷(西地兰)0.4 mg 或毒毛花苷 K 0.25 mg 加葡萄糖 20 mL,缓慢静脉注射。必要时应用呋塞米 20~40 mg 静脉注射,亦可应用哌替啶(杜冷丁)50 mg 肌内注射镇静。

（4）抗肠毒素治疗：目前认为氯丙嗪对小肠上皮细胞的腺苷酸环化酶有抑制作用,临床应用能减轻腹泻,可应用 1~2 mg/kg 口服或肌内注射。小檗碱(黄连素)有抑制肠毒素和抗菌作用,成人每次 0.3 g,每天 3 次口服。小儿每天 50 mg/kg,分 3 次口服。

九、预防

1. 控制传染源　　及时检出患者,尽早予以隔离治疗。对密切接触者应严密检疫,进行粪便检查和药物治疗,粪便培养应每天 1 次,连续 2 天,第一次粪检后给予服药可减少带菌者,一般应用多西环素 200 mg 顿服,第二天口服 100 mg。儿童每天 6 mg/kg,连服 2 天。亦可应用诺氟沙星,每次 200 mg,每天 3 次,连服 2 天。同时应作好国境卫生检疫和国内交通检疫,一旦发现患者或疑似患者,应立即进行隔离治疗,并对交通工具进行彻底消毒。

2. 切断传播途径　　加强饮水消毒和食品管理,对患者和带菌者的排泄物进行彻底消毒。此外应消灭苍蝇等传播媒介。

3. 提高人群免疫力　　WC/rBS 灭活疫苗和 CVD103-HgR 减毒活疫苗是 WHO 认可安全有效的两种疫苗。目前国内唯一上市为中国军事科学院军事医学研究院生物工程研究所研制的口服重组 B 亚单位/菌体霍乱疫苗肠溶胶囊(可唯适),每粒胶囊由灭活的完整菌体 5.0×10^{10} 及重组霍乱毒素 B 亚单位 1 mg 组成,加入 CT 的无毒性 B 亚单位可以刺激肠道黏膜 IgA 抗毒素形成,并提供长时间的保护,还可以对 ETEC(产肠毒素大肠杆菌)引起的腹泻产生短期的交叉防御作用。适用人群为 2 岁以上有感染风险的人群,初次免疫需要服用 3 次,分别为 0、7、28 天,完成基础免疫者,可视流行情况于流行季节前加强一次。接种后 6 个月对霍乱弧菌感染的保护率可达 85%,对 ETEC 引起的细菌性腹泻有交叉保护作用,但对 O139 群霍乱弧菌无效。

（金嘉琳）

【参考文献】

马亦林,2005.传染病学.第 4 版.上海：上海科学技术出版社.

王吉耀,葛均波,邹和建,2022.实用内科学.第 16 版.北京：人民卫生出版社.

翁心华,潘孝彰,王岱明,1997.现代感染病学.上海：上海医科大学出版社.

【思考题】

（1）试述霍乱的传播途径。

（2）简述霍乱的临床表现。

（3）详述霍乱的治疗原则。

第十章

病毒性肝炎

病毒性肝炎(viral hepatitis)是由多种肝炎病毒引起的、以肝脏炎症和坏死性病变为主要特征的一组传染病。目前已确定的肝炎病毒有 5 种,即甲型肝炎病毒(hepatitis A virus,HAV)、乙型肝炎病毒(hepatitis B virus,HBV)、丙型肝炎病毒(hepatitis C virus,HCV)、丁型肝炎病毒(hepatitis D virus,HDV)和戊型肝炎病毒(hepatitis E virus,HEV)。虽然其他病毒感染也可伴随肝脏损害,但主要引起肝脏以外的临床表现,故不包括在本章的讨论范围之内。

一、甲型病毒性肝炎和戊型病毒性肝炎

虽然引起甲型病毒性肝炎(hepatitis A,HA)和戊型病毒性肝炎(hepatitis E,HE)的病原不同,但两者的流行病学和临床特征非常相似,通过粪-口途径传播,仅引起急性病毒性肝炎,不会演变为慢性。

(一)病原学

HAV 是一种单股线状正链 RNA 病毒,基因组长约 7.5 kb,仅含一个可读框,现归属于小 RNA 病毒科(Family Picornaviridae)中的肝病毒属(*Hepatovirus*)。HAV 颗粒为球形正 20 面体,直径为 27 nm,无包膜结构。

HEV 基因组为单股正链 RNA,全长约 7.5 kb,含 3 个可读框,现归类于戊型肝炎病毒属(*Hepevirus*),但该属暂不归任何科。病毒颗粒为圆球状,直径为 27~34 nm,无包膜。

HEV 至少可分为四个基因型。Ⅰ型多见于亚洲和非洲,Ⅱ型主要见于墨西哥和几个非洲国家,Ⅰ型和Ⅱ型又称为 H 类,即仅分离于人类。Ⅲ型分布广泛(但不包括非洲国家),多分离于急性散发病例和(或)猪,Ⅳ型分布于亚洲国家,也分离于患者和(或)猪。Ⅲ型和Ⅳ型又称为 Z 类,主要天然宿主为猪,但已从猪以外的多种动物,如鹿、驴等中分离到该毒株。因此,戊型肝炎也是一种人畜共患病。中国 HEV 病毒毒株主要为Ⅰ型,一部分为Ⅳ型。

(二)流行病学

1. 传染源　　患者和隐性感染者是 HA 和基因型Ⅰ和Ⅱ型 HE 的主要传染源。Ⅲ和Ⅳ型 HE 的主要传染源为猪和患者,鹿、牛、鸡、羊、啮齿动物也可能是 HEV 的自然宿主,成为散发性戊型肝炎的传染源,但不易引起戊型肝炎暴发性流行。

2. 传播途径　　HA 和 HE 主要传播途径均为粪-口途径。日常生活接触是散发性 HA 的主要传播方式,食入被 HAV 污染的水源和食物是暴发性流行的最主要传播方式,如 1988 年上海甲型肝炎大流行就是食用了 HAV 污染的启东毛蚶引起的。与 HA 不同,人与人之间的接触不易传播 HE。

3. 易感人群　　人对 HAV 普遍易感,但多发于儿童,由于抗 HAV IgG 可通过胎盘

从母体传给胎儿,因此,6个月以下的婴儿一般不发生 HAV 感染。随着年龄的增长,血清抗 HAV 抗体阳性率增加,易感性亦随之下降。发达国家 HA 的发病率较低,抗 HAV IgG 抗体阳性率仅为 $15\%\sim25\%$,而发展中国家及经济落后国家发病率相对较高,抗 HAV IgG 抗体阳性率可达 80% 以上。HA 痊愈后可获终身免疫力。

人群也对 HEV 普遍易感,青壮年发病率高,儿童和老人发病率较低。由于 HE 愈后仅产生一定的免疫力,故可再次感染 HEV。

4. 流行特征　　HA 和 HE 流行情况与社会、经济状况和卫生水平密切相关,多见于经济欠发达的国家。我国 HA 发病率呈逐年下降的趋势,2007 年发病率为 1.66/10 万,主要城市已经达到了世界卫生组织规定的低流行区水平。HA 的流行在温带地区具有季节性,我国多数地区甲型肝炎的流行以冬、春季为主,在有些地区这种季节性已不太明显。流行形式一般为散发。戊型肝炎也有明显季节性,流行多发生于雨季或洪水后。水源和食物污染可造成 HA 和 HE 的暴发流行。

(三) 发病机制和病理

HAV 侵犯的主要靶器官是肝脏。一般认为,HAV 不直接引起肝细胞病变,肝脏损害是机体针对 HAV 感染肝细胞的免疫病理反应所引起的。在 HAV 感染过程中,HAV 特异的 T 细胞毒性作用、细胞因子的直接抗病毒作用,以及中和抗体的产生是 HAV 清除的机制。HA 最常见和最早期的肝细胞病变为气球样变。肝组织病变进一步发展,可出现肝细胞灶性坏死与再生。重型肝炎时还可见大量肝细胞坏死。肝脏病变在黄疸消退后 $1\sim2$ 个月以后才恢复正常。

目前认为,HE 肝细胞损伤也是细胞免疫反应介导的肝细胞溶解所致。戊型肝炎肝组织病理学的特点有别于其他类型的急性肝炎,几乎一半患者存在淤胆性肝炎,表现为毛细胆管内胆汁淤积、实质细胞腺体样转化,而肝细胞变性改变却不明显。另外一些患者,其肝组织的病理改变类似于其他类型的急性病毒性肝炎,主要改变是肝细胞气球样变、门脉区炎症,严重时可有小片状或大面积坏死。

(四) 临床表现

HAV 感染的潜伏期为 $15\sim45$ 天,平均 30 天。HEV 感染的潜伏期为 $2\sim10$ 周,平均 40 天。两者的临床表现类似,可表现为隐性感染、亚临床感染或临床感染,病程一般呈自限性,无慢性化。HAV 感染后病情的轻重主要与年龄有关,年龄越轻,症状相对较轻,年龄小于 1 岁和 5 岁的 HAV 感染者,无症状的比例分别为 99% 和 90%,15 岁以上的 HAV 感染者,显性感染的比例增加至 24%。儿童感染 HEV 后,多表现为亚临床型,成人则多为临床型感染。

1. 急性黄疸型　　病程可分为黄疸前期(前驱期)、黄疸期和恢复期,总病程为 $1\sim4$ 个月,偶有超过 6 个月者,但不会超过 1 年。多以发热起病,随后出现全身乏力、食欲不振、厌油、恶心、呕吐,可伴有上腹部不适、腹痛、腹泻。尿色逐渐加深,至本期末呈浓茶状。部分病例以发热、上呼吸道症状等为主要表现。少数病例有关节酸痛、皮疹、荨麻疹。可见肝脏轻度肿大,伴触痛和叩击痛,血清转氨酶显著升高。此期一般持续 $3\sim7$ 天。到黄疸期,自觉症状可有所好转,发热减退,但尿色继续加深,巩膜、皮肤出现黄染,约于 2 周内达到高峰。此期一般持续 $2\sim6$ 周。在恢复期,黄疸逐渐消退,症状减轻直至消失,肝、脾回缩,肝功能逐渐恢复正常。HA 患者此期持续 $1\sim2$ 个月。与甲型肝炎相比,戊型肝炎易出现胆汁淤积,黄疸常在 2~6 个月后消退。

2. **急性无黄疸型** 症状类似急性黄疸型肝炎的黄疸前期,但多数无发热,以乏力和消化道症状为主,无黄疸。丙氨酸转氨酶(alanine aminotransferase,ALT)明显升高。此型易见于 HAV 感染。

3. **亚临床型** 此型较多见,症状较轻,仅有乏力、食欲减退等症状,无黄疸,可有肝大,血清转氨酶异常升高。

4. **隐性感染** 多见于儿童,一般无症状和体征,血清转氨酶正常,但有血清抗 HAV IgM 阳转,粪便中检测出 HAV。

5. **急性重型肝炎(肝衰竭)** HAV 感染者急性重型的发生率极低。但孕妇、HBV 表面抗原(hepatitis b surface antigen,HBsAg)携带者和老年人感染 HEV 后易发生急性重型肝炎。孕妇感染 HEV 后重症肝炎的发生率为 22.2%,而男性患者重症肝炎的发生率为 2.8%。我国曾调查 379 例孕妇 HE,妊娠早、中、晚期孕妇的病死率分别为 1.5%、8.5% 和 21%,一般为 5%~25%。此外,孕妇感染 HEV 后,常发生流产和死胎。HBsAg 携带者重叠感染 HEV 后病情也较重。印度报道,80.7% 暴发型肝炎、75.5% 亚急性重型肝炎为 HBsAg 携带者重叠感染 HEV。一旦发生重型肝炎,病死率很高,如不接受肝移植手术,则很难存活。

6. **急性淤胆型** 为急性黄疸型肝炎的一种特殊形式,尤其易见于 HE,表现为肝内胆汁淤积,黄疸较深,持续时间较久,而消化道症状轻肝实质损害不明显。通常在发病 3 周后黄疸达高峰,血清总胆红素一般在 171 μmol/L 以上,约 2/3 的患者可达 342 μmol/L 以上,直接胆红素的比例多数超过 60%,而血清转氨酶仅为轻至中度升高。多数患者有皮肤瘙痒、粪便颜色变浅、肝脏肿大。黄疸持续时间一般为 2~4 个月,1/5 的患者可超过 4 个月,预后良好。

(五)实验室检查

1. **血、尿常规检查** 外周血白细胞一般减少或在正常范围,可伴有轻度的淋巴细胞或单核细胞比例增高。病程早期尿中尿胆原增加,黄疸期尿胆红素及尿胆原均增加,淤胆型肝炎时尿胆红素强阳性而尿胆原可阴性。

2. **肝功能检查** 以血清 ALT、天门冬氨酸转氨酶(aspartate amino transferase,AST)、总胆红素水平的检测最为常用。多数患者的 ALT 在 1 000 IU/L 以上,不少患者的血清 ALT 水平可超过 10 000 IU/L。多数显性感染者伴有血清总胆红素水平的升高。

3. **血清学检查** 血清抗 HAV IgM 阳性是早期诊断 HA 最可靠的血清学标志,在病程的早期即可出现,阳性率几乎 100%,假阳性极为少见。同样,血清抗 HEV IgM 阳性也是早期诊断 HE 最可靠的血清学标志。

4. **其他检查** HAV 和 HEV 的抗原检测和核酸检测等,如阳性,结合临床和流行病学资料,可确诊。但这些方法一般实验室难以开展,仅限于科研目的。

(六)诊断与鉴别诊断

1. 诊断依据

(1)流行病学资料:起病前进食未煮熟海产品,如毛蚶等;有与 HA 患者密切接触史等,皆有利于甲型肝炎的诊断。

(2)临床表现:起病急,有畏寒、发热;有恶心、呕吐等消化道症状;血清 ALT 显著升高;有黄疸、血清总胆红素升高;既往无肝炎病史等,均应首先考虑急性 HA 或 HE 的诊断。但仅从临床表现上一般很难区分 HA 和 HE。HE 的黄疸前期持续时间较长,黄疸期易出现胆汁淤积,病情较重,黄疸较深;在孕妇戊型肝炎中,肝衰竭的发病率较高,以急性肝衰竭为主,在中、轻度黄疸期即可出现肝性昏迷,常发生流产和死胎,产后可导致大出血,出血后常使病情恶化,并出现多器官功能衰竭而死亡。

(3) 血清学诊断:如果血清中抗 HAV IgM 抗体阳性或抗 HEV IgM 抗体阳性,结合流行病学和临床资料,均可确诊为 HA 或 HE。

2. 鉴别诊断　　应与其他病毒引起的肝炎,如急性乙型肝炎、急性丙型肝炎等相鉴别;也需与其他病因所致肝炎,包括药物性、自身免疫性等肝病鉴别。单独依靠临床表现很难鉴别,鉴别时主要依靠血清学检查。其他原因引起的黄疸,如溶血性黄疸,肝外梗阻性黄疸等,由于各有其特点,常不难加以区分。

(七) 预后

HA 和 HE 的病程呈自限性,一般预后良好。HA 的病死率低,一般在 0.1% 以下。50 岁以上的患者,病死率为 1.8%。孕妇罹患 HA 的预后也很好,这一点与 HE 完全不同。HE 的病死率为 0.5%~4%,孕妇、慢性肝病患者、老年患者罹患 HE 时,病死率显著升高。

(八) 治疗

HA 或 HE 的治疗无特效药物,以卧床休息和对症治疗为主。对于较重的急性黄疸型肝炎(恶心、呕吐严重,黄疸上升较快者),可用甘利欣 150 mg 加入 10% 葡萄糖液 500 mL 中,静脉滴注,每天 1 次。同时补充足量维生素 B、维生素 C、维生素 K 等。对于急性淤疸型肝炎,上述治疗疗效差或无效时,可酌情应用小量糖皮质激素。也可辅以中药治疗。急性重型肝炎的治疗详见附录“肝衰竭诊疗指南(2018 年版)”。

(九) 预防

1. 控制传染源　　应按消化道传染病隔离至病后 3 周。患者的粪便和排泄物应予以严格消毒。对生产经营食品的人员应定期检查。

2. 切断传播途径　　重点搞好环境卫生,养成良好卫生习惯,加强水源保护,饮水消毒、食品卫生、食具消毒等措施。

3. 保护易感人群

(1) HA:普遍接种疫苗是降低发病率以至消灭本病的重要措施,已列入我国计划免疫。易感人群(幼儿、儿童和血清抗 HAV IgG 阴性者)和高危人群可接种 HA 减毒活疫苗(LA-1 减毒株和 H2 减毒株)或灭活疫苗,后者包括单价疫苗,如贺福立适(进口)和孩儿来福(国产),以及双价疫苗(甲型肝炎、乙型肝炎联合疫苗),如双福立适(进口)和倍儿来福(国产)等。

减毒活疫苗的免疫年龄为 18 个月龄以上的婴幼儿。免疫剂量为 106.5 TCID 50/mL,上臂三角肌皮下注射,成人的接种剂量与儿童相同,一般无须加强。抗体滴度下降者,可在 3 年后加强免疫 1 次。

灭活疫苗以贺福立适为例,儿童剂量 360 EIU/mL,成人剂量 720 EIU/mL,上臂三角肌肌内注射,于第 0、1 个月分别接种 1 剂,6 个月后再加强免疫 1 剂。灭活疫苗的特点是:① 接种后抗 HAV 阳转率为 100%,且抗体水平较高;② 根据数学模型推算,抗 HAV 至少可持续 20 年;③ 接种后不会在体内复制,无“返祖”的可能性;④ 其保存时间较长,无须冷链条件下运输和保存;⑤ 价格相对较贵。

对于 HAV 暴露者,可在 HAV 暴露后 2 周内注射免疫球蛋白,保护率可达 90%。常用量为 0.02 mL/kg 体重,肌内注射。但其免疫期限较短,一般为 3~5 个月,且价格较贵。最近,一项研究比较了在 HAV 暴露后 2 周内注射免疫球蛋白或甲型肝炎疫苗的预防效果,两者的有效率分别为 96.7% 和 95.6%,保护效果相似,因此,美国预防接种咨询委员会(Advisory Committee on Immunization Practices,ACIP)已经推荐在 HAV 暴露后 2 周内注射甲型肝炎疫苗,以替代价格较贵的免疫球蛋白。

(2) HE:目前尚无商业化的 HE 疫苗。Ⅲ期临床试验已经完成,HE 疫苗即将上市。

二、乙型病毒性肝炎

乙型病毒性肝炎(viral hepatitis type B)是由乙型肝炎病毒(hepatitis B virus,HBV)引起的、主要通过血液途径传播的肝脏疾病,又简称乙型肝炎。由于受病毒因素(入侵 HBV 量的多少、HBV 复制能力的高低、是否为免疫逃逸株等)、宿主因素(受染时的年龄、易感或拮抗基因多态性、对 HBV 免疫力等)和环境因素(酗酒、合并 HCV 或 HIV 感染等)等影响,HBV 感染后可出现不同的结局或临床类型。与 HBV 感染有关的术语及其定义见表 10-1。

表 10-1 与 HBV 感染有关的术语及其定义

术　语	定　　　　义
慢性 HBV 感染	HBV 表面抗原(hepatitis B surface antigen,HBsAg)和(或)HBV DNA 阳性 6 个月以上
急性 HBV 感染	既往无 HBV 感染,出现一过性血清 ALT 升高、HBsAg 阳性、抗 HBc-IgM 阳性,半年内抗-HBs 转阳,HBsAg 转阴
慢性乙型肝炎(chronic hepatitis B,CHB)	由 HBV 持续感染引起的肝脏慢性炎症性疾病
慢性 HBV 携带状态	又称 HBVe 抗原(hepatitis Be antigen,HBeAg)阳性慢性 HBV 感染,HBV DNA 定量水平(通常>2×10^7 IU/mL)较高,血清 HBsAg(通常>1×10^4 IU/mL)较高,HBeAg 阳性,但血清 ALT 和 AST 持续正常(1 年内连续随访 3 次,每次至少间隔 3 个月),肝脏组织病理学检查无明显炎症坏死或纤维化
HBeAg 阳性 CHB	血清 HBsAg 阳性、HBeAg 阳性、HBV DNA 阳性,ALT 持续或反复升高,或肝组织学检查有肝炎病变
非活动性 HBsAg	携带状态血清 HBsAg 阳性,HBeAg 阴性,HBV DNA 低于检测下限,1 年内连续随访 3 次以上,每次至少间隔 3 个月,ALT 均在正常范围。肝组织学检查显示:组织学活动指数(HAI)评分<4 或根据其他的半定量计分系统判定病变轻微
HBeAg 阴性 CHB	血清 HBsAg 阳性、HBeAg 阴性,HBV DNA 阳性,ALT 持续或反复异常,或肝组织学检查有肝炎病变
隐匿性 HBV 感染	表现为血清 HBsAg 阴性,但血清和(或)肝组织中 HBV DNA 阳性
乙型肝炎肝硬化	慢性乙型肝炎发展的结果,肝组织学表现为弥漫性纤维化及假小叶形成,两者必须同时具备才能作出肝硬化病理诊断代偿期肝硬化一般属蔡尔德-皮尤改良评分(Child-Pugh 评分)A 级、失代偿期肝硬化一般属 Child-Pugh 评分 B、C 级
HBV 再激活	HBsAg 阳性/抗-HBc 阳性,或 HBsAg 阴性/抗-HBc 阳性患者接受免疫抑制治疗或化学治疗时,HBV DNA 较基线升高≥2 lg IU/mL,或基线 HBV DNA 阴性者转为阳性,或者 HBsAg 由阴性转为阳性

术　语	定　义
HBeAg 转阴	先前 HBeAg 阳性者,其 HBeAg 消失
HBeAg 血清学	转换先前 HBeAg 阳性和抗 HBe 阴性者发生 HBeAg 消失和抗 HBe 转阳,血清 HBV-DNA$<10^5$拷贝/mL
乙型肝炎康复	曾有急性或 CHB 病史,现 HBsAg 持续阴性、抗-HBs 阳性或阴性、抗-HBc 阳性、HBV DNA 低于检测下限、ALT 在正常范围
病毒学突破	核苷(酸)类似物治疗依从性良好的患者,在未更改治疗的情况下,HBV DNA 水平比治疗中最低值升高$>1 \lg$ IU/mL,或转阴后又转为阳性,并在 1 个月后以相同试剂重复检测确证,可有或无 ALT 升高
病毒学复发	获得病毒学应答的患者停药后,间隔 1 个月 2 次检测 HBV DNA 均$>2×10^3$ IU/mL
耐药	在抗病毒治疗过程中,检测到与 HBV 耐药相关的基因突变,称为基因型耐药。体外实验显示抗病毒药物敏感性降低、并和基因耐药相关,称为表型耐药。针对 1 种抗病毒药物出现的耐药突变对另外 1 种或几种抗病毒药物也出现耐药,称为交叉耐药。至少对 2 种不同类别的核苷(酸)类似物耐药,称为多重耐药
临床治愈(或功能性治愈)	指停止治疗后仍保持 HBsAg 阴性(伴或不伴抗-HBs 出现)、HBV DNA 检测不到、肝脏生物化学指标正常、肝脏组织病变改善

(一) 病原学

HBV 是一种有包膜的双链 DNA 病毒,属于嗜肝病毒科,HBV 的基因组长度约为 3 200 bp。在高 HBV DNA 载量患者的血清中,通过电镜观察可以发现 3 种与 HBV 相关的颗粒。完整的 HBV 颗粒(Dane particle)的直径为 42 nm,其外层为 HBV 表面抗原(HBsAg)组成的包膜,内层是 HBV 核心抗原(hepatitis B core antigen,HBcAg)构成的核衣壳,后者包裹 HBV 基因组和相关的聚合酶。

HBV 负链包含 4 个开放的可读框(open reading frames,ORFs),分别编码 HBsAg、HBeAg 及 HBcAg、HBV 聚合酶(Pol)和 X 多肽(HBx)。HBcAg 是组成病毒核衣壳的主要成分。HBeAg 是一种分泌型的附属蛋白,在序列上与 HBcAg 大部分是相同的,可诱导免疫耐受。Pol 是一种功能蛋白,可指导 HBV 复制,也是重要的结构蛋白,是 HBV 前基因组 RNA 包装所必要的。HBx 蛋白是 HBV 的第 2 种附属蛋白,与 HBV 致癌性有关。

HBV 进入肝细胞后,脱去外膜和核衣壳,通过细胞核小孔转运至细胞核内,转换为共价闭合环状 DNA(covalently closed circular DNA,cccDNA)。HBV cccDNA 是病毒复制的模板,很难被清除,是慢性乙型肝炎容易复发和难以治愈的根源。目前尚无药物可直接作用于 cccDNA。

(二) 流行病学

全球约 20 亿人曾感染过 HBV,其中 3.5 亿人为慢性 HBV 感染者,每年约有 100 万人死于 HBV 感染所致的肝衰竭、肝硬化和原发性肝细胞癌(hepatocellular carcinoma,HCC)。根据 HBV 携带情况分别≥8%、2%～7%和<2%,可将各国分为高、中、低 HBV 感染流行。最新的流行病学调查结果显示,我国一般人群的 HBsAg 阳性率已降为 7.18%,1～4 岁人群 HBsAg 携带率为 0.96%。我国流行的 HBV 血清型主要是 adrq+和 adw2,少数为 ayw3(主要见于新疆、西藏和内蒙古地区);基因型主要为 C 型

和 B 型,西藏等地区主要为 D 型。

1. 传染源　　主要是 HBV 携带者和乙型肝炎患者。由于 HBV 慢性携带者人数众多,多无症状,活动范围大,因此是乙型肝炎最重要的传染源。

2. 传播途径　　HBV 主要经血和血制品、母婴、破损的皮肤和黏膜及性接触传播。日常工作或生活接触一般不会传染 HBV。

(1) 母婴传播:围生(产)期传播是母婴传播的主要方式,多为在分娩时接触 HBV 阳性母亲的血液和体液传播。部分婴儿在宫内即受到 HBV 感染,感染率为 5%～10%。宫内感染是乙型肝炎疫苗不能完全阻断母婴传播的最主要原因。国内的慢性 HBsAg 携带者中,约 40% 是通过母婴传播所致。

(2) 经皮肤黏膜传播:主要发生于使用未经严格消毒的医疗器械、注射器、侵入性诊疗操作和手术,以及静脉内滥用毒品等。其他如修足、文身、扎耳环孔、医务人员工作中的意外暴露、共用剃须刀和牙刷等也可传播。

(3) 输血传播:由于对献血员实施严格的 HBsAg 筛查,经输血或血液制品引起的 HBV 感染已较少发生。

(4) 性传播:与 HBV 阳性者性接触,特别是有多个性伴侣者,其感染 HBV 的危险性明显增高。

3. 人群易感性　　人群对 HBV 普遍易感。新生儿、HBsAg 阳性者的家庭成员、经常接触乙型肝炎患者的医务人员等是重点的易感人群。

4. 流行特征　　我国长江以南人群 HBsAg 携带率高于长江以北,农村高于城市,南部沿海地区高于西部边疆。男性的 HBsAg 携带率、HBV 感染率和乙型肝炎的发病率均高于女性。目前我国人群 HBsAg 流行率为 5%～6%;根据 2014 年中国 CDC 对全国 1～29 岁人群流行病学调查,1～4 岁、5～14 岁和 15～29 岁人群 HBsAg 流行率分布为 0.32%、0.94% 和 4.38%。在 HBsAg 携带者中,HBeAg 阳性率平均为 31.94%。1～14 岁组维持在较高水平,平均为 53.32%,15 岁以后随年龄增长而下降,40～59 岁组下降到 12.3%。HBV 感染无明显季节性,多呈散发性发病。

(三) 发病机制和病理改变

1. 发病机制　　人体受到 HBV 感染后,可出现不同结局,其机制尚未完全清楚,主要由病毒和宿主之间的相互作用所决定。由于 HBV 不会直接引起肝细胞损害,故目前认为乙型肝炎的发病主要与宿主的免疫应答异常有关,主要表现为树突状细胞抗原呈递功能减退、HBV 特异性 T 细胞功能低下,从而导致慢性持续性感染。其他影响预后的因素还包括病毒因素(如病毒的变异、整合等)、宿主的遗传学因素等。

2. 病理改变

(1) 急性乙型肝炎:为全小叶病变,主要表现为肝细胞肿胀、水样变性及气球样变、嗜酸性变,嗜酸性小体形成、肝小叶内有散在的点状及灶状坏死,同时有肝细胞再生、肝窦库普弗细胞增生。

(2) 慢性乙型肝炎:肝组织炎症坏死的分级和纤维化程度的分期,推荐采用国际上常用的 Metavir 评分系统(表 10-2)。

表 10 - 2   Metavir 评分系统

	界 面 炎	小叶内炎症坏死	炎症活动度
组织学活动度 (histologic activity, A)*	0(无)	0(无或轻度)	0(无)
	0	1(中度)	1(轻度)
	0	2(重度)	2(中度)
	1(轻度)	0,1	1
	1	2	2
	2(中度)	0,1	2
	2	2	3(重度)
	3(重度)	0,1,2	3

	病 变	分 值
纤维化分期(fibrosis, F)	无纤维化	0
	汇管区纤维性扩大,但无纤维间隔形成	1
	汇管区纤维性扩大,少数纤维间隔形成	2
	多数纤维间隔形成,但无硬化结节	3
	肝硬化	4

注:＊组织学活动度 A 根据界面炎和小叶内炎症坏死程度综合确定。

(3)肝衰竭:根据病理组织学特征和病情发展速度,肝衰竭被分为四类:① 急性肝衰竭:肝细胞呈一次性坏死,坏死面积≥肝实质的 2/3;或亚大块坏死,或桥接坏死,伴存活肝细胞严重变性,肝窦网状支架不塌陷或非完全性塌陷。② 亚急性肝衰竭:肝组织呈新旧不等的亚大块坏死或桥接坏死;较陈旧的坏死区网状纤维塌陷,或有胶原纤维沉积;残留肝细胞有程度不等的再生,并可见细、小胆管增生和胆汁淤积。③ 慢加急性(亚急性)肝衰竭:在慢性肝病病理损害的基础上,发生新的程度不等的肝细胞坏死性病变。④ 慢性肝衰竭:主要为弥漫性肝脏纤维化,以及异常结节形成,可伴有分布不均的肝细胞坏死。

(四) 临床表现

HBV 感染的潜伏期为 30～160 天,一般为 60～90 天,临床类型呈多样化,可表现为急性肝炎、慢性肝炎、肝衰竭、淤胆型肝炎或 HBV 慢性携带等。

1. HBV 感染的自然史   人感染 HBV 后,病毒持续 6 个月仍未被清除者称为慢性 HBV 感染。感染时的年龄是影响慢性化的主要因素之一。在围生(产)期和 1 岁以内的婴幼儿的 HBV 感染,慢性化风险为 90%。在青少年和成人期感染 HBV 者中,仅 5%～10% 发展成慢性,一般无免疫耐受期。早期即为免疫清除期,表现为活动性慢性乙型肝炎;后期可为非活动或低(非)复制期,肝脏疾病缓解。慢性 HBV 感染的自然史一般可分为 4 个期,即免疫耐受期(慢性 HBV 携带状态)、免疫清除期(HBeAg 阳性 CHB)、免疫控制期(非活动 HBsAg 携带状态)和再活动期(HBeAg 阴性 CHB)。并非所有慢性 HBV 感染者都经过以上 4 个期。免疫耐受期的特点是 HBV 复制活跃,血清 HBsAg$>1\times10^4$ IU/mL、HBeAg 阳性、HBV DNA$>2\times10^7$ IU/mL,血清丙氨酸氨基转移酶(ALT)水平正常,肝组织学无明显异常。免疫清除期表现为血清 HBV DNA 滴度$>2\times10^4$ IU/mL,ALT持续或间歇升高,肝组织学有坏死炎症等表现。免疫控制期表现为 HBeAg 阴性,抗-HBe 阳性,HBV DNA 检测不到(PCR)或低于检测下限,ALT/AST 水平正常,肝组织学无或轻度炎症,可有不同程度纤维化。在其免疫控制期的 HBV 感染者中,部分患者又可再活动,出现 HBeAg 阳转;或发生前 C 或 C 区启动子变异,HBV 再度活动,但 HBeAg 阴性,HBV DNA≥$2×10^3$ IU/mL,ALT 持续或反复升高,肝组织学有明显炎症坏死和(或)纤维化。

免疫清除期患者可出现自发性 HBeAg 血清学转换,年发生率为 2%~5%。年龄<40 岁、ALT 升高、HBV A 和 B 基因型患者的发生率较高。HBeAg 血清学转换后,每年有 0.5%~1%发生 HBsAg 清除。

未经抗病毒治疗 CHB 患者的肝硬化年发生率为 2%~10%。发生肝硬化的高危因素包括:宿主年龄较大、男性、发生 HBeAg 血清学转换时>40 岁、ALT 持续升高,HBV DNA>$2×10^3$ IU/mL,HBeAg 持续阳性、C 基因型,合并 HCV、HDV 或 HIV 感染,以及合并其他肝损伤因素(如嗜酒或肥胖等)。代偿性肝硬化进展为失代偿期的年发生率 3%~5%,失代偿期肝硬化的五年生存率为 14%~35%。非肝硬化 HBV 感染者 HCC 年发生率为 0.5%~1.0%。肝硬化患者 HCC 年发生率为 3%~6%。肝硬化、合并糖尿病、直系亲属中有肝癌者、血清 HBsAg 高水平、接触黄曲霉毒素等均与 HCC 高发相关。

2. 急性乙型肝炎　　根据临床有无黄疸,可分为急性黄疸型和急性无黄疸型大约 30%的成人急性 HBV 感染者表现为黄疸型肝炎,其中 0.1%~0.5%表现为急性重型肝炎。

(1)急性黄疸型肝炎:临床特征和其他急性病毒性肝炎类似,通常需依靠血清学检查等鉴别。

(2)急性无黄疸型肝炎:症状较轻,不出现黄疸。急性乙型肝炎多表现为急性无黄疸型,不易被早期诊断,病情迁延可以发展为慢性乙型肝炎。

3. 慢性乙型肝炎　　临床症状呈多样性,轻者可无症状或症状轻,重者可出现食欲不振、恶心、呕吐、腹胀、全身乏力和黄疸等。慢性乙型肝炎长期或反复发作,可引起肝脏和脾脏肿大、肝病面容、肝掌和蜘蛛痣,部分患者出现出血倾向、内分泌紊乱等。实验室检查显示 ALT、AST、球蛋白及胆红素反复或持续升高,A/G 比例倒置,凝血酶原时间延长,外周血白细胞和血小板减少等。少数慢性乙型肝炎患者还可出现多种肝外表现,如肾小球肾炎、溶血性贫血、再生障碍性贫血、多发性神经炎等。

4. 肝衰竭　　临床上表现为迅速加深的黄疸、凝血酶原活动度明显降低(<40%)和程度不等的肝性脑病。按其发病经过不同,可以分为急性、亚急性和慢性重型乙型肝炎。

5. 淤胆型肝炎　　临床以急性淤胆型肝炎多见。急性淤胆型肝炎起病类似急性黄疸型肝炎,但乏力和消化道症状较轻,主要表现为肝内胆汁淤积,大便色浅、皮肤明显瘙痒、黄疸较重、尿色呈深茶色。尿胆红素强阳性,但尿胆原和尿胆素减少和消失。血清总胆红素明显升高,以直接胆红素升高为主,血清碱性磷酸酶(alkaline phosphatase, ALP)、γ 谷氨酰胺转肽酶(γGT)明显升高。血清胆固醇升高,但凝血酶原活动度(prothrombin time activity, PTA)正常。B 超显示肝内、外胆管不扩张,无胆囊肿大,病程常在 3 周以上。

6. 慢性 HBsAg 携带者　　常无自觉症状、无肝脏及脾脏肿大、肝功能正常(表 9-1)。

(五)实验室检查

1. 一般检查　　外周血白细胞总数正常或偏低,淋巴细胞增多,较重的慢性乙型肝炎、合并肝硬化者、重型肝炎患者可出现血小板减少及白细胞减少。有黄疸者,可出现尿胆红素阳性,尿胆原和尿胆素增多。合并乙型肝炎相关性肾炎者,可出现蛋白尿、血尿。淤胆型肝炎时,尿胆红素强阳性,但尿胆原和尿胆素减少或消失。

2. 生化检查

(1) ALT 和 AST:血清 ALT 和 AST 水平一般可反映肝细胞损伤程度,最为常用。

(2) 血清胆红素:通常与肝细胞坏死程度有关,但需与肝内和肝外胆汁淤积所引起的胆红素升高鉴别。肝衰竭患者血清胆红素常较高,且呈进行性升高,每天上升可≥1 倍正常值上限(ULN);也可出现胆红素与 ALT 和 AST 分离现象。

(3) 凝血酶原时间(prothrombin time,PT)及 PTA:PT 是反映肝脏凝血因子合成功能的重要指标,PTA 是 PT 测定值的常用表示方法,对判断疾病进展及预后有较大价值,近期内 PTA 进行性降至 40% 以下为肝衰竭的重要诊断标准之一,<20% 者提示预后不良。亦有用国际标准化比值(INR)来表示此项指标者,INR 值的升高同 PTA 值的下降有同样意义。

(4) 胆碱酯酶:可反映肝脏合成功能,对了解病情轻重和监测肝病发展有参考价值。肝脏损害严重时,可出现胆碱酯酶的下降。

(5) 人血白蛋白:反映肝脏合成功能,慢性乙型肝炎、肝硬化和肝衰竭患者的人血白蛋白下降或球蛋白升高,表现为人血白蛋白/球蛋白比值降低。

(6) 甲胎蛋白(alpha fetoprotein,AFP):明显升高往往提示 HCC,故用于监测 HCC 的发生;AFP 升高也可提示大量肝细胞坏死后的肝细胞再生,可能有助于判断预后。但应注意 AFP 升高的幅度、持续时间、动态变化及其与 ALT、AST 的关系,并结合患者的临床表现和 B 超等影像学检查结果进行综合分析。

(7) 血氨和血浆氨基酸谱的测定:在肝硬化、重型肝炎时可以出现血氨升高,血浆氨基酸谱也可以发生变化,主要是血浆支链氨基酸水平下降,而芳香族氨基酸水平升高,使支链氨基酸与芳香族氨基酸的比值(正常值≥3.0)降低。在肝性脑病时,其比值可≤1。

(8) 血脂测定:重型肝炎患者的血清总胆固醇水平明显降低,而在淤胆型肝炎时,血清胆固醇水平升高。

(9) 肝纤维化标志物的检测:较常用的肝纤维化标志物包括血清透明质酸(HA)、Ⅲ型前胶原肽(PⅢP)、Ⅳ型胶原(ⅣC)、层粘连蛋白等。这些纤维化标志物仅能部分反映肝纤维的程度,而不能代替肝组织活检。

3. 血清学检查　　HBV 标志物的检测常用酶免疫法(enzyme-linked immunosorbent assay,EIA),国内外应用较多的是 Abbott 试剂盒。血清 HBsAb 水平≥10 mIU/mL 时,对 HBV 感染才有保护作用。在血清中一般不能检测出 HBcAg。HBV 的血清标志物及其意义见表 10-3。

表 10-3　HBV 血清标志物及意义

	急性乙型肝炎	HBV 感染恢复期	慢性乙型肝炎	非活动 HBsAg 携带状态	隐匿性乙型肝炎
HBsAg	+	−	+	+	−
HBsAb	−	+	−	−	−/+

（续表）

	急性乙型肝炎	HBV 感染恢复期	慢性乙型肝炎	非活动 HBsAg 携带状态	隐匿性乙型肝炎
HBcAb(total)	+	+	+	+	−/+
HBeAg	+	−	+/−	−	−/+
HBeAb	−	+	−/+	+	−/+
HBV DNA	+	−	+,≥2×10⁴ IU/mL	+,<2×10³ IU/mL	+

4. 血清 HBV DNA 的检查　　血清 HBV DNA 是 HBV 复制和传染性的直接标记。血清 HBV DNA 出现早。在慢性 HBV 感染者血清中，HBV DNA 可持续阳性。目前一般采用定量 PCR 和支链 DNA 法。血清 HBV DNA 的定量检测不仅用于 HBV 感染的诊断，还可作为疗效监测的指标。HBV DNA 检测的结果通常用 IU/mL。

5. HBV 基因分型和耐药变异的检查　　常用的方法有：① 特异性引物 PCR。② 限制性片段长度多态性分析法（restriction fragment length polymorphism，RFLP）。③ 线性探针反向杂交法（INNO‐LiPA）。④ 基因序列测定法。⑤ 实时 PCR（real‐time PCR）等。

6. 肝脏硬度值检查　　包括瞬时弹性成像（transient elastography，TE）、基于超声的声脉冲辐射力学（acoustic radiation force impulse，ARFI）和核磁共振弹性成像（magnetic resonance elastography，MRE）。

TE 能比较准确地识别进展期肝纤维化及早期肝硬化，但测定值受肝脏炎症坏死、胆汁淤积和重度脂肪肝多种因素影响，TE 结果判读需结合患者 ALT 及胆红素水平等指标。CHB 肝硬化诊断界值为 21.3 kPa，进展期肝纤维化诊断界值为 12.4 kPa；肝硬化排除界值为 8.2 kPa，进展期肝纤维化排除界值为 5.8 kPa。

7. 肝组织学检查　　可以了解肝脏炎症和纤维化的程度，对抗病毒药物的选择、疗效考核、预后判断均具有很大的意义，同时也有助于肝脏疾病的鉴别诊断。

8. 影像学检查　　肝脏 B 超、CT 等检查对早期发现肝癌、肝胆疾病的诊断与鉴别诊断具有重要意义。

（六）诊断与鉴别诊断

根据流行病学资料、临床症状、体征和实验室检查等，很容易诊断出 HBV 感染（表 9‐1）。对诊断不明的患者应争取作肝组织学检查。

乙型肝炎需与其他病毒引起的肝炎，以及其他引起的 ALT 升高的疾病相鉴别。

（七）并发症

1. 肝硬化　　在我国，乙型肝炎是引起肝硬化最常见的疾病，而肝硬化又是乙型肝炎最常见的并发症。

2. 肝细胞性肝癌（hepatocellular carcinoma，HCC）　　在我国，乙型肝炎是引起肝 HCC 最常见的病因（见自然史部分）。

3. HBV 相关性肾炎　　多见于慢性乙型肝炎和慢性 HBV 携带者患者。临床表现为急性或慢性肾炎。肾组织检查多为膜性或膜增殖性肾炎。肾组织免疫组化检查在肾小球系膜和毛细血管基底膜上有 HBsAg、HBeAg、HBcAg 及 IgG、IgM 和补体复合物沉积。

4. 其他并发症　　如肝衰竭、继发感染等，详见本章附录"肝衰竭诊治指南（2018 版）"。

(八) 预后

随着α干扰素和核苷类似物的广泛应用、肝脏移植的开展、早期肝癌诊断率的提高,慢性乙型肝炎的预后得到了显著改善。重型肝炎患者预后较差,急性及亚急性重型肝炎的病死率约50%。而慢性重型肝炎病死率较高,约在70%以上。对于重型肝炎患者,肝移植是提高生存率最好的方法。

(九) 治疗

1. 急性乙型肝炎的治疗　　成人急性乙型肝炎一般为自限性疾病,约95%以上患者经过充分休息、适当的营养和应用一般护肝药物即可痊愈。一般不需要抗病毒治疗。

2. 慢性乙型肝炎的治疗

(1) 慢性乙型肝炎治疗的总体目标是:最大限度地长期抑制HBV,减轻肝细胞炎症坏死及肝纤维化,延缓和减少肝脏失代偿、肝硬化、HCC及其并发症的发生,从而改善生活质量和延长存活时间。对于部分符合条件患者,应追求临床治愈。

慢性乙型肝炎治疗主要包括抗病毒、免疫调节、抗炎和抗氧化、抗纤维化和对症治疗,其中抗病毒治疗是关键,只要有适应证,且条件允许,就应进行规范的抗病毒治疗。

(2) 抗病毒治疗的适应证:一般适应证包括:① HBV DNA 阳性者的慢性 HBV 感染者;② ALT 持续异常(大于 ULN)且排除其他原因导致的 ALT 升高(如用干扰素治疗,ALT 应≤10×ULN,血清总胆红素应<2×ULN)。

对持续 HBV DNA 阳性,达不到上述治疗标准,但有以下情形之一者,亦应考虑给予抗病毒治疗:

1) 存在明显的肝脏炎症(≥G2)或纤维化(≥S2)。

2) ALT 持续正常(每3个月检查1次,持续12个月),年龄>30岁,伴有肝硬化或HCC 家族史。

3) ALT 持续正常(每3个月检查1次,持续12个月),年龄>30岁,无肝硬化或 HCC家族史,建议行肝组织活检或无创性检查,存在明显炎症或纤维化。

4) 存在肝硬化的客观依据时,无论 ALT 和 HBeAg 情况,均建议积极抗病毒治疗。对于失代偿肝硬化者,若 HBV DNA 检测不到但 HBsAg 阳性,建议抗病毒治疗。

5) 有 HBV 相关的肝外表现(肾小球肾炎、血管炎、结节性多动脉炎、周围神经病变等)。

对于乙型肝炎导致的肝衰竭,由于大部分急性乙型肝炎呈自限性经过,因此不需要常规抗病毒治疗。但对部分重度或迁延、有重症倾向者,应该给予抗病毒治疗。HBV 感染所致的肝衰竭,包括急性、亚急性、慢加急性和慢性肝衰竭,只要 HBV DNA 可检出,均应使用核苷(酸)类似物抗病毒治疗。

在开始治疗前应排除由药物、酒精或其他因素所致的 ALT 升高,也应排除应用降酶药物后 ALT 暂时性正常。

(3) 抗病毒药物:有2大类,即α干扰素类和核苷(酸)类似物类,见表10-4,临床疗效比较见表10-5、表10-6,两类药物的优缺点见表10-7。

(4) 治疗疗程:HBeAg 阳性 CHB 患者采用恩替卡韦、替比夫定或替诺福韦治疗,治疗1年若 HBV DNA 低于检测下限、ALT 复常和 HBeAg 血清学转换后,再巩固治疗3年(每隔6个月复查1次)仍保持不变,可考虑停药,延长疗程可减少复发。

表 10-4 抗 HBV 药物

通 用 名	英 文 缩 写	商品名	生产商	上市时间
重组干扰素 α-2b	recombinant Interferonα-2b(rIFNα-2b)	甘乐能®	先灵	1992
拉米夫定	lamivudine(LAM)	贺普丁®	葛兰素史克	1999
阿德福韦酯	adefovir dipivoxil(ADV)	贺维力™	吉利德	2005
聚乙二醇化干扰素 α-2a	polyethylene glycol-interferon α-2a (Peg-IFNα-2a)	派罗欣®	罗氏	2005
恩替卡韦	entecavir(ETV)	博路定™	施贵宝	2006
聚乙二醇化干扰素 α-2b	polyethylene glycol-interferon α-2b (Peg-IFNα-2b)	佩乐能	先灵	2007
替比夫定	tenofovir disoproxil fumarate(TDF)	素比伏™	诺华	2007
替诺福韦	tenofovir alafenamide(TAF)	韦瑞德	吉利德	2008
富马酸丙酚替诺福韦	fumarate/tenofovir alafenamide(F/TAF)	韦立德	吉利德	2018

表 10-5 HBeAg 阳性 CHB 患者各种抗病毒药物的疗效汇总

	短期治疗(48～52周)						
	Peg-IFN α-2a	Peg-IFN α-2b	LAM	LDT	ETV	ADV	TDF
HBeAg 血清学转换(%)	32	29	16～18	22	21	12～18	21
HBV DNA 低于检测下限(%)	14	7	36～44	60	67	13～21	76
ALT 复常(%)	41	32	41～72	77	68	48～54	68
HBsAg 转阴(%)	3	7	0～1	0.5	2	0	3

	长期治疗(2～8年)					
	Peg-IFN α (停药后3年)	LAM (5年)	LDT (2年)	ETV (5年)	ADV (5年)	TDF (8年)
HBeAg 血清学转换(%)	35	22	30	/	29	31
HBV DNA 低于检测下限(%)	19	/	56	94	55	98
ALT 复常(%)	/	58	70	80	77	/
HBsAg 转阴(%)	11	/	1.3	5(2年)	/	13

表 10-6 HBeAg 阴性 CHB 患者各种抗病毒药物的疗效汇总

	短期治疗(48～52周)					
	Peg-IFN α-2a	LAM	LDT	ETV	ADV	TDF
HBV DNA 低于检测下限(%)	19	72～73	88	90	51～63	93
ALT 复常(%)	59	71～79	74	78	72～77	76
HBsAg 转阴(%)	3	0	0	0	0	0

	长期治疗(2～8年)					
	Peg-IFN α (停药后3年)	LAM (5年)	LDT (2年)	ETV (5年)	ADV (5年)	TDF (8年)
HBV DNA 低于检测下限(%)	18	NA	82	NA	67	99
ALT 复常(%)	31	NA	78	NA	69	/
HBsAg 转阴(%)	8	NA	0.5	NA	5	1.1

表 10-7 干扰素和核苷(酸)类似物抗 HBV 药物的优缺点比较

	聚乙二醇化干扰素	核苷(酸)类似物
给药途径	皮下,每周 1 次	口服,每天 1 次
人体耐受性	差	好
临床监测	频繁,费用较大	每 1~3 个月监测 1 次
疗程	1 年	80% 以上不确定
HBV DNA 下降最大幅度(log)	4.5	6.9
对高病毒载量患者的疗效(≥10^9 IU/mL)	差	仍有效
HBeAg 血清转换率(疗程 1 年)	约 30%	约 20%
疗程大于 1 年的 HBeAg 血清转换率	无数据	30%~50%
HBeAg 血清转换后的稳定性	80%	80%
HBsAg 转阴率	3%~4%	0~3%
耐药	无	LMV++++,ADV++、TBV++ TDF 和 ETV 不易耐药
代偿性肝硬化	不推荐应用	可推迟失代偿的发生
失代偿性肝硬化	禁用	可能提高生存率

HBeAg 阳性 CHB 患者采用 Peg-IFNα 抗病毒治疗,治疗 24 周时,若 HBV DNA 下降<2 lg IU/mL 且 HBsAg 定量>2 lg IU/mL,建议停用 Peg-IFNα 治疗,改为 NAs 治疗。Peg-IFNα 有效患者的疗程为 48 周,可以根据病情需要延长疗程,但不宜超过 96 周。

HBeAg 阴性 CHB 患者采用 ETV、TDF 或 TAF 治疗,建议 HBsAg 消失且 HBV DNA 检测不到后停药随访。

HBeAg 阴性 CHB 患者采用 Peg-IFNα 抗病毒治疗,治疗 12 周时,若 HBV DNA 下降<2 lg IU/mL 且 HBsAg 定量下降>1 lg IU/mL,建议停用 Peg-IFNα 治疗,改为 NAs 治疗。Peg-IFNα 有效患者的疗程为 48 周,可以根据病情需要延长疗程,但不宜超过 96 周。

代偿期乙型肝炎肝硬化患者,推荐采用 ETV、TDF 或 TAF 进行长期抗病毒治疗,或采用 Peg-IFNα 治疗,但需密切检测相关不良反应。

失代偿期乙型肝炎肝硬化患者,推荐采用 ETV 或 TDF 进行长期抗病毒治疗,禁用干扰素治疗,若必要可以应用 TAF 治疗。

(5)治疗的监测和随访:治疗过程中应对相关指标定期监测和随访,以评价疗效和提高依从性,以及耐药情况和不良反应。

1)应用 Peg-IFNα 的患者:血常规检查(治疗第 1 个月每 1~2 周 1 次,稳定后每月 1 次),肝脏生物化学检查(每月 1 次),甲状腺功能和血糖值检测(每 3 个月 1 次),HBV DNA、HBsAg、HBeAg 和抗-HBe 定量检测(每 3 个月 1 次),肝脏硬度值测定(每 6 个月 1 次),腹部超声检查和甲胎蛋白检测等(无肝硬化者每 6 个月 1 次,肝硬化者每 3 个月 1 次),必要时做增强 CT 或增强 MRI 以早期发现 HCC。

2)应用 NAs 类药物的患者:血常规、肝脏生物化学指标、HBV DNA 定量和 HBV

血清学标志物、肝脏硬度值测定等，每 3～6 个月检测 1 次；腹部超声检查和甲胎蛋白等（无肝硬化者每 6 个月 1 次，肝硬化者每 3 个月 1 次）；必要时做增强 CT 或增强 MRI 以早期发现 HCC。采用 TDF 者，每 6～12 个月检测 1 次血磷水平、肾功能，有条件者可监测肾小管早期损伤指标。

（6）核苷（酸）类似物耐药的预防及处理

1）核苷（酸）类似物耐药的有关定义：病毒学突破（virologic breakthrough）是指在连续治疗中达到病毒学应答后血清 HBV DNA 自最低值上升＞1 log10（10 倍）；病毒学反弹（viral rebound）是指在连续治疗中达到病毒学应答后，血清 HBV DNA＞20 000 IU/mL 或超过治疗前的水平；生化学突破（biochemical breakthrough）是指在连续治疗中达到复常后，ALT 上升超过正常值上限；基因型耐药（genotypic resistance）是指检测到可导致对正在治疗的核苷类药物耐药的突变；临床耐药（clinical resistance）是指在基因型耐药基础上出现病毒学反弹和生化学突破。

2）核苷（酸）类似物耐药的预防与监测：最有效的措施是避免不必要的治疗。其他措施还有：初始治疗选用强效抗病毒和低耐药发生率的药物或联合治疗；早期治疗（如治疗 3 个月）无应答者应及早改用其他药物（换药策略）；治疗过程中（如治疗 24 周或 48 周）表现为部分应答或不充分应答者，采用加药治疗策略。

治疗过程中需对核苷（酸）类似物耐药性进行监测。治疗期间每 3～6 个月检测血清 HBV DNA（PCR），对于病毒学反弹的患者确认其服药的依从性，用基因型检测确认抗病毒耐药的发生。

3）核苷（酸）类似物耐药的处理：一旦发生病毒学突破，应进行基因型耐药的检测，并尽早予以挽救治疗（表 10-8）。

表 10-8　核苷（酸）类似物耐药挽救治疗推荐

耐 药 种 类	推 荐 药 物
LAM 或 LdT 耐药	换用 TDF 或 TAF
ADV 耐药，之前未使用 LAM	换用 ETV，或 TDF，或 TAF
治疗 LAM/LdT 耐药时出现对 ADV 耐药	换用 TDF，或 TAF，或 ETV+TDF，或＋TAF
ETV 耐药	换用 TDF，或 TAF 或加用 ADV
发生多药耐药突变（A181T＋N236T＋M204V）	ETV 联合 TDF，或 ETV+TAF

（7）特殊人群的治疗

1）HBV/HIV 合并感染患者的治疗：对于符合慢性乙型肝炎诊断标准的患者应当实施治疗。一过性或轻微 ALT 升高[（1～2）×ULN]的患者应当考虑肝活检。对于没有进行 HAART 治疗和近期不需要进行 HAART 治疗的患者，应当选用无抗 HIV 活性药物进行抗乙型肝炎病毒治疗，例如，聚乙二醇化干扰素 α、阿德福韦酯。尽管替比夫定无抗 HIV 活性，但在这种情况下也不应当选用。对于将要同时进行抗 HBV 和抗 HIV 治疗的患者，应当选用对这两种病毒均有效的药物。优先选用拉米夫定加替诺福韦或恩曲他滨加替诺福韦。对于正在接受有效 HARRT 治疗的患者，若 HARRT 方案中无抗乙型肝炎病毒药物，则可选用聚乙二醇化干扰素 α、阿德福韦酯或恩替卡韦治疗。对于拉米夫定耐药患者,应当加用替诺福韦或阿德福韦酯治疗。当需要改变 HAART 方案时,不应当在无有效药物替代前就中断抗乙型肝炎病毒的有效药物,除非患者已经获得 HBeAg 血清转换,并完成了足够的巩固治疗时间。

2) 应用化疗和免疫抑制剂治疗的患者:对于因其他疾病而接受化疗、免疫抑制剂治疗的患者,应常规筛查 HBsAg;若为阳性,即使 HBV DNA 阴性和 ALT 正常,也应在治疗前 1 周开始服用拉米夫定或其他核苷(酸)类似物。

对 HBsAg 阴性、抗 HBc 阳性患者,在给予长期或大剂量免疫抑制剂或细胞毒药物(特别是针对 B 或 T 淋巴细胞单克隆抗体)治疗时,应密切监测 HBV DNA 和 HBsAg,若出现阳转则应及时加用抗病毒治疗。

在化疗和免疫抑制剂治疗停止后,应根据患者病情决定停药时间:① 对于基线 HBV DNA<2 000 IU/mL 的患者,在完成化疗或免疫抑制剂治疗后,应当继续治疗 6 个月;② 基线 HBV DNA 水平较高(>2 000 IU/mL)的患者,应当持续治疗到和免疫功能正常慢性乙型肝炎患者同样的停药标准;③ 建议选用强效低耐药的 ETV 或 TDF 治疗;④ 核苷(酸)类似物停用后可出现复发,甚至病情恶化,应予以高度重视;⑤ 干扰素有骨髓抑制作用,应当避免选用。

3) 肝移植患者:对于拟接受肝移植手术的 HBV 相关疾病患者,如 HBV DNA 可检测到,最好于肝移植术前 1~3 个月开始服用拉米夫定,每天 100 mg 口服;术中无肝期给予乙型肝炎免疫球蛋白(hepatitis B immunoglobulin, HBIG);术后长期使用拉米夫定和小剂量 HBIG(第 1 周每天 800 IU,以后每周 800 IU 至每月应用 800 IU),并根据抗-HBs 水平调整 HBIG 剂量和用药间隔(一般抗-HBs 谷值浓度应大于 100~150 mIU/mL,术后半年内最好大于 500 mIU/mL),但理想的疗程有待进一步确定。对于发生拉米夫定耐药者,可选用其他已批准的能治疗耐药变异的核苷(酸)类似物。另外,对于复发低危者(肝移植术前 HBV DNA 阴性,移植后 2 年 HBV 未复发),可考虑采用拉米夫定加阿德福韦酯联合预防。

4) 儿童患者:12 岁以上(体重≥35 kg)慢性乙型肝炎患儿,其普通 IFNα 治疗的适应证、疗效及安全性与成人相似,剂量为 3~6 mIU/m^2,最大剂量不超过 10 mIU/m^2。在知情同意的基础上,也可按成人的剂量和疗程用拉米夫定或阿德福韦酯治疗。

5) 妊娠相关情况处理:育龄期女性慢性乙型肝炎患者,若有治疗适应证,未妊娠者可应用干扰素或核苷(酸)类似物治疗,并且在治疗期间应采取可靠措施避孕。在口服抗病毒药物治疗过程中发生妊娠的患者,若应用的是拉米夫定或其他妊娠 B 级药物(替比夫定或替诺福韦),在充分告知风险、权衡利弊、患者签署知情同意书的情况下,治疗可继续。妊娠中出现乙型肝炎发作者,视病情程度决定是否给予抗病毒治疗,在充分告知风险、权衡利弊,患者签署知情同意书的情况下,可以使用拉米夫定、替比夫定或替诺福韦治疗。

(8) 免疫调节治疗有望成为慢性乙型肝炎治疗的重要手段之一,但目前尚缺乏乙型肝炎特异性免疫治疗方法。胸腺肽 α$_1$ 可增强非特异性免疫功能,不良反应小,使用安全,对于有抗病毒适应证,但不能耐受或不愿接受干扰素和核苷(酸)类似物治疗的患者,有条件可用胸腺肽 α$_1$ 1.6 mg,每周 2 次,皮下注射,疗程 6 个月。但持久性病毒学应答率不足 20%,故单独应用疗效不理想,与其他药物联合应用的效果有待进一步观察。

(9) 改善肝功能:甘草酸制剂如强力宁、甘草酸二铵(甘利欣)等可明显抑制炎症,改善肝功能的效果。强力宁 80～120 mL 或甘草酸二铵 30～40 mL,加入 5% 葡萄糖液 250 mL 中,静脉滴注,每天 1 次,对降低 ALT 和退黄疸有较好的效果。不良反应有血压升高、水肿、低血钾等。此外,还有联苯双酯、垂盆草冲剂、山豆根注射液均有明显的降 ALT 效果。上述药物在快速减量或突然停药后,ALT 可出现反跳现象,停药前需逐渐减量。

(10) 乙型肝炎导致的肝衰竭(重型肝炎)的治疗:重型肝炎应早期采取支持、抑制肝坏死、促进肝细胞再生和防治并发症等综合治疗措施。同时,早期应用人工肝支持系统治疗,可以改善症状及肝功能,降低病死率。对有条件者进行肝移植,可显著降低病死率[详见本章附录"肝衰竭诊疗指南(2018 版)"]。

(11) 淤胆型肝炎的治疗:可选用以下方案。

1) 甘草酸制剂:强力宁每天 80～120 mL 或甘草酸二铵每天 30～40 mL,加入 10% 葡萄糖液 250～500 mL 中,静脉滴注,每天 1 次。

2) 肾上腺皮质激素:具有很强的非特异性抑制炎症和利胆退黄作用,但不良反应较多,必须慎用,一般在其他药物治疗无效时,方可考虑采用。在治疗过程中,密切观察不良反应,如继发感染、类固醇性糖尿病、溃疡病等的发生。可用泼尼松龙每天 40～60 mg,分次口服。待黄疸明显消退后,逐渐减量,以至停用。

3) 苯巴比妥:为酶诱导剂;可促进间接胆红素向直接胆红素转化,亦可促进胆汁分泌和直接胆红素排泄。有利胆及退黄作用。剂量为 0.03～0.06 g,每天 3 次。其对肝脏有一定的损害作用,有肝功能明显损害者不宜应用,有困倦乏力、嗜睡等不良反应。

4) 熊去氧胆酸(UDCA):熊去氧胆酸为亲水性胆酸,可以减轻疏水性胆酸对肝细胞和胆管的损害,改善肝细胞膜的流动性,并有利胆作用,使瘀胆减轻,剂量每天 500～1 000 mg,分 3～4 次口服,无明显不良反应。

(12) 抗炎、抗氧化和保肝治疗:HBV 所致的肝脏炎症坏死及其所致的肝纤维化是疾病进展的主要病理学基础。甘草酸制剂、水飞蓟素制剂、多不饱和卵磷脂制剂及双环醇等,有不同程度的抗炎、抗氧化、保护肝细胞膜及细胞器等作用,临床应用可改善肝脏生化学指标。

(13) 抗纤维化治疗:多个抗肝纤维化中成药方剂如安络化纤丸、复方鳖甲软肝片、扶正华语片的个,在实验和临床研究中显示一定疗效,但需要进一步进行大样本、随机对照临床试验,并重视肝组织学检查结果,以进一步验证其疗效及长期疗效。

(十) 预防

1. 管理传染源 措施包括对患者进行登记及统计,对患者及其家属进行消毒,隔离和预防的指导。HBsAg 携带者和乙型肝炎患者不能献血及从事饮食业,托幼机构的工作。患者应注意个人卫生,食具、水杯、饭菜、洗漱用具(包括牙刷、漱口杯、毛巾)、剃须刀等应与健康人分开。密切接触者包括配偶及家庭其他成员应进行乙型肝炎疫苗的免疫接种。对所有献血员在献血前,应常规做 HBsAg 检查。

2. 切断传播途径 除加强对献血员筛查外,对血制品应做 HBsAg 检测,严格掌握输血及血制品的适应证,对各种医疗器械和用具应实行严格消毒,提倡使用一次性的注射器、检查和治疗用具,防止医源性传播。

3. 保护易感人群 接种乙型肝炎疫苗是预防 HBV 感染的最有效方法。接种对象主要是新生儿,其次为婴幼儿和高危人群。乙型肝炎疫苗全程接种共 3 针,按照 0、1、6 个月程序,即接种第 1 针疫苗后,间隔 1 及 6 个月注射第 2 及第 3 针疫苗。新生儿接种乙型肝炎疫苗越早越好,要求在出生后 24 h 内接种。接种部位新生儿为大腿前部外侧肌肉内,儿童和成人为上臂三角肌中部肌内注射。单用乙型肝炎疫苗阻断母婴传播的保护率为 87.8%。

对 HBsAg 阳性母亲的新生儿,应在出生后 24 h 内尽早注射乙型肝炎免疫球蛋白(hepatitis B immunoglobulin, HBIG),最好在出生后 12 h 内,剂量应≥100 IU,同时在不同部位接种 10 μg 重组酵母或 20 μg 中国仓鼠卵母细胞(Chinese hamster ovary, CHO)乙型肝炎疫苗,可显著提高阻断母婴传播的效果。也可在出生后 12 h 内先注射 1 针 HBIG,1 个月后再注射第 2 针 HBIG,并同时在不同部位接种一针 10 μg 重组酵母或 20 μg CHO 乙型肝炎疫苗,间隔 1 和 6 个月分别接种第 2 和第 3 针乙型肝炎疫苗(各 10 μg 重组酵母或 20 μg CHO 乙型肝炎疫苗)。后者不如前者方便,但其保护率高于前者。新生儿在出生 12 h 内注射 HBIG 和乙型肝炎疫苗后,可接受 HBsAg 阳性母亲的哺乳。

接种乙型肝炎疫苗后有抗体应答者的保护效果一般至少可持续 12 年,因此,一般人群不需要进行抗- HB 监测或加强免疫。但对高危人群可进行抗- HBs 监测,如抗- HBs<10 mIU/mL,可给予加强免疫。

包括中国在内的许多国家已把乙型肝炎疫苗接种列入常规的婴儿和青少年的免疫计划。通过接种乙型肝炎疫苗,儿童 HBsAg 的阳性率明显下降,接种疫苗者的 HBsAg 阳性率下降至 1.66%,未接种者也降至 7.1%。在台湾地区,15 岁以下人群 HBsAg 阳性率已由 1984 年的 9.8% 下降至 1999 年的 0.7%。

三、丙型病毒性肝炎

丙型病毒性肝炎,简称为丙型肝炎,是由丙型肝炎病毒(hepatitis C virus, HCV)引起的肝脏疾病。丙型肝炎主要经血源性传播,临床症状较轻或无明显症状,病程进展缓慢,易慢性化,可导致肝硬化和肝癌。

(一) 病原学

HCV 是一种单股正链 RNA 病毒,归类于黄病毒科(family flaviviridae)的肝炎病毒属(*hepacivirus genus*),是黄病毒科中唯一的嗜肝病毒。HCV 病毒颗粒呈球形,直径约为 50 nm。病毒颗粒的最外层为包膜糖蛋白,其内为蛋白质核衣壳。病毒基因组被核衣壳包裹。HCV 核心颗粒被包膜包裹形成完整的病毒颗粒。HCV 基因组为单链 RNA,长约 9 600 个核苷酸,由长约 341 个核苷酸组成的高度保守的 5′端非编码区(5′NTR)、长 9 033~9 099个核苷酸组成可读框(open reading frame, ORF)和 3′端非编码区(3′NTR)而构成。HCV 的 ORF 又可分为结构基因区和非结构基因区,分别编码结构蛋白(核心蛋白和包膜蛋白)和非结构蛋白 2。

目前 HCV 可分为 6 个主要的基因型和 100 种以上的亚型。1 型是最常见的基因型,占 40%~80%,呈世界性分布,但不同国家和地区的 HCV 基因型分布有较大的差异。中国、日本、美国等以 1 型为主。3 型常见于印度、巴基斯坦、澳大利亚、苏格兰等,4 型常见于中东地区和非洲,5 型常见于南非,6 型见于中国香港、澳门地区等。HCV 基因型与疾病严重性相关。1b 型 HCV-RNA 载量高,肝病理变化较重,易导致肝硬化和肝癌,但也有人认为基因型与疾病严重性无关。HCV 基因型还与 α 干扰素(IFN-α)的疗效密切相关,是影响 IFN-α 治疗效果的主要因素之一。

（二）流行病学

丙型肝炎是一种流行较为广泛的病毒性疾病，是一个对社会及经济有重要影响的全球问题。据估计，全球有 1.7 亿人口，即全世界人口的 3% 左右，感染了 HCV 而且，每年有 300 万～400 万新发病例。我国抗 HCV 的阳性率平均为 3.2%。

在 HCV 感染者中，实际上仅有 20% 的患者被诊断出丙型肝炎，因此，还有很多患者尚未被诊断，有必要对高危人群，如输注过可疑 HCV 感染者的血液、血液制品或接受可疑 HCV 感染者器官的移植患者；静脉药瘾者；血友病患者；血液透析者进行抗 HCV 筛查，已发现大量无症状 HCV 感染者。

1. 传染源　　主要是丙型肝炎患者和无症状 HCV 携带者。

2. 传播途径　　HCV 主要经血液途径传播。但是，在各个国家的传播方式有所不同。在发达国家，最常见的传播方式是静脉吸毒，其次为使用未经 HCV 筛查的血液、血制品和器官。在许多欠发达国家，主要的传播方式是输血，其次为使用未经消毒的注射用具。

（1）血液传播：主要方式有：① 经输血和血制品传播。② 经破损的皮肤和黏膜传播。这是目前最主要的传播方式，在某些地区，因静脉注射毒品导致 HCV 传播占 60%～90%。使用非一次性注射器和针头、未经严格消毒的牙科器械、内镜、侵袭性操作和针刺等也是经皮传播的重要途径。一些可能导致皮肤破损和血液暴露的传统医疗方法也与 HCV 传播有关；共用剃须刀、牙刷、文身和穿耳环孔等也是 HCV 潜在的经血传播方式。

（2）性传播：在 HCV 感染者的精液及阴道分泌物中可检测到 HCV RNA，可导致经性传播。与 HCV 感染者性交及有性乱行为者感染 HCV 的危险性较高。有多个性伴侣、卖淫、同性恋等有性传播疾病风险的人群中流行率为 4%～6%，并且女性的危险性是男性的 3 倍。同时伴有其他性传播疾病者，特别是感染人免疫缺陷病毒（HIV）者，感染 HCV 的危险性更高。有研究结果显示，HCV 感染者配偶的 HCV 感染率为 2.38%。

（3）母婴传播：抗 HCV 阳性母亲将 HCV 传播给新生儿的危险性为 2%，若母亲在分娩时 HCV RNA 阳性，则传播的危险性可高达 4%～7%；合并 HIV 感染时，传播的危险性增至 20%。HCV 病毒高载量可能增加传播的危险性。对于通过选择性剖宫产来阻断母婴垂直传播的有效性，目前还缺少前瞻性研究予以评价；同样目前尚没有资料表明抗病毒治疗是否能够减少围生期传播的概率，因为利巴韦林与干扰素在妊娠期间是禁用的。

（4）其他途径：仍有 15%～30% 散发性丙型肝炎，无输血或肠道外暴露史，传播途径不明。

目前认为，接吻、拥抱、喷嚏、咳嗽、食物、饮水、共用餐具和水杯、无皮肤破损及其他无血液暴露的接触一般不传播 HCV。

3. 易感人群　　人群普遍易感，但高危人群为反复、大量输注的血液、血液制品者；接受可疑 HCV 感染者器官的移植患者；静脉药瘾者；血友病患者；血液透析者；HIV 感染者。某些医务人员，如外科医生、检验人员等也为高危人群，并有可能引起医院内交叉感染。

（三）发病机制与病理改变

1. HCV 感染的发病机制　　多种因素可影响 HCV 与宿主之间的相互作用。病毒因素包括 HCV 的复制能力、基因型、病毒多肽的免疫原性、病毒对肝细胞的直接损害作用等；宿主因素包括先天性免疫反应、细胞免疫和体液免疫反应等。其他因素，如饮酒、使用免疫抑制剂等对 HCV 感染的病程也有影响。由于缺乏小动物模型和细胞培养系统，HCV 感染的发病机制的研究受到很大的限制。因此，许多数据是通过观察患者得出的，个体差异较大。HCV 感染的发病机制主要包括免疫介导和 HCV 直接损伤两种。

2. **丙型肝炎的病理改变**　丙型肝炎的病理改变与乙型肝炎极为相似，以肝细胞坏死和淋巴细胞浸润为主。汇管区淋巴细胞的聚集是丙型肝炎病毒感染的主要特征，点灶样肝细胞坏死和不同程度的炎症、胆管损伤、肝脂肪变性是丙型肝炎较为常见的病理改变。

（四）临床表现

丙型肝炎的潜伏期为 2～26 周，平均为 50 天。输血后丙型肝炎潜伏期为 7～33 天，平均为 19 天。

1. **HCV 感染的自然史**　有 60%～85% 的急性丙型肝炎患者会发展成慢性感染，其中有 10%～20% 的慢性丙型肝炎患者会发展成肝硬化，通常可以在感染后的第二或第三个十年中被诊断。即使病情已经进展到肝硬化期，很多患者还可以生存 10 年，乃至更长。但是，一旦出现失代偿的情况，如出现黄疸、腹水、静脉曲张破裂出血和肝性脑病等，其生存率则出现急剧下降。在感染 HCV 20 年后，慢性丙型肝炎发生肝细胞癌（hepatocellular carcinoma，HCC）的危险性会增加至 1%～5%，发生 HCC 时，多数患者已存在肝硬化。肝硬化患者每年发生 HCC 的概率为 1%～4%。慢性丙型肝炎的进展速度在不同人群差异很大，已经公认饮酒、合并感染 HBV 或 HIV 是促进肝病进展的主要因素之一。

2. **急性丙型肝炎**　急性丙型肝炎多数为无黄疸型肝炎，起病较缓慢，常无发热，仅有轻度消化道症状，伴 ALT 异常。少数为黄疸型肝炎，黄疸呈轻度或中度。急性丙型肝炎中有 15%～40% 为急性自限性肝炎，在急性期 ALT 升高或伴血清胆红素升高，HCV RNA 阳性和抗 HCV 阳性，经 1～3 个月，ALT 恢复正常，黄疸消退，常在 ALT 恢复前 HCV RNA 阴转，抗 HCV 滴度也逐渐降低。有 60%～85% 的急性丙型肝炎患者则发展为慢性持续性感染。单一 HCV 感染极少引起重症肝炎。

3. **慢性丙型肝炎**　大部分急性丙型肝炎患者在发病 6 个月后，HCV RNA 持续阳性伴 ALT 异常者，称为慢性丙型肝炎。仅少数慢性肝炎患者能自行清除病毒，大部分患者为慢性持续性感染。慢性丙型肝炎患者常表现为 ALT 反复波动，ALT 水平多在 100 IU/L 以内，部分患者表现为持续性 ALT 轻度升高。还有近 1/3 的慢性 HCV 感染者肝功能一直正常，抗 HCV 和 HCV RNA 持续阳性，肝活检可见慢性肝炎表现，甚至可发现肝硬化。还有一些 HCV 携带者表现为 ALT 正常，抗 HCV 阴性，而 HCV RNA 为阳性，多见于疫功能低下者、酗酒和老年患者。在我国有 1%～2% 的供血员属此种情况。肝活检仅见轻微肝脏病变，病情进展较缓慢。

4. **儿童丙型肝炎**　和成人丙型肝炎相比，儿童 HCV 感染自发性 HCV 清除率较高，接近 50%，病情进展缓慢，病毒血症可持续数月至数年，而无肝炎临床表现。

5. **HCV 与 HBV 重叠感染**　急性 HCV 和 HBV 混合感染可见于大量输血后，患者可出现抗 HCV 和 HCV RNA 阳性，抗 HBe IgM 阳性伴低水平 HBsAg，HBeAg 和

HBV DNA可为阴性,提示HCV可干扰HBV的复制。在我国慢性乙型肝炎患者中,合并抗HCV阳性者占2%～5%,重叠感染可加剧肝脏损害。

6. HCV感染的肝外表现　　慢性HCV感染中仅少数患者可有肝外表现,其原因尚不明。主要肝外表现有冷球蛋白血症、肾小球肾炎、淋巴组织增生紊乱、斯耶格伦综合征(Siogren's syndrome)等。

7. HCV感染与肝细胞癌(HCC)　　HCC是慢性丙型肝炎主要的并发症之一,在美国,HCV感染是HCC最常见的病因。如果慢性丙型肝炎未发展至肝硬化,则HCC的发生率很低。HCV感染所致肝硬化患者每年HCC的发生率为1%～2%,在日本和意大利,每年HCC的发生率相对较高,可达2.6%～6.9%。在我国HCC患者中,抗HCV检出率为10.96%～59%不等。

8. HCV与HIV重叠感染　　HCV与HIV重叠感染具有其特殊性:与HCV单纯感染的患者相比,疾病的进展速度加快,加速了7倍之多;增加了肝硬化的危险性,也缩短了发展到肝硬化的时间(感染HCV后10年内);增加了病死率;增加了从代偿期肝硬化转变为失代偿期的可能性,与HCV单纯感染的患者相比,其发生肝脏相关死亡的危险性增加达5倍之多,HCV复制增加8倍。

9. 终末期肾脏疾病HCV感染患者　　目前估计,10%～20%的透析患者感染HCV,但不同透析中心之间,HCV的感染率具有很大差异。

(五) 实验室检查

1. 血清生化学检查　　急性丙型肝炎患者的ALT和AST水平一般较低,但也有较高者。慢性丙型肝炎患者中,约30%ALT水平正常,约40%ALT水平低于2倍正常值上限。虽然大多数此类患者只有轻度肝损伤,但有部分患者可发展为肝硬化。ALT水平下降是抗病毒治疗中出现应答的重要指标之一。凝血酶原时间可作为慢性丙型肝炎患者病情进展的监测指标。

2. 血清学检查　　临床上最为常用的为酶免疫分析(EIA)。抗HCV检测适用于高危人群筛查,也可用于HCV感染者的初筛。但抗HCV阴转与否不能作为抗病毒疗效的指标。用第三代EIA法检测丙型肝炎患者,其敏感度和特异度可达99%,HCV感染后7～8周抗HCV即可阳性。一些透析、免疫功能缺陷和自身免疫性疾病患者可出现抗HCV假阳性,因此,HCV RNA检测有助于确诊这些患者是否合并感染HCV。

3. 病毒核酸检测(nucleic acid tests, NAT)　　即HCV RNA检测,包括定性和定量检测方法,已成为HCV感染的确认试验,在暴露后1～3周内即可阳性,阳性结果可早于血清学检测数周。NAT如为阳性,即可诊断为活动性HCV感染(即使抗HCV阴性);NAT如为阴性,一般可认为HCV的清除,但在少数情况下仍不能排除HCV活动性感染的可能性,如间歇性病毒血症和低病毒血症患者。因此,推荐在6～12个月后重复NAT。在HCV急性感染期,在血浆或血清中的病毒基因组水平可达到$10^5 \sim 10^7$拷贝/mL。在HCV慢性感染者中,HCV RNA水平在不同个体之间存在很大差异,多数在$5 \times 10^4 \sim 5 \times 10^6$拷贝/mL之间。

应用西蒙兹(Simmonds)分型方法,HCV RNA基因可分为1～6型。HCV RNA基因分型结果有助于判定治疗的难易程度及制定抗病毒治疗的个体化方案。

4. 组织学检查　　肝脏组织活检所提示的肝脏纤维化及组织学上的改变是其他任

何检查所不能替代的。肝活检组织学检查对慢性丙型肝炎的诊断、了解疾病进展程度、预后判断、疗效评估等均有重要意义。肝活检组织学检查最适合于：① 无症状、肝功能正常、HCV RNA 阳性的患者，有助于了解有无肝组织炎症、决定是否给予抗病毒治疗。② 脂肪肝和酒精性肝病与慢性丙型肝炎的鉴别。③ 对抗病毒治疗的组织学应答进行评估。④ 怀疑慢性丙型肝炎而诊断尚未明确者。

（六）诊断与鉴别诊断

丙型肝炎的诊断需综合流行病学资料、临床表现和病原学检查等，并与其他疾病鉴别。如近期有 HCV 暴露史，临床上有急性肝炎的症状、体征，ALT 升高，血清抗 HCV 阳性，血清 HCV RNA 阳性，可诊断为急性丙型肝炎；如 HCV RNA 阳性持续半年以上，并有反复 ALT 异常，可诊断为慢性丙型肝炎。

丙型肝炎需与其他病毒性肝炎、药物性肝炎、脂肪肝等相鉴别，鉴别方法主要依靠血清学、病毒学检查和组织学检查。

（七）治疗

丙型肝炎是一种可以治愈的疾病，抗病毒治疗的目的是清除 HCV，以改善或减轻肝损害，阻止进展为肝硬化、肝衰竭，显著降低肝细胞癌（hepatocellular carcinoma，HCC）的发生率，并提高患者的生活质量。所有丙型肝炎患者，只要血清 HCV RNA 阳性，且愿意接受抗病毒治疗者，均可给予直接抗病毒（direct-acting antiviral agents，DAA）药物治疗，或以往的标准治疗方案治疗（α 干扰素联合利巴韦林，即 PR 治疗方案）。但包含 α 干扰素的治疗方案已经不作为一线治疗方案。治疗前应进行 HCV RNA 基因分型，并了解患者是否存在肝硬化。如果已有肝硬化，应评估肝硬化的程度。HCV 基因型和肝硬化程度可影响治疗方案的选择和治疗的疗程。由于 DAA 和其他药物可能存在相互作用，接受 DAA 治疗前需了解患者的服药情况。

抗病毒治疗疗效的主要评估指标是持久性病毒学应答（sustained virological response，SVR），指治疗结束后随访 12 周，或 24 周，HCV RNA 仍低于检测下限者，分别称为 SVR12 和 SVR24。达到 SVR 者，病毒学复发率低于 1%。达到 SVR 后，患者的肝脏损害的程度减轻，肝脏纤维化得到缓解，肝细胞肝癌发生率也相应减少。对取得 SVR 的肝硬化患者，仍可能发生肝癌，应定期随访肝功能、肿瘤标志物和影像学检查。

1. **急性丙型肝炎的治疗**　与慢性丙型肝炎的治疗类似，需要根据基因型选择治疗方案，但疗程可缩短至 8 周。也可单用 PEG 干扰素治疗，对于基因型 1 型患者，PEG 干扰素单用的疗程需要 24 周，但对于基因型 2、3、4 型患者，8 周或 12 周疗程也可取得理想的疗效。由于 DAA 的广泛应用，PEG 干扰素已经不作为一线治疗药物。

2. **慢性丙型肝炎的治疗**　在 DAA 上市之前，PR 治疗方案（PEG 干扰素联合利巴韦林）曾经是我国现阶段 HCV 感染者接受抗病毒治疗的主要方案，可应用于所有基因型 HCV 现症感染，同时无治疗禁忌证的患者。由于 DAA 的广泛应用，PR 治疗方案已经不作为一线治疗方案，临床上也很少应用。以下主要介绍慢性丙型肝炎的 DAA 治疗方案。

（1）主要的 DAA：已经上市的 DAA 见表 10 - 9，常用 DAA 的规格与用法见表 10 - 10。索磷布韦/维帕他韦/伏西瑞韦、格卡瑞韦/哌仑他韦和瑞维达韦，尚未在中国获得批准。估计将在不久后上市。详见"第二十四章　抗病毒药物的合理应用"相关内容。

表 10 - 9　用于抗 HCV 治疗的主要 DAA

DAA 英文名	通 用 名	作用靶点	上市时间	生 产 商
daclatasvir＋asunaprevir（DCV＋ASV）	盐酸达拉他韦＋阿舒瑞韦	NS5A＋NS3/4A	2017.4	施贵宝
Simeprevir（SMV）	西美瑞韦	NS3/4A	2017	强生公司
paritaprevir/ritonavir＋ombitasvir＋dasabuvir（PTV/r＋OMV＋DSV），又称 3D	帕立瑞韦/利托那韦＋奥比他韦＋达塞布韦	NS3/4A＋NS5A＋NS5B(非核苷酸类)	2017.9.21	艾伯维
sofosbuvir（SOF）	索磷布韦片	NS5B(核苷酸类)	2017.9.21	吉利德
sofosbuvir/velpatasvir（SOF/VEL）	索磷布韦/维帕他韦	NS5B/NS5A	2018.5.29	吉利德
grazoprevir/elbasvir（GZR＋EBR）	艾尔巴韦/格拉瑞韦	NS3/4A＋NS5A	2018.4.30	默沙东
danoprevir（DNV）	达诺瑞韦	NS3/4A	2018.6	歌礼
ledipasvir/sofosbuvir（LDV/SOF）	来迪派韦/索磷布韦	NS5A/NS5B	2018.12	吉利德
sofosbuvir/velpatasvir/voxilaprevir（SOF/VEL/VOX）	索磷布韦/维帕他韦/伏西瑞韦	NS5B/NS5A/NS3/4A	2019.11	吉利德
glecaprevir/pibrentasvir（GLE/PIB）	格卡瑞韦/哌仑他韦	NS3/4A/NS5A	2021.9	艾伯维
ravidasvir（RDV）	瑞维达韦	NS5A	2020.7	歌礼

表 10 - 10　常用 DAA 的规格与用法

产 品	规 格	用 法
泛基因型药物或复合制剂		
SOF	片剂,含 400 mg SOF	1 片,每天 1 次,一般与其他 DAA 联合,不单独应用
SOF/VEL	复合片剂,含 400 mg SOF, 100 mg VEL	1 片,每天 1 次
SOF/VEL/VOX	复合片剂,含 400 mg SOF、100 mg VEL 和 100 mg VOX	1 片,每天 1 次
GLE/PIB	复合片剂,含 100 mg GLE 和 40 mg PIB	3 片,每天 1 次
基因型特异的药物或复合制剂		
SOF/LDV	片剂,含 400 mg SOF 和 90 mg LDV	1 片,每天 1 次
OBV/PTV/RTV	复合片剂,含 75 mg PTV、12.5 mg OBV 和 50 mg RTV	2 片,每天 1 次,与 DSV 合用
DSV	片剂,包含 250 mg DSV	1 片,每天 2 次(早、晚)
GZR/EBR	复合片剂,含 100 mg GZR 和 50 mg EBR	1 片,每天 1 次

（2）无肝硬化慢性丙型肝炎患者的治疗：由于良好的抗 HCV 作用、使用方便、安全性和耐受性好，不含干扰素和利巴韦林的、以 DAA 为基础的治疗方案已广泛用于无肝硬化，或仅有代偿性肝硬化的慢性丙型肝炎患者（Child-Pugh 评分 A 级）。根据既往治疗史，又分为初治患者（treatment-naïve，TN）和经治患者（treatment-experienced，TE）。后者是指既往用过 PEG - IFNα+RBV、PEG - IFNα+RBV+SOF 或 SOF+RBV。治疗方案又分为泛基因型治疗方案（pangenotypic regimens）和基因型特性治疗方案（genotype-specific regimens）。SOF/VEL、SOF/VEL/VOX、GLE/PIB 可作为泛基因型治疗方案，治疗 1～6 型慢性丙型肝炎，见表 10 - 11。

表 10 - 11 无肝硬化慢性丙型肝炎患者的治疗

		SOF/VEL	GLE/PIB	SOF/VEL/VOX	SOF/LDV	GZR/EBR	OBV/PTV/r+DSV
1a	TN	12 周	8 周	No	8～12 周	12 周（HCV RNA≤ 80 000 IU/mL）	No
	TE	12 周	8 周	No	No	12 周（HCV RNA≤ 80 000 IU/mL）	No
1b	TN	12 周	8 周	No	8～12 周	8 周（F0 - F2）12 周（F3）	8 周（F0 - F2）12 周（F3）
	TE	12 周	8 周	No	12 周	12 周	12 周
2	TN	12 周	8 周	No	No	No	No
	TE	12 周	8 周	No	No	No	No
3	TN	12 周	8 周	No	No	No	No
	TE	12 周	12 周	No	No	No	No
4	TN	12 周	8 周	No	12 周	12 周（HCV RNA≤ 80 000 IU/mL）	No
	TE	12 周	8 周	No	No	No	No
5	TN	12 周	8 周	No	12 周	No	No
	TE	12 周	8 周	No	No	No	No
6	TN	12 周	8 周	No	12 周	No	No
	TE	12 周	8 周	No	No	No	No

注：TN,初治患者；TE,经治患者；F,肝纤维化。

（3）代偿性肝硬化（CP 评分 A 级）：慢性丙型肝炎患者的治疗对于代偿性肝硬化患者，有些治疗方案的疗程需要延长，如采用 G/P 方案，疗程需要延长至 8 周（表 10 - 12）。基因型 3 型感染者，SVR 率偏低，相对难治，常常需要在治疗前检测 NS5A 耐药情况，有时需要联合利巴韦林。对于基线存在 Y93H 耐药突变者，可采用 SOF/VEL/VOX 治疗 12 周，或 SOF/VEL＋RBV 治疗 12 周，或 GLE/PIB 治疗 12 周（初治患者），或 16 周（经治患者）；如果没有基线耐药，可采用 SOF/VEL 治疗 12 周，不需要加用利巴韦林，或

GLE/PIB治疗12周(初治患者),或16周(经治患者);如果没有检测(或无检测条件),治疗方案与存在NS5A耐药者相同。

表 10-12　代偿性肝硬化(CP评分A级)慢性丙型肝炎患者的治疗

		SOF/VEL	GLE/PIB	SOF/VEL/VOX	SOF/LDV	GZR/EBR	OBV/PTV/r+DSV
1a	TN	12周	12周	No	12周	12周(HCV RNA≤80 000 IU/mL)	No
	TE	12周	12周	No	No	12周(HCV RNA≤80 000 IU/mL)	No
1b	TN	12周	12周	No	12周	12周	12周
	TE	12周	12周	No	12周	12周	12周
2	TN	12周	12周	No	No	No	No
	TE	12周	12周	No	No	No	No
4	TN	12周	12周	No	12周	12周(HCV RNA≤80 000 IU/mL)	No
	TE	12周	12周	No	No	No	No
5	TN	12周	12周	No	12周	No	No
	TE	12周	12周	No	No	No	No
6	TN	12周	12周	No	12周	No	No
	TE	12周	12周	No	No	No	No

(4) 特殊人群的治疗

1) 既往DAA治疗失败的患者的治疗:再治疗方案的制定主要取决于原先的治疗方案,并需要在治疗前任进行耐药性检测。对于既往NS3/4A蛋白酶和(或)NS5A蛋白抑制剂治疗失败者,一线治疗方案为SOF/VEL/VOX 12周(无肝硬化,或代偿性肝硬化患者),或SOF/VEL+RBV 24周(失代偿性肝硬化),对于预期应答差的患者(进展期肝病、既往多次DAA治疗史或存在基线耐药),采用SOF+GLE/PIB治疗12周;对于极难治疗的患者[存在基线耐药和2次以上NS3/4A蛋白酶和(或)NS5A蛋白抑制剂治疗失败],采用SOF/VEL/VOX+RBV治疗12周,或SOF+GLE/PIB+RBV治疗16周,或24周。

2) 终末期肝病等待肝移植的失代偿性肝硬化患者:无干扰素的治疗方案是唯一选择。对于MELD评分<18者,可在肝移植前治疗,采用SOF/LDV+RBV(GT 1, 4, 5, 6),或SOF/VEL+RBV(所有基因型),疗程均为12周,不能耐受RBV者,疗程延长至24周。禁用含有蛋白酶抑制剂的方案。MELD评分≥18者,移植前一般不需要抗病毒治疗。但如果等待时间超过6个月,也应在移植前抗病毒治疗。对于肝移植后复发的患者应尽早开始治疗(移植3个月以后)。采用SOF/VEL治疗12周;或SOF/LDV治疗12

周(GT 1，4，5，6)；或 GLE/PIB 治疗 12 周[eGFR≤30 mL/(min·1.73 m²)，所有基因型]；或 SOF/LDV，或 SOF/LDV＋RBV 治疗 24 周(失代偿性肝硬化患者)。

3) HBV 和 HCV 共感染患者：遵循与 HCV 单感染患者相同的治疗方案，符合 HBV 治疗标准的患者则应按照 HBV 相关指南接受 NA 治疗。HBsAg 阳性、达不到抗 HBV 治疗标准的患者，应使用 NA 抗 HBV 治疗，直至抗 HCV 治疗结束后不少于 12 周。但也可每月随访 HBV DNA，以决定何时启动 NA 治疗。

4) 肾功能损伤的患者：轻至中度损伤[eGFR≥30 mL/(min·1.73 m²)]，暂无须调整剂量，重度损伤[eGFR＜30 mL/(min·1.73 m²)]者，推荐方案为 GLE/PIB 8 或 12 周(全基因型)、GZR/EBR 12 周(基因型 1a，1b，4)、OBV/PTV/r＋DSV 治疗 12 周(基因型 1b)。

5) 儿童慢性丙型肝炎患者：对于 12 岁及以上的初治或经治青少年患者，如果无肝硬化，或仅有代偿期肝硬化(Child-Pugh 评分 A 级)，采用 SOF/LDV 治疗 12 周(基因型 1，4，5 或 6 型)，对于基因型 2 或 3 型患者，可用与成人治疗相同的其他方案。对于 12 岁以下儿童，包括适用于全基因型的 DAAs 治疗方案暂未获得批准使用。

(八) 预防

1. 传染源的管理　　现症 HCV 感染者不能献血、捐献器官等，在未获治愈前暂不宜从事食品、餐饮、幼教、护理、外科手术等工作。

2. 切断传播途径　　是目前控制 HCV 感染的最主要的措施。这些措施包括对献血员进行抗 HCV 和 HCV RNA 筛查、使用一次性注射器、制备血制品时采用严格灭活措施、对外科、妇产科、口腔科和内科所用器具、内镜采用高压灭菌或戊二醛等消毒、加强血透室管理、严格消毒制度、养成良好卫生习惯、使用避孕套等。采用上述措施后，丙型肝炎的流行率已显著下降，输血或血制品引起的传播在多数国家已得到基本控制。

3. 保护易感人群　　普通免疫球蛋白制剂不含 HCV 中和抗体，因此，对预防 HCV 暴露后感染无效。HCV 疫苗的应用可能是最终控制丙型肝炎流行的根本措施，但目前尚无理想的 HCV 疫苗。

四、丁型病毒性肝炎

丁型病毒性肝炎是由丁型肝炎病毒(hepatitis D virus，HDV)引起的肝脏疾病。HDV 是一种亚病毒，只有在辅助病毒 HBV 存在时才能形成病毒颗粒。合并感染 HDV 易导致慢性化，并可使乙型肝炎病情加重。

(一) 病原学

HDV 是一种较小的缺陷单链 RNA 病毒，病毒颗粒呈球形，直径为 35～37 nm，以 HBsAg 作为外膜，外膜下为核衣壳，即 HDAg，HDV RNA 被 HDAg 包裹。目前 HDV 归类于代尔塔病毒属(*Deltavirus genus*)，但该属暂不归任何科。HDV 基因组为共价闭合环状单股负链 RNA，全长为 1 679 bp，分子结构非常独特，在病毒颗粒中只有基因组 RNA；在细胞内除基因组外，还有抗基因组 RNA。抗基因组链(antigenomic strand)，为环状正链 RNA，可与 HDV 基因组 RNA 互补，是 HDV RNA 复制的中间体。HDV 基因组 RNA 和抗基因组 RNA 均有核酶活性，可自身催化裂解和连接反应，因此，核酶活性是 HDV 复制所必需的。

由于新生子代 HDV 的包装需要 HBsAg,因此 HDV 是一种缺陷病毒。现已证明,除 HBV 外,土拨鼠肝炎病毒(woodchuck hepatitis virus,WHV)及鸭乙型肝炎病毒(duck hepatitis B virus,DHBV),也能为 HDV 提供外膜蛋白。HBV 对 HDV 的组装、释放、保护和吸附等方面起辅助作用,但 HDV 在肝细胞内的复制可能并不一定需要 HBV 的辅助,只要 HDV RNA 进入宿主细胞,不论有无 HBV 预先感染,HDV RNA 都能复制和表达,只是单一 HDV 感染时病毒复制水平低,HBV 的存在有助于促进 HBV 的复制和分泌。

HDV 与 HBV 重叠感染时,HDV 的复制可抑制 HBV 的复制,表现为血清 HBsAg、HBeAg 和 HBV DNA 水平下降,肝组织内 HBsAg 减少,浆膜型 HBcAg 相对减少而核型 HBcAg 相对增加。因此,HDV 和 HBV 重叠感染的患者肝移植后较少发生 HBV 再感染,HBIG 的应用有更好的被动免疫保护效果。

HDV 有 3 种基因型。I 型主要见于美国和欧洲,有 IA 和 IB 两个亚型,IB 也见于亚洲。II 主要见于亚洲,III 型见于南美洲北部地区,并与急性重型肝炎或病情较重的肝炎有关。

(二)流行病学

1. 传染源　　主要为重叠感染 HDV 的乙型肝炎患者或慢性 HBsAg 携带者。

2. 传染途径　　HDV 的传播方式与 HBV 相同,输血和血制品是传播 HDV 的最重要途径之一,因而在多次输血者、静脉药瘾者中感染率最高。生活密切接触也可传播,含病毒的分泌物可经破损的皮肤和黏膜而感染。HDV 也可经性接触传播。母婴传播极为少见。

3. 易感人群　　HBV 感染者,包括无症状慢性 HBsAg 携带者是 HDV 感染的高危人群,尤其是多次输注血或血制品者、静脉药瘾者等。

4. 流行特征　　HDV 感染呈全球性分布,但各地区感染率有所不同。HBsAg 阳性者 HDV 的感染率为 5%,全球约有 1 500 万 HDV 感染者。欧洲南部曾是 HDV 感染率相对较高的地区,但近年来的研究发现,HDV 感染率已显著下降。

我国 HBsAg 携带者较多,但 HDV 的流行远不如想象的严重。雷祖才等曾对我国 9 个地区的 HDV 感染率进行调查,HBV 感染合并 HDV 的感染率为 13.01%,但目前的确切数字有待通过大规模的流行学调查来确定。

(三)发病机制和病理改变

HDV 与 HBV 重叠感染时,可使病情加重,并向慢性化发展,但其发病机制还未完全阐明。由于 HDV 感染必须合并 HBV 感染,在了解 HDV 致病机制时必须考虑 HBV 的作用。有证据提示 HDV 对肝细胞有直接损伤作用,可能的机制为:HDV 在复制过程中竞争肝细胞 RNA 合成所需的 RNA 聚合酶,干扰了肝细胞的功能。还有证据提示免疫机制参与 HDV 的致病机制。

HDV 感染的病理改变与 HBV 感染基本相同,但有其特点,即肝组织改变以肝细胞嗜酸性变及微泡状脂肪变性为特征,伴以肝细胞水肿、炎症细胞浸润及汇管区炎症反应。

(四)临床表现

HDV 感染一般与 HBV 感染同时发生或继发于 HBV 感染患者中,因而其临床表现部分取决于 HBV 感染状态。

1. HDV 与 HBV 同时感染(co-infection)　　HDV 与 HBV 同时感染时常表现为急性肝炎,多见于输血后和血液透析患者,潜伏期 6～12 周,临床表现与单纯急性乙型肝炎基本无区别,但部分病例在病程中可出现两个间隔 2~4 周的 ALT 高峰。HDV 与 HBV 同时感染后,HDV 在 HBV 辅助下大量复制,同时抑制了 HBV 的复制。HDAg 存在仅 1 周,HDV 自肝细胞内清除,引起第一次 ALT 高峰。血清 HDAg 消失后 2~8 周出现抗 HDV IgM,常不出现抗 HDV IgG。HBV 继续复制,引起第二次 ALT 高峰。随后 HBV 也被清除。整个病程较短,呈自限性,大多在 12 周内恢复,预后良好,仅 2% 的 HDV 与 HBV 同时感染病例发展为慢性。极少数病例由于同时重度感染,加重了肝损害的程度,可能发展为重型肝炎。

2. HDV 和 HBV 重叠感染(super-infection) 患者在原已感染 HBV 的基础上,后又感染 HDV,可加重原来的病情。

(1) 急性丁型肝炎:在无症状慢性 HBsAg 携带者基础上重叠感染 HDV 后,临床表现与急性肝炎类似,但病情常较单纯 HBV 感染时为重,血清 ALT 及胆红素可持续升高达数月之久。如果慢性乙型肝炎、肝硬化患者重叠急性 HDV 感染,有可能导致重症肝炎。少数患者在 HDV 感染期间,血清 HBsAg 常可下降,甚至转阴,以致使 HBsAg 携带状态终止。70%~90% 的急性 HDV 重叠感染可转为慢性。

(2) 慢性丁型肝炎:无症状慢性 HBsAg 携带者重叠感染 HDV 后,大部分患者转为慢性。合并慢性丁型肝炎者,往往病情较重,15% 在 1 年内进展为肝硬化,70% 缓慢进展为肝硬化,只有 15% 患者的炎症自发缓解。

(五) 实验室检查

HDV 感染的实验室检查除肝功能检查外,主要包括血清学、病毒学和组织学检查等。

1. 血清学检查 HDAg 阳性者一般均可检出 HDV RNA,因此,HDAg 是病毒复制的标志。HDV 感染后 HDAg 血症出现较早,可用免疫酶法或放射免疫法检测 HDAg,阳性率分别达到 87% 和 100%,有助于早期诊断。慢性 HDV 感染时,由于血清内持续有高滴度的抗 HDV,HDAg 常以免疫复合物形式存在,故采用上述方法常不能检出 HDAg,但可采用免疫印迹进行检测。

检测血清中抗 HDV 是诊断丁型肝炎的最常用方法,该法敏感性和特异性均较高。抗 HDV 是抗 HDV IgM 和抗 HDV IgG 的总和。急性 HDV 感染后的 1~2 个月,抗 HDV 的阳性率可达 90% 以上。抗 HDV 阳性者仅约半数可检出 HDV RNA,因此抗 HDV 是 HDV 感染的标志。少数患者肝内 HDAg 阳性而血清抗 HDV 阴性,因此不能因抗 HDV 阴性而排除丁型肝炎。

如有条件,可进一步检测血清抗 HDV IgM 和抗 HDV IgG。HDV IgM 与 HDV 复制水平一致,在 HDV 和 HBV 同时感染时,在早期可短暂检出,主要为 19S 五聚体形式。在慢性 HDV 感染时,抗 HDV IgM 持续阳性,并呈高水平,主要为 7S 单体形式,可作为 HDV 感染和复制的指标之一。血清抗 HDV IgG 在急性 HDV 感染时,多出现于发病后 3~8 周,且滴度较低,甚至不出现。在慢性 HDV 感染时,血清抗 HDV IgG 多呈持续性高滴度,即使是 HDV 感染终止,该抗体仍可保持阳性多年。

2. 病毒学检查 主要采用分子生物学技术。以逆转录聚合酶链反应(reverse transcription PCR, RT-PCR)检测 HDV RNA 最为常用,血清中检出 HDV RNA 是诊断 HDV 感染的直接证据,该方法较为方便,除可作为早期诊断手段外,对慢性 HDV 感染的诊断与预后判断也有很大价值。

3. 组织学检查　单凭肝脏组织学改变不能诊断丁型肝炎,但可用分子杂交技术检测肝组织内 HDV RNA。此外,用免疫组化技术可检出肝组织内 HDAg。以上也为 HDV 感染的直接证据。

（六）诊断

凡无症状慢性 HBsAg 携带者突然出现急性肝炎样症状、重型肝炎样表现,以及慢性乙型肝炎患者病情突然恶化者,均应考虑到 HDV 重叠感染的可能。对于血清 HBsAg 阳性,而同时具备血清 HDAg、抗 HDV 阳性、血清 HDV RNA 或肝活检免疫组化检出 HDAg 者,均可确诊为丁型肝炎。

（七）预后

同时或重叠感染 HDV 较单纯乙型肝炎更易慢性化和重型化,且使慢性肝炎发展为肝硬化的病程缩短。

（八）治疗

目前唯一批准治疗丁型肝炎的药物是 α 干扰素,但其疗效有限。α 干扰素 500 万单位,每周 3 次,治疗 6～12 个月,治疗期间 ALT 复常率可达 40%～70%,但停药后 60%～97% 会出现 ALT 反跳。如果给予 α 干扰素 900 万单位,每周 3 次,治疗 12 个月,治疗结束和停药后随访时的 ALT 复常率可提高至 71% 和 36%,但不良反应相应增加,不少患者难以承受。α 干扰素治疗对 HDV 复制的影响有抑制作用,但 HDV RNA 的清除率小于 10%。延长疗程至 2 年,HDV RNA 可提高至 20%,但多数患者难以耐受。

卡斯特尔诺(Castelnau)等观察了采用聚乙二醇干扰素 α - 2b 治疗慢性丁型肝炎的疗效,剂量为1.5 μg/kg,每周一次,疗程 12 个月,治疗结束时病毒学应答率和持续性病毒学应答率分别为 57% 和 43%。但在另一个类似研究中(相同的药物及剂量,疗程为 48 周),持续性病毒学应答率仅为 17%。今后还需较大规模的临床研究,以得出较为肯定的疗效数据。

一般认为,由于对 HBsAg 的产生没有影响,因此,核苷(酸)类似物对丁型肝炎无效。如可显著抑制 HBV 的复制的拉米夫定却对 HDV RNA 水平无影响。但凯西(Casey)等研究发现,在土拨鼠慢性肝炎模型中,克拉夫定(clevudine)可抑制 HDV 的复制。拉米夫定或利巴韦林与普通 α 干扰素或聚乙二醇干扰素联合治疗丁型肝炎的疗效也不理想,与普通 α 干扰素或聚乙二醇干扰素单用的疗效无差别。

对 HDV 对终末期丁型肝炎患者,肝脏移植是一种有效的治疗措施,并且,HDV 和 HBV 重叠感染可使移植后复发性 HBV 感染的发生率显著降低。如果同时采用联合预防方案(移植前和移植后给予拉米夫定治疗联合 HBIG),复发性 HBV 和 HDV 感染的发生率更低。

（九）预防

尽管目前对于 HDV 感染无特异的预防方法。对未感染 HBV 者,接种乙型肝炎疫苗可安全、有效地预防丁型肝炎。对已有 HBV 感染者,严格筛选供血者是预防输血后丁型肝炎的有效方法。此外,控制医源性感染(如注射、针刺、创伤性操作、输血及血制品)对于防止 HDV 的传播亦有重要意义。

（张继明）

【参考文献】

中华医学会感染病学分会,中华医学会肝病学分会,2019.慢性乙型肝炎防治指南(2019 年版).肝脏,24(12):1335-1356.

Bourlière M, Gordon S C, Flamm S L, et al, 2017. Sofosbuvir, Velpatasvir, and Voxilaprevir for previously treated HCV infection. N Engl J Med, 376(22): 2134-2146.

Bourlière M, Gordon S C, Schiff E R, et al, 2018. Deferred treatment with sofosbuvir-velpatasvir-voxilaprevir for patients with chronic hepatitis C virus who were previously treated with an NS5A inhibitor: an open-label substudy of POLARIS-1. Lancet Gastroenterol Hepatol, 3(8): 559-565.

European Association for the Study of the Liver, 2017. EASL 2017 Clinical Practice Guidelines on the management of hepatitis B virus infection. J Hepatol, 67(2): 370-398.

European Association for the Study of the Liver, 2018. EASL Recommendations on treatment of hepatitis C 2018. J Hepatol, 69(2): 461-511.

Grebely J, Dore G J, Zeuzem S, et al, 2016. Efficacy and safety of sofosbuvir/velpatasvir in patients with chronic hepatitis C virus infection receiving opioid substitution therapy: Analysis of phase 3 ASTRAL trials. Clin Infect Dis, 63(11): 1479-1481.

Kwo P Y, Poordad F, Asatryan A, et al, 2017. Glecaprevir and pibrentasvir yield high response rates in patients with HCV genotype 1-6 without cirrhosis. J Hepatol, 67(2): 263-271.

【思考题】

(1) 简述急性病毒性肝炎的临床表现。

(2) 简述慢性乙型肝炎抗病毒治疗的目标及适应证。

(3) 简述重型肝炎的临床表现及诊断标准。

(4) 简述两类抗 HBV 药物的优缺点。

(5) 简述慢性乙型肝炎抗病毒治疗的疗程。

(6) 抗 HBV 药物有哪些? 简述它们的临床疗效。

(7) 简述慢性丙型肝炎的治疗方案。

(8) 简述 α 干扰素的常见不良反应及处理。

附录:

肝衰竭诊治指南(2018 年版)

肝衰竭是临床常见的严重肝病综合征,病死率极高。多年来,各国学者对肝衰竭的定义、病因、分类、分型、诊断和治疗、预后判断等问题不断进行探索。2005 年,美国肝病学会(AASLD)发布了《急性肝衰竭处理》[1]的建议书。2006 年 10 月,中华医学会感染病学分会肝衰竭与人工肝学组和中华医学会肝病学分会重型肝病与人工肝学组制订了我国第一部《肝衰竭诊疗指南》[2],从定义、诱因、分类、诊断和治疗等方面对肝衰竭进行了系统而精要的阐述,既与国际接轨,又独具中国特色,诊断分型突出了实用性,指导和规范了我国肝衰竭的临床诊疗,并于 2012 年进行了修订,制订了《肝衰竭诊治指南(2012 年版)》。2014 年,亚太肝脏研究协会(APASL)对 2009 年制订的《慢加急性肝衰竭共识》进行了更新;2017 年,欧洲肝病学会(EASL)发布了《急性(暴发性)肝衰竭治疗实践指南》;美国胃肠病学协会(AGA)发布了《急性肝衰竭的诊断和管理》。根据国内外最新研究成果,中华医学会感染病学分会肝衰竭与人工肝学组和中华医学会肝病学分会重型肝病与人工肝学组再次对我国的《肝衰竭诊疗指南(2012 年版)》进行更新。

《肝衰竭诊治指南(2018 年版)》(简称《指南》)旨在使医生对肝衰竭的诊治有进一步了解,并做出较为合理的决策,而非强制性标准。鉴于肝衰竭是由多种病因引起的复杂病理生理过程,《指南》不可能包括或解决肝衰竭诊治中的所有问题。因此,在针对具体病情,临床医师应参照《指南》,并充分了解肝衰竭的最佳临床证据和现有的医疗资源,在全面考虑患者具体病情及其意愿的基础上,制订合理的诊治方案。随着对肝衰竭发病机制及诊断、治疗研究的逐渐加深,《指南》将根据最新的临床医学证据不断更新和完善。

《指南》的制订遵守了循证医学原则,推荐意见所依据的证据共分为 3 个级别 5 个等级(附表 1),文中以括号内斜体罗马数字表示。

附表 1　证据等级与定义

证据等级*	定义
I	随机对照试验
II - 1	非随机对照试验
II - 2	分组或病例对照分析研究
II - 3	多时间序列,明显非对照实验
III	专家、权威的意见和经验,流行病学描述

* 数字越小,证据等级越高。

一、肝衰竭的定义和病因

1. 定义　　肝衰竭是多种因素引起的严重肝脏损害,导致合成、解毒、代谢和生物转化功能严重障碍或失代偿,出现以黄疸、凝血功能障碍、肝肾综合征、肝性脑病、腹水等为主要表现的一组临床综合征。

2. 病因　　在我国引起肝衰竭的主要病因是肝炎病毒(尤其是乙型肝炎病毒),其次是药物及肝毒性物质(如酒精、化学制剂等)。儿童肝衰竭还可见于遗传代谢性疾病(肝衰竭的常见病因见附表 2)。

附表 2　肝衰竭的常见病因

病因	常见分类
肝炎病毒	甲型、乙型、丙型、丁型、戊型肝炎病毒(HAV、HBV、HCV、HDV、HEV)
其他病毒	巨细胞病毒(CMV)、EB 病毒(EBV)、肠道病毒、疱疹病毒、黄热病毒等

(续表)

病　因	常　见　分　类
药物	对乙酰氨基酚、抗结核药物、抗肿瘤药物、部分中草药、抗风湿病药物、抗代谢药物等
肝毒性物质	酒精、毒蕈、有毒的化学物质等
细菌及寄生虫等	严重或持续感染(如脓毒症、血吸虫病等)
肝脏其他疾病	肝脏肿瘤、肝脏手术、妊娠急性脂肪肝、自身免疫性肝病、肝移植术后等
胆道疾病	先天性胆道闭锁、胆汁淤积性肝病等
代谢异常	肝豆状核变性、遗传性糖代谢障碍等
循环衰竭	缺血缺氧、休克、充血性心力衰竭等
其他	创伤、热射病等
原因不明	—

注:"—",无相关数据

二、肝衰竭的分类和诊断

1. 分类　　基于病史、起病特点及病情进展速度,肝衰竭可分为四类:急性肝衰竭(Acute liver failure, ALF)、亚急性肝衰竭(Subacute liver failure, SALF)、慢加急性(亚急性)肝衰竭[Acute(Subacute)-on-chronic liver failure, ACLF 或 SACLF]和慢性肝衰竭(Chronic liver failure, CLF),见附表3。

附表3　肝衰竭的分类及定义

分　类	定　义
急性肝衰竭	急性起病,无基础肝病史,2周内出现以Ⅱ度以上肝性脑病为特征的肝衰竭
亚急性肝衰竭	起病较急,无基础肝病史,2~26周出现肝功能衰竭的临床表现
慢加急性(亚急性)肝衰竭	在慢性肝病基础上,短期内出现急性肝功能失代偿和肝功能衰竭的临床表现
慢性肝衰竭	在肝硬化基础上,缓慢出现肝功能进行性减退导致的以反复腹水和(或)肝性脑病等为主要表现的慢性肝功能失代偿

2. 组织病理学表现　　组织病理学检查在肝衰竭诊断、分类及预后判定上具有重要价值,但由于肝衰竭患者的凝血功能严重降低,实施肝穿刺具有较高的风险,在临床工作中应特别注意。肝衰竭发生时(慢性肝衰竭除外),肝脏组织学可观察到广泛的肝细胞坏死,坏死的部位和范围因病因和病程的不同而不同。按照坏死的范围程度,可分为大块坏死(坏死范围超过肝实质的2/3),亚大块坏死(占肝实质的1/2~2/3),融合性坏死(相邻成片的肝细胞坏死)及桥接坏死(较广泛的融合性坏死并破坏肝实质结构)。在不同病程肝衰竭肝组织中,可观察到一次性或多次性的新旧不一肝细胞坏死病变。

(1) 急性肝衰竭:肝细胞呈一次性坏死,可呈大块或亚大块坏死,或桥接坏死,伴存活肝细胞严重变性,肝窦网状支架塌陷或部分塌陷。

(2) 亚急性肝衰竭:肝组织呈新旧不等的亚大块坏死或桥接坏死;较陈旧的坏死区网状纤维塌陷,或有胶原纤维沉积;残留肝细胞有程度不等的再生,并可见细、小胆管增生和胆汁淤积。

(3) 慢加急性(亚急性)肝衰竭:在慢性肝病病理损害的基础上,发生新的程度不等的肝细胞坏死性病变。

（4）慢性肝衰竭：弥漫性肝脏纤维化，以及异常增生结节形成，可伴有分布不均的肝细胞坏死。

三、临床诊断

肝衰竭的临床诊断需要依据病史、临床表现和辅助检查等综合分析而确定。

1. 急性肝衰竭　　急性起病，2周内出现Ⅱ度及以上肝性脑病（按Ⅳ级分类法划分）并有以下表现者：① 极度乏力，并伴有明显厌食、腹胀、恶心、呕吐等严重消化道症状；② 短期内黄疸进行性加深，血清总胆红素（TBil）≥10×正常值上限（ULN）或每天上升≥17.1 $\mu mol/L$；③ 有出血倾向，凝血酶原活动度（PTA）≤40%，或国际标准化比值（INR）≥1.5，且排除其他原因；④ 肝脏进行性缩小。

2. 亚急性肝衰竭　　起病较急，2～26周出现以下表现者：① 极度乏力，有明显的消化道症状；② 黄疸迅速加深，血清 TBil≥10×ULN 或每天上升≥17.1 $\mu mol/L$；③ 伴或不伴肝性脑病；④ 有出血表现，PTA≤40%（或 INR≥1.5）并排除其他原因者。

3. 慢加急性（亚急性）肝衰竭　　在慢性肝病基础上，由各种诱因引起以急性黄疸加深、凝血功能障碍为肝衰竭表现的综合征，可合并包括肝性脑病、腹水、电解质紊乱、感染、肝肾综合征、肝肺综合征等并发症，以及肝外器官功能衰竭。患者黄疸迅速加深，血清 TBil≥10×ULN 或每天上升≥17.1 $\mu mol/L$；有出血表现，PTA≤40%（或 INR≥1.5）。根据不同慢性肝病基础分为 3 型，A 型：在慢性非肝硬化肝病基础上发生的慢加急性肝衰竭；B 型：在代偿期肝硬化基础上发生的慢加急性肝衰竭，通常在 4 周内发生；C 型：在失代偿期肝硬化基础上发生的慢加急性肝衰竭。

4. 慢性肝衰竭　　在肝硬化基础上，缓慢出现肝功能进行性减退和失代偿：① 血清 TBil 升高，常<10×ULN；② 白蛋白（Alb）明显降低；③ 血小板明显下降，PTA≤40%（或 INR≥1.5），并排除其他原因者；④ 有顽固性腹水或门静脉高压等表现；⑤ 肝性脑病。

四、分期

根据临床表现的严重程度，亚急性肝衰竭和慢加急性（亚急性）肝衰竭可分为早期、中期和晚期。在未达到标准时的前期要提高警惕，须密切关注病情发展。

1. 前期

（1）极度乏力，并有明显厌食、呕吐和腹胀等严重消化道症状。

（2）丙氨酸转氨酶（ALT）和（或）天冬氨酸转氨酶（AST）大幅升高，黄疸进行性加深（85.5≤TBil<171 $\mu mol/L$）或每天上升≥17.1 $\mu mol/L$。

（3）有出血倾向，40%<PTA≤50%（INR<1.5）。

2. 早期

（1）极度乏力，并有明显厌食、呕吐和腹胀等严重消化道症状。

（2）ALT 和（或）AST 继续大幅升高，黄疸进行性加深（TBil≥171 $\mu mol/L$ 或每天上升≥17.1 $\mu mol/L$）。

（3）有出血倾向，30%<PTA≤40%（或 1.5≤INR<1.9）。

（4）无并发症及其他肝外器官衰竭。

3. 中期　　在肝衰竭早期表现基础上，病情进一步发展，ALT 和（或）AST 快速下降，TBil 持续上升，出血表现明显（出血点或瘀斑），20%<PTA≤30%（或 1.9≤INR<

2.6),伴有 1 项并发症和(或)1 个肝外器官功能衰竭。

4. 晚期　在肝衰竭中期表现基础上,病情进一步加重,有严重出血倾向(注射部位瘀斑等),PTA≤20%(或 INR≥2.6),并出现 2 个以上并发症和(或)2 个以上肝外器官功能衰竭。

肝衰竭是连续演变的过程,各临床分期的时间可长短不一,且临床分期实际上是连贯发展的,依诱因和个体体质不同,与疾病发生机制密切相关,如及时有效治疗,疾病可进入相对稳定的平台期或者缓解,症状逐渐好转,生命体征逐渐稳定,各项生化指标得以改善。

5. 肝衰竭诊断格式　肝衰竭不是一个独立的临床诊断,而是一种功能判断。在临床实际应用中,完整的诊断应包括病因、临床类型及分期,建议按照以下格式书写:

肝衰竭(分类、分型、分期)

疾病病因诊断(病毒、药物、酒精、免疫、血吸虫等)

例如,(1) 慢加急性肝衰竭 A 型　早期

　　　　乙型病毒性肝炎

(2) 亚急性肝衰竭　中期

　　　　药物性肝炎

(3) 慢性肝衰竭

　　　　血吸虫性肝硬化

(4) 急性肝衰竭

　　　　病因待查

6. 疗效判断

(1) 疗效指标:主要疗效指标是生存率(4、12、24 和 48 周生存率)。次要疗效指标包括:① 症状和体征:患者乏力、食欲不振、腹胀、尿少、出血、肝性脑病、感染及腹水等临床症状和体征的变化;② 实验室指标:血液生化学检查示 TBil、PTA(INR)和 Alb 等改变。

(2) 疗效判断标准

1) 临床治愈率:急性、亚急性肝衰竭以临床治愈率作为判断标准:① 乏力、食欲不振、腹胀、尿少、出血倾向和肝性脑病等临床症状消失;② 黄疸消退(TBil≤2×ULN),肝脏大小恢复正常;③ 肝功能指标基本恢复;④ PTA(INR)恢复正常。

2) 临床好转率:慢加急性(亚急性)、慢性肝衰竭以临床好转率作为判断标准:① 乏力、食欲不振、腹胀、出血等临床症状明显好转,肝性脑病消失;② 黄疸、腹水等体征明显好转;③ 肝功能指标明显好转(TBil<5×ULN,PTA>40%或者 INR<1.5)。

3) 临床恶化:慢加急性(亚急性)、慢性肝衰竭临床恶化标准:① 乏力、食欲不振、腹胀、出血等临床症状及体征加重;② 肝功能指标加重;③ 新发并发症和(或)肝外脏器功能衰竭,或原有并发症加重。

7. 预后评估　肝衰竭预后评估应贯穿诊疗全程,尤其强调早期预后评估的重要性。多因素预后评价模型,如终末期肝病模型(model for end-stage liver disease,MELD)、MELD 联合血清 Na(MELD-Na)、iMELD、皇家医学院医院(King's college hospital,KCH)标准、序贯器官衰竭评估(Sequential organ failure assessment,SOFA)、慢性肝功能衰竭联盟-器官功能衰竭评分(CLIF－C OFs)、CLIF－C ACLF 等,以及单因

素指标如年龄、肝性脑病的发生、TBil、凝血酶原(PT)或 INR、血肌酐、前白蛋白、胆碱酯酶、甲胎蛋白(AFP)、乳酸、血糖、血清钠、血小板等对肝衰竭预后评估有一定价值,临床可参考应用。吲哚菁绿(ICG)清除试验可动态观察受试者有效肝功能或肝储备功能,对肝衰竭及肝移植前后预后评估有重要价值。

五、肝衰竭的治疗

目前肝衰竭的内科治疗尚缺乏特效药物和手段。原则上强调早期诊断、早期治疗,采取相应的病因治疗和综合治疗措施,并积极防治并发症。肝衰竭诊断明确后,应动态评估病情、加强监护和治疗。

1. 内科综合治疗

(1) 卧床休息,减少体力消耗,减轻肝脏负担(Ⅲ),病情稳定后加强适当运动。

(2) 加强病情监护(Ⅲ):评估神经状态,监测血压、心率、呼吸频率、血氧饱和度,记录体重、腹围变化、24 h 尿量、排便次数、性状等;建议完善病因及病情评估相关实验室检查,包括 PT/INR、纤维蛋白原、乳酸脱氢酶、肝功能、血脂、电解质、血肌酐、尿素氮、血氨、动脉血气和乳酸、内毒素、嗜肝病毒标志物、铜蓝蛋白、自身免疫性肝病相关抗体检测、球蛋白谱、脂肪酶、淀粉酶、血培养、痰或呼吸道分泌物培养,尿培养;进行腹部超声波(肝、胆、脾、胰、肾,腹水)、胸片、心电图等物理诊断检查,定期监测评估。有条件单位可完成血栓弹力图、凝血因子Ⅴ、凝血因子Ⅷ、人类白细胞抗原(HLA)分型等。

(3) 推荐肠内营养,包括高碳水化合物、低脂、适量蛋白饮食。肝性脑病患者详见"肝性脑病"部分。进食不足者,每天静脉补给热量、液体、维生素及微量元素(Ⅲ),推荐夜间加餐补充能量。

(4) 积极纠正低蛋白血症,补充白蛋白或新鲜血浆,并酌情补充凝血因子(Ⅲ)。

(5) 进行血气监测,注意纠正水电解质及酸碱平衡紊乱,特别要注意纠正低钠、低氯、低镁、低钾血症(Ⅲ)。

(6) 注意消毒隔离,加强口腔护理、肺部及肠道管理,预防医院内感染发生(Ⅲ)。

2. 对症治疗

(1) 护肝药物治疗的应用:推荐应用抗炎护肝药物、肝细胞膜保护剂、解毒保肝药物及利胆药物。不同护肝药物分别通过抑制炎症反应、解毒、免疫调节、清除活性氧、调节能量代谢、改善肝细胞膜稳定性、完整性及流动性等途径,达到减轻肝脏组织损害,促进肝细胞修复和再生,减轻肝内胆汁淤积,改善肝功能(Ⅲ)。

(2) 微生态调节治疗:肝衰竭患者存在肠道微生态失衡,益生菌减少,肠道有害菌增加,而应用肠道微生态制剂可改善肝衰竭患者预后。建议应用肠道微生态调节剂、乳果糖或拉克替醇,以减少肠道细菌易位或内毒素血症(Ⅲ)。有报道粪便菌群移植(faecal microbiota transplantation,FMT)作为一种治疗肝衰竭尤其是肝性脑病的新思路,可能优于单用益生菌,可加强研究。

(3) 免疫调节剂的应用:肾上腺皮质激素在肝衰竭治疗中的应用尚存在不同意见。非病毒感染性肝衰竭,如自身免疫性肝炎及急性酒精中毒(重症酒精性肝炎)等,可考虑肾上腺皮质激素治疗[甲强龙,每天 1.0~1.5 mg/kg](Ⅲ),治疗中需密切监测,及时评估疗效与并发症。其他原因所致的肝衰竭前期或早期,若病情发展迅速且无严重感染、出血等并发症者,可酌情短期使用(Ⅲ)。

胸腺肽 α1 单独或联合乌司他丁治疗肝病合并感染患者可能有助于降低 28 天病死率（Ⅱ）。胸腺肽 α1 用于慢性肝衰竭、肝硬化合并自发性腹膜炎、肝硬化患者，有助于降低病死率和继发感染发生率。对肝衰竭合并感染患者建议早期应用（Ⅲ）。

3. 病因治疗　肝衰竭病因对指导治疗及判断预后具有重要价值，包括发病原因及诱因两类。对其尚不明确者应积极寻找病因以期达到正确处理的目的。

（1）去除诱因：如重叠感染、各种应激状态、饮酒、劳累、药物影响、出血等。

（2）针对不同病因治疗

1) 肝炎病毒感染：对 HBV DNA 阳性的肝衰竭患者，不论其检测出的 HBV DNA 载量高低，建议立即使用核苷（酸）类药物抗病毒治疗。在肝衰竭前、早、中期开始抗病毒治疗，疗效相对较好；对慢加急性肝衰竭的有关研究指出，早期快速降低 HBV DNA 载量是治疗的关键，若 HBV DNA 载量在 2 周内能下降 2 次方，患者存活率可提高。抗病毒药物应选择快速强效的核苷（酸）类药物。建议优先使用核苷类似物，如恩替卡韦、替诺福韦（Ⅱ）。HCV RNA 阳性的肝衰竭患者，可根据肝衰竭发展情况选择抗病毒时机及药物治疗。若 MELD 评分＜18～20，可在移植术前尽快开始抗病毒治疗，部分患者经治疗后可从移植列表中退出；MELD 评分≥18～20，可先行移植术，术后再行抗病毒治疗。如果等待移植时间超过 6 个月，可在移植术前行抗病毒治疗。所有移植术后 HCV 再感染患者应在移植术后早期开始治疗，理想的情况是患者稳定后（通常为移植术后前 3 个月）尽早开始，因为移植术后进展期肝病患者 12 周持续病毒学应答（SVR）会降低。抗病毒治疗首选无干扰素的直接抗病毒药物（Direct-acting antiviral agents，DAAs）治疗方案，并根据 HCV 基因型、患者耐受情况等进行个体化治疗。蛋白酶抑制剂是失代偿期肝硬化患者的禁忌证（Ⅱ-1）。在治疗过程中应定期监测血液学指标和 HCV RNA，以及不良反应等（Ⅲ-1）。甲型、戊型病毒性肝炎引起的急性肝衰竭，目前尚未证明病毒特异性治疗有效（Ⅲ）。

其他病毒感染：确诊或疑似疱疹病毒或水痘-带状疱疹病毒感染导致急性肝衰竭的患者，应使用阿昔洛韦（5～10 mg/kg，每 8 h 1 次，静脉滴注）治疗，且危重者可考虑进行肝移植（Ⅲ）。

2) 药物性肝损伤：因药物肝毒性所致急性肝衰竭，应停用所有可疑的药物（Ⅲ）。追溯过去 6 个月服用的处方药、某些中草药、非处方药、膳食补充剂的详细信息（包括服用数量和最后一次服用的时间）（Ⅲ）。尽可能确定非处方药的成分（Ⅲ）。已有研究证明，N-乙酰半胱氨酸（NAC）对药物性肝损伤所致急性肝衰竭有效（Ⅰ）。其中，确诊或疑似对乙酰氨基酚（APAP）过量引起的急性肝衰竭患者，如摄入 APAP 在 4 h 内，在给予 NAC 之前应先口服活性肽（Ⅰ）。摄入大量 APAP 患者，血清药物浓度或转氨酶升高提示即将或已经发生了肝损伤，应立即给予 NAC（Ⅱ-1）。怀疑 APAP 中毒的急性肝衰竭患者也可应用 NAC（Ⅲ），必要时进行人工肝治疗。在非 APAP 引起的急性肝衰竭患者中，NAC 能改善轻度肝性脑病的急性肝衰竭成人患者的预后。确诊或疑似毒蕈中毒的急性肝衰竭患者，考虑应用青霉素 G 和水飞蓟素（Ⅲ）。

3) 急性妊娠期脂肪肝/HELLP：综合征导致的肝衰竭，建议立即终止妊娠，如果终止妊娠后病情仍继续进展，需考虑人工肝和肝移植治疗（Ⅲ）。

4) 肝豆状核变性：采用血浆置换、白蛋白透析、血液滤过，以及各种血液净化方法组合的人工肝支持治疗，可以在较短时间内改善病情。

4. 并发症的内科综合治疗

(1) 脑水肿

1) 有颅内压增高者,给予甘露醇 0.5~1.0 g/kg 或者高渗盐水治疗(Ⅱ-2)。

2) 襻利尿剂,一般选用呋塞米,可与渗透性脱水剂交替使用(Ⅲ)。

3) 应用人血白蛋白,特别是肝硬化白蛋白偏低的患者,提高胶体渗透压,可能有助于降低颅内压,减轻脑水肿症状(Ⅲ)。

4) 人工肝支持治疗(Ⅲ)。

5) 肾上腺皮质激素不推荐用于控制颅内高压(Ⅰ)。

6) 对于存在难以控制的颅内高压急性肝衰竭患者可考虑应用轻度低温疗法和吲哚美辛,后者只能用于大脑高血流灌注的情况下(Ⅲ)。

(2) 肝性脑病

1) 去除诱因,如严重感染、出血及电解质紊乱等(Ⅲ)。

2) 调整蛋白质摄入及营养支持,一般情况下蛋白质摄入量维持在 1.2~1.5 g/(kg·d),Ⅲ度以上肝性脑病者蛋白质摄入量为每天 0.5~1.2 g/kg,营养支持能量摄入在危重期推荐每天 25~35 kCal/kg,病情稳定后推荐每天 35~40 kCal/kg。一旦病情改善,可给予标准饮食。告知患者在白天少食多餐,夜间也加餐复合碳水化合物,仅严重蛋白质不耐受患者需要补充支链氨基酸(BCAA)(Ⅲ)。

3) 应用乳果糖或拉克替醇,口服或高位灌肠,可酸化肠道,促进氨的排出,调节微生态,减少肠源性毒素吸收(Ⅲ)。

4) 视患者电解质和酸碱平衡情况酌情选择精氨酸、门冬氨酸、鸟氨酸等降氨药物(Ⅲ)。

5) 酌情使用 BCAA 或 BCAA 与精氨酸混合制剂以纠正氨基酸失衡(Ⅲ)。

6) Ⅲ度以上的肝性脑病患者建议气管插管(Ⅲ)。

7) 抽搐患者可酌情使用半衰期短的苯妥英或苯二氮䓬类镇静药物,不推荐预防用药(Ⅲ)。

8) 人工肝支持治疗(Ⅲ)。

9) 对于早期肝性脑病要转移至安静的环境中,并密切评估其病情变化,防止病情进展恶化(Ⅲ)。

10) 常规评估患者的颅内压(Ⅲ),轻度体温降低、吲哚美辛可以考虑应用于难控制的颅内高压患者(Ⅱ-2)。

(3) 感染

1) 推荐常规进行血液和体液的病原学检测(Ⅲ)。

2) 除肝移植前围手术期患者外,不推荐常规预防性使用抗感染药物(Ⅱ-2)。

3) 一旦出现感染征象,应首先根据经验选择抗感染药物,并及时根据病原学检测及药敏试验结果调整用药(Ⅱ-3)。

4) 应用广谱抗感染药物,联合应用多个抗感染药物,以及应用糖皮质激素类药物等治疗时,应注意防治继发真菌感染(Ⅱ-3)。

(4) 低钠血症及顽固性腹水:低钠血症是常见并发症。而低钠血症、顽固性腹水与急性肾损伤(AKI)等并发症相互关联。水钠潴留所致稀释性低钠血症是其常见原因,托伐普坦作为精氨酸加压素 V_2 受体阻滞剂,可通过选择性阻断集合管主细胞 V_2 受体,促进自由水的排泄,已成为治疗低钠血症及顽固性腹水的新措施。对顽固性腹水患者:① 推荐螺内酯联合呋塞米起始联用,应答差者,可应用托伐普坦;② 特利加压素 1~2 mg/次,每 12 h 1 次;③ 腹腔穿刺放腹水;④ 输注白蛋白。

(5) AKI:肝肾综合征防止 AKI 的发生:纠正低血容量,积极控制感染,避免肾毒性药物,需用静脉造影剂的检查者需权衡利弊后选择。AKI 早期治疗:① 减少或停用利尿治疗,停用可能肾损伤药物,血管扩张剂或非甾体消炎药。② 扩充血容量可使用晶体溶液或白蛋白或血浆。③ 怀疑细菌感染时应早期控制感染。后期治疗:停用利尿剂或按照 1 g/(kg·d)剂量连续 2 天静脉使用白蛋白扩充血容量,无效者需考虑是否有肝肾综合征,可使用血管收缩剂(特利加压素或去甲肾上腺素),不符合者按照其他 AKI 类型处理(如肾性 AKI 或肾后性 AKI)。

肝肾综合征治疗:① 可用特利加压素(每 4~6 h 1 mg)联合白蛋白(每天 20~40 g),治疗 3 天血肌酐下降<25%,特利加压素可逐步增加至每 4 h 2 mg。若有效,疗程 7~14 天;若无效,停用特利加压素。② 去甲肾上腺素(0.5~3.0 mg/h)联合白蛋白(10~20 g/L)对 1 型或 2 型肝肾综合征有与特利加压素类似结果。

(6) 出血

1) 常规推荐预防性使用 H_2 受体阻滞剂或质子泵抑制剂(I)。

2) 对门静脉高压性出血患者,为降低门静脉压力,首选生长抑素类似物或特利加压素,也可使用垂体后叶素(或联合应用硝酸酯类药物)(III);食管胃底静脉曲张所致出血者可用三腔管压迫止血;或行内镜下套扎、硬化剂注射或组织黏合剂治疗止血;可行介入治疗,如经颈静脉肝内门体支架分流术(TIPS)(III)。

3) 对弥漫性血管内凝血患者,可给予新鲜血浆、凝血酶原复合物和纤维蛋白原等补充凝血因子,血小板显著减少者可输注血小板(III),可酌情给予小剂量低分子肝素或普通肝素,对有纤溶亢进证据者可应用氨甲环酸或氨甲苯等抗纤溶药物(III)。

4) 在明确维生素 K_1 缺乏后可短期使用维生素 K_1(5~10 mg)(III)。

(7) 肝肺综合征:PaO_2<80 mmHg(1 mmHg=0.133 kPa)时给予氧疗,通过鼻导管或面罩给予低流量氧(2~4 L/min),对于氧气量需要增加的患者,可以加压面罩给氧或者气管插管(III)。

六、非生物型人工肝支持治疗

1. 概述　　人工肝是治疗肝衰竭的有效方法之一,其治疗机制是基于肝细胞的强大再生能力,通过一个体外的机械、理化和生物装置,清除各种有害物质,补充必需物质,改善内环境,暂时替代衰竭肝脏的部分功能,为肝细胞再生及肝功能恢复创造条件或等待机会进行肝移植。

人工肝支持系统分为非生物型、生物型和混合型三种。非生物型人工肝已在临床广泛应用并被证明确有一定疗效(II -2)。根据病情不同进行不同组合治疗的李氏非生物型人工肝系统的应用和发展了血浆置换(plasma exchange, PE)/选择性血浆置换(fractional PE, FPE)、血浆(血液)灌流(plasma-or-hemoperfusion, PP/HP)/特异性胆红素吸附、血液滤过(hemofiltration, HF)、血液透析(hemodialysis, HD)等经典方法。组合式人工肝常用模式包括血浆透析滤过(plasma diafiltration, PDF)、血浆置换联合血液滤过(plasma exchange with hemofiltration, PERT)、配对血浆置换吸附滤过(coupled plasma exchange filtration adsorption，CPEFA）、双重血浆分子吸附系统（double plasma molecules adsorption system，DPMAS）、其他还有分子吸附再循环系统（molecular absorbent recycling system，MARS）、连续白蛋白净化治疗（continuous albumin purification system，CAPS）、成分血浆分离吸附（fractional plasma separation and absorption，FPSA）等。推荐人工肝治疗肝衰竭方案采用联合治疗方法为宜，选择个体化治疗，注意操作的规范化。

2. 适应证（Ⅲ）

（1）各种原因引起的肝衰竭前、早、中期，PTA 介于 20%~40% 的患者为宜；晚期肝衰竭患者也可进行治疗，但并发症多见，治疗风险大，临床医师应权衡利弊，慎重进行治疗，同时积极寻求肝移植机会。

（2）终末期肝病肝移植术前等待肝源、肝移植术后排异反应、移植肝无功能期的患者。

（3）严重胆汁淤积性肝病，经内科治疗效果欠佳者；各种原因引起的严重高胆红素血症者。

3. 相对禁忌证（Ⅲ）

（1）严重活动性出血或弥散性血管内凝血者。

（2）对治疗过程中所用血制品或药品如血浆、肝素和鱼精蛋白等高度过敏者。

（3）循环功能衰竭者。

（4）心脑梗死非稳定期者。

（5）妊娠晚期。

4. 并发症（Ⅲ）　　人工肝治疗的并发症有出血、凝血、低血压、继发感染、过敏反应、失衡综合征、高枸橼酸盐血症等。需要在人工肝治疗前充分评估并预防并发症的发生，在人工肝治疗中和治疗后严密观察并发症。随着人工肝技术的发展，并发症发生率逐渐下降，一旦出现，可根据具体情况给予相应处理。

5. 肝移植　　肝移植是治疗各种原因所致的中晚期肝功能衰竭的最有效方法之一，适用于经积极内科综合治疗和（或）人工肝治疗疗效欠佳，不能通过上述方法好转或恢复者。

（1）适应证

1）对于急性/亚急性肝衰竭、慢性肝功能衰竭患者，MELD 评分是评估肝移植的主要参考指标，MELD 评分在 15~40 分是肝移植的最佳适应证。

2）对于慢加急性肝衰竭，经过积极的内科综合治疗及人工肝治疗后分级为 2~3 级的患者，如 CLIF-C 评分<64 分，建议 28 天内尽早行肝移植。

3）对于合并肝癌患者，应符合肿瘤无大血管侵犯；肿瘤累计直径≤8 cm 或肿瘤累计直径>8 cm，术前 AFP≤400 ng/mL 且组织学分级为高/中分化。

（2）禁忌证

1）4 个及以上器官功能衰竭（肝、肾、肺、循环、脑）。

2）脑水肿并发脑疝。

3）循环功能衰竭，需要 2 种及以上血管活性物质维持，且对血管活性物质剂量增加无明显反应。

4) 肺动脉高压,平均肺动脉压力(mPAP)>50 mmHg。

5) 严重的呼吸功能衰竭,需要最大限度的通气支持[吸入氧浓度(FiO₂)≥0.8,高呼气末正压通气(positive end-expir-atory pressure ventlation, PEEP)]或者需要体外膜肺氧合(extracorporeal membrane oxygenation, ECMO)支持。

6) 持续严重的感染,细菌或真菌引起的败血症,感染性休克,严重的细菌或真菌性腹膜炎,组织侵袭性真菌感染,活动性肺结核。

7) 持续的重症胰腺炎或坏死性胰腺炎。

8) 营养不良及肌肉萎缩引起的严重的虚弱状态需谨慎评估肝移植。

第十一章

病毒性出血热

第一节　肾综合征出血热

肾综合征出血热（HFRS）是由汉坦病毒引起的，经鼠传播的自然疫源性疾病。临床上以发热、低血压、出血、肾脏损害等为特征。主要病理变化是全身小血管和毛细血管广泛性损害，是我国较常见的急性病毒性传染病。

一、病原学

汉坦病毒（hantanvirus，HV）属布尼亚病毒目（Bunyavirales），汉坦病毒科（Hantaviridae）的正汉病毒属（Orthohantavirus），汉坦病毒。1978 年韩国学者李镐汪首次从韩国出血热疫区的黑线姬鼠肺组织中分离到该病毒，我国学者于 1981 年和 1982 年也相继从黑线姬鼠和褐家鼠体内成功地分离到汉坦病毒。本病毒是由双层包膜的、单链负股的 RNA 病毒，呈圆形、卵圆形或长形，直径为 70～210 nm。

根据血清学检查，汉坦病毒至少可分成 24 个血清型，不同鼠类携带不同血清型的病毒，临床表现轻重程度也不一致。目前经 WHO 汉坦病毒参考中心认定的主要为四型。Ⅰ 型是汉滩病毒（hantaan virus），主要宿主动物是姬鼠，又称野鼠型，所致疾病属重型；Ⅱ 型是汉城病毒（seoul virus），主要宿主动物是褐家鼠，又称家鼠型，所致疾病属中型；Ⅲ 型是普马拉病毒（puumala virus），主要宿主动物是欧洲棕背鼠，所致疾病属轻型；Ⅳ 型是希望山病毒（prospect hill virus），主要宿主动物是美国田鼠，但迄今未见人致病。我国主要流行 Ⅰ 型和 Ⅱ 型。

汉坦病毒对脂溶剂敏感，如乙醚、氯仿、丙酮、苯、氟化碳、去氧胆酸盐等均可灭活该病毒。一般消毒剂及戊二醛、水浴 60℃ 1 h 及紫外线照射 30 min 也可灭活病毒。

二、流行病学

（一）传染源

啮齿类动物是主要传染源。感染病毒的鼠的各类分泌物如尿、粪、唾液中含有病毒，但鼠本身不发病。黑线姬鼠是亚洲地区的主要传染源，欧洲棕背鼠是欧洲地区的主要传染源。在国内农村的主要传染源是黑线姬鼠和褐家鼠。东北林区的主要传染源是大林姬鼠。城市的主要传染源是褐家鼠，实验动物的主要传染源是大白鼠。

（二）传播途径

本病的传播途径迄今还未完全阐明。目前认为可能有以下三种。

1. **动物源性传播**　人类由于接触带病毒的宿主动物及其排泄物而受感染。

(1) 呼吸道传播：是本病的主要传播方式。携带病毒的鼠类排泄物如尿、粪、唾液等污染尘埃后形成的气溶胶，能通过呼吸道感染人体。

(2) 消化道传播：进食被鼠类携带病毒的排泄物所污染的食物，可经口腔和胃肠黏膜而感染。

(3) 接触传播：被鼠咬伤或破损伤口接触带病毒的鼠类血液和排泄物亦可感染。

2. 垂直传播　孕妇感染本病后，病毒可经胎盘感染胎儿。

3. 虫媒传播　寄生于鼠类身上的革螨或恙螨通过叮咬吸血而将病毒传播给人类。

(三) 人群易感性

人群普遍易感，但以青壮年、农民多见，儿童发病少见。隐性感染率较低。汉坦病毒感染后能刺激机体产生较高水平的抗汉坦病毒抗体，可获得持久免疫。

(四) 流行特征

1. 地区性　本病分布广泛，在世界 5 大洲 78 个国家的人或动物均有汉坦病毒感染，但主要分布于欧、亚两大洲，我国疫情最重。我国 31 个省(区、市)均有病例报告，其中陕西、黑龙江、辽宁、山东、河北等五省发病率最高。

2. 季节性　虽然本病一年四季均可发病，但有明显的高峰季节。流行季节有双峰型和单峰型。双峰型系指春、夏季(5~6 月份)有一小峰，秋、冬季(10~12 月份)有一流行高峰；单峰型只有秋、冬季一个高峰。野鼠型以秋、冬季为多，家鼠型以春、夏季为多。

3. 人群分布　以男性青壮年农民和工人发病较多，年龄主要分布在 20~50 岁。但 HFRS 的发病率在年龄<15 和年龄>60 岁的人群中有增加趋势。

三、发病机制与病理

(一) 发病机制

流行性出血热的发病机制迄今仍未完全阐明。研究提示汉坦病毒感染为本病发病的启动因子，病毒感染后可诱发机体强烈的固有免疫应答和适应性免疫应答，多种免疫细胞及细胞因子、炎症因子和补体等参与了致病过程，从而导致一系列复杂的病理生理过程，产生发热、低血压休克、出血和肾功能衰竭等临床经过。

(二) 病理改变

关于本病发生休克、出血和急性肾功能不全的机制如下：

1. 休克　病程 3~7 天出现休克为原发性休克，主要原因为血管通透性增加，血浆外渗使血容量下降。由于血浆外渗使血液黏稠度升高和 DIC 的发生致血液循环淤滞，进一步降低有效血容量。少尿期以后的休克为继发性休克，主要原因是大出血、继发感染和多尿期水与电解质补充不够，导致有效血容量不足。

2. 出血　血管壁的损伤、血小板减少和功能障碍、肝素类物质增加和 DIC 所致的凝血机制异常是主要原因。

3. 急性肾衰竭　原因包括肾血流不足，肾小球和肾小管基膜的免疫损伤，肾间质水肿和出血，肾小球微血栓形成和缺血性坏死，肾素、血管紧张素的激活，以及肾小管管腔被蛋白、管型所阻塞等。

本病的基本病理改变为全身小血管(包括小动脉、小静脉和毛细血管)的广泛性损害，血管内皮细胞肿胀、变性，甚至坏死，从而导致各组织、器官的充血、出血、变性甚至坏死，以肾脏、垂体前叶、肾上腺皮质、右心房内膜、皮肤等处病变尤为显著。

四、临床表现

潜伏期 4～46 天,一般为 2 周。10%～20% 的患者有上呼吸道卡他症状或胃肠道功能失调等前驱症状。临床上可分为发热期、低血压期、少尿期、多尿期、恢复期五期,但部分重症患者出现发热期、低血压期和少尿期交叉重叠。

1. **发热期** 起病急骤,有畏寒、发热,体温一般在 39～40℃ 之间,热型以弛张热为多,少数呈稽留型或不规则型,体温越高、热程越长,病情越严重。头痛、腰痛、眼眶痛等"三痛"症状明显。颜面及眼眶区有明显充血,似酒醉貌,上胸部潮红。球结膜水肿、充血,有出血点或出血斑。软腭可见散在针尖大小的出血点,腋下出血点呈条索状或抓痕样。肋椎角有叩痛,尿中含大量蛋白质,镜下可见红细胞、白细胞及管型。本期一般持续 3～7 天。

2. **低血压休克期** 一般于病程 4～6 天出现,也可出现于发热期。轻者血压略有波动,持续时间较短,重者血压骤然下降甚至不能测出。早期伴有皮肤潮红、温暖、出汗多,以后出现四肢厥冷、口渴、呕吐加重,尿量减少,脉搏细速,可出现奔马律或心力衰竭。同时有烦躁不安、谵语、摸空等精神症状,重者有狂躁、精神错乱等。若休克长时间不能纠正,可向 DIC、脑水肿、ARDS 和急性肾功能衰竭等方向发展。本期一般持续 1～3 天。

3. **少尿期** 多出现于病程第 5～7 天。尿量明显减少(24 h 内少于 400 mL),甚至尿闭(24 h 尿量少于 100 mL)。此期胃肠道症状、神经精神症状和出血症状最为显著,是病程中最危重的一期。患者有口渴、呃逆、呕吐、腹痛、谵语、摸空、幻觉、抽搐、鼻出血、呕血、便血、咯血、尿血、肋椎角叩痛显著等,皮肤、黏膜出血点增多。血压大多升高,脉压增大。病情严重者可出现酸中毒、高钾血症等。由于尿少或尿闭加上血浆等的大量再吸收,可出现高血容量综合征而引起心力衰竭、肺水肿等。本期一般持续 1～4 天。

4. **多尿期** 多始于病程第 10～12 天。此期可分为:① 移行期:尿量每天由 500 mL 增至 2 000 mL,此期尿量虽增加,但血肌酐、尿素氮仍上升,症状加重;② 多尿早期:尿量每天超过 2 000 mL,氮质血症无改善,症状仍较重;③ 多尿后期:每天可排出超过 3 000 mL 低比重的尿液,并逐日增加,甚至可达 10 000 mL 以上,全身症状明显改善。尿液的大量排出可导致失水和电解质紊乱,特别是低钾血症,同时易继发细菌感染。本期一般持续数天至数周。

5. **恢复期** 一般在病程的第四周开始恢复,尿量逐渐恢复正常,夜尿消失,尿浓缩功能恢复。

以上各期并非每一病例都有,重者可前 2 期或 3 期交叉重叠,轻者或非典型者可跃期,仅有发热期和多尿期。

临床分型:按病情轻重本病可分四型。① 轻型:体温在 38℃ 左右,中毒症状轻;血压基本在正常范围;除皮肤和黏膜有出血点外,其他处无明显出血现象;肾脏损害轻微,尿蛋白在 ＋～＋＋,没有明显少尿期。② 中型:体温在 39～40℃,全身中毒症状较重,有明显的球结膜水肿;病程中收缩压低于 90 mmHg,或脉压 < 26 mmHg;皮肤、黏膜及其他部位有明显出血现象;肾脏损害明显,尿蛋白可达"＋＋＋",有明显的少尿期。③ 重型:体温 ≥40℃,全身中毒症状及外渗现象严重,或出现中毒性精神症状者;病程中收缩压低于 70 mmHg,或脉压 < 20 mmHg,伴休克;出血现象较重,如皮肤瘀斑、腔道出血;肾脏损害

严重,少尿持续在 5 天以内,或尿闭 2 天以内者。④ 危重型:在重型基础上,出现以下任何严重症状者:难治性休克;出血现象严重,有重要脏器出血;肾脏损害极为严重,少尿期超过 5 天,或尿闭 2 天以上,或尿素氮超过 42.84 mmol/L;心力衰竭、肺水肿;出现脑水肿、脑出血等中枢神经系统并发症;严重继发感染。

五、并发症

主要有严重的腔道出血、急性心力衰竭、急性呼吸窘迫综合征、自发性肾脏破裂;脑水肿、脑出血等中枢神经系统并发症;支气管肺炎及其他继发感染等。

六、实验室检查

1. 血、尿常规检查　　外周血中白细胞总数增多,可达 $(15\sim30)\times10^9/L$,分类中早期以中性粒细胞为主,以后淋巴细胞增多,异常淋巴细胞可达 10% 以上;从发热至低血压期因血液浓缩,红细胞总数和血红蛋白升高;血小板明显减少。尿常规中有明显红、白细胞、蛋白、管型等。

2. 血液生化检查　　多数患者在低血压休克期、少数患者在发热后期开始出现血肌酐、尿素氮增高,移行期末达高峰,多尿后期开始下降。部分患者血 ALT、AST 也有轻度升高。

3. 凝血因子检查　　凝血酶时间、凝血酶原时间、纤维蛋白原等凝血功能可有不同程度的异常。

4. 血清学检查　　若患者血清中抗 HV-IgM 阳性或 IgG 双份血清(间隔 1 周以上时间检测)滴度 4 倍以上升高有诊断意义。

5. 病毒核酸检查　　采用 RT-PCR 检测患者血或尿中病毒核酸,该方法具有特异性强、敏感度高等特点,有助于疾病早期诊断。

七、诊断与鉴别诊断

根据流行病学资料、临床表现和实验室检查结果可作出诊断。本病早期应与上呼吸道感染、流行性感冒、败血症、伤寒、钩端螺旋体病相区别;有皮肤出血者应与血小板减少性紫癜相鉴别;蛋白尿应与急性肾盂肾炎、急性肾小球肾炎相鉴别。腹痛应与急性阑尾炎、急性胆囊炎相区别;消化道出血应与溃疡病出血相鉴别;咯血应与支气管扩张、肺结核咯血相区别。本病有典型临床表现和独特的病期经过,以及血清学检测等,均有助于鉴别。

八、预后

目前本病的病死率一般在 1%~1.5%,与病情轻重、治疗是否及时、得当密切相关。

九、治疗

早诊断、早休息、早治疗、就地或就近治疗是本病治疗的关键。

(一) 发热期的治疗

1. 一般治疗　　患者应卧床休息,给予高热量、高维生素半流质饮食。补充足够的液体量。输液应以盐液为主,宜用平衡盐液、葡萄糖盐水等,每天 1 000~2 000 mL 静脉滴注,疗程 3~4 天。以物理降温为主,对乙酰氨基酚等退热药物可引起患者出汗,有可能加重有效循环血量不足,应慎用。阿司匹林和布洛芬有明确的抗血小板作用,可能增加出血风险,应避免使用。

2. 抗病毒治疗　　早期抗病毒治疗,有利于减轻病毒引起的病理损伤,阻断病情的进展。利巴韦林,剂量为每天 10～15 mg/kg,疗程 5～7 天。

3. 肾上腺皮质激素　　对高热中毒症状重者,可用氢化可的松 100 mg,静脉滴注,每天 1～2 次;地塞米松 5～10 mg,肌内注射或静脉滴注,每天 1～2 次;甲泼尼龙 20～40 mg,静脉滴注,每天 1～2 次;疗程根据患者的病情而定,通常使用 3～5 天,一般不超过 7 天。

(二) 低血压休克期的治疗

一旦休克发生,应积极补充血容量,调整血浆胶体渗透压,纠正酸中毒,调节血管舒缩功能,防止 DIC 形成,提高心脏搏出量。

1. 补充血容量,调整血浆胶体渗透压　　按先补充晶体溶液后补充胶体、补液速度先快后慢的原则进行治疗。每天补液总量一般不超过 2 500～3 000 mL。输 25％白蛋白 10～20 g,血浆 300～400 mL,本期有血液浓缩,不宜输全血。

2. 血管活性药物的应用　　如休克不能得到及时纠正,应及时加用血管活性药物,以调整血管舒缩功能。可予去甲肾上腺素等治疗,剂量开始以 8～12 μg/min 速度静脉滴注,根据血压调整滴速,维持量为 2～4 μg/min。

3. 纠正酸中毒　　根据血气分析或血 pH 适量补充 5％碳酸氢钠。

4. 防止心力衰竭　　心功能不全而休克持续者,可适量使用强心药物,改善心功能。

(三) 少尿期的治疗

1. 一般治疗　　通常给予高热量、高维生素半流质饮食,限制入液量,可根据患者排出量决定摄入量。即前一天尿量、大便与呕吐量加 400 mL。当发生少尿或无尿时,液体要严格控制,24 h 进液量不宜超过 1 000 mL,并以口服为主。

2. 功能性肾损害阶段治疗　　可给予利尿剂治疗。

3. 肾脏器质性阶段治疗　　尽早采用血液透析。

4. 出血治疗　　少尿期出血现象突出,出血明显者需给予新鲜血或血小板。消化道出血的治疗同溃疡病出血。

5. 抽搐的治疗　　可给予静脉推注安定、肌内注射 5％苯妥英钠等。

6. 继发感染的治疗　　多见为呼吸道感染和泌尿道感染,可根据病情和致病菌种类及其药敏试验可选用对肾无毒性的抗菌药物。

(四) 多尿期的治疗

多尿期主要注意纠正血电解质紊乱。

患者恢复后,需继续休息 1～3 个月,病情重者,休息时间宜更长。体力活动需逐步恢复。

十、预防

需做好灭鼠和防鼠工作,灭鼠是防止本病的关键;灭螨和防螨,对发热患者的血、尿和宿主动物尸体及其排泄物等做好消毒工作;疫苗接种。

(黄玉仙)

【参考文献】

中华预防医学会感染性疾病防控分会,中华医学会感染病学分会,2021.肾综合征出血热防治专家共识.中华传染病杂志,39(5):257-265.

Maes P,Adkins S,Alkhovsky S V, et al,2019. Taxonomy of the order bunyavirales: second update 2018. Arch Virol, 164(3):927-941.

【思考题】

(1) 简述肾综合征出血热的临床分期和表现。

(2) 简述肾综合征出血热少尿期的治疗原则。

第二节 登 革 热

登革热(dengue fever)是由登革病毒(dengue virus)经蚊媒传播引起的急性传染病。其主要表现为高热、头痛、肌肉、骨关节剧烈酸痛、皮疹、淋巴结肿大、白细胞减少等,病死率低;严重者出现休克、出血或多脏器功能损伤等,病死率高,是东南亚儿童住院和死亡的主要原因之一。

一、病原学

登革病毒属于黄病毒科黄病毒属(*Flavivirus*),为有包膜的、单股正链 RNA 病毒,呈哑铃形、杆状或球形,球形直径 50 nm。迄今,登革病毒可分 4 个血清型,DENV 3 型毒力最强,2 型和 4 型次之,1 型最弱。各型之间、与其他黄病毒属的病毒之间有交叉反应。

登革病毒不耐热,50℃、30 min 或 100℃、2 min 均可灭活;但耐干燥和低温。登革病毒对酸、脂肪溶剂媒、洗涤剂敏感,易被乙醚、0.65%甲醛、紫外线照射灭活。

二、流行病学

1. **传染源**   患者和隐性感染者为主要传染源。患者从发病前 1 天至发病后 3 天内传染性最强。少数患者在热退后第 3 天还可从血液中分离到病毒,表明仍有传染性。同时,登革病毒感染的非人灵长类动物,以及带毒的媒介伊蚊也是传染源。

2. **传播媒介**   蚊虫是本病的主要传播媒介,其中伊蚊是传播登革病毒的主要蚊种,包括埃及伊蚊和白纹伊蚊。埃及伊蚊分布范围较窄,主要在东南亚和我国南方沿海地区,如海南、广东、广西、台湾等省,其中以海南省分布最广。白纹伊蚊分布较广,尤以长江以南地区为普遍。伊蚊受染后终身有传染性。

3. **易感性**   人群普遍易感,但感染后仅有部分人发病。登革病毒感染后,人体可对同型病毒产生持久免疫力,但对异型病毒感染不能形成有效保护,若再次感染异型或多个不同血清型病毒,机体会引发非中和性交叉反应抗体增加,引起抗体依赖增强作用,从而导致严重的临床表现。

4. **流行特征**   本病呈世界性分布,尤其在热带和亚热带地区。东南亚地区好发,其次是北非、非洲赤道地区、南非北部等。我国各省均有输入病例报告,广东、云南、广西、福建、浙江、海南等南方省份可引发本地登革热流行,主要发生在夏秋季,发病人群主要为20～50 岁,居家待业和离退休人员较多。

三、发病机制

登革热的发病机制迄今尚未完全阐明。登革病毒通过伊蚊叮咬进入人体后,在单核/巨噬细胞系统增殖达一定数量后进入血液循环,形成第一次病毒血症。继而再侵入单核/巨噬细胞和淋巴组织中,复制后再释入血液,形成第二次病毒血症。登革病毒与血液中已存在的抗登革病毒抗体结合形成免疫复合物,并激活补体系统,引起血管通透性增加、血浆外渗,血液浓缩。同时病毒可抑制骨髓,使血小板和白细胞减少,发生出血倾向。

登革热患者肝、肾、心和脑均有退行性变。心内膜、心包、胸膜、腹膜、胃肠黏膜、肌肉、皮肤及中枢神经系统有不同程度的出血。皮疹中小血管内皮肿胀、血管周围水肿及单核细胞浸润。瘀斑中广泛血管外溢血。

登革热的主要病变为全身血管损害引起的血管扩张、充血,导致出血和血浆外渗。

四、临床表现

潜伏期 1～14 天,多数为 5～9 天,其长短与侵入的病毒量有一定关系。登革病毒感染可表现为无症状隐性感染、非重症感染及重症感染等。登革热是一种全身性疾病,临床表现复杂多样。典型的登革热病程分为三期,即急性发热期、极期和恢复期。根据病情严重程度,可将登革热感染分为普通登革热和重症登革热两种临床类型。

（一）发热期

典型病例常见的症状有以下几种。

1. 发热　　起病突然,体温达 39℃以上,持续 2～7 天,然后突然降至正常,热型不规则,部分病例于病程的第 3～5 天体温降至正常,1 天后又再升高,呈双峰热型或马鞍热型。儿童起病缓慢,热度也较低。发热时伴有头痛、背痛和肌肉关节疼痛(故曾有"断骨热"之称)、眼眶痛和眼球后痛(眼球转动时尤甚)等全身症状。颜面和眼结膜常显著充血,颈及上胸皮肤潮红。发热期可出现相对缓脉,严重者疲乏无力,呈衰竭状态。

2. 皮疹　　于发病后 2～5 天出现,初见于掌心、脚底或躯干及腹部,渐次延及颈和四肢,部分患者亦见于面部。可为斑丘疹、麻疹样皮疹、猩红热样皮疹、红斑疹,压之褪色,稍有瘙痒,偶有奇痒。也有在发热最后 1 天或在热退后,于脚、腿背后、踝部、手腕背面、腋窝等处出现细小瘀斑,1～3 天内消退,短暂遗留棕色斑。皮疹持续 3～4 天,一般与体温同时消退,但也有体温下降后皮疹反见明显者。退疹后无脱屑、色素沉着。

3. 出血　　于发热后 5～8 天,25%～50%病例可出现不同部位、不同程度的出血。如鼻出血、皮肤瘀点、胃肠道出血、咯血、血尿、阴道出血等。

4. 淋巴结肿大　　全身淋巴结可有轻度肿大,伴轻触痛。

5. 其他　　可有肝大,脾大不常见。

在发热期,患者若有腹痛或腹部压痛、持续呕吐、临床体液积聚、黏膜出血、昏睡、烦躁不安、肝增大 2 cm 以上,红细胞压积增高而血小板减少等预警指标,提示有向重症登革热发展。

（二）极期

在病程 3～7 天,体温下降至 37.5～38℃或以下,毛细血管通透性增加同时伴有红细胞压积增高,血浆渗漏,白细胞进行性下降伴血小板减少。血浆渗漏持续 24～48 h,胸腹腔积液。同时可伴有以下并发症。

1. 休克　　在病程 4～5 天,一般持续 12～24 h,患者烦躁不安,昏睡,四肢厥冷,脸色苍白,皮肤出现花纹,体温下降,呼吸快而不规则,脉搏细弱,脉搏压进行性缩小,血压下降甚至测不出。代谢性酸中毒、DIC 发生。病程中还可出现脑水肿,偶有昏迷。若不及时抢救,4～10 h 死亡。

2. 出血　　出血倾向严重,有鼻出血、皮肤出现大批瘀斑、呕血、便血、咯血、血尿、阴道出血,甚至颅内出血等。常有两个以上器官出血,出血量大于 100 mL。此时,血白细胞可升高。

3. 多脏器功能受损　　因血流灌注不足,可出现多脏器损伤。但有些患者无明显血浆渗漏和休克,也可出现重症肝炎、脑炎、心肌炎或严重出血。患者常因病情发展迅速、因中枢性呼吸衰竭和出血性休克而死亡。

患者若热退后无毛细血管通透性增加及血浆渗漏,则为非重症登革热,进入恢复期。也有部分患者无体温下降,就出现血浆渗漏,进入极期,全血细胞计数的改变有助于判断是否有血浆渗漏。

(三) 恢复期

在病程 5～7 天,在极期后的 48～72 h 出现。患者开始食欲恢复、胃肠道症状有改善、血流动力学稳定,出现多尿。一些患者也会出现皮肤瘙痒、心动过缓。病后患者常感虚弱无力和抑郁,完全恢复常需数周。

多数患者表现为普通登革热,少数患者发展为重症登革热,个别患者仅有发热期和恢复期。

重症登革热的预警指征有以下几种。

1. 高危人群

(1) 老人、婴幼儿和孕妇。

(2) 伴有糖尿病、高血压、冠心病、肝硬化、消化性溃疡、哮喘、慢阻肺、慢性肾功能不全等基础疾病者。

(3) 伴有免疫缺陷者。

2. 临床指征

(1) 退热后病情恶化。

(2) 腹部剧痛。

(3) 持续呕吐。

(4) 胸闷、心悸。

(5) 嗜睡、烦躁。

(6) 明显出血倾向。

(7) 少尿。

(8) 胸腔积液、腹水或胆囊壁增厚等。

3. 实验室检查

(1) 血小板快速下降。

(2) HCT 升高。

（3）人血清白蛋白降低。

五、并发症

可出现中毒性肝炎、心肌炎、输液过量、电解质及酸碱失衡、二重感染、急性血管内溶血等。

六、实验室检查

1. 一般检查　登革热患者白细胞总数下降，伴中性粒细胞减少，有核左移现象，可见少量异常淋巴细胞，血小板减少程度与病情严重程度成正比。

重症登革热患者白细胞总数正常或增多，一般在 10×10^9/L，高者可达 $(20 \sim 40) \times 10^9$/L，血小板减少。

尿检可有少量白细胞、红细胞、蛋白和管型等。

2. 病毒分离　取患者急性期（病程 $1 \sim 3$ 天）的血清接种于 C6/C36 白纹伊蚊传代细胞中，进行病毒分离，阳性率高达 $60\% \sim 80\%$。

3. 血清免疫学检查　国内常用 ELISA 检测特异性 IgM 抗体。

4. PCR 检查　目前可用荧光定量 PCR 检测患者早期血液中登革病毒 RNA。

5. 其他检查　可有凝血、肝功能异常等。

七、诊断与鉴别诊断

根据流行病学、临床表现、实验室检查等进行综合分析做出诊断。凡在流行区或到过流行区，在流行季节有突然起病，发热，剧烈肌肉疼痛，骨关节痛，颜面潮红，相对缓脉，浅表淋巴结肿大，热后 2 天出现皮疹、白细胞和血小板减少等症状者，应考虑为登革热。病毒分离和血清学检测为确诊的依据。

登革热需与流行性感冒、黄热病、钩端螺旋体病、斑疹伤寒、疟疾、伤寒、药疹等相鉴别。登革出血热需与流行性出血热、脑膜炎双球菌败血症等鉴别。鉴别主要依赖于病毒分离和血清学检查。

八、预后

登革热为一自限性疾病，预后良好，非重症患者病死率低于 1%。重症登革热有较高的病死率，尤其是出现休克者，病死率可高达 $10\% \sim 40\%$；如休克或出血处理得当，则病死率可降低 $5\% \sim 10\%$。

九、治疗

登革热主要采用综合治疗措施，无特效疗法。急性期患者宜卧床休息，恢复期时不宜过早活动，饮食以流质或半流质为宜，食物应富于营养并容易消化。高热患者以物理降温为主，解热镇痛药宜慎用。高热不退和中毒症状严重者，可短期适量使用肾上腺皮质激素或加用亚冬眠疗法。也可酌情静脉输液，每天 $1\,000 \sim 1\,500$ mL，但需注意防止脑水肿。重症登革热有休克、出血等严重症状，需积极处理。休克者应及时补充血容量，可选用平衡盐液等，必要时可输用血浆或加用血管活性药物等。大出血患者应输新鲜血液、血小板等。上消化道出血者,可用制酸药治疗。有脑水肿者可用 20%甘露醇和地塞米松等静脉滴注。

十、预防

灭蚊、防蚊是预防登革热的主要措施。

对可疑患者应进行医学观察。患者应隔离在有纱窗纱门的病室内,隔离时间不少于 5 天。

(黄玉仙)

【参考文献】

中华医学会感染病学分会,2018.中国登革热临床诊断和治疗指南.中华传染病杂志,36(9):513-520.

Wang W H, et al, 2020. Dengue hemorrhagic fever — A systemic literature review of current perspectives on pathogenesis, prevention and control. J Microbiol Immunol Infect,53(6):963-978.

【思考题】

简述典型登革热的临床表现。

第十二章

炭　疽

炭疽由炭疽杆菌(*Bacillus authracis*)引起,为人兽共患急性传染病。该病是牛、马、羊等动物的传染病,也可传染给从事皮革、畜牧的工作人员,人通过接触病畜及其产品或其皮毛,或吸入带芽孢的尘埃,或食用受污染的食物或病兽的肉类而发生感染。根据不同的感染方式可分别发生皮肤炭疽、肺炭疽、肠炭疽等临床类型,严重者可继发炭疽性脑膜炎、炭疽性败血症,病死率高。由于经济的发展和卫生条件的改善,自然发生的炭疽病例已明显降低。但炭疽杆菌毒力强、容易播散,作为生物武器的恐怖威胁仍然存在,且在局部地区已成为现实,需引起高度重视。

一、病原学

炭疽杆菌存在于土壤中及动物中,尤其是草食动物,如牛、羊、马、骡等。当人类与感染动物的肌肉、骨骼、皮革、毛发及排泄物偶然接触时可被感染。炭疽的自然生活史不清楚。

炭疽杆菌是革兰氏阳性粗大杆菌,需氧或兼性厌氧,两端平切,排列如竹节状,长 3～10 μm,宽 1～2 μm,无鞭毛,不能运动,在人体内有荚膜。在普通培养基上,35～37℃有氧条件下生长良好。可形成内孢子体,注射动物后可导致实验性炭疽。在体外不适宜条件下形成芽孢,在活体和尸体内不形成芽孢,本菌繁殖体的抵抗力同一般细菌,但芽孢抵抗力很强,可抵御很强的紫外线、高温等,在外界土壤及草原上可存活数十年,在皮毛制品中可生活 90 年,混于灭菌细砂管中可长期保存,煮沸 40 min,140℃干热 3 h,高压蒸气10 min,20%漂白粉和石灰乳浸泡 2 天,5%碳酸 5 天以上才能将其杀灭。环境适合时,芽孢会重新活动,变成有感染能力的炭疽杆菌。

炭疽杆菌基因同源性较高,可分为 A 和 B 两个群、6 个组和 89 个基因型。炭疽杆菌至少有 4 种抗原:① 荚膜多肽抗原,与毒力有关,也有抗吞噬作用,失去此抗原毒力即消失,相应抗体无保护作用。② 菌体多糖抗原,与毒力无关,耐热,耐腐败,能与特异血清发生沉淀,有一定诊断价值。③ 芽孢抗原,是特异的免疫原性抗原,在血清学上有诊断价值。④ 保护性抗原(菌体蛋白抗原),是本菌在生长过程中产生的一种细胞外抗原成分,为蛋白质,有抗吞噬作用和很强的免疫原性,并有使组织水肿及出血的作用,注射给动物后可起保护作用,炭疽杆菌产生的毒素含有保护性抗原,水肿因子及致死因子 3 种物质,单独水肿因子或单独致死因子对动物无害,但保护性抗原加水肿因子或致死因子则可分别引起水肿或动物死亡,3 种成分混合注射可出现炭疽典型中毒症状。致死毒素在细胞内可裂解丝裂霉素蛋白活化激酶的激酶(MKK),从而抑制丝裂霉素蛋白活化激酶(MAPK)。干扰细胞内信息传导,释放氧自由基及促炎细胞因子。并可直接损伤血管内皮细胞,破坏血管屏障。水肿因子作为一个钙调蛋白依赖性腺苷酸环化酶可导致细胞内环磷酸腺苷水平的急剧增加,导致平衡破坏,并可使组织发生水肿、损伤、坏死。两种毒素均可破坏血小板聚集,造成凝血功能障碍;也可抑制免疫,使人体对炭疽杆菌更加敏感。

二、炭疽杆菌与生物恐怖

125 年前,微生物学史上曾记录发生过因炭疽热在家畜中流行的事件,造成了严重的经济损失,当时全球的科学界共同致力于炭疽热的研究并开发出许多有效应对措施。20 世纪,美国发现了 18 例吸入性炭疽病例,其中最近一例于 1976 年在加州被发现,大多数被感染者曾从事羊毛或羊皮处理工作。

为什么炭疽杆菌会成为关注的焦点?主要在于它被用来作为生物武器。炭疽杆菌是出现较久的生物武器,也是战争中常用的生物武器,曾使无数人丧命。二战时期,日本 731 部队曾大量培养炭疽杆菌,并用活人进行实验。1942 年,英国和美国曾借实验之名义,在英国苏格兰地区的格鲁伊纳岛(Gruinard Island)使用炭疽研发生物武器,造成 4 公顷土地受污染。1978 年,罗德西亚政府曾与黑人国家主义者交战时使用炭疽在牛和人身上。1979 年,苏联的某军事研究中心自实验室外泄至附近数公里内的叶卡捷琳堡发生肺炭疽流行,造成 68 人死亡,是史上最大一次人群的炭疽流行,由于该事件死者均为男性,引发西方国家猜测苏联政府已研发出性别专一的武器。而苏联政府却公开事件是由于食用不洁之肉品,并下令射杀所有流浪狗。苏维埃医疗、法律期刊则刊载成一次误食肉类所致人类胃肠炭疽,以及误触病畜造成人类皮肤炭疽的事件,所有相关医疗和公共卫生记录都由苏联国家安全委员会没收。1986 年,美国政府获准介入调查,发现此次事件是来自军事武器工厂的吸入性炭疽。1990 年,伊拉克于波斯湾战争威胁使用此项细菌武器,并附加在炸弹、飞弹等武器中。1993 年,日本国内真理教人士,亦曾利用炭疽制造恐怖事件,虽未成功,却引发全日本恐慌。事实上有十余个国家军事工厂都拥有这种病菌,依赖分子生物学进步,此项生物武器得以改良战争效果,苏联甚至制造出多种抗药性的菌种,以及毒性更强大的变异品系。2001 年,粉状炭疽孢子被故意放入信封中,邮寄到了美国邮政系统。导致 22 人感染了炭疽杆菌,包括 12 名邮件处理人员,并且这 22 个人中有 5 人死亡。近百人因接触白色粉末而惶惶不安,进一步引发了美国民众对化学生物战的忧虑,美国市场上的防毒面具、防毒服装、炭疽疫苗及各种类型的抗生素药物一时脱销。与此同时,一些关于生化战争及如何应对生化武器袭击的书籍也开始在美国市场上供不应求。美国国防部在五角大楼的 3 个主要进出口设置了 6 台化学生物武器探测器,以防恐怖分子利用化学生物武器对五角大楼发动袭击。美国食品药品监督管理局(Food and Drug Administration,FDA)将环丙沙星作为治疗炭疽的推荐药品之一。美国国防部为美国全体军人全面注射炭疽疫苗,并与 BioPort 公司下属的密执安生物制品研究所制定了炭疽疫苗生产合同。

三、流行病学

炭疽呈全球分布,最常见于农业区,主要包括:美洲中部、南部;欧洲东部、南部;亚洲、非洲、加勒比海及中东地区,这些地方的动物常发生炭疽杆菌感染。从 1900 年到 2005 年,医学文献至少详细报道了 82 例吸入性炭疽病例。我国除上海、北京、天津、福建外,其他省、自治区、直辖市均有报道,以贵州、新疆、云南、广西、四川、西藏、甘肃、内蒙古、青海、湖南 10 个省、自治区发病率较高。本病一般为散发感染,全年均有发生,7~9 月份为高峰,吸入型多见于冬春季。感染多发生于牧民、兽医、屠宰及动物皮毛加工工人等,但生物恐怖相关性炭疽则缺乏其发生在特定职业人群的流行病学特征。

1. **传染源** 患病动物是本病的传染源,主要有牛、马、羊、骆驼等食草动物,猪、狗、狼等感染后也可成为传染源。尽管炭疽患者的分泌物和排泄物也具有传染性,但人群间的传播尚不确定。

2. **传播途径** 接触感染的皮肤、直接接触病畜及其皮毛最易受感染,是本病的主要传播途径。吸入带有大量炭疽芽孢的尘埃、气溶胶或进食受污染的肉类也可被感染。

3. **人群易感性** 人群普遍易感。牧民、兽医、农民、屠宰和皮毛加工厂工人等与病畜及其皮毛和排泄物、带芽孢的尘埃等接触机会较多,发病率较高。病后是否有持久免疫力尚无定论,有再感染的病例报道。

四、发病机制

当人体抵抗力因某种因素如营养不良、并发慢性疾病而降低时,芽孢侵入皮肤伤口、呼吸道或消化道繁殖生长,产生毒素而致病。若人体健康、芽孢量或毒力低则不发病,呈隐性感染。炭疽杆菌的芽孢被吞噬细胞吞噬,并在吞噬细胞内发芽成为繁殖体,产生外毒素(致死毒素和水肿毒素)及抗吞噬的荚膜。水肿毒素可诱导细胞内 cAMP 的提高,破坏胞内水不稳定性,引起细胞和组织水肿;致死毒素能阻滞胞内物质转运,导致吞噬细胞死亡,释放大量贮存的细胞因子,引起局部组织水肿、出血、坏死和全身毒血症状。抗吞噬的荚膜使细菌更易扩散,引起局部淋巴结炎,进而侵入血流发生败血症,继发严重脑膜炎,甚至脓毒症休克和多器官功能衰竭。侵入肺部及肠道的炭疽杆菌,导致严重的出血性肺炎和肠炎。炭疽毒素的两种蛋白成分增加宿主对感染的敏感性,并抑制多形核中性粒细胞功能及抑制宿主抵抗力,病原体的致病取决于细胞外毒素和胞膜多肽,尤其毒素直接损伤微血管内皮细胞,引起血管通透性增加、有效血容量减少、微循环灌注量减少、血液呈高凝状态,出现 DIC 和感染性休克。外毒素和胞膜多肽亦起协同作用,病原体本身可堵塞毛细血管,使组织缺氧,在微循环内形成血栓。

本病主要的病理变化为各脏器、组织的出血性浸润、坏死和水肿,血性渗出物和坏死组织形成特征性的焦痂。皮肤炭疽呈痈样,周围组织坏死,皮下组织出现血性炎症和间质水肿。肺除不同程度的水肿和出血外,毛细血管内血栓形成,吸入的炭疽杆菌芽孢经肺泡吞噬细胞吞入后进入纵隔和支气管周围淋巴结,在淋巴结内增生,纵隔呈急性炎症,高度胶冻样水肿和出血,支气管和纵隔淋巴结肿胀、充血和出血,可见大量病原菌。肠炭疽的病变主要在回盲部,表现痈样病灶和出血性浸润,肠壁出现出血性炎症,明显水肿,最终形成溃疡。炭疽性脑膜炎的软脑膜及脑实质受累,表现为极度充血、水肿,并有坏死,蛛网膜下腔可有炎症细胞浸润和大量菌体。

尸体一般迅速腐败,尸僵不全,天然孔有黑色血液流出。血液呈暗红色至黑红色,不易凝固,黏稠似煤焦油样。脾脏极度肿大呈黑色,超过正常数倍。凡炭疽病例或可疑炭疽病例,禁止剖检,以防炭疽芽孢污染环境,而造成持久疫源地。

猪的病变多局限在咽及喉部,咽、喉及前颈部淋巴结肿胀出血,扁桃体出血坏死。

五、临床表现

本病潜伏期一般为 3～5 天,短者 12 h,长者可达 12 个月。

1. 最急性型　　羊炭疽多为最急性型。此型为败血症型。发病急剧,其特征表现为:突然站立不稳、全身痉挛、迅速倒地、高热、呼吸困难、天然孔出血、血凝不全,迅速死亡。

2. 急性型　　牛炭疽多呈急性型。多数病牛精神不振,少数病牛兴奋不安,但很快转为高度沉郁。患畜体温升高,食欲废绝,行走蹒跚,肌肉震颤,呼吸高度困难,可出现黏膜发绀或有出血点,天然孔出血。最后窒息,一般2天内死亡。

3. 亚急性型　　症状与急性型相似,但病程较长(2~15天)。病情较缓和,牛马可在颈胸、腹下、咽喉、外阴等处皮下发生界限明显的局灶性炎性水肿,触诊如面团。开始热痛,不久则变冷无痛,甚至软化龟裂,渗出带黄色液体。最后结痂病愈。

4. 局限型炭疽　　猪多为局部炭疽,很少有全身临床症状。主要为咽型炭疽:咽喉部和附近淋巴结肿胀;肠型炭疽常伴有消化道症状,便秘或腹泻。轻者可恢复,重者死亡。

六、分型

因感染途径不同,临床上将炭疽分为4型。

1. 皮肤炭疽　　此型最多见,约占炭疽病例的95%以上,多发生于暴露的皮肤,如面、颈、肩、手和脚等处。

可分为炭疽病和恶性水肿两型。

(1) 局部症状:主要为皮疹,开始为斑疹和出血疹,丘疹很快变成水疱,第2天呈疱疹,疱内含清亮的或带血的浆液。肿胀区扩大,组织硬而肿胀。不久,水疱化脓及自然破溃,流出浆液或脓液。坏死结痂:3天后病灶中心出血坏死,周围有成群小水疱;第5~7天,坏死区溃破成溃疡,血性渗出物逐渐结成炭黑色干痂,痂下有肉芽组织生成,此即炭疽痈,黑痂坏死区的直径为1~5 cm,周围肿胀区可达5~20 cm,局部疼痛与压痛不显著,有轻度瘙痒,继后肿胀逐渐消退,黑痂在1~2周脱落,留下肉芽组织形成瘢痕,感染区域局部的淋巴结可肿大伴压痛。

(2) 全身症状:发病1~2天后出现全身反应,有发热、不适、肌肉疼痛、头痛。大部分患者症状较轻,坏死的皮肤组织形成溃疡,最终产生瘢痕而愈。少数患者表现为严重的毒血症和组织疏松处的大片皮肤水肿,常见于眼睑、颈、手和大腿内侧等,而局部无疱疹等皮肤病变,发展成感染性休克时,称为"恶性水肿",病死率较高。数天或数周内,肺、肠、肝、脾及脑等内部器官可有转移损害,导致患者迅速死亡。

2. 肠炭疽　　较少见。食入病畜、死畜的肉和饮用污染的水或病畜的奶可发生肠炭疽。有急性胃肠炎型或急腹症型。

(1) 急性胃肠炎型:突发恶心、腹痛、腹泻、呕吐,大便一般无血液,伴全身发热,多数患者于数天内恢复。

(2) 急腹症型:全身中毒症状严重,有寒战、高热、持续性呕吐、腹泻、排血水样便、剧烈腹痛、腹胀,腹部有压痛和反跳痛,可有腹水体征。

3. 肺炭疽　　多为原发性,也可继发于皮肤炭疽。吸入带芽孢的尘埃可发生肺炭疽,病死率高。起病急骤,有寒战高热等中毒症状、咳嗽胸痛、呼吸困难、咯血、发绀和大汗,有时颈、胸部出现皮下气肿,肺部仅可闻及少量湿啰音,与肺部的严重症状不相称,还可伴胸腔积液。可因呼吸循环衰竭在24 h内死亡,极少发生炭疽性脑膜炎。

4. 炭疽性脑膜炎　　多继发于其他组织器官的炭疽,通过血行传播,原发性较少。起病急骤,可出现剧烈头疼、呕吐、颈强直,神志障碍,抽搐和严重脑水肿等表现。脑脊液多呈血性。病情凶险,多于 2～4 天内死亡。

5. 炭疽杆菌败血症　　多继发于肺炭疽和肠炭疽,亦可发生于严重的皮肤感染后,但较少见。表现为严重全身毒血症状:寒战、高热、嗜睡、昏迷和出血等,重症患者可出现感染性休克、DIC 和各脏器迁徙性病灶,病死率极高。

七、诊断与鉴别诊断

(一) 诊断

1. 流行病学　　仔细询问接触史对临床诊断炭疽十分重要,重点询问患者的职业和新近有无接触病畜及畜产品史。

2. 临床表现和体征　　皮肤炭疽的特征性黑色焦痂,肺炭疽的出血性肺炎,肠炭疽的出血性肠炎,炭疽败血症的严重全身毒血症与出血倾向等。

3. 实验室检查　　确诊需用细菌涂片染色镜检、细菌培养及动物接种等。

(1) 血常规检查:白细胞计数一般为$(10\sim20)\times10^9/L$,有的增至$(60\sim80)\times10^9/L$。中性粒细胞显著增多。血小板计数可减少。

(2) 细菌学检查:酌情采集分泌物、痰液、粪便、血液和脑脊液作涂片染色镜检,可见粗大的革兰氏阳性杆菌。如做细菌学培养,可有炭疽杆菌生长。其鉴定方法有串珠湿片法、荧光抗体染色法和噬菌体裂解试验等。

(3) 动物接种:将上述标本接种于家兔、豚鼠或小白鼠皮下,24 h 后局部出现典型的肿胀、出血等阳性反应,接种动物大多于 48 h 内死亡,从其血液与组织中可查出和培养出炭疽杆菌。

(4) 血清学检查:用荧光抗体法检测特异性抗体作快速诊断。

(5) Ascoli 沉淀试验:主要用于检验动物皮毛与脏器是否染菌。

4. 影像学检查　　炭疽患者肺 X 线影像可见支气管肺炎,胸腔积液,纵隔影增宽等。

(二) 鉴别诊断

1. 皮肤炭疽的鉴别　　需与痈、蜂窝织炎、丹毒等鉴别,该类感染灶充血、疼痛、水肿较轻,很少有皮肤出血和皮肤炭黑色干痂;恙虫病感染局部出现不痒的红色丘疹、水疱,破裂后形成小溃疡,1～2 天后中央坏死结成黑色焦痂,但焦痂多在腋窝、腹股沟、会阴、肛门处,可伴全身浅表淋巴结肿大,肝脾肿大及全身性发疹,血清变形杆菌凝集反应阳性。

2. 肺炭疽的鉴别　　需与大叶性肺炎、肺鼠疫、钩端螺旋体病等鉴别。

3. 肠炭疽的鉴别　　需与沙门菌肠炎、出血坏死性肠炎、肠套叠及急性腹膜炎等鉴别。

4. 炭疽菌血症的鉴别　　应同其他细菌引起的菌血症鉴别。

八、治疗

1. 病原治疗

(1) 抗生素治疗:根据病情单独使用或两种以上抗生素联合应用,静脉给药。首选青霉素类,庆大霉素、环丙沙星、多西环素、阿米卡星等对肠炭疽和肺炭疽也有良好疗效。氯霉素可通过血-脑屏障,可与青霉素等联合应用治疗炭疽脑膜炎。病情稳定后,可改口服给药,或选用氧氟沙星等。

对于皮肤炭疽,每天注射青霉素总量为 100 万～200 万 IU。同时可加用四环素、链霉素、氯霉素。对于肺炭疽及肠炭疽,每天青霉素总量应在 600 万 IU 以上;对于炭疽性脑膜炎及败血症,青霉素每天总量要超过 1 000 万 IU。

(2) 抗炭疽血清治疗:用于严重脓毒症者。抗炭疽血清是为异种动物接种抗炭疽杆菌抗原,产生免疫球蛋白后,精制提取而成,用前须做药物过敏试验。治疗第 1 天 100 mL,静脉滴注,第 2～3 天 30～50 mL 即可。还有用于治疗吸入型炭疽感染的完全重组人单克隆 IgG1λ 抗体瑞西巴库(raxibacumab),可抑制保护性抗原与细胞受体结合后的活化,与水肿毒素和致死毒素的装配,以及毒素的内吞,从而防止细胞死亡。

2. 对症治疗　脓毒症和恶性水肿者:可给予肾上腺皮质激素,缓解其中毒症状。常用氢化可的松每天 100～300 mg 或地塞米松每天 10～20 mg。炭疽脑膜炎者:可静脉注入甘露醇液 250 mL,每 4 h 1 次,以减轻脑水肿,降低颅内压,防止脑疝形成。头痛、躁动者:应酌情给予镇静剂。循环衰竭者:应积极抗休克治疗。呕吐、腹泻、食欲缺乏者:应适当静脉补充营养液。

3. 皮肤病灶的处理　用 1∶2 000 高锰酸钾溶液清洗创口,局部涂敷敏感抗菌药软膏。禁忌搔抓、挤压和手术切开病灶皮肤,以免细菌进入血流,引起病变的扩散。

九、预防

1. 严密管理传染源　炭疽病传染性很强,接触患者须穿隔离衣,戴口罩和橡皮手套。病灶渗出物及换药敷料、肠炭疽者的呕吐物和排泄物以及肺炭疽者的痰液等,包括患者剩余的食物、病室内垃圾均需焚毁,或消毒后再排放。对可疑患者也需隔离。尸体一律火化,对可疑病畜、死畜必须同样处理,来自疫区或从疫区运出的牲畜均要隔离 5 天,把住牧畜收购、调运、屠宰和畜产加工各环节的兽医监督关。

2. 切断传播途径　对污染的皮毛原料应认真消毒后再加工,目前最好的有效消毒药有碘、含氯石灰(漂白粉)、氯胺、环氧乙烷及过氧乙酸等。废水也要定期消毒,废毛要集中处理,严禁乱扔,病死牲畜及其皮毛污染的场所都应消毒,皮毛畜产加工厂应设在村镇外面,下风向,远离水源,避免人畜集中和频繁来往,屠宰场要有兽医监督。

3. 保护易感者　从事畜牧业和畜产加工厂的工人及诊治病畜的卫生人员都要熟知本病的预防方法,工作时要有保护工作服、帽、口罩等,严禁吸烟及进食,下班时要清洗,消毒更衣,皮肤受伤后立即用 2% 碘酊涂擦,密切接触者(尤与肺炭疽)及带菌者可用抗生素预防。

我国预防接种使用的是"人用皮上划痕炭疽减毒活疫苗",接种后 2 天可产生免疫力,可维持 1 年。在发生疫情时应进行应急接种,应用 A16R 株炭疽芽孢菌气雾免疫安全有效,吸入量为 1 亿个菌/人次,血清阳转率为 80% 以上,最好的预防措施是在流行区接种动物。

在炭疽杆菌被用作生物恐怖武器时,对可疑接触者应采用青霉素、多西环素或环丙沙星等预防。预防吸入型感染需服多西环素 2 个月。

(蒋卫民)

【参考文献】

林果为,王吉耀,葛均波,2022.实用内科学.第 16 版.北京：人民卫生出版社.

翁心华,张婴元,2009.传染病学.第 4 版.上海：复旦大学出版社.

Alqurashi A M，2013. Anthrax threat：a review of clinical and diagnostic measures. J Egypt Soc Parasitol，43(1)：147－166.

Holty J E，Bravata D M，Liu H，et al，2006. Systematic review：A century of inhalational anthrax cases from 1900 to 2005.Ann Intern Med，144：270－280.

【思考题】

(1) 简述炭疽的临床表现及分型。

(2) 简述炭疽的发病机制。

(3) 炭疽如何治疗？

第十三章

结 核 病

结核病(tuberculosis)是结核分枝杆菌引起的慢性感染性疾病,可累及全身多个脏器,其中肺结核(pulmonary tuberculosis)是最主要的结核病类型,占各器官结核病总数的80%～90%。人体感染结核菌后不一定发病,仅于抵抗力低时方始发病。本病病理特点是结核结节和干酪样坏死,易形成空洞。其中痰中排菌者称为传染性肺结核病,除少数可急起发病外,临床上多呈慢性过程,常有低热、乏力等全身症状和咳嗽、咯血等呼吸系统表现。肺结核90%以上是通过呼吸道传染,排菌患者是主要传染源。链霉素、异烟肼、利福平、乙胺丁醇等化疗药物和卡介苗的问世是人类在与肺结核抗争史上里程碑式的进展。近年来肺结核在全球各地死灰复燃,1993年美国发生耐药结核暴发,世界卫生组织宣布"全球处于结核病紧急状态",并于1997年宣布了一项被称为"直接面视下的短程化疗"的行动计划。当前耐药结核和艾滋病合并结核病是控制结核病的主要障碍。

一、病原学

1882年,科赫(Koch)发现结核杆菌为结核病的病原菌。结核杆菌在分类学上属于放线菌目、分枝杆菌科、分枝杆菌属。对人类致病的主要为人型结核分枝杆菌,简称结核杆菌。分枝杆菌所致感染中,结核杆菌感染发病率约占90%,其余为非结核分枝杆菌,包括牛分枝杆菌、鸟分枝杆菌等所致感染。

结核杆菌细长而稍弯,约 $0.4~\mu m \times 40~\mu m$,两端微钝,不能运动,无荚膜、鞭毛或芽孢。不易染色,但经品红加热染色后不能被酸性乙醇脱色,故称抗酸杆菌。电镜下结核杆菌细胞壁厚约 20 nm,其表层粗糙,伴有横式排列的绳索状皱褶物。细胞质外紧包一层质膜。结核杆菌是专性需氧菌,空气内加 5%～10% CO_2 刺激生长,在 35～40℃ 范围内均可生长,最适宜生长温度为 37℃。结核杆菌对营养要求较高,在特殊的培养基中才能生长。在固体培养基方面,以鸡蛋为基础,常用的培养基有改良罗氏培养基、酸性罗氏培养基、小川培养基;以琼脂为支持物,制备合成与半合成培养基。结核杆菌培养生长缓慢,增殖周期为 15～20 h,至少需要 2～4 周才有可见菌落,给临床快速诊断造成了较大困难。

结核杆菌的细胞结构十分复杂,它含有许多结合成大分子复合物的不同蛋白质、糖类和脂类。结核杆菌菌体成分含大量类脂质,占菌体干重 20%～40%,胞壁含量最多,使之具疏水性,对环境有较强抵抗力。类脂质主要由磷脂、脂肪酸和蜡质组成,多与蛋白或多糖相结合。细菌成分及其代谢物引起机体组织学上的变化,菌体蛋白引起的病理性免疫反应,即过敏反应。磷脂能增强菌体蛋白的致敏作用,产生干酪性坏死;脂肪酸中的结核杆菌酸有促进结核结节形成的作用。蜡质在类脂质中所占比率最高,由数种成分构成,其中分枝菌酸与抗酸性有关;蜡质 D 有很强的佐剂活性。结核杆菌无荚膜,不能抵御吞噬细胞的吞噬作用,亦无内外毒素,其致病性推测与索状因子有关。索状因子是分枝菌酸与海藻糖的复合物,能破坏细胞线粒体膜,毒害微粒体酶类,引起慢性肉芽肿。从免疫病理学角度看,结核杆菌的致病作用是它在感染的宿主体内增殖与宿主的免疫反应相互作用的结果。

二、流行病学

(一) 流行环节

1. **传染源** 活动性肺结核患者的排菌是结核传播的主要来源。

2. **传播途径** 主要为患者与健康人之间经空气传播。患者咳嗽排出的结核杆菌悬浮在飞沫核中,当被人吸入后即可引起感染。排菌量愈多,接触时间愈长,危害愈大;而飞沫直径亦是重要影响因素,大颗粒多在气道沉积随黏液纤毛运动排出体外,直径 $1\sim$ $5\,\mu m$ 大小最易在肺泡沉积,因此情绪激昂的讲话、用力咳嗽,特别是打喷嚏所产生的飞沫直径小,影响大。患者随地吐痰,痰液干燥后结核杆菌随尘埃飞扬,亦可造成吸入感染,但非主要传播方式。患者污染物传播机会甚少。其他途径如饮用带菌牛奶经消化道感染,患病孕妇经胎盘引起母婴间传播,经皮肤伤口感染和上呼吸道直接感染均极罕见。

3. **易感人群** 生活贫困、居住拥挤、营养不良等是社会经济落后社会中人群结核病高发的原因。免疫抑制状态包括免疫抑制性疾病,如 HIV 感染患者和接受免疫抑制剂治疗者,尤其多发结核病。近年来在易感基因的研究方面越来越深入,研究提示在感染结核的人群中仅 10% 最终会演变为活动性结核。

(二) 流行概况

我国目前仍是全球结核病和耐药结核病高负担国家。世界卫生组织《2021 年全球结核病报告》显示 2020 年全球估算新发病例 987 万,估算死亡病例约 130 万。其中我国新发患者 84.2 万,仅次于印度居全球第二,结核病死亡病例 3.2 万。新发耐多药/利福平耐药结核(MDR/RR - TB)13.2 万,广泛耐药前或广泛耐药结核 2.5 万。世界卫生组织 2019 年公布的全球死因别数据表明,结核病是单一传染源的头号死亡原因,也是全球第 13 大死因。

三、发病机制与病理

(一) 发病机制

结核杆菌入侵宿主体内,从感染、发病到转归均与多数细菌性疾病有显著不同,宿主反应在其发病、临床过程和转归上具有特殊意义。伴随微小飞沫吸入而入侵呼吸道的结核杆菌被肺泡巨噬细胞吞噬。结核杆菌被吞噬后可阻止巨噬细胞内吞噬体和溶酶体的融合,从而避免被杀灭。但巨噬细胞,以及来源于外周血的树突状细胞均是重要的抗原提呈细胞,可以释放细胞因子,在局部促进炎症过程,进入局部淋巴结后则可诱发更进一步的T 细胞应答。由 T 细胞介导的细胞免疫(cell mediated immunity, CMI)对结核病发病、演变及转归产生决定性影响。CMI 是宿主获得性抗结核免疫力的最主要免疫反应,它包括巨噬细胞吞噬结核杆菌,处理与提呈抗原、T 细胞对抗原的特异性识别与结合,以及因此而增殖与分化、细胞因子释放和杀菌等过程。迟发性变态反应(delay type hypersensitivity,DTH)则是宿主对结核杆菌形成免疫应答的标志。DTH 是科赫(Koch)在 1890 年观察到的重要现象,用结核杆菌注入未受过感染的豚鼠皮下,经 10~14 天后出现注射局部肿结,随后溃烂,形成深溃疡,很难愈合,并且进一步发展为肺门淋巴结肿大,终因全身播散而死亡。结素试验呈阴性反应。但对3～6周前受染、结素反应转阳的豚鼠注射同等量的结核杆菌,2～3天后局部呈现剧烈反应,迅速形成浅表溃疡,以后较快趋于愈合,无淋巴结肿大和周身播散,动物亦无死亡,此即 Koch 现象。其解释是前者为初次感染,机体无DTH,亦无CMI;后者由于事先致敏,出现剧烈的局部反应,是 DTH 的表现,而病灶趋于局限化,则为获得CMI的证据。尽管如此,大部分感染者体内的结核杆菌可以持续存活,细菌与宿主共生,感染者不发病,处于结核潜伏感染状态,生活在流行区的大多数感染者发展至 T 细胞反应期,仅少数发生原发性结核病。宿主的免疫机制是抑制细菌增殖的重要因素,倘若免疫损害便可引起受抑制结核杆菌的重新活动和增殖。

结核杆菌在巨噬细胞内的最初生长,形成中心呈固态干酪坏死的结核灶,它能限制结核杆菌继续复制。固体干酪灶中包含具有生长能力,但不繁殖的结核杆菌。干酪灶一旦液化便给细菌增殖提供了理想环境。即使免疫功能健全的宿主,从液化干酪灶释放的大量结核杆菌亦足以突破局部免疫防御机制,引起播散。

（二）病理

结核病是一种慢性病变,其基本病变包括:① 渗出型病变,表现组织充血水肿,随之有中性粒细胞、淋巴细胞、单核细胞浸润和纤维蛋白渗出,可有少量类上皮细胞和多核巨细胞,抗酸染色中可以发现结核杆菌,常常是病变组织内菌量多、致敏淋巴细胞活力高和变态反应强的反映。其发展演变取决于机体变态反应与免疫力之间的相互平衡,剧烈变态反应可导致病变坏死、进而液化,若免疫力强病变可完全吸收或演变为增生型病变。② 增生型病变,当病灶内菌量少而致敏淋巴细胞数量多,则形成结核病的特征性病变结核结节。中央为巨噬细胞衍生而来的朗格汉斯细胞,胞体大,胞核多达 5～50 个,呈环形或马蹄形排列于胞体边缘,有时可集中于胞体两极或中央。周围由巨噬细胞转化来的类上皮细胞成层排列包绕。增生型病变的另一种表现是结核性肉芽肿,是一种弥漫性增生型病变,多见于空洞壁、窦道及其周围及干酪坏死灶周围,由类上皮细胞和新生毛细血管构成,其中散布有朗格汉斯细胞、淋巴细胞及少量中性粒细胞,有时可见类上皮结节。③ 干酪样坏死,为病变恶化的表现。镜下先是组织混浊肿胀,继则细胞质脂肪变性,细胞核碎裂溶解,直至完全坏死。肉眼观察到坏死组织呈黄色,似乳酪般半固体或固体密度。坏死区域周围逐渐为肉芽组织增生,最后成为纤维包裹的纤维干酪性病灶。由于机体反应性、免疫状态、局部组织抵抗力的不同,入侵菌量、毒力、类型和感染方式的差别,以及治疗措施的影响,上述三种基本病理改变可以互相转化、交错存在,很少单一病变独立存在,而以某一种改变为主。除渗出、增生和干酪样变三种特异性改变外,也可见非特异性组织反应,多见于神经、内分泌腺、心血管、肝、肾等器官的结核病。

四、临床表现

原发结核感染后可将结核菌向全身传播,可累及肺脏、胸膜及肺外器官。免疫功能正常的宿主往往将病灶局限在肺脏或其他单一的脏器,而免疫功能较弱的宿主往往造成播散性结核病或者多脏器的累及。除结核病患者外,一般人群中结核病 80% 的病例表现为肺结核,15% 表现为肺外结核,而 5% 则两者均累及。

（一）肺结核的症状与体征

1. 全身症状　　发热为肺结核最常见的全身毒性症状,多数为长期低热,每于午后或傍晚开始,次晨降至正常,可伴有倦怠、乏力、夜间盗汗,或无明显自觉不适。有的患者表现为体温不稳定,于轻微劳动后体温略见升高,虽经休息半小时以上仍难平复;妇女于月经期前体温增高,月经后亦不能迅速恢复正常。当病灶急剧进展扩散时则出现高热,呈稽留热或弛张热热型,可以有畏寒,但很少寒战,出汗一般也不多。

2. **呼吸系统症状**　浸润性病灶咳嗽轻微,干咳或仅有少量黏液痰。有空洞形成时痰量增加,若伴继发感染,痰呈脓性。合并支气管结核则咳嗽加剧,可出现刺激性呛咳,伴局限性哮鸣或喘鸣。1/3~1/2 患者在不同病期有咯血,破坏性病灶易于咯血,愈合性的病变纤维化和钙化病灶直接地或由于支气管扩张间接地也可引起咯血。此外,重度毒血症状和高热可引起气急,广泛肺组织破坏、胸膜增厚和肺气肿时也常发生气急,严重者可并发肺心病和心肺功能不全。

3. **体征**　取决于病变性质、部位、范围或程度。粟粒性肺结核偶可并发急性呼吸窘迫综合征,表现严重呼吸困难和顽固性低氧血症。病灶以渗出型病变为主的肺实变且范围较广或干酪性肺炎时,叩诊浊音,听诊闻及支气管呼吸音和细湿啰音。继发性肺结核好发于上叶尖后段,故听诊于肩胛间区闻及细湿啰音有极大提示诊断价值。空洞性病变位置浅表而引流支气管通畅时有支气管呼吸音或伴湿啰音;巨大空洞可出现带金属调空瓮音,现已很少见。慢性纤维空洞性肺结核的体征有患侧胸廓塌陷、气管和纵隔移位、叩诊浊音、听诊呼吸音降低或闻及湿啰音,以及肺气肿征象。支气管结核有局限性哮鸣音,特别是于呼气或咳嗽末。

(二) 肺外结核的临床类型与表现

肺结核是结核病的主要类型,此外,其他如淋巴结结核、骨关节结核、消化系统结核、泌尿系统结核病、生殖系统结核、皮肤结核及中枢神经系统结核构成整个结核病的疾病谱。腹腔内结核病变,包括肠结核、肠系膜淋巴结结核及输卵管结核等,在发展过程中往往涉及其邻近腹膜而导致局限性腹膜炎。由于原发病灶与感染途径的不同,人体反应的差异,以及病理类型的区别,发病情况可缓急不一,起病症状轻重不等,但急性发作者也不在少数。肾结核(renal tuberculosis)则占肺外结核的 15%,系结核杆菌由肺部等原发病灶经血行播散至肾脏所引起,多在原发性结核感染后 5~20 年才发病。多见于成年人,儿童少见。最早出现的症状往往是尿频,系干酪样病灶向肾盂穿破后,含有脓液和结核杆菌的尿对膀胱刺激所致。当病变累及膀胱、出现膀胱结核性溃疡时,则尿频更为严重,并可出现尿急、尿痛等症状。血尿亦常见,约 60%患者可有无痛性血尿,在部分患者可作为首发症状,肉眼血尿占 70%~80%。此外,骨关节结核常在发生病理性骨折、运动障碍时发现。女性生殖系统结核则可在出现不明原因月经异常、不育等情况下发现。结核性脑膜炎则可表现出头痛、喷射性呕吐、意识障碍等中枢神经系统感染症状。总之,结核病是一个全身性的疾病,肺结核仍是结核病的主要类型,但其他系统的结核病亦不能忽视。

五、诊断

诊断步骤与方法

1. **病史和临床表现**　凡遇下列情况者应高度警惕结核病的可能性:① 反复发作或迁延不愈的咳嗽咳痰,或呼吸道感染经抗炎治疗 3~4 周仍无改善。② 痰中带血或咯血。③ 长期低热或所谓"发热待查"。④ 体检肩胛间区有湿啰音或局限性哮鸣音。⑤ 有结核病诱因或多发因素,尤其是糖尿病、免疫抑制性疾病或接受激素和免疫抑制剂治疗者。⑥ 关节疼痛和皮肤结节性红斑等变态反应性表现。⑦ 有渗出性胸膜炎,肛瘘,长期淋巴结肿大既往史,以及婴幼儿和儿童有家庭开放性肺结核密切接触史者。

2. 痰结核杆菌检查 痰培养鉴定出结核与枝杆菌是确诊肺结核最特异性的方法。涂片抗酸染色镜检快速简便,在我国非结核分枝杆菌尚属少数,抗酸杆菌阳性肺结核诊断即基本成立。除非已经化疗的病例偶可出现涂片阳性培养阴性,在未治疗的肺结核患者痰菌培养的敏感性和特异性均高于涂片检查,涂片阴性或诊断有疑问时培养尤其重要。

3. 影像学检查 X线影像取决于病变类型和性质。原发性肺结核的典型表现为肺内原发灶、淋巴管炎和肿大的肺门或纵隔淋巴结组成的哑铃状病灶。急性血行播散性肺结核在X线影像上表现为散布于两肺野、分布较均匀、密度和大小相近的粟粒状阴影。继发性肺结核的X线影像表现复杂多变,或云絮片状,或斑点(片)结节状,干酪性病变密度偏高而不均匀,常有透亮区或空洞形成。胸部CT有助于发现隐蔽区病灶和孤立性结节的鉴别诊断。在显示纵隔/肺门淋巴结、肺内空洞、钙化、支气管充气征和支气管扩张等方面较胸部X线敏感,于诊断困难病例有重要参考价值。X线影像对于诊断肠道结核、泌尿系统结核、生殖系统结核及骨关节结核亦具重要价值。

4. 结核杆菌素(简称结素)试验 结素是结核杆菌的代谢产物,从液体培养基长出的结核杆菌中提炼而成,主要成分为结核蛋白。试验方法我国推广国际通用的结核杆菌素纯蛋白衍化物(tuberculin purificd protein derivative, PPD)皮内注射法(Mantoux法)。将PPD 5 IU(0.1 mL)注入左前臂内侧上中三分之一交界处皮内,使局部形成皮丘。48~96 h(一般为72 h)观察反应,结果判断以局部硬结平均直径为依据:<5 mm 阴性反应,5~9 mm 弱阳性(1+),10~19 mm 阳性(2+),≥20 mm 或不足 20 mm 但有水疱或坏死为强阳性反应(3+)。阳性反应表示感染,强阳性反应提示活动性结核病可能;阴性反应也不能完全排除结核病。但PPD与卡介苗(BCG)存在交叉反应,我国是普遍接种卡介苗的国家,因此PPD皮试最大的问题是存在假阳性反应,当前只能作为诊断参考,而不能凭借其来诊断结核感染或者结核潜伏感染。此外,在免疫缺陷患者中,特别是在有免疫缺陷的 HIV/AIDS患者,PPD试验可能会因细胞免疫功能受损而产生假阴性率增高,虽有明确结核感染但PPD试验却呈阴性反应。同时尚有少数无免疫缺陷证据的患者,已证明活动性结核病,但结素反应阴性,即"无反应性"(anergy),其机制尚不完全清楚。

5. 特异性结核抗原多肽刺激后的全血或细胞IFN-γ测定 为克服结核菌素试验的不足,以T细胞为基础的IFN-γ释放实验(interferon release assay, IGRA),作为新一代的检测结核感染的免疫血清学诊断技术,比结核菌素试验有更高的敏感性与特异性。其原理是被结核分枝杆菌抗原刺激而致敏的T细胞,再遇到同类抗原时能产生IFN-γ,对分离的全血或单个核细胞在特异性抗原刺激后产生的干扰素进行检测,可以反映机体是否存在结核感染。这种检测方法所采用的结核分枝杆菌特异性的抗原为ESAT-6和CFP-10,其编码基因*RD1(Region of Difference 1)*在BCG和绝大多数非结核分枝杆菌中是缺失的,因此避免了上述在结核菌素皮试中影响特异性的PPD交叉抗原反应,能够较好地区分真性结核感染和BCG接种诱导的反应。

6. 分子生物学检测 PCR可以将标本中微量的结核菌DNA加以扩增。一般镜

检仅能检测 $10^4 \sim 10^5$ 条菌/mL,而 PCR 可检出 $1 \sim 100$fg 结核菌 DNA(相当于 $1 \sim 20$ 条菌/mL)。但 DNA 提取过程遭遇污染等技术原因可能出现假阳性,而且 PCR 无法区分活菌和死菌,故不能用于结核菌治疗效果评估、流行病学调查等。WHO 在全球推广的 GeneXpert MTB/RIF 技术通过检测结核分枝杆菌特有的 *rpoB* 基因来判断受检样本中是否含有结核分枝杆菌,可作为结核病的确诊实验,且同时可获得抗结核药物利福平的耐药信息,结果能在 2 h 内回报。此外,该技术的自动化反应体系大大减少了污染的风险,目前已作为临床快速确诊结核病的最有效手段。

7. 肺外结核的诊断　　肺外结核的标本不易获取,或获取的标本内菌量较低可造成诊断的困难。组织病理检查往往有一定的价值,切除或者活检的组织发现结核肉芽肿,朗格汉斯细胞,抗酸染色检查可发现结核杆菌,还可采用结核杆菌特异性探针对组织进行原位杂交,阳性者均有助于诊断。胸腔、腹腔及心包等浆膜腔积液,腺苷脱氨酶水平升高对诊断结核感染具有较高的价值。

临床分类:根据 2017 年国家卫生和计划生育委员会发布的《WS 196—2017 结核病分类》卫生行业标准,结核病分为结核分枝杆菌潜伏感染者、活动性结核病和非活动性结核病三类。其中,活动性结核按照病变部位、病原学检查结果、耐药状况、治疗史分类。

六、治疗

化学治疗是现代结核病最主要的基础治疗,简称化疗。其他治疗方法,如对症治疗、手术治疗等均为辅助治疗。化疗是控制结核病传染的唯一有效措施,是控制结核病流行的最主要武器。治疗结核病的药物很多,部分为抗生素,部分为化学合成药物,习惯上将结核病的药物疗法通称为化学治疗。一线(类)抗结核药物包括异烟肼(isoniazid, INH, H)、利福平(rifampin, RFP, R)、利福喷丁(rifapentine, RFT)、吡嗪酰胺(pyrazinamide, PZA, Z)、乙胺丁醇(ethambatal, EB, E)和链霉素(streptomycin, SM, S);二线(类)抗结核药物,效力或者安全性不如一线药物,在一线药物耐药或者不良反应不能耐受时被选用。包括贝达喹啉、利奈唑胺、左氧氟沙星、莫西沙星、氯法齐明、环丝氨酸、阿米卡星、对氨基水杨酸等。为了做到合理化疗,必须有共同遵守的化疗原则。当前国际公认的化疗原则是:早期、联合、适量、规律、全程。主张早期化疗的依据是早期的结核性病变是活动性病变,结核杆菌代谢旺盛,生长繁殖活跃,抗结核药物对这种代谢、生长繁殖活跃的细菌能发挥最大的杀菌作用。能使痰菌迅速阴转,彻底治愈,停药后不易复发,杜绝了复发的机会。同时痰菌迅速转阴,传染性也会减少或消失,明显缩短传染期。联用的理论依据是发挥药物的协同作用,增强治疗效果,延缓和减少耐药性的产生。适量是指抗结核药物的用量能达到抑菌杀菌作用,发挥最大的治疗作用,患者能够耐受,又不产生不良反应。规律的含义是指按照规定的化疗方案不间断地用药,完成规定的疗程。规律用药可以减少耐药性、过敏反应和复发,提高疗效,规律用药是化疗成功的关键。疗程长短虽然与复发率有密切关系,规律化疗与复发率也有重要关系,关键是坚持完成全疗程,否则将会增加化疗的失败率、复发率和传染源的数量。

目前对于初次诊断无耐药依据的肺结核仍采用传统经典的 6 个月方案治疗,即异烟肼、利福平、吡嗪酰胺、乙胺丁醇 4 药联合强化期治疗 2 个月,再予异烟肼、利福平两药联合巩固期治疗 4 个月。同时,世界卫生组织在 2022 年也增加了对药物敏感非重症肺结核

4个月短程方案的推荐,即异烟肼、利福喷丁、莫西沙星、吡嗪酰胺4个要强化期联合治疗2个月,再异烟肼、利福喷丁、莫西沙星巩固治疗2个月。

对病变范围较局限,化疗4个月痰菌不阴转,或只对2～3种效果较差药物敏感,对其他抗结核药均已耐药,有手术适应证者可进行外科治疗。

七、预防

1. 预防性疫苗与治疗性疫苗　　结核是慢性感染性疾病,化学治疗很难治愈而不复发,因此采用疫苗预防是最好的策略。但目前尚无理想的结核病疫苗。广泛使用的疫苗是卡介苗(bacillus calmette guérin,BCG),是一种减毒牛型结核杆菌活菌疫苗,自1921年用于预防结核病以来,虽被积极推荐和推广,但迄今对它的作用和价值仍有争论。目前比较普遍的看法是BCG尚不足以预防感染,但可以显著降低儿童发病及其严重性,特别是结核性脑膜炎等严重结核病,并可减少此后内源性恶化的可能性。WHO已将BCG列入儿童扩大免疫计划。我国结核病感染率和发病率仍高,推行BCG接种仍有现实意义,规定新生儿出生时即接种BCG。由于疫苗的预防价值有限,根据我国结核病疫情,建立完善的防治系统至关重要。

除了上述预防性疫苗以外,还有一类疫苗用于治疗已经发病的结核患者,通过诱导特异性的免疫应答,达到治疗或防止疾病恶化的目的,这类称为治疗性疫苗。WHO在20世纪90年代结核病研究与发展战略规划中提出了化学疗法与免疫疗法相结合的研究方案中,母牛分枝杆菌菌苗是唯一被推荐的结核治疗性疫苗制剂。中国于1996年前完成母牛分枝杆菌菌苗的研制和各项基础研究,现已供临床使用。母牛分枝杆菌制剂简称微卡,常用剂量为22.5 μg,肌内注射。

2. 潜伏结核感染的预防性治疗　　潜伏性结核感染(latent tuberculosis infection,LTBI)活动或者再活动是活动性结核流行的重要来源。潜伏性结核感染是指机体内感染了结核分枝杆菌,但没有发生临床结核病,没有临床细菌学或者影像学方面活动结核的证据。以皮肤结素试验阳性或IGRA阳性而无活动性结核的临床表现和影像学改变为特征。而在接种BCG的地区由于皮肤结素试验出现假阳性的比率较高,建议可用酶联免疫斑点等技术测定特异性结核抗原分泌的IFN-γ来诊断潜伏结核感染。早期发现潜伏感染者,并在其发展为活动性结核病前进行治疗,能够大大降低活动性结核病的发病率。美国采用随机对照的方法对7万名不同人群的LTBI者选用INH治疗,发现能降低活动性结核病发病率25%～92%,平均为60%。对LTBI者的进行早期诊断和预防性治疗,既能够减少已感染结核杆菌者的发病机会,又可以通过影响发病,消除潜在的传染源,来减少结核杆菌在人群中的传播。

(张文宏)

【参考文献】

国家卫生健康委员会办公厅,2020.国家卫生健康委办公厅关于印发中国结核病预防控制工作技术规范(2020年版)的通知.(2020-04-02)[2023-03-01]. http://www.cqbn. gov. cn/bmjz/bm/wsjkw/zwgk_88897/gkml/jczwgk/ylws/fwzn/jkfw/202112/

W020211201409396304290.pdf.

中华人民共和国国家卫生和计划生育委员会，2017.肺结核诊断（WS288－2017）.（2018－05－01）［2023－03－01］.http：//www.nhc.gov.cn/ewebeditor/uploadfile/2017/11/20171128164254246.pdf.

中华人民共和国国家卫生和计划生育委员会，2017.结核病分类（WS196－2017）.（2018－05－01）［2023－03－01］.http：//www.nhc.gov.cn/ewebeditor/uploadfile/2017/12/20171212154717348.pdf.

World Health Organization，2021.Global tuberculosis report 2021.（2021－10－14）［2023－03－01］.https：//www.who.int/publications/i/item/9789240037021.

World Health Organization，2022.WHO consolidated guidelines on tuberculosis.Module 4：treatment-drug-Susceptible tuberculosis treatment.（2020－06－15）［2023－03－01］.https：//www.who.int/publications/i/item/9789240007048.

【思考题】

（1）试述肺结核的诊断方法。

（2）试述结核病的临床类型。

（3）试述结核病的化疗原则。

第十四章

疟　疾

疟疾(malaria)俗称"打摆子"，是由疟原虫经按蚊叮咬传播的传染病。临床上以周期性发作的寒战、高热、出汗退热，以及贫血和脾大为特点。因原虫株型别、感染程度、免疫状况和机体反应性等差异，临床症状和发作规律表现不一。

疟疾是一种古老的疾病，远在公元前 2000 年前《黄帝内经·素问》中即有《疟论篇》和《刺论篇》等专篇论述疟疾的病因、症状和疗法，并从发作规律上分为"日作""间日作"与"三日作"。然而，直到 1880 年法国人拉韦朗(Laveran)在疟疾患者血液中发现疟原虫；1897 年英国人罗斯(Ross)发现蚊虫与传播疟疾的关系，它的真正病因才弄清楚。

疟疾广泛流行于世界各地，据世界卫生组织统计，目前仍有 85 个国家和地区处于高度和中度流行，仅 2020 年疟疾在全世界的患病人数就有 2.41 亿，死于疟疾者逾 627 万人。1949 年前，疟疾连年流行，尤其南方，由于流行猖獗，病死率很高。1949 年后，全国建立了疟疾防治机构，广泛开展了疟疾的防治和科研工作，疟疾的发病率已显著下降。2020年，除 1 例长潜伏期三日疟病例外，全国已连续 4 年无新发本土病例。因此，2021 年 6 月30 日起，中国被世界卫生组织认定为无疟疾国家。然而，每年仍有数千例境外输入病例，因此仍需警惕疟疾在本土的传播。

一、病原学

寄生于人体的疟原虫有五种：间日疟原虫(*plasmodium vivax*)、恶性疟原虫(*P. falciparum*)、三日疟原虫(*P. malariae*)、卵形疟原虫(*P. ovale*)和诺氏疟原虫(*P. knowlesi*)。在我国，前两种最为常见，三日疟原虫多见于受血患者，卵形疟和诺氏疟在我国仅有少量个例报道。各种脊椎动物(主要是禽类、鼠和猴猿类)的疟原虫有 100 多种，仅灵长类的疟原虫偶可感染人。

疟原虫的发育过程分两个阶段，即在人体内进行无性增殖(裂体增殖)和在蚊体内进行有性增殖与孢子增殖。五种疟原虫的生活史基本相同(图 14-1)。

（一）疟原虫在人体内的发育增殖

疟原虫在人体内发育增殖分为两个时期，即寄生于肝细胞内的红细胞外期和寄生于红细胞内的红细胞内期。

1. 红细胞外期(exoerythrocytic stage)　　当受染的雌性按蚊吮吸人血时，疟原虫子孢子随蚊唾液进入人体血液循环，约半小时全部侵入肝细胞，速发型子孢子即进行裂体增殖，迟发型子孢子则进入休眠状态。在肝细胞内裂体增殖的疟原虫，经过 5～40 天发育成熟，胀破肝细胞逸出成千上万的裂殖子(merozoite)进入血流。进入血流的裂殖子部分被吞噬细胞吞噬杀灭，部分侵入红细胞并在其内发育增殖，称为红细胞内期。迟发型子孢子经过休眠后，在肝细胞内增殖，释放裂殖子入血，即造成疟疾的复发。恶性疟疾无复发，是

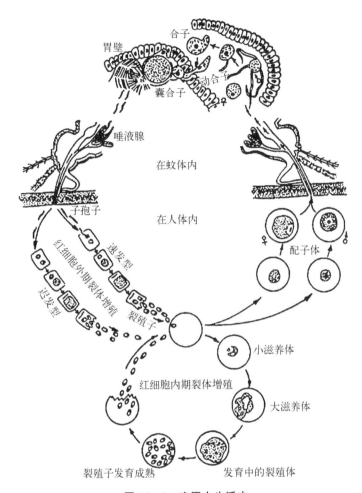

图 14 - 1　疟原虫生活史

由于恶性疟原虫子孢子无休眠期。目前也尚未发现诺氏疟原虫的休眠子。

2. 红细胞内期(erythrocytic stage)　　裂殖子侵入红细胞内,初期似戒指状,红色的核点,蓝色环状的胞质,称为环状体即小滋养体。环状体发育长大,胞膜可伸出不规则的伪足,以摄噬血红蛋白,此为阿米巴滋养体或大滋养体。未被利用的血红蛋白分解成正铁血红素颗粒蓄积在原浆内呈棕褐色,称为疟色素(malaria pigment)。大滋养体继续发育,其核与原浆进行分裂,形成裂殖体(schizont)。不同种的疟原虫其裂殖体中裂殖子的数目也不一样,一般间日疟成熟后裂殖子数为 12~24 个,恶性疟为 18~36 个,三日疟和卵形疟为 6~12 个,诺氏疟为 8~16 个。成熟的裂殖体破裂,裂殖子逸出,一部分再侵入正常红细胞,一部分被吞噬细胞吞噬。释出的疟色素也被吞噬。

经过细胞内 3~5 次裂体增殖后,部分进入红细胞的裂殖子在红细胞内不再进行无性分裂,而逐渐发育成为雌或雄配子体。配子体在人体内可生存 2~3 个月,此期间如被雌性按蚊吸入胃内,则在蚊体内进行有性增殖。

(二) 疟原虫在蚊体内的发育

雌性按蚊叮咬疟原虫受染患者,雌、雄配子体进入蚊胃内,雄配子体的胞核很快分裂,并由胞质向外伸出 4~8 条鞭毛状细丝,碰到雌配子体即进入,雌雄配子结合成为圆形的合子(zygote)。合子很快变成能蠕动的合子(ookinete)。它穿过胃壁,在胃壁外弹力纤维膜下发育成囊合子(oocyst),囊内核和胞质进行孢子增殖。孢子囊成熟,内含上万个子孢子,囊破裂子孢子逸出,并进入唾液腺,当此按蚊叮人时子孢子即随唾液进入人体。

二、流行病学

1. **传染源**　　疟疾患者及带虫者是疟疾的传染源,且只有末梢血中存在成熟的雌雄配子体时才具传染性。配子体在末梢血液中的出现时间、存在时间及人群的配子体携带率,随虫种不同而异。如间日疟在无性体出现 2~3 天之后出现配子体;而恶性疟则在无性体出现 7~10 天后。复发者出现症状时血中即有成熟的配子体。疟区的轻症患者及带虫者,没有明显临床症状,血中也有配子体,这类人员也可成为传染源。

传染期:间日疟 1~3 年;恶性疟 1 年以内;三日疟 3 年以上,偶达数十年;卵形疟 2~5 年。

猴疟偶可感染人类,成为动物传染源。

2. **传播途径**　　疟疾的自然传播媒介是按蚊。按蚊的种类很多,可传播人疟的有 60 余种。据其吸血习性、数量、寿命及对疟原虫的感受性,我国公认中华按蚊、巴拉巴按蚊、麦赛按蚊、雷氏按蚊、微小按蚊、日月潭按蚊及萨氏按蚊等七种为主要传疟媒介按蚊。人被有传染性的雌性按蚊叮咬后即可受染。

输入带疟原虫的血液或使用含疟原虫的血液污染的注射器也可传播疟疾。罕见通过胎盘感染胎儿。

3. **人群易感性**　　人对疟疾普遍易感。多次发作或重复感染后,再发症状轻微或无症状,表明感染后可产生一定免疫力。高疟区新生儿可从母体获得保护性 IgG,但疟疾的免疫不但具有种和株的特异性,而且还有各发育期的特异性。其抗原性还可连续变异,致宿主不能将疟原虫完全清除。原虫持续存在,免疫反应也不断发生,这种情况称带虫免疫(premunition)或伴随免疫。

人群发病率因流行程度及机体状况而不同。在高疟区成人发病率较低,儿童和外来人口发病率较高。婴儿血中胎儿血红蛋白不适于疟原虫发育,故先天疟疾和婴儿疟疾少见。某些先天性因素,如地中海贫血、卵形红细胞血症、G-6-P 脱氢酶缺乏者等对疟原虫有抗性。血型因素,东非人为 Duffy 血型,西非人则多为 FyFy 型,Duffy 血型抗原为间日疟原虫的入侵受体,所以西非黑人对间日疟不易感,而东非间日疟一直流行。此外,营养好的儿童发生重症疟疾者较瘦弱者多。

4. **流行特征**　　疟疾分布广泛,北纬 60°至南纬 30°之间,海拔 2771 米至海平面以下 396 米广大区域均有疟疾发生。我国除青藏高原外,遍及全国。一般北纬 32°以北(长江以北)为低疟区;北纬 25°~32°间(长江以南,台北、桂林、昆明连线以北)为中疟区;北纬 25°以南为高疟区。但实际北方有高疟区,南方也有低疟区。间日疟分布最广;恶性疟次之,以云贵、两广及海南为主;三日疟散在发生。

本病流行受温度、湿度、雨量,以及按蚊生长繁殖情况的影响,温度高于 30℃低于 16℃则不利于疟原虫在蚊体内发育。适宜的温度、湿度和雨量利于按蚊滋生。因此,北方疟疾有明显季节性,而南方常终年流行。疟疾通常呈地区性流行。然而,战争、灾荒、易感人群介入或新虫株导入,可造成大流行。

三、发病机制与病理

(一) 发病机制

疟疾是由疟原虫引起的疾病。由于被寄生的肝细胞周围没有明显炎症反应,推测红外期不引起宿主临床症状。从疟疾症状发作与疟原虫红内期成熟时间一致情况看,认为系疟原虫在红细胞内摄噬血红蛋白产生代谢产物及疟色素,当裂殖体成熟后胀破红细胞,随同裂殖子一起进入血流,作用于体温调节中枢引起发热及其他有关症状。不同种的原虫裂体增殖时间不一致,因而临床发作周期也不一致,一般间日疟和卵形疟为隔天一次,三日疟每隔 2 天一次,恶性疟由于原虫发育不整齐,遂使发作不规律,且恶性疟原虫的红细胞内期裂体增殖多在内脏微血管内进行,易致内脏损害。

疟疾的发作还与原虫的数量有关,导致发热所需每毫升血内最低原虫数目称为发热阈值。间日疟为 10~500 个/mL,恶性疟为 500~1 300 个/mL,三日疟 140 个/mL。变化幅度与个体的耐受力与免疫力有关。

新近研究认为子孢子侵入肝细胞是由子孢子内的分泌物而启动,是与肝细胞膜的位点特异黏附、主动入侵的过程。裂殖子侵入红细胞也是在特异受体介导下完成。体液和细胞免疫均参与清除疟原虫。尤其是巨噬细胞在疟原虫诱导下产生肿瘤坏死因子(TNF),TNF 增强巨噬细胞活性,促使疟原虫被吞噬、并释放活性氧,活性氧再杀灭疟原虫。另一方面 TNF 及活性氧又引起机体组织器官的损伤和典型的临床症状。

关于凶险型疟疾的发病机制,过去提出的栓塞说、炎症说、DIC 说均属推测。近年来的深入研究认为系寄生疟原虫的 RBC 与宿主、内脏血管内皮细胞特异黏附导致微血管床阻塞、组织缺氧,以及免疫活性细胞释放的 TNF 等细胞因子、活性氧共同作用,造成组织器官严重的病理损害。

(二) 病理改变

疟疾的病理改变主要由单核巨噬细胞增生所致。在脾内大量吞噬细胞吞噬含原虫的红细胞及被原虫破坏的红细胞碎片与疟色素,因而患者脾肿大,肿大的脾脏质硬、包膜厚,切面充血,马氏小体不明显。显微镜下可见大量含疟原虫的红细胞及疟色素;反复发作者网状组织纤维化,因而病愈后脾肿不能缩小。肝脏轻度肿大,肝细胞混浊肿胀与变性,小叶中心区尤甚。库普弗细胞大量增生,内含疟原虫及疟色素。高疟区患者脾脏巨大,血清 IgM 及疟疾抗体升高,但其疟原虫数不多,抗疟治疗有效,称此为热带巨脾综合征(tropical splenomegaly syndrome)。可能是与遗传有关的异常免疫反应。

贫血:疟原虫破坏红细胞因虫种差异及疟原虫侵犯红细胞的类型不一而不同。恶性疟原虫繁殖迅速,且侵犯不同年龄的红细胞,所以短期内即有 10% 的红细胞破坏,因而贫血发生早而显著。间日疟常侵犯网织红细胞,受染红细胞不超过 2%,故贫血较轻。三日疟原虫侵犯衰老的红细胞,破坏不超过 1%,贫血常不显著。事实上红细胞破坏的数量往往几倍于受染红细胞数,这可能是疟原虫的抗原成分沾染了正常红细胞,而导致机体免疫识别有关。恶性疟疾时红细胞大量破坏,发生 DIC,可出现溶血性黄疸。

凶险发作可致脑组织充血、水肿;大脑白质内散在出血点、充血;软脑膜显著充血水肿,重者沟回变浅。显微镜下毛细血管充血,内含大量染疟原虫的红细胞及不含虫而聚集的红细胞。还可见环形出血灶、Durcl 肉芽肿、局灶性脱髓鞘和退行性病变。其他器官如:骨髓、肾、胃肠、肺、心、肾上腺等亦有不同程度的吞噬细胞增生,并可见吞噬有含疟原虫的红细胞和疟色素,毛细血管内有含疟原虫的红细胞,甚者微血管阻塞,内皮脱落、变性坏死等。

四、临床表现

从人体感染疟原虫到发病(口腔温度超过 37.8℃),称潜伏期。潜伏期包括整个红外期和红内期的第一个繁殖周期。一般间日疟、卵形疟 14 天,恶性疟 12 天,三日疟 30 天。感染原虫量、株的不一,人体免疫力的差异,感染方式的不同均可造成不同的潜伏期。温带地区有所谓长潜伏期虫株,可长达 8～14 个月。输血感染潜伏期 7～10 天。胎传疟疾,潜伏期就更短。有一定免疫力的人或服过预防药的人,潜伏期可延长。

(一) 间日疟

间日疟(tertian malaria)多急起,复发者犹然。初次感染者常有前驱症状,如乏力、倦怠、打呵欠;头痛,四肢酸痛;食欲不振,腹部不适或腹泻;不规则低热。一般持续 2～3 天,长者一周。随后转为典型发作。分为三期。

1. 发冷期　骤感畏寒,先为四肢末端发凉,继而觉背部、全身发冷。皮肤起鸡皮疙瘩,口唇,指甲发绀,颜面苍白,全身肌肉关节酸痛。进而全身发抖,牙齿打战,有的人盖几床被子不能制止,持续约 10 min,乃至约 1 h,寒战自然停止,体温上升。此期患者常有重病感。

2. 发热期　冷感消失以后,面色转红,发绀消失,体温迅速上升,通常发冷越显著,则体温就愈高,可达 40℃以上。高热患者痛苦难忍,有的辗转不安,呻吟不止;有的谵妄,摸空,甚至抽搐或不省人事;有的剧烈头痛,顽固呕吐。患者面赤,气促,结膜充血;皮灼热而干燥;脉洪而速;尿短而色深。多诉说心悸,口渴,欲冷饮。持续 2～6 h,个别达十余小时。发作数次后唇、鼻常见疱疹。

3. 出汗期　高热后期,颜面手心微汗,随后遍及全身,大汗淋漓,衣服湿透,2～3 h体温降低,可至 35.5℃。患者感觉舒适,但十分困倦,常安然入睡。一觉醒来,精神轻快,食欲恢复,又可照常工作。此刻进入间歇期。

整个发作过程 6～12 h,典型者间歇 48 h 又重复上述过程。一般发作 5～10 次,因体内产生免疫力而自然终止。

多数病例早期发热不规律,可能系血内有几批先后发育成熟的疟原虫所致。部分患者在几次发作后,由于某些批的疟原虫被自然淘汰而变得同步。

数次发作以后患者常有体弱,贫血,肝脾肿大。发作次数愈多,脾大、贫血愈显著。由于免疫力的差异或治疗得不彻底,有的患者可呈慢性。

(二) 三日疟

三日疟(quartan malaria)发作与间日疟相似,但为三日发作一次,发作多在早晨,持续 4～6 h。脾大贫血较轻,但复发率高,且常有蛋白尿,尤其儿童感染,可形成疟疾肾病。三日疟易混合感染,此时病情重,很难自愈。

(三) 卵形疟

卵形疟(oviale malaria)与间日疟相似,我国仅云南及海南有个例报道。

（四）诺氏疟

人类被感染诺氏疟原虫的按蚊叮咬 11 天后出现特异性症状。10～12 天可在血液中发现诺氏疟原虫，诺氏疟原虫可在血液中快速增殖达到足以致命的密度。人感染诺氏疟原虫后极少出现致命的并发症，病死率约为 2％。感染诺氏疟原虫的症状与三日疟类似，可包括头痛、发热、寒战和冷汗。32％的患者有头痛、咳嗽、呕吐、恶心和腹泻的症状。

（五）恶性疟

恶性疟（subtertian malaria）起病缓急不一，临床表现多变，其特点：① 起病后多数仅有冷感而无寒战。② 体温高，热型不规则。初期经常呈间歇发热，或不规则，后期持续高热，长达二十余小时，甚至一次刚结束，接着另一次又发作，不能完全退热。③ 退热出汗不明显或不出汗。④ 脾大、贫血严重。⑤ 可致凶险发作。⑥ 前驱期血中即可检出疟原虫。⑦ 无复发。

（六）凶险型疟疾

88.3％～100％由恶性疟原虫引起，偶可因间日疟或三日疟发生。在暴发流行时 5 岁以下的幼儿、外来无免疫力的人群发生率可呈 20 倍的增长；即便当地人群，治疗不及时也可发生。临床上可观察患者原虫数量作为监测项目，若厚片每视野达 300～500 个原虫，就可能发生；如每视野 600 个以上则极易发生。临床上主要有下列几种类型。

1. 脑型　　最常见。其特点：① 常在一般寒热发作 2～5 天后出现，少数突然晕倒起病。② 剧烈头痛，恶心呕吐。③ 意识障碍，可烦躁不安，进而嗜睡、昏迷。④ 抽搐，半数患者可发生，儿童更多。⑤ 如治疗不及时，发展成脑水肿，致呼吸、循环或肾功能衰竭。⑥ 查体有脾大，2/3 的患者在出现昏迷时肝脾已肿大；贫血、黄疸、皮肤出血点均可见；神经系统检查，脑膜刺激征阳性，可出现病理反射。⑦ 实验室检查：血涂片可查见疟原虫。腰椎穿刺脑脊液压力增高，细胞数常在 $50 \times 10^6/mL$ 以下，以淋巴细胞为主；生化检查正常。

2. 胃肠型　　除发冷发热外，尚有恶心呕吐、腹痛腹泻，泄水样便或血便，可似痢疾伴里急后重。有的仅有剧烈腹痛，而无腹泻，常被误为急腹症。吐泻重者可发生休克、肾衰而死。

3. 过高热型　　疟疾发作时，体温迅速上升至 42℃ 或更高。患者气迫，谵妄，抽搐，昏迷，常于数小时后死亡。

4. 黑尿热　　是一种急性血管内溶血，并引起血中血红蛋白骤增超过肾阈和溶血性黄疸，重者发生急性肾功能不全。其原因可能是奎宁类抗疟药杀死大量疟原虫产生的代谢产物所引起的变态反应、自身免疫反应，还可能与 G-6-P 脱氢酶缺乏有关。临床上以骤起寒战高热、腰痛、酱油色尿、排尿刺痛感，以及严重贫血、黄疸、蛋白尿、管型尿为特点。本病地理分布与恶性疟疾一致，国内除西南和沿海个别地区外，其他地区少见。

（七）其他疟疾

1. 输血疟疾　　潜伏期 7～10 天，临床症状与蚊传者相似。只有红细胞内期，故治疗后无复发。

2. 婴幼儿疟疾　　临床表现多不典型，或低热，或弛张热，或高热稽留，或不发热。热前常无寒战，退热也无大汗。多有吐泻、抽搐或微循环障碍。病死率高。检查有脾大、贫血，血中有大量疟原虫。

3. 孕妇疟疾　　易致流产、早产、死产，即便生下婴儿也可患先天疟疾，成活率极低，所以妊娠疟疾应及时治疗。

（八）再燃和复发

疟疾发作数次后，由于机体产生的免疫力或经彻底治疗而停发作，血中原虫也被彻底消灭，但迟发型子孢子经过一段休眠期的原虫增殖后再入血流并侵入红细胞，引起发作，称为复发。而复发主要见于间日疟和三日疟。再燃指经治疗后临床症状受到控制，但血中仍有疟原虫残存，当抵抗力下降时，疟原虫裂体增殖临床症状出现。再燃多在初发后 3 个月内。间日疟复发多在一年内；三日疟在二年内，个别达几十年还可复发。

五、实验室检查

1. 血常规检查　　在多次发作后患者的红细胞和血红蛋白下降，恶性疟尤重；白细胞总数初发时可稍增，后正常或稍低，白细胞分类单核细胞常增多，并见吞噬有疟色素颗粒。

2. 疟原虫检查

（1）血液涂片(薄片或厚片)染色查疟原虫，并可鉴别疟原虫种类。

（2）骨髓涂片染色查疟原虫，阳性率较血片高。

3. 血清学检查　　疟疾抗体一般在感染后 2～3 周出现，4～8 周达高峰，以后逐渐下降。现已应用的有间接免疫荧光、间接血凝与酶联免疫吸附试验等，阳性率可达 90％，一般用于流行病学调查。

4. 快速诊断学试验(rapid diagnostic test，RDT)　　基于抗原检测的 RDT 可检测以下一种或多种抗原：富组氨酸蛋白 2(histidine-rich protein 2，HRP2)，检测恶性疟原虫；疟原虫乳酸脱氢酶(plasmodium lactate dehydrogenase，pLDH)，检测所有疟原虫种属或特异性检测恶性疟原虫或间日疟原虫；醛缩酶，检测所有疟原虫种属。RDT 可能仅能识别疟原虫属或能区分恶性疟原虫和(或)间日疟原虫感染，这取决于靶抗原。RDT 可提供定性结果，但不能提供关于寄生虫密度的定量信息。

5. 分子检测　　分子检测诊断疟疾通常限于实验室，主要用于研究和流行病学调查。而临床上若基于流行病学背景怀疑诺氏疟原虫感染，在进行了针对寄生虫血症的显微镜检查后，应通过 PCR 确认种属并确定适当的治疗。此外，核酸检测(如 PCR)常作为一项金标准用于抗疟药、疫苗的有效性研究，以及其他诊断性试剂的评估。

六、诊断

1. 流行病学　　有在疟疾流行区居住或旅行史，近年有疟疾发作史或近期曾接受过输血的发热患者都应被怀疑。

2. 临床表现　　具周期性寒战、发热、出汗等典型临床表现的可作初步诊断。不规律发热，而伴脾、肝大及贫血，应想到疟疾的可能。凶险型多发生在流行期中，多急起，高热寒战，昏迷与抽搐等。流行区婴幼儿突然高热、寒战、昏迷，也应考虑本病。

3. 实验室检查　　主要是查找疟原虫，通常找到即可确诊。血涂片找疟原虫应当在寒战发作时采血，此时原虫数多、易找。需要时应多次重复查找。并一定要做厚血片检验。如临床高度怀疑且血片多次阴性，可做骨髓穿刺涂片查找疟原虫。

4. 治疗性诊断　　临床表现疑及疟疾，但经多次检查未找到疟原虫。可试用杀灭红内期原虫的药物(如氯喹),治疗 48 h 发热控制者,可能为疟疾。但注意耐氯喹虫株。

七、鉴别诊断

1. 一般非典型疟疾应与下列疾病相鉴别

(1) 败血症:疟疾急起高热,热型呈稽留或弛张者,类似败血症。但败血症全身中毒症状重,有局灶性炎症或转移性化脓病灶,白细胞总数及中性粒细胞数增高;血培养可有病原菌生长。

(2) 钩端螺旋体病:本病流行多在秋收季节,与参加秋收接触疫水有密切关系。临床典型症状"寒热酸痛一身乏,眼红腿痛淋巴大"可供鉴别。

(3) 丝虫病:急性丝虫病有时需与疟疾鉴别,鉴别主要依据离心性淋巴管炎,血片中找到微丝蚴。

(4) 伤寒、副伤寒:一般起病不急,持续高热,常无寒战及大汗,有听力减退,相对缓脉,玫瑰疹,白细胞减少,嗜酸性粒细胞消失,肥达氏反应阳性,血或骨髓培养阳性等特点,不难鉴别。

(5) 急性血吸虫病:来自流行区,近期接触过疫水,有皮疹,嗜酸性粒细胞明显增高,血吸虫皮试阳性,大便孵化阳性,即可确诊为血吸虫病。

(6) 其他:如粟粒性结核、胆道感染引起的长程发热也要注意鉴别。

2. 脑型疟疾 本病发生易与流行性乙型脑炎、中毒性痢疾、中暑相混淆。通常要仔细反复查找疟原虫。中毒性痢疾还应做粪常规培养。一时弄不清可先用抗疟药治疗以等待结果。

黑尿热应与急性溶血性贫血鉴别,如胡豆黄、阵发性血红蛋白尿。

八、治疗

1. 非恶性疟治疗

(1) 无并发症感染:指感染非恶性疟原虫后患者无以下表现,血流动力学不稳定、肺水肿、溶血、重度贫血、凝血病、低血糖、代谢性酸中毒、肾衰竭、肝功能障碍、神志改变、局灶性神经功能障碍或癫痫发作。

(2) 对氯喹敏感的疟疾:第 1 天口服 10 mg/kg 氯喹碱,第 2 天口服 10 mg/kg 氯喹碱,第 3 天 5 mg/kg 氯喹碱。青蒿素联合疗法(artemisinin combination therapy, ACT)对非恶性疟也有效,首选含有哌喹、甲氟喹或苯芴醇的 ACT 方案。

(3) 对氯喹耐药的疟疾:在氯喹耐药程度较低的地区,可以用氯喹加一个疗程的伯氨喹来预防复发;在对氯喹高度耐药的非恶性疟流行地区,首选的治疗方案是 ACT 加一个疗程的伯氨喹以预防复发。

2. 恶性疟治疗 一般而言,无并发症疟疾的治疗包括使用两种口服药物联合治疗(对氯喹耐药时),或者在无法采用 ACT 时采用氯喹单药治疗(对氯喹敏感时)。在出现氯喹耐药的流行地区,对于无并发症恶性疟(或者疟原虫种类不明的疟疾),目前有多种 ACT 方案。倾向于采用下列 ACT 之一作为一线治疗:蒿甲醚-本芴醇、青蒿琥酯-阿莫地喹、青蒿琥酯-甲氟喹、青蒿琥酯-咯萘啶、青蒿琥酯-磺胺多辛-乙胺嘧啶(sulfadoxine-pyrimethamine, SP)(用于已知对 SP 敏感的地区)、双氢青蒿素哌喹(dihydroartemisinin-

piperaquine，DP)(用于已知疟疾对哌喹敏感的地区)。

3. 诺氏疟治疗　　ACT 为一线治疗方案。尤其在诺氏疟高发区域,部分患者常感染间日疟或恶性疟而被误诊为诺氏疟,而 ACT 在治疗间日疟和恶性疟中优于氯喹(尤其对耐药虫株),因此在这部分患者中使用氯喹可能会导致控制不佳。常用的 ACT 治疗方案为蒿甲醚-苯芴醇,其他可选的方案包括青蒿琥酯-甲氟喹和双氢青蒿素-哌喹。

4. 重型疟治疗　　重型疟定义为在未发现其他病因的情况下,患者存在疟原虫血症,并且有至少 1 项下列情况:意识受损,虚脱,多次惊厥(24 h 内发作>2 次),酸中毒,低血糖,重度疟疾贫血,肾损害,黄疸,肺水肿,显著出血,休克。

重型疟应迅速启动静脉治疗,同时密切监测疟原虫密度。治疗重型疟的胃肠外药物有两大类:青蒿素衍生物(青蒿琥酯和蒿甲醚)和金鸡纳生物碱(奎宁和奎尼丁)。治疗妊娠任何阶段的重型恶性疟时,建议静脉滴注青蒿琥酯;在其他药物中,蒿甲醚优于奎宁。

重型疟进展迅速,发病后数小时内可出现死亡,故支持治疗对重型疟患者至关重要。应及时评估和开始抗疟治疗,并同时给予支持治疗,以处理危及生命的疾病并发症。

5. 疑似病例治疗　　如果感染的疟原虫种类不确定,则应按无并发症的恶性疟治疗。

6. 间日疟和卵形疟抗复发治疗　　可使用伯氨喹和他非诺喹,这两种药物都是 8-氨基喹啉化合物,用于 G6PD 缺乏症患者可诱发急性溶血。因此,在给予抗复发治疗之前,应先对患者进行 G6PD 筛查。抗复发治疗与适当的抗疟药(如氯喹或 ACT)联用,治疗间日疟原虫或卵形疟原虫无性繁殖期感染。

7. 混合感染治疗　　包含恶性疟的混合感染患者应接受抗恶性疟根治性治疗。在间日疟原虫和恶性疟原虫都流行的地区,若疟原虫虫种诊断不可靠,应采取一种对恶性疟和非恶性疟均有效的方案(如 ACT)。间日疟或卵形疟患者也应使用伯氨喹,以防止复发,前提是无葡萄糖-6-磷酸脱氢酶(glucose-6-phosphate dehydrogenase，G6PD)缺乏症。

九、预防

要控制和预防疟疾,必须认真贯彻预防为主的卫生工作方针。进入疟区前,应及时做好流行病学调查,针对疟疾流行的三个基本环节,采取综合性防治措施。

1. 管理传染源　　及时发现疟疾患者,并进行登记、管理和追踪观察。对现症者要尽快控制,并予根治。对带虫者进行休止期治疗或抗复发治疗,通常在春季或流行高峰前一个月进行。凡两年内有疟疾病史、血中查到疟原虫或脾大者均应进行治疗。WHO 推荐在非洲疟疾季节性传播严重的地区,对 6 岁以下儿童在传播季节每月使用阿莫地喹+磺胺多辛-乙胺嘧啶(即 AQ-SP)进行季节性疟疾化学预防(seasonal malaria chemoprevention，SMC)。

2. 切断传播途径　　在有蚊季节正确使用蚊帐,户外作业时使用防蚊剂及防蚊设备。灭蚊措施除大面积应用灭蚊剂外,最重要的是消除积水、根除蚊子滋生场所。

3. 保护易感者　　进入疟区,特别是流行季节,在高疟区必须服药预防。一般自进入疟区前 2 周开始服药,持续到离开疟区 6~8 周。

(陈明泉)

【参考文献】

马亦林,2005.传染病学.第 4 版.上海：上海科学技术出版社.

翁心华,张婴元,2009.传染病学.第 4 版.上海：复旦大学出版社.

杨绍基,2005.传染病学.北京：人民卫生出版社.

张丽,丰俊,涂宏等,2021.2020 年全国疟疾疫情分析.中国寄生虫学与寄生虫病杂志，39(02)：195-199.

WHO Guidelines for malaria，2022. WHO Guidelines Approved by the Guidelines Review Committee. Geneva：World Health Organization.

【思考题】

(1) 试述疟疾典型发作的临床特点。

(2) 试述疟疾凶险发作的抢救原则。

(3) 一般疟疾、耐药疟疾病原治疗,如何选择药物？

第十五章

人兽共患病

　　人兽共患病是指在脊椎动物与人类之间自然传播的疾病和感染。人兽共患病的病原有病毒、细菌（还包括螺旋体、支原体、立克次氏体、衣原体）、真菌、原生动物和寄生虫等，它们的传播可以通过与患病动物的直接接触、经有生命的媒介（如蚊、蝇、蚤、蜱等）或无生命的污染物，以及摄入污染病原的饮水或食物而发生。

　　人兽共患病是一类严重威胁人类和动物健康的疾病该类疾病，一旦发生会给人类社会和经济发展带来灾难性的影响。当前人兽共患病的流行出现了很多新的特点和趋势，面临新的挑战和威胁，掌握人兽共患病的防治已成为全球所面临的重大公共卫生安全问题。

　　据不完全统计，全世界已证实的人兽共患病有 250 多种，其中较为重要的有 90 种，已知在全世界许多国家存在并流行的有 34 种。我国已证实的人兽共患病约有 90 种。目前人兽共患病从病原体来分类一般分为五大类：① 病毒：如狂犬病、流行性乙型脑炎、口蹄疫、流行性出血热、猴痘和严重急性呼吸综合征等。② 细菌：如结核病、沙门菌病、钩端螺旋体病、布鲁菌病，以及鼠疫、炭疽、鼻疽等。③ 衣原体、立克次氏体等：如鹦鹉热、恙虫病、Q 热等。④ 真菌：如念珠菌病、皮肤真菌病、曲霉病、放线菌病等。⑤ 寄生虫病：如弓形体病、旋毛虫病、血吸虫病、绦虫病等。

　　当人类进入 21 世纪以来，由于种种因素的影响，如耐药株的出现、生态环境的改变、气候的变化、人口的流动、食品工业化、动物与动物产品市场流动的加快等，助长了人兽共患病的发生与传播。本文介绍几种在我国较为常见和重要的人兽共患病。

一、狂犬病

　　狂犬病是由狂犬病病毒引起的急性自然疫源性传染病，所有温血动物均可被感染。人主要是因病兽咬伤而受感染，自然界中的主要易感群是犬科和猫科动物。野生动物如蝙蝠是狂犬病病毒主要的自然贮存宿主。禽类、鱼类、昆虫、蜥蜴、龟和蛇不会感染和传播狂犬病。暴露于啮齿类动物、家兔或野兔常无须接受狂犬病暴露后免疫预防。狂犬病是迄今人类病死率最高的急性传染病，一旦发病，病死率高达 100%。本病在全世界均有报道，尤其在欠发达国家和地区病例更为多见。

　　人受感染后并非全部发病，被病犬（狂犬病）咬伤者 30%～70% 发病，潜伏期长短不一，4 周多见，短则 1 周，长则 4～5 年以上，发病与否，以及潜伏期的长短主要与咬伤的部位（咬伤头、颈、手者，潜伏期较短）、伤口的深浅及大小等有关。

　　临床表现主要为脑脊髓炎，初期对声、光、风等刺激敏感而喉部有发紧感，进入兴奋期可表现为极度恐怖、恐水、怕风、阵发性咽肌痉挛、呼吸困难等，最后痉挛停止而出现各种瘫痪，可迅速因呼吸和循环衰竭而死亡。

若有被狂犬病动物(咬人时已发病或对其脑组织做病理检查证实为狂犬病者)咬伤史及典型症状即可初步诊断。死后脑组织检查(内格里小体阳性、狂犬病病毒抗原阳性或分离到狂犬病病毒)也可确诊。应与类狂犬病性癔症及狂犬病疫苗接种后脑脊髓炎等相鉴别。

治疗:① 一般处理:单间隔离患者,避免不必要的刺激,防止唾液等污染;医护人员最好是经过免疫接种者,并应戴口罩和手套、眼罩,以防感染。患者的分泌物和排泄物须严格消毒。② 加强监护:致死原因主要为肺气体交换障碍、继发感染;心肌损害及循环衰竭。因此,必须对呼吸、循环系统并发症加强监护。③ 积极做好对症处理,防治各种并发症,补充热量,注意水、电解质及酸碱平衡;对烦躁、痉挛的患者予镇静剂,有脑水肿时给脱水降颅压。必要时作气管切开,进行机械通气。

被动物咬伤后,应立即冲洗伤口。被咬伤后正确及时地处理伤口,是防治狂犬病的第一道防线,如果及时对伤口进行正确处理,并行抗狂犬病暴露后狂犬病疫苗的预防接种,则可大大减少发病的危险。免疫血清(或高效价免疫球蛋白)与狂犬病疫苗联合应用是最重要的防治措施。狂犬病一旦发病,其进展速度很快,多数在 3～5 天,很少有超过 10 天的,病死率为 100％。因此,暴露后预防是关键。

二、布鲁菌病

布鲁菌病是布鲁菌引起的一种人兽共患病,属自然疫源性疾病,临床上主要表现为病情轻重不一的发热、多汗、关节痛等。在我国,羊为主要传染源,其次为牛和猪。与病畜接触为主要传染途径,病菌可从接触处的破损皮肤进入人体。进食染菌的生乳、乳制品和未煮沸病畜肉类时,病菌也可自消化道进入体内。人群普遍易感。

人布鲁菌病临床表现多样,因感染的病原体、病程的阶段和累及器官系统不同而异。羊型和猪型布鲁菌病大多症状较重,牛型较轻。感染后潜伏期一般为 1～4 周,平均为 2 周,但少数患者可在感染后数月或 1 年以上才发病。① 急性期:指病程 6 个月以内的感染。起病相对急,表现为发热、多汗、厌食、乏力、头痛、肌肉疼痛、肝脾淋巴结肿大等,热型以弛张热最多,波浪热虽仅占 5％～20％,但最具特征性。多汗常见于深夜或凌晨,当体温急剧下降时出现大汗淋漓,且常伴特殊气味。肌肉疼痛多见于两侧大腿和臀部,可见痉挛性疼痛。体检常非特异性,部分患者可出现肝脾肿大。约 30％布鲁菌病患者会出现局部感染病灶,并可累及全身任意器官或系统。② 慢性感染:指病程超过 6 个月仍未痊愈的感染。主要表现为疲乏无力,有固定或反复发作的关节和肌肉疼痛,还可有抑郁、失眠等精神症状。病情可有活动,伴临床表现的反复发作或加重。

流行病学资料及与牛羊密切接触的职业史对协助诊断有重要价值。血、骨髓、脓液等培养的阳性结果为确诊的依据。综合患者的流行病学资料、临床表现和辅助检查,可做出诊断。由于该病临床表现的非特异性、病原体培养的低阳性率,血清学检查在诊断中发挥主要作用,同时流行病学资料对协助诊断有重要价值。

治疗原则为早期、联合、足量、足疗程用药,必要时延长疗程,以防止复发及慢性化。治疗过程中注意监测血常规、肝肾功能等;无合并症的非复杂性感染(成人及 8 岁以上儿童)者首选多西环素(6 周)＋庆大霉素(1 周)、多西环素(6 周)＋链霉素(2～3 周)或多西环素(6 周)＋利福平(6 周)。

牲畜的预防接种和病畜管理是控制布鲁菌病的主要措施。人畜分居,生乳制品需经巴氏消毒处理,家畜肉类经煮熟后才可进食。

三、弓形虫病

弓形虫病是刚地弓形虫(toxophasma gondii)所引起寄生虫感染,属于细胞内寄生原虫,终末宿主是猫,但其他多种动物和猫均可作为中间宿主。人摄入污染的食物或饮水中的卵囊或食入其他动物组织中的包囊而感染。此外,也可通过口、眼、鼻、呼吸道、皮肤等途径侵入人体。人体多为隐性感染,四季均可发病,夏秋季较多。据不完全统计,全球感染率为0.6%~94.0%,艾滋病患者多见,感染率为30%~40%,弓形虫脑炎是艾滋病患者的主要死因之一。

分为先天性和后天获得性两类。先天性弓形虫病多由孕妇于妊娠期感染所致。妊娠早期感染弓形虫病的孕妇,如不接受治疗则可导致自然流产、死胎、早产和新生儿严重感染;先天性弓形虫病的临床表现不一,多数婴儿出生时可无症状,其中部分于出生后数月或数年发生视网膜脉络膜炎、斜视、失明、癫痫、精神运动或智力迟钝等。后天获得性弓形虫病的病情轻重不一,可为局限性或全身性:局限性感染以淋巴结炎最为多见。可伴低热、头痛、咽痛、肌肉疼痛、乏力等。累及腹膜后或肠系膜淋巴结时,可有腹痛。全身性感染多见于免疫缺损者(如艾滋病),常有显著全身症状,如高热、斑丘疹、肌肉疼痛、关节痛、头痛、呕吐、谵妄,并发生脑炎、心肌炎、肺炎、肝炎、胃肠炎等。眼弓形虫病多数为先天性。临床上有视力模糊、盲点、怕光、溢泪、中心性视力缺失等。炎症消退后视力改善,但常不能完全恢复。

检测方法有直接镜检(阳性率不高)、动物接种或组织培养、酶联免疫吸附试验(ELISA)检测抗体等。

病原治疗主要选用磺胺类药物,如磺胺嘧啶、磺胺六甲氧嘧啶(sulfamonomethoxine,SMM)等。磺胺药与乙胺嘧啶合用有协同作用;此外,乙胺嘧啶与阿奇霉素、克拉霉素等合用也可用于治疗艾滋病伴弓形虫脑炎患者。预防措施主要是勿与猫狗等密切接触,尤其是孕妇,防止误食被猫粪污染食物、饮用水等。

四、利什曼原虫病

利什曼原虫病为利什曼原虫引起的人兽共患病。由白蛉传播。临床表现随虫种的不同而异。一般有三种:内脏利什曼病、皮肤利什曼病和黏膜皮肤利什曼病。利什曼原虫有两个寄主,即脊椎动物寄主如人、犬、鼠等和无脊椎动物寄主白蛉。当白蛉叮咬人或其他动物贮存寄主时进行传播。人群普遍易感。

内脏利什曼病又称黑热病,由杜氏利什曼原虫引起。潜伏期为3~5个月,起病缓慢,临床上有发冷、发热、盗汗、疲乏、无力、肝脏和脾脏肿大。双峰热(24 h内体温出现两次高峰)是本病的特征。脾脏肿大明显。诊断主要依据在骨髓涂片中找到利什曼原虫无鞭毛体,脾脏穿刺检查虫体的阳性率比骨髓穿刺高。

皮肤利什曼病表现为原发性皮肤溃疡,一般不产生内脏病变。其病原体多为热带利什曼原虫和硕大利什曼原虫。无并发症者可在2~12个月内愈合,遗留一个下陷的瘢痕。在溃疡边缘硬结区穿刺,抽出物作涂片染色检查,若在单核细胞内找到虫体,即可确诊。

黏膜皮肤利什曼病又称鼻咽黏膜利什曼病,其病原体为巴西利什曼原虫。体表暴露部位皮肤出现与皮肤利什曼病近似的原发病灶,部分病例在1~2年后出现鼻腔、口腔和咽部黏膜的转移性病灶,病灶逐步破溃,并广泛地破坏软组织和软骨,产生变形和毁容。早期在病灶边缘刮片检查,可找到大量虫体,后期则不易找到虫体。

五价锑剂(如葡萄糖酸锑钠)为治疗的首选治疗药物。对皮肤或黏膜皮肤利什曼病患者则应延长疗程。也可应用喷他脒或两性霉素B。预防主要是消除传染源,如治疗患者和消灭动物贮存寄主犬,每年定期喷洒杀虫剂以消除媒介白蛉等。

五、阿米巴病

肠道阿米巴病是由溶组织内阿米巴引起的一种人兽共患寄生虫病。该原虫多寄生于人和动物的肠道和肝脏,凡是从粪便中排出阿米巴包囊的人和动物,都可成为传染源。进食污染的水和食物而感染,人群普遍易感。

肠阿米巴病的潜伏期长短不一,自1~2周至数月以上不等。临床表现有不同类型。普通型:起病多缓慢,全身中毒症状轻,常无发热,腹痛轻微,腹泻,每天便次多在10次左右,量中等,血与坏死组织混合均匀呈果酱样,具有腐败腥臭味。暴发型:起病急剧,中毒症状显著,高热、寒战、谵妄、腹痛、里急后重明显,大便为脓血便,有恶臭,亦可呈水样便,每天可达20次以上,伴呕吐、虚脱,有不同程度的脱水与电解质紊乱。慢性型:常因急性期治疗不当所致腹泻与便秘交替出现,使临床症状反复发作,迁延2月以上或数年不愈。久病患者常有明显的贫血、消瘦、衰弱甚或恶病质。

粪便显微镜下检出溶组织阿米巴为确诊重要依据,也可用阿米巴纯抗原检测特异性抗体。甲硝唑对杀灭滋养体有良好的疗效,杀灭包囊可选用巴龙霉素等药物。治疗患者及携带包囊者,防止饮食被污染是主要的预防措施。

六、血吸虫病

寄生于人体的血吸虫种类较多,主要有三种,即日本血吸虫、曼氏血吸虫和埃及血吸虫。在我国流行的是日本血吸虫(简称血吸虫病)。日本血吸虫寄生于人和哺乳动物的肠系膜静脉血管中,钉螺为中间宿主,人主要通过皮肤、黏膜与疫水接触被感染,人与脊椎动物对血吸虫普遍易感。

虫体的尾蚴穿过皮肤可引起皮炎,局部出现丘疹和瘙痒,是一种速发型和迟发型变态反应。急性期有发热、肝大与压痛,腹痛、腹泻、便血等,嗜酸性粒细胞显著增多;慢性期以肝脾肿大或慢性腹泻为主要表现;晚期表现主要与肝脏门静脉周围纤维化有关,临床上有巨脾、腹水等。

有疫水接触史是重要的诊断依据。大便沉淀孵化试验是目前最主要的诊断方法。疑似血吸虫者而反复大便检查虫卵阴性者可用肠镜进行活组织检查。血吸虫患者血清中存在特异性抗体,对于确定诊断意义较大。吡喹酮是治疗血吸虫病的首选药物,具有安全有效,使用方便的特点。积极治疗患者和有重点的消灭钉螺等是主要的预防办法。

(王新宇)

【参考文献】

金宁一,胡仲明,冯书章,2007.新编人兽共患病学.北京：科学出版社.

潘孝彰,2008.新发传染病.第 2 版.北京：人民卫生出版社.

邵柏,2002.人畜共患疾病及其防治措施.中国国境卫生检疫志,25(2)：118 - 120.

中国疾病预防控制中心,2016.狂犬病预防控制技术指南(2016 版).中国病毒学杂志,6(3)：161 - 188.

中华传染病杂志编辑委员会,2017.布鲁菌病诊疗专家共识.中华传染病杂志,35(12)：705 - 710.

Martin Shakespeare, 2009. Zoonoses. 2nd Edition (Re-post). London：Pharmaceutical Press.

【思考题】

(1) 试述人兽共患病的概念。

(2) 列举几种常见的人兽共患寄生虫病及其主要特点。

(3) 简述布鲁菌病的临床表现及诊治措施。

第十六章

流 行 性 感 冒

流行性感冒(influenza)简称流感,是由流感病毒(influenza virus)引起的急性呼吸道传染病。主要通过飞沫传播,也可通过接触传播。流感的临床特点为起病急骤,全身症状突出,而呼吸道症状相对较轻,病程短,具有自限性,但可并发肺炎等并发症,甚至导致死亡。流感病毒分甲、乙、丙、丁四型,甲型流感病毒经常发生抗原变异而引起流感反复流行和大流行。甲型流感病毒的宿主包括人和多种禽畜,极易变异,人群对变异后的毒株缺乏特异性免疫力,易出现大流行;乙型流感病毒的宿主包括人和猪,变异较少,可引起局部流行;丙型流感病毒的宿主主要是人,无变异,均散发流行;丁型流感并未发现造成人感染病例。

一、病原学

流感病毒属于正黏病毒科(Orthomyxoviridae),是有包膜的、含单股负链 RNA 的病毒。流感病毒核心是单链核糖核酸核蛋白,其囊膜内层为内膜蛋白,外层为脂层,其有两种微粒,即(hemagglutinin, HA)和神经氨酸酶(neuraminidase, NA)。根据病毒核蛋白(NP)的抗原特性不同,流感病毒分成甲(A)、乙(B)、丙(C)3 个型。然后根据 HA 和 NA 抗原特性的不同又分为若干亚型。甲型流感病毒的 HA 抗原有 18 个亚型(H1~18),NA 抗原有 11 个亚型(N1~11)。这两种抗原的不同组合导致流感病毒有不同的亚型。乙型流感病毒分为 2 个谱系,即 Victoria 系和 Yamagata 系。丙型流感病毒至今尚未发现亚型。目前在人群中呈季节性流行的是甲型流感病毒的 H1N1 和 H3N2 亚型,以及乙型流感病毒。在流感病毒的繁殖周期中,HA 的主要功能是:① 与细胞表面含唾液酸的受体结合,使病毒颗粒吸附到细胞表面。② 病毒通过胞饮进入细胞后,HA 介导病毒颗粒的包膜与细胞内小体膜的融合,使病毒穿入细胞质,病毒的核衣壳随即释放到细胞质内。③ 可刺激机体产生中和抗体,HA 抗原结构改变而导致的流感病毒的抗原变异将引发流感的大流行。NA 是流感病毒包膜上的另一个糖蛋白,是一个由四个单体组成的四聚体。NA 的活性是通过对受体内神经氨酸的作用,可使新生病毒从细胞中释放出来。NA 基因也在持续不断地快速发生突变,也可发生基因重配现象。

病毒的基因组 RNA 被 NP 包绕,甲型流感病毒的基因组 RNA 由 8 个节段的单链 RNA 组成。甲型流感病毒最大的 3 个 RNA 片段 1、2 和 3 分别编码多聚酶蛋白 PB_2、PB_1 和 PA,均与 RNA 合成有关,片段 4 编码 HA,是病毒表面的主要糖蛋白;片段 5 编码 NP,是主要的结构蛋白,也是主要的型特异性抗原之一,它与病毒 RNA 相互作用,构成核壳体蛋白(RNP);片段 6 编码 NA,是病毒表面的另一主要糖蛋白;片段 7 编码膜蛋白(MA),包括 M_1 和 M_2,也是主要的型特异性抗原,目前认为 M_2 起了离子通道的作用;片段 8 编码 NS_1 和 NS_2。流感病毒所有 RNA 的合成,包括转录和复制全在被感染细胞的核内完成。

流感病毒极易变异,其主要糖蛋白均存在两种变化方式:抗原漂移(antigenic drift)和抗原转换(antigenic shift)。抗原漂移是指 HA 和 NA 上抗原小的改变,而抗原转换则由于 HA 及 NA 分子发生了重大的改变导致抗原性发生重大变化,后者是基因片段替换,即基因重配(reassortment)的结果。抗原漂移是抗原性的量变,而抗原变异则是抗原性发生了质变。

甲型病毒的变异可分为三种类型:大组变异(HA 和 NA 都发生大变异),每三四十年发生一次;亚型变异(HA 发生大变异,NA 不变或仅小变异,约 10 年发生一次);变种(株)变异(HA 和 NA 均为小变异)则常发生。乙型病毒只有变种变异,丙型病毒还未发现变异。变种变异多引起小流行,亚型变异引起大流行,大组变异则引起更大流行。造成HA 和 NA 发生持续和快速变化的原因包括病毒 RNA 基因本身的快速改变及人群自然选择压力。1933 年首次分离到人类流感病毒以来,甲型流感病毒经历了几次大的抗原变异,导致甲型流感病毒新亚型的出现。

流感病毒在 pH 6.5～7.9 间最稳定,对高温抵抗力弱,不耐热,加热到 56℃数分钟后丧失致病性,100℃ 1 min 被灭活。在温度低的环境下,病毒较为稳定,在 4℃可存活 1 个月,在真空干燥中或−20℃以下可长期保存。流感病毒不耐酸和乙醚;对紫外线、甲醛、乙醇和常用消毒剂很敏感。

二、流行病学

(一) 流行特点

流感发病呈全球性分布,流感的流行特点是:突然暴发,迅速蔓延,发病率高,并发症重。流感一般是在秋冬季到春季流行。甲型流感常呈暴发或小流行,可引起大流行或世界性大流行。新亚型的大流行发病率高形成明显高峰,流行期短。乙型流感呈暴发或小流行;丙型流感常为散发。甲型和乙型流感病毒每年呈季节性流行。我国每年 10 月份各地陆续进入流感流行季。

(二) 传染源

患者是主要传染源,其次是隐性感染者。患者传染期约 1 周,从潜伏期末到发病的急性期都有传染性,患者自潜伏期末到发病后 3 天,从鼻涕、唾液、痰液中排出大量病毒,排病毒时间可长达病后 7 天,儿童、免疫功能受损及危重患者病毒排毒时间可超过 1 周;其中病初 2～3 天传染性最强,体温正常后则很少再带病毒。隐性感染者体内有病毒增殖,但无明显症状而不易发现。轻型患者和隐性感染者数量大,是重要的传染源。

(三) 传播途径

流感经呼吸道分泌物的飞沫传播,也可以通过口腔、鼻腔、眼睛等黏膜直接或间接接触传播,接触被病毒污染的物品也可引起感染。在特定场所,如人群密集且密闭或通风不良的房间内,也可能通过气溶胶的形式传播。飞沫传播是主要的传播途径,故流感传染性强,传播速度快、流行广泛。

(四) 易感人群

人群对流感普遍易感,病后有一定的免疫力。甲、乙、丙 3 型之间无交叉感染,不同亚型之间无交叉免疫。对同一亚型的变种有一定的交叉免疫力,但维持时间不长,由于病毒不断发生小变异,故可引起反复发病。各亚型间无交叉免疫力,对同亚型的免疫力可维持较久。接种流感疫苗可有效预防相应的亚型/系感染。

（五）重症病例的高危人群

以下人群感染流感病毒后较易发展为重症病例,临床上应尽早进行流感病毒核酸检测及其他必要检查,尽早给予抗病毒治疗,降低重症发生率。

（1）年龄<5 岁的儿童(年龄<2 岁更易发生严重并发症)。

（2）年龄≥65 岁的老人。

（3）伴有以下疾病或状况者:慢性呼吸系统疾病、心血管系统疾病(高血压除外)、肾病、肝病、血液系统疾病、神经系统及神经肌肉疾病、代谢及内分泌系统疾病、恶性肿瘤、免疫功能抑制等。

（4）肥胖者(体重指数大于 30)。

（5）妊娠及围生期妇女。

三、发病机制与病理

流感病毒通过病毒表面的 HA 与呼吸道柱状上皮细胞和肺泡 II 型细胞上表达的唾液酸受体结合。人流感病毒优先与上呼吸道上皮细胞上的 α-2,6 半乳糖苷唾液酸受体结合,通过细胞内吞作用进入宿主细胞,病毒基因组在细胞核内进行转录和复制,复制出大量新的子代病毒病感染其他细胞。NA 帮助释放这些子代病毒,这些病毒要么通过呼吸道液滴分泌物排出,或感染其他细胞。病毒以这种方式在细胞间传播。宿主机体清除病毒的免疫反应可导致细胞凋亡。流感病毒感染严重者可诱发细胞因子风暴,引起急性呼吸窘迫综合征(ARDS)、休克、脑病及多器官功能不全等并发症。

流感病毒致病的主要机制是病毒复制引起的细胞损伤和死亡。流感病毒经呼吸道吸入后,侵入呼吸道的纤毛柱状上皮细胞内进行复制,借神经氨酸酶的作用释出,侵入其他柱状上皮细胞引起变性、坏死和脱落,并在上皮细胞引起变性坏死后排出较多量病毒,随呼吸道分泌物排出引起传播流行。单纯流感病变主要在上中呼吸道,以气管黏膜为主。纤毛柱状上皮细胞变性、坏死和脱落,但基底细胞正常,第 5 天开始再生,2 周后恢复成新的纤毛柱状上皮细胞。流感病毒肺炎的肺呈暗红色、水肿,气管、支气管黏膜充血并有血性分泌物。其纤毛柱状上皮细胞坏死脱落。黏膜下层有灶性出血、水肿和轻度白细胞浸润。肺泡中有纤维蛋白渗出液,含中性粒细胞与单核细胞,肺下叶肺泡中常有出血。肺泡与肺泡管内附有透明膜。肺组织中易分离出流感病毒。

四、临床表现

潜伏期为 1～7 天,多为 2～4 天。流感的全身症状通常较普通感冒重。

典型流感:此型最常见。急起畏寒高热,显著乏力、头痛、咽痛、食欲减退、肌肉疼痛、全身不适等,可有鼻塞、流涕、胸骨后不适等。也可出现腹泻水样便。急性热病容,面颊潮红,结膜外眦充血,咽轻度充血,肺部可有干啰音。发热 1～2 天内达高峰,3～4 天后消退。乏力可持续 2 周以上。儿童的发热程度通常高于成人,患乙型流感时恶心、呕吐、腹泻等消化道症状也较成人多见。新生儿,可仅表现为嗜睡、拒奶、呼吸暂停等。

轻型流感:急性起病,发热不高,全身及呼吸道症状都较轻,病程 2～3 天。

肺炎型流感(流感病毒肺炎):主要发生于年幼及老年流感患者,原有较重基础疾病或采用免疫抑制剂治疗者。初起如典型流感,1～2天后病情迅速加重,出现高热、剧烈咳嗽、血性痰液、呼吸急促、发绀、全身衰竭等。双肺满布湿啰音,而无肺实变体征。X线检查双肺弥漫性、结节性阴影,近肺门处较多。5～10天内发生呼吸衰竭和循环衰竭而死亡。

中毒型和胃肠型流感:中毒型极为少见。病毒侵入神经系统和心血管系统引起中毒症状,临床上有脑炎或脑膜炎的症状,主要表现为高热、昏迷,成人常有谵妄,儿童可出现抽搐,并出现脑膜刺激征,脑脊液细胞数可轻度增加。少数患者可出现心血管系统症状如发生心肌炎、心包炎甚至出现血压下降或休克。胃肠型流感在儿童中常见,以恶心、呕吐、腹泻、腹痛为主要症状,一般2～3天恢复。

流感为自限性疾病,典型和轻型流感一般预后良好,但对年老体弱的患者,尤其有并发症者,仍有可能导致严重后果。流感引起的并发症有肺炎、神经系统损伤、肌炎和横纹肌溶解、休克、中耳炎、鼻炎、肌炎、雷耶(Reye)综合征、脓毒症休克、心肌炎及心包炎等,其中肺炎是最常见的并发症。儿童流感并发喉炎、中耳炎、支气管炎较成人多见。神经系统损伤包括脑膜炎、脑炎、脊髓炎、脑病、吉兰-巴雷综合征(Guillain-Barre Syndrome)等,其中急性坏死性脑病多见于儿童。心脏损伤主要表现为心肌炎或心包炎。可出现心肌标志物、心电图、心脏超声等异常,严重者可出现心力衰竭。此外,流感患者心肌梗死、缺血性心脏病相关住院和死亡的风险明显增加。肌炎和横纹肌溶解主要表现为肌肉疼痛、肌无力、血清肌酸激酶、肌红蛋白升高,严重者可导致急性肾损伤等。

五、辅助检查

(一) 实验室检查

1. 血常规　　表现为病毒感染的一般特点,即外周血白细胞总数不高或降低,重症病例淋巴细胞计数明显降低。

2. 血生化　　表现为病毒感染所致的非特异性的多脏器损伤,可有天门冬氨酸氨基转移酶、丙氨酸氨基转移酶、乳酸脱氢酶、肌酐等升高。少数病例肌酸激酶升高;部分病例可出现低钾血症。休克患者血乳酸可升高。

3. 动脉血气分析　　重症病例可有氧分压、血氧饱和度、氧合指数下降,酸碱失衡。

4. 脑脊液　　出现中枢神经系统并发症的患者,脑脊液中细胞数和蛋白可正常或升高;急性坏死性脑病典型表现为脑脊液细胞数大致正常,蛋白增高。

5. 病原学检测　　① 抗原检测:抗原检测快,但敏感性低于核酸检测。病毒抗原检测阳性支持诊断,但阴性不能排除流感的可能。病毒抗原检测可采用胶体金法和免疫荧光法。② 核酸检测:病毒核酸检测的敏感性和特异性高,且能进行病毒分型。目前常用的检测技术包括实时荧光定量PCR和快速多重PCR。荧光定量PCR可检测呼吸道标本(鼻咽拭子、咽拭子、气管抽取物、痰)中的流感病毒核酸,且可区分流感病毒亚型。重症患者检测下呼吸道(痰或气管抽取物)标本更加准确。③ 病毒培养分离:从呼吸道标本培养可培养分离出流感病毒。④ 血清学检测:IgG抗体水平恢复期比急性期上升4倍或以上有回顾性诊断意义。IgM抗体检测敏感性和特异性较低。

(二) 影像学检查

出现病毒性肺炎时影像学表现为肺内斑片状、磨玻璃影、多叶段渗出性病灶;进展迅速者可发展为双肺弥漫的渗出性病变或实变,个别病例可见胸腔积液。

急性坏死性脑病 CT 或 MRI 可见对称性、多灶性脑损伤,包括双侧丘脑、脑室周围白质、内囊、壳核、脑干被盖上部(第四脑室、中脑水管腹侧)和小脑髓质等。

六、诊断与鉴别诊断

(一) 诊断

需结合流行病学史、临床表现和病原学检查来进行诊断。在流感流行季节,即使临床表现不典型,特别是有重症流感高危因素或住院患者,仍需考虑流感可能,应尽快行病原学检测。在流感散发季节,对疑似病毒性肺炎的住院患者,除检测常见呼吸道病原体外,还需行流感病毒检测。流感流行时一般根据临床症状、结合流行病学或流感快速抗原检测阳性结果对患者做出初步诊断。确定诊断则需流感病毒核酸检测阳性或病毒分离培养阳性或取患者双份血清抗体,测定恢复期抗体较急性期增高 4 倍或以上。

1. 临床诊断病例　有流行病学史(发病前 7 天内在无有效个人防护的情况下与疑似或确诊流感患者有密切接触,或属于流感样病例聚集发病者之一,或有明确传染他人的证据)和上述流感临床表现,且排除其他引起流感样症状的疾病。

2. 确定诊断病例　有上述流感临床表现,具有以下一种或多种病原学检测结果阳性:流感病毒核酸检测阳性。流感抗原检测阳性。流感病毒培养分离阳性。急性期和恢复期双份血清的流感病毒特异性 IgG 抗体水平上升 4 倍或以上。

临床诊断时,首先明确是临床诊断病例还是确诊病例,其次要进行临床疾病严重程度的评估即明确是否属于重症或危重症病例,对于非重症的病例还需注意识别患者是否存在重症风险因素。

出现以下情况之一者为重症病例:① 持续高热>3 天,伴有剧烈咳嗽,咳脓痰、血痰,胸痛;② 呼吸频率快,呼吸困难,口唇发绀;③ 反应迟钝、嗜睡、躁动等神志改变或惊厥;④ 严重呕吐、腹泻,出现脱水表现;⑤ 合并肺炎;⑥ 原有基础疾病明显加重;⑦ 需住院治疗的其他临床情况。

出现以下情况之一者为危重病例:① 呼吸衰竭;② 急性坏死性脑病;③ 休克;④ 多器官功能不全;⑤ 其他需进行监护治疗的严重临床情况。

(二) 鉴别诊断

本病应与普通感冒、其他上呼吸道病毒感染、其他下呼吸道感染、新冠肺炎等相鉴别,主要通过流行病学史、临床表现和相应的病原学检测来进行区分。流感的全身症状比普通感冒更为明显和严重,流行病学史有助于鉴别。急性咽炎、扁桃体炎、鼻炎和鼻窦炎等感染的全身症状相对较轻,流感病原学检查呈阴性。流感有咳嗽症状或合并气管—支气管炎时需与急性气管—支气管炎相鉴别;合并肺炎时需要与其他病原体(其他病毒、支原体、衣原体、细菌、真菌、结核分枝杆菌等)导致的肺炎相鉴别。新冠肺炎轻型、普通型可表现为发热、干咳、咽痛等症状,与流感不易区别;重型、危重型表现为重症肺炎;ARDS 和多器官功能障碍,与重症、危重症流感临床表现类似,应当结合流行病学史和病原学鉴别。

七、治疗

治疗的基本原则和注意事项:① 临床诊断病例和确定诊断病例应当尽早隔离治疗。

② 住院治疗标准：基础疾病明显加重；或符合重症或危重流感诊断标准。③ 非住院患者居家隔离，保持房间通风，佩戴口罩。充分休息，多饮水，饮食应当易于消化和富有营养。密切观察病情变化，尤其是儿童和老年患者。④ 流感病毒感染高危人群容易引发重症流感，尽早抗病毒治疗可减轻症状，减少并发症，缩短病程，降低病死率。⑤ 避免盲目或不恰当使用抗菌药物。仅在有细菌感染指征时使用抗菌药物。⑥ 合理选用退热药物，儿童忌用阿司匹林或含阿司匹林及其他水杨酸制剂。⑦ 辨证使用中医药。⑧ 需注意做好医院感染控制措施：落实门急诊预检分诊制度，做好患者分流；应当分开安置流感疑似和确诊患者，患者外出检查、转科或转院途中应当佩戴医用外科口罩；医务人员按照标准预防原则，根据暴露风险进行适当的个人防护。在工作期间佩戴医用外科口罩，并严格执行手卫生。

（一）一般治疗

早期发现、早期隔离患者是最重要的措施，呼吸道隔离1周至主要症状消失。宜卧床休息，多饮水，给予易消化的流质或半流质饮食，保持鼻咽和口腔卫生，补充维生素等，预防并发症。

（二）对症治疗

主要用解热镇痛药与防治继发细菌感染等。高热者可进行物理降温、应用解热药物。咳嗽咳痰严重者给予止咳祛痰药物。根据缺氧程度采用适当的方式进行氧疗。高热、食欲缺乏、呕吐者应予静脉补液。

（三）抗病毒治疗

1. **抗流感病毒治疗时机** 总体原则是强调早，重症或有重症流感高危因素的流感样病例，应当尽早给予经验性抗流感病毒治疗，不必等到实验室检测确认后才进行。发病48 h内进行抗病毒治疗可减少并发症、降低病死率、缩短住院时间；发病时间超过48 h的重症患者仍然可从抗病毒治疗中获益。非重症且无重症流感高危因素的患者，应当充分评价风险和收益，考虑是否给予抗病毒治疗。

2. **抗病毒药物** 治疗流感的药物主要有神经氨酸酶抑制剂、M2受体阻滞剂和血凝素抑制剂三种。

（1）神经氨酸酶抑制剂：目前临床上使用的神经氨酸酶抑制剂有奥司他韦（oseltamivir）、扎那米韦（zanamivir）和帕拉米韦（peramivir）三种，甲型、乙型流感均有效。奥司他韦和扎那米韦均属于妊娠C类药物，妊娠并不是使用奥司他韦和扎那米韦的禁忌证。

1）奥司他韦（胶囊/颗粒）：成人用量为75 mg，每天2次，疗程为5天。对于病情迁延病例可适当延长用药时间。1岁以下儿童推荐剂量：0～8月龄，每次3.0 mg/kg，每天2次；9～11月龄，每次3.5 mg/kg，每天2次。1岁及以上年龄的儿童患者应根据体重给药：体重不足15 kg者，予以30 mg，每天2次；体重15～23 kg者，予以45 mg，每天2次；体重23～40 kg者，予以60 mg，每天2次；体重大于40 kg者，予以75 mg，每天2次。肾功能不全者要根据肾功能调整剂量。奥司他韦的耐受性好，成人中最常见的不良反应包括恶心和呕吐，恶心的发生率为10%，呕吐的发生率为9%，儿童呕吐的发生率为14%。恶心与呕吐通常并不严重，多发生在治疗的头两天内。与食物同服有助于减少不良反应。奥司他韦可引起过敏反应，如皮疹等，还可引起神经精神症状，如幻觉、谵妄等，使用本药应注意观察患者是否出现异常行为。其他不良反应包括：头痛、鼻衄及疲倦等。

2) 扎那米韦(吸入喷雾剂)：用于成人及 7 岁以上儿童。成人用量为 10 mg 吸入每天 2 次,疗程为 5 天。7 岁及以上儿童用法同成人。目前尚未批准用于 7 岁以下儿童流感的治疗。扎那米韦为吸入粉雾剂,可诱导支气管痉挛,不推荐用于具有潜在性肺疾病(如哮喘、慢性阻塞性肺疾病)的患者,对乳糖过敏者亦不应使用扎那米韦。不推荐扎那米韦吸入粉剂用雾化器或机械通气装置给药。常见的不良反应有：腹泻、恶心、呕吐、头痛、头晕、鼻部不适、咳嗽和耳鼻喉感染等。本药可引起过敏反应,此外还可引起神经精神症状。

3) 帕拉米韦：帕拉米韦为静脉用神经氨酸酶抑制剂,可作为奥司他韦和扎那米韦的替代选择,重症病例或无法口服者可用帕拉米韦氯化钠注射液。成人用量为 300~600 mg,小于 30 日龄新生儿为 6 mg/kg,31 日龄~90 日龄婴儿为 8 mg/kg,91 日龄~17 岁儿童为 10 mg/kg,静脉滴注,每天 1 次,疗程 1~5 天,重症患者可适当延长疗程。常见不良反应有：血中网织红细胞降低、白细胞计数降低、中性粒细胞比降低、淋巴细胞比升高和三酰甘油升高、腹泻、恶心、呕吐、胃疼;个别患者可出现过敏反应、胸闷、心电图异常、头晕、失眠等。

(2) 血凝素抑制剂：临床使用的是阿比多尔,可用于成人甲、乙型流感的治疗。用量为每次 200 mg,每天 3 次,疗程 5 天。我国临床应用数据有限,需密切观察疗效和不良反应。

(3) M2 离子通道阻滞剂：主要有金刚烷胺(amantadine)和金刚乙胺(rimatadine)。M2 受体阻滞剂主要优点是价格低廉、口服生物利用度高,且金刚乙胺在儿童中的耐受性较好,但有以下缺点：① 对乙型流感病毒无效。② 不良反应较多,尤其是可逆性中枢神经系统不良反应。③ 治疗过程中易出现耐药株。因此目前在临床上的应用受到限制。金刚烷胺和金刚乙胺的推荐剂量为 10 岁以下患者每天 5 mg/kg,每天 1~2 次,用量不超过每天 150 mg;10 岁以上患者剂量为每天 100 mg,每天 2 次。耐药检测数据显示目前流行的流感病毒毒株对金刚烷胺和金刚乙胺耐药,因此,临床不建议使用。

(4) 核酸内切酶抑制剂：玛巴洛沙韦(Baloxavir marboxil)是一款创新的帽状结构依赖性核酸内切酶抑制剂。玛巴洛沙韦全程只需一次服药,能缩短流感病毒排毒时间,缩短传染期并大幅减少流感症状持续时间。2019 年 10 月,批准用于治疗 12 周岁及以上急性无并发症的甲型和乙型流感患者,包括存在流感并发症高风险的患者。2020 年 11 月,玛巴洛沙韦又被批准用于 12 岁及以上人群在接触流感患者后的暴露后预防。在症状出现后 48 h 内单次服用,推荐单次口服剂量：体重 40~80 kg,剂量 40 mg;体重≥80 kg,剂量 80 mg。不用于孕妇和哺乳期女性,不用于有并发症或需要住院治疗的流感患者,这方面的研究数据有限。轻度(Child-Pugh 评分 A 级)至中度(Child-Pugh 评分 B 级)肝功能损害患者,及肌酐清除率(CrCl)≥50 mL/min 的患者无须调整玛巴洛沙韦用药剂量。临床研究中本药常见不良事件为腹泻(3.0%)、支气管炎(2.6%)、鼻咽炎(1.5%)、恶心(1.3%)、鼻窦炎(1.1%)和丙氨酸氨基转移酶(ALT)水平升高(1.0%)。

(四) 重症病例的治疗

治疗原则：积极治疗原发病,防治并发症,并进行有效的器官保护和功能支持。

重症病例的主要强调多学科合作的综合治疗措施：① 抗病毒治疗是重症病例的重要治疗措施,重症病例可根据核酸检测结果适当延长抗病毒治疗时间。② 充分的氧疗：低氧血症或呼吸衰竭是重症和危重症患者的主要表现,需要密切监护,及时给予相应的治疗,包括常规氧疗、鼻导管高流量氧疗、无创通气或有创机械通气等。对难治性低氧血症患者,可考虑使用体外膜肺氧合(ECMO)。③ 脏器功能支持:出现其他脏器功能损害时,给予相应支持治疗。④ 重症流感患者可合并细菌或真菌感染,需密切关注病情变化,积极留取标本送检病原学,及时、合理应用抗细菌或抗真菌药物。⑤ 合并神经系统并发症时应当给予降颅压、镇静止惊等对症处理;急性坏死性脑病无特效治疗,可给予糖皮质激素和丙种球蛋白等治疗。⑥ 营养支持治疗。

八、预防

保持良好的个人卫生习惯是预防流感等呼吸道传染病的重要手段。一般采用综合性预防措施,讲究卫生,注意身体锻炼和营养,保持室内空气流通;对易感人群应采取相对隔离措施,如避免接触患者,不去公共场所等。

对高危人群可采用接受流感疫苗或采用抗病毒药物预防。接种流感疫苗是预防流感最有效的手段,可降低接种者罹患流感和发生严重并发症的风险。推荐 60 岁及以上老年人、6 月龄至 5 岁儿童、孕妇、6 月龄以下儿童家庭成员和看护人员、慢性病患者和医务人员等重点人群,每年优先接种流感疫苗。对有重症流感高危因素的密切接触者(且未接种疫苗或接种疫苗后尚未获得免疫力)建议进行暴露后药物预防,建议不要迟于暴露后 48 h用药。可使用奥司他韦或扎那米韦等(剂量同治疗量,每天 1 次,使用 7 天)。需要注意的是药物预防不能代替疫苗接种。

(沈银忠)

【参考文献】

国家卫生健康委员会,2020.流行性感冒诊疗方案(2020 年版). (2020 - 10 - 27)[2023 - 03 - 01]. http://www.nhc.gov.cn/yzygj/s7653p/202011/a943c67d55c74e589d23c81d65b5e221.shtml.

Kuo Y C, Lai C C, Wang Y H, et al, 2021. Clinical efficacy and safety of baloxavir marboxil in the treatment of influenza: a systematic review and meta-analysis of randomized controlled trials. J Microbiol Immunol Infect,54(5):865 - 875.

Uyeki T M, Bernstein H H, Bradley J S, et al, 2019. Clinical Practice Guidelines by the Infectious Diseases Society of America: 2018 update on diagnosis, treatment, chemoprophylaxis, and institutional outbreak management of seasonal influenza. Clin Infect Dis, 68(6):895 - 902.

【思考题】

(1) 简述流感病毒的特点及分型。

(2) 简述流感的临床表现与诊断。

(3) 简述流感的治疗及预防。

第十七章

人 禽 流 感

　　甲型流感病毒具有基因多样性和宿主多样性,不同亚型的甲型流感病毒有相对固定的动物自然宿主,但某些亚型病毒也常出现跨动物种属传播。人感染动物源性流感则是指动物甲型流感病毒(如 H5N1 和 H7N9 等亚型)突破种属屏障所致的人类感染或疾病。这类动物源性流感病毒所致人类感染,可导致严重疾病,并会造成一定规模的暴发。动物源性流感病毒还偶可引发全球流感大流行。人禽流感(human-avian influenza)是由禽甲型流感病毒某些亚型中的一些毒株引起的急性呼吸道传染病,属于人感染动物源性流感。目前认为感染人的禽流感病毒亚型有 H5N1、H5N6、H7N9、H7N4、H9N2、H10N8、H10N3、H7N7、H7N2、H7N3、H6N1 等。其中 H5N1 型禽流感病毒对人传染性强,感染本病的患者病情重,病死率高。由于 H5N1 型病毒在禽鸟中引起严重疾病并造成很高病死率,是一种高致病性禽流感(highly pathogenic avian influenza)。人感染 H5N1 禽流感是由 H5N1 亚型禽流感病毒引起的急性传染病,感染此型病毒的患者易成重症病例。在我国,人感染高致病性 H5N1 禽流感和人感染 H7N9 禽流感已纳入乙类法定传染病管理,本章重点介绍这 2 种禽流感。

一、病原学

　　禽流感病毒属正黏病毒科甲型流感病毒属。禽甲型流感病毒呈多形性,其中球形直径 80~120 nm,有囊膜。基因组为分节段单股负链 RNA。依据其外膜血凝素(HA)和神经氨酸酶(NA)蛋白抗原性的不同,目前可分为 18 个 H 亚型(H1~H18)和 11 个 N 亚型(N1~N11)。禽甲型流感病毒除感染禽外,还可感染人、猪、马、水貂和海洋哺乳动物。迄今已证实感染人的禽流感病毒亚型为 H5N1、H9N2、H7N7、H7N2、H7N3、H7N4、H7N9、H6N1、H5N6、H10N8 等,其中感染 H5N1 的患者病情重,病死率高。H7N9 禽流感病毒为新型重配病毒,编码 HA 的基因来源于 H7N3,编码 NA 的基因来源于 H7N9,其 6 个内部基因来自 H9N2 禽流感病毒。

　　禽流感病毒对乙醚、氯仿、丙酮等有机溶剂均敏感。常用消毒剂容易将其灭活,如氧化剂、稀酸、卤素化合物(漂白粉和碘剂)等都能迅速破坏其活性。禽流感病毒对热比较敏感,但对低温抵抗力较强,65℃加热 30 min 或煮沸(100℃)2 min 以上可灭活。病毒在较低温度粪便中可存活 1 周,在 4℃水中可存活 1 个月,对酸性环境有一定抵抗力,在 pH4.0 的条件下也具有一定的存活能力。在有甘油存在的情况下可保持活力 1 年以上。裸露的病毒在直射阳光下 40~48 h 即可灭活,如果用紫外线直接照射,可迅速破坏其活性。

　　禽流感病毒基因组约 13 kb,为 8 个长短不尽相同的负链单链 RNA 节段,共编码 11 种蛋白。其中 RNA 节段 1 和 2 最大,约 2 340 bp;片段 8 最小,约 890 bp。毒变异包括抗原转变(antigenic shift)和抗原漂移(antigenic drife)。

二、流行病学

人感染高致病性 H5N1 禽流感首次于 1997 年出现于香港,造成 18 人患病,其中 6 人死亡,在世界范围内引起了广泛关注。尽管目前人禽流感只是在局部地区出现,但是,考虑到人类对禽流感病毒普遍缺乏免疫力,人类感染 H5N1 型禽流感后的高病死率(60% 以上),以及可能出现的病毒变异从而导致其在人间传播等,WHO 认为该疾病可能是对人类存在潜在威胁最大的疾病之一。其他亚型的禽流感包括 H7N7 与 H9N2 也可感染人类,但仅少数导致严重症状甚至死亡,多为轻症或亚临床感染。

甲型 H7N9 禽流感病毒是甲型流感病毒中的一种,既往仅在禽间发现,未发现过人的感染情况。2013 年 3 月 31 日我国首次确认 3 例人感染 H7N9 型禽流感病例,其中 2 例死亡。其后在我国浙江省、江苏省、广东省、江西省、福建省、台湾、香港等地区,以及马来西亚均有病例报道。

(一) 传染源

人感染高致病性 H5N1 禽流感的传染源主要为患禽流感或携带禽流感病毒的鸡、鸭、鹅等禽类。野禽在禽流感的自然传播中扮演了重要角色。目前尚无人与人之间传播的确切证据。目前在禽类及其分泌物或排泄物,以及活禽市场环境标本中检测和分离到 H7N9 禽流感病毒,与人感染 H7N9 禽流感病毒高度同源。人感染 H7N9 禽流感的传染源可能为携带 H7N9 禽流感病毒的禽类。

(二) 传播途径

经呼吸道传播,也可通过密切接触感染的家禽分泌物和排泄物、受病毒污染的物品和水等被感染,直接接触病毒毒株也可被感染。对于人感染 H7N9 禽流感而言,不排除有限的非持续的人传人可能。

(三) 易感人群

一般认为,人类对禽流感病毒并不易感。尽管任何年龄均可被感染,但在已发现的 H5N1 感染病例中,13 岁以下儿童所占比例较高,病情较重。在已报道的人感染 H7N9 禽流感病例中,多数患者为存在基础疾病老年患者。

(四) 高危人群

从事家禽养殖业者及其同地居住的家属、在发病前 1 周内到过家禽饲养、销售及宰杀等场所者、接触禽流感病毒感染材料的实验室工作人员、与禽流感患者有密切接触的人员为高危人群。对于 H7N9 禽流感而言,在发病前 10 天内接触过禽类或者到过活禽市场者,特别是老年人是高危人群。

人感染高致病性 H5N1 禽流感具有以下流行特征:家庭内传播,聚集性发病;跨海越洋,远距离传播;与动物疫情相伴,传播途径复杂;城市近郊及乡村疫情比城市严重;多于冬春季节发病;儿童、青壮年发病者多,病死率高;存在隐性感染,具有高度的职业相关性。

三、发病机制

禽流感病毒与宿主细胞上的受体结合后进入细胞。能与人流感病毒结合的受体是 $\alpha-2,6$ 半乳糖苷唾液酸,而禽流感病毒的受体是 $\alpha-2,3$ 半乳糖苷唾液酸。禽类呼吸道中有大量的 $\alpha-2,3$ 半乳糖苷唾液酸,而人上呼吸道缺乏该唾液酸,但人的心脏血管内皮、脾内的 T 细胞、脑神经元、肾血管内皮、肝巨噬细胞等均含 α-2,3 半乳糖苷唾液酸。禽流感病毒主要与肠道细胞表面的 α-2,3 半乳糖苷唾液酸受体相结合。猪上呼吸道含有两种唾液酸,猪因此可以同时感染两种病毒,并作为"混合器"导致两种病毒的基因重组。甲型流感病毒 H5N1 亚型、H9N2 亚型和 H7N7 亚型通过 HA 优先与禽消化道和呼吸道细胞表面的 α-2,3 半乳糖苷唾液酸受体结合,也可与人和猪消化道、呼吸道细胞表面的α-2,6 半乳糖苷唾液酸受体结合。甲型禽流感病毒同时与两种唾液酸受体结合,通过中间宿主和猪实现禽与人类之间的跨种传播。H7N9 禽流感病毒可以同时结合唾液酸α-2,3 型受体和唾液酸 α-2,6 型受体,较 H5N1 禽流感病毒更易与人上呼吸道上皮细胞结合,相对于季节性流感病毒更容易感染人的下呼吸道上皮细胞。

细胞感染了禽流感病毒后,巨噬细胞趋化因子增多,中性粒细胞被活化,并被介导进入病变组织,导致炎症反应。患者血中细胞因子浓度显著增高,部分患者可导致反应性的噬血细胞综合征,使病情加重、恶化。禽流感病毒侵犯人后,肺内病变有渗出期、增生期及纤维化期等不同阶段。初期的渗出造成影像学上的"白肺",此后由于上述细胞因子的持续存在及病毒的作用,肺毛细血管内皮细胞和肺泡上皮细胞的损伤进一步加重,使纤维蛋白原渗出增多并凝聚成纤维素,形成肺透明膜,引起难以纠正的低氧血症。H7N9 禽流感病毒感染人体后,可以诱发细胞因子风暴,导致全身炎症反应,可出现急性呼吸窘迫综合征(ARDS)、休克及多器官功能衰竭。

肉眼可见双肺充血水肿,切面暗红色较硬,呈囊性、灶性和出血性实变。镜下见支气管或肺泡上皮坏死脱落,肺泡腔内见单核细胞、红细胞及纤维素渗出,肺泡壁及小气道表面广泛透明膜形成,部分肺泡陷闭。肺泡间隔毛细血管充血,淋巴细胞、单核细胞浸润。中晚期支气管、细支气管及肺泡上皮增生,支气管上皮可鳞化,非典型肺上皮细胞和纤毛上皮细胞散在分布在肺泡间隔和支气管壁。后期肺泡内的渗出物机化,间质纤维化,可见肺不张。

四、临床表现

根据对 H5N1 亚型感染病例的调查结果,潜伏期一般为 1～7 天,通常为 2～4 天。不同亚型的禽流感病毒感染人类后可引起不同的临床症状。感染 H9N2 亚型的患者通常仅有轻微的上呼吸道感染症状,部分患者甚至没有任何症状;感染 H7N7 亚型的患者主要表现为结膜炎,全身和呼吸道症状相对少见;重症患者一般均为 H5N1 亚型病毒感染。研究认为高热、呼吸系统症状、淋巴细胞减少和高病死率是 H5N1 型禽流感的主要特征。患者呈急性起病,早期表现类似普通型流感。主要为发热,体温大多持续在 39℃以上,可伴有流涕、鼻塞、咳嗽、咽痛、头痛、肌肉酸痛和全身不适。部分患者可有恶心、腹痛、腹泻、稀水样便等消化道症状。重症患者可出现高热不退,病情发展迅速,几乎所有患者都有临床表现明显的肺炎,可出现急性肺损伤、ARDS、肺出血、胸腔积液、全血细胞减少、多器官功能衰竭、休克及雷耶(Reye)综合征等多种并发症。可继发细菌感染,发生败血症。重症患者可有肺部实变体征等。

人感染 H7N9 禽流感的潜伏期一般为 7 天以内,也可长达 10 天。患者一般表现为流感样症状,如发热、咳嗽、少痰,可伴有头痛、肌肉酸痛、腹泻等全身症状。重症患者病情发展迅速,多在发病 3～7 天出现重症肺炎,体温大多持续在 39℃以上,出现呼吸困难,可伴有咯血。常快速进展为 ARDS、脓毒症、感染性休克,甚至多器官功能障碍(MODS),部分患者可出现胸腔积液等表现。

五、辅助检查

(一)影像学检查

H5N1 亚型病毒感染者可出现肺部浸润。胸部影像学检查可表现为肺内片状影。重症患者肺内病变进展迅速,呈大片状毛玻璃样影及肺实变影像,病变后期为双肺弥漫性实变影,可合并胸腔积液。

H7N9 禽流感患者影像学特点:发生肺炎的患者肺内出现片状阴影。重症患者病变进展迅速,常呈双肺多发磨玻璃影及肺实变影像,可合并少量胸腔积液。发生 ARDS 时,病变分布广泛。

(二)实验室检查

1. 一般检查 血常规检查的主要变化为外周血白细胞、淋巴细胞的数量减少,部分重症患者还可出现血小板降低。大多数外周血 T 细胞 CD3$^+$、CD4$^+$ 和 CD8$^+$ 亚群、CD4$^+$ 淋巴细胞/CD8$^+$ 淋巴细胞比值均减低,尤以 CD4$^+$ 亚群减低明显。部分重型发病初期即出现大量蛋白尿,还可出现尿比重降低、多尿,尿中还可见红细胞、管型等。部分重症患者肾功能检查异常。60%～70%的病例多在病程的第 2～3 周出现肝功能异常。大多出现心肌酶谱的异常增高。血气分析常提示低氧血症。

2. 病毒抗原及基因检测 取患者呼吸道标本采用免疫荧光法(或酶联免疫法)检测甲型流感病毒核蛋白抗原(NP)或基质蛋白(M1)、禽流感病毒 H 亚型抗原。还可用 RT－PCR 检测禽流感病毒亚型特异性 H 抗原基因。

3. 病毒分离 从患者呼吸道标本中(如鼻咽分泌物、口腔含漱液、气管吸出物或呼吸道上皮细胞)分离禽流感病毒。

4. 血清学检查 发病初期和恢复期双份血清禽流感病毒亚型毒株抗体滴度 4 倍或以上升高,有助于回顾性诊断。

六、诊断与鉴别诊断

(一)人感染高致病性 H5N1 禽流感的诊断

根据流行病学接触史、临床表现及实验室检查结果,可做出人感染高致病性 H5N1 禽流感的诊断。

1. 流行病学接触史 ① 发病前 1 周内曾到过疫点;② 有病死禽接触史;③ 与被感染的禽或其分泌物、排泄物等有密切接触;④ 与禽流感患者有密切接触;⑤ 实验室从事有关禽流感病毒研究。

2. 诊断标准 ① 医学观察病例:有流行病学接触史,1 周内出现流感样临床表现者。对于被诊断为医学观察病例者,医疗机构应当及时报告当地疾病预防控制机构,并对其进行 7 天医学观察。② 疑似病例:有流行病学接触史和临床表现,呼吸道分泌物或相关组织标本甲型流感病毒 M1 或 NP 抗原检测阳性或编码它们的核酸检测阳性者。③ 临床诊断病例:被诊断为疑似病例,但无法进一步取得临床检验标本或实验室检查证据,而与其有共同接触史的人被诊断为确诊病例,并能够排除其他诊断者。④ 确诊病例:有流行病学接触史和临床表现,从患者呼吸道分泌物标本或相关组织标本中分离出特定病毒,或采用其他方法,禽流感病毒亚型特异抗原或核酸检测阳性,或发病初期和恢复期双份血清禽流感病毒亚型毒株抗体滴度呈 4 倍或以上升高者。

(二) 人感染 H7N9 禽流感的诊断

对于人感染 H7N9 禽流感而言,根据流行病学接触史、临床表现及实验室检查结果,可做出人感染 H7N9 禽流感的诊断。在流行病学史不详的情况下,根据临床表现、辅助检查和实验室检测结果,特别是从患者呼吸道分泌物标本中分离出 H7N9 禽流感病毒,或 H7N9 禽流感病毒核酸检测阳性,或动态检测双份血清 H7N9 禽流感病毒特异性抗体水平呈 4 倍或以上升高,可做出人感染 H7N9 禽流感的诊断。

1. 流行病学史　发病前 10 天内,有接触禽类及其分泌物、排泄物,或者到过活禽市场,或者与人感染 H7N9 禽流感病例有密切接触史。

2. 诊断标准

(1) 疑似病例:符合上述流行病学史和临床表现,尚无病原学检测结果。

(2) 确诊病例:有上述临床表现和病原学检测阳性。

(3) 重症病例:符合下列 1 项主要标准或 3 项及以上次要标准者可诊断为重症病例。主要标准:① 需要气管插管行机械通气治疗;② 脓毒性休克经积极液体复苏后仍需要血管活性药物治疗。次要标准:① 呼吸频率≥30 次/分;② 氧合指数≤250 mmHg;③ 多肺叶浸润;④ 意识障碍和 (或) 定向障碍;⑤ 血尿素氮≥7.14 mmol/L;⑥ 收缩压<90 mmHg 需要积极的液体复苏。

易发展为重症病例的危险因素包括:① 年龄>65 岁;② 合并严重基础病或特殊临床情况,如心脏或肺部基础疾病、高血压、糖尿病、肥胖、肿瘤、免疫抑制状态、孕妇等;③ 发病后持续高热(体温>39℃);④ 淋巴细胞计数持续降低;⑤ C-反应蛋白(CRP)、乳酸脱氢酶(LDH)及肌酸激酶(CK)持续增高;⑥ 胸部影像学提示肺炎。

(三) 鉴别诊断

临床上应注意与普通感冒、季节性流感、细菌性肺炎、严重急性呼吸综合征(SARS)、中东呼吸综合征(MERS)、新冠肺炎、传染性单核细胞增多症、巨细胞病毒感染、衣原体肺炎、支原体肺炎、军团菌病、肺炎型流行性出血热等疾病进行鉴别诊断。鉴别诊断主要依靠病原学检查。

七、治疗

(一) 病例隔离

对疑似病例、临床诊断病例和确诊病例应进行隔离治疗,疑似病例和确诊病例不应在同一间病房内进行隔离治疗;疑似病例进行单间隔离,经病原学确诊的同亚型流感病毒感染病例可以在同一间病房隔离治疗。

根据目前对人感染动物源性流感病毒传播途径的认识,建议在实施标准预防的基础上,采取飞沫防护和接触防护等措施。具体措施包括:医务人员进入或离开隔离病房时,应当正确使用防护用品;原则上,病例的活动应限制在隔离病房内,若确需离开隔离病房或隔离区域时,应当采取相应措施如佩戴外科口罩,防止造成交叉感染。

(二) 对症治疗

可应用解热药、缓解鼻黏膜充血药、止咳祛痰药等。儿童忌用阿司匹林或含阿司匹林,以及其他水杨酸制剂的药物,避免引起雷耶(Reye)综合征。

根据缺氧程度可采用鼻导管、开放面罩及储氧面罩进行氧疗。高热者可进行物理降温,或应用解热药物。咳嗽咳痰严重者可给予复方甘草片、盐酸氨溴索、乙酰半胱氨酸、可待因等止咳祛痰药物。

(三)抗病毒治疗

应尽早应用抗流感病毒药物,应在发病 48 h 内使用抗流感病毒药物,不必等待病原学检测结果回报。对于临床认为需要使用抗病毒药物的病例,即使发病超过 48 h 也应使用。早期抗病毒治疗对于改善人禽流感患者预后至关重要。

1. 神经氨酸酶抑制剂   奥司他韦(oseltamivir)为新型抗流感病毒药物,对禽流感病毒 H5N1、H9N2、H7N9 有抑制作用,一般成人剂量每天 150 mg,分 2 次服用,一个疗程 5~7 天,重症病例剂量可加倍,疗程可延长一倍以上。1~12 岁儿童剂量根据体重计算每次给药剂量,每天 2 次。15 kg 以内的儿童每次给药 30 mg,16~23 kg 每次给药 45 mg,24~40 kg 每次给药 60 mg,40 kg 以上或 13 岁以上儿童剂量同成人。也可根据病情适当选用帕拉米韦(peramivir)或扎那米韦(zanamivir)。重症病例或无法口服者可用帕拉米韦氯化钠注射液,成人用量为 300~600 mg,小于 30 日龄新生儿 6 mg/kg,31~90 日龄婴儿 8 mg/kg,91 日龄~17 岁儿童用量为 10 mg/kg,静脉滴注,每天 1 次,1~5 天一个疗程,重症病例疗程可适当延长。目前临床应用数据有限,应严密观察不良反应。扎那米韦成人及 7 岁以上青少年用法:每天 2 次,间隔 12 h,每次 10 mg(分两次吸入)。

2. 离子通道 M2 阻滞剂   金刚烷胺(amantadine)和金刚乙胺(rimantadine)可抑制禽流感病毒毒株的复制,早期应用可能有助于阻止病情发展,减轻病情,改善预后,但某些毒株可能对金刚烷胺和金刚乙胺有耐药性,应用中应根据具体情况选择。金刚烷胺和金刚乙胺成人剂量每天 100~200 mg,儿童每天 5 mg/kg,分 2 次口服,一个疗程 5 天。肾功能受损者酌减剂量。治疗过程中应注意中枢神经系统和胃肠道不良反应。老年患者及孕妇应慎用,哺乳期妇女、新生儿和 1 岁以内的婴儿禁用。金刚乙胺的不良反应相对较轻。目前监测资料显示所有 H7N9 禽流感病毒对金刚烷胺和金刚乙胺耐药,故不建议使用此类药物治疗 H7N9 禽流感。

(四)重症患者的治疗

采取抗病毒、抗休克、纠正低氧血症、防治 MODS 和继发感染、维持水电解质平衡等综合措施。对出现呼吸功能障碍者给予吸氧及其他相应呼吸支持,发生其他并发症的患者应积极采取相应治疗,胃肠营养和深静脉营养供应,维持水电解质平衡,中医中药治疗等。

(五)出院标准

人感染 H5N1 禽流感患者出院标准如下:13 岁(含 13 岁)以上人员,原则上同时具备下列条件,并持续 7 天以上:① 体温正常;② 临床症状消失;③ 胸部 X 线影像检查显示病灶明显吸收。12 岁(含 12 岁)以下儿童,应同时具备上述条件,并持续 7 天以上,如自发病至出院不足 21 天的,应住院满 21 天后方可出院。

人感染 H7N9 禽流感患者出院标准如下:① 因基础疾病或并发症较重,需较长时间住院治疗的患者,待人感染 H7N9 禽流感病毒核酸检测连续 2 次阴性后,可转出隔离病房进一步治疗;② 体温正常,临床症状基本消失,呼吸道标本人感染 H7N9 禽流感病毒核酸检测连续 2 次阴性,可以出院。

八、预后

人禽流感的预后与感染的病毒亚型有关。感染 H9N2、H7N7、H7N2、H7N3 的患者大多预后良好，H7N7 型流感病死率约为 1.1%。而感染 H5N1 者预后较差，根据目前资料，H5N1 型流感病死率约为 59.8%，根据现有的临床资料分析，年龄、性别、基础疾病、T 细胞亚群变化、肺部病变面积、动脉血气、并发症、不同治疗措施、入院治疗时间早晚及病毒亚型等均是影响其预后的因素。人感染 H7N9 禽流感重症患者预后差。影响预后的因素可能包括患者年龄、基础疾病、并发症等。

九、预防

减少与禽类接触，尤其是与病、死禽类的接触。因职业关系必须与禽类接触者，应戴口罩和穿防护服。加强禽类疾病和禽类密切接触者的监测。与病、死禽类或新发流感患者有密切接触史者，一旦出现症状，应立即进行流行病学调查，采集患者标本并送至指定实验室检测，同时采取相应防治措施。规范收治新发流感的定点医疗机构的医院感染控制措施。加强检测标本和实验室禽流感病毒毒株的管理，严格执行操作规范，防止实验室感染及传播。目前没有可靠证据证明奥司他韦预防新发流感的有效性，也没有相应的可供临床使用的疫苗。对密切接触者可预防性使用抗流感病毒药物或按中医药辨证施治。

（沈银忠）

【参考文献】

国家卫生计生委办公厅，2017.人感染 H7N9 禽流感诊疗方案（2017 年第 1 版）.（2017 - 01 - 24）[2023 - 3 - 1]. http://www.nhc.gov.cn/yzygj/s3593g/201701/2dbdbc6e82dd4fdfa57508499f61cdfc.shtml.

国家卫生健康委办公厅，2021.人感染动物源性流感预防控制技术指南（试行）.（2021 - 07 - 15）[2023 - 3 - 1]. http://www.nhc.gov.cn/yjb/s7863/202108/97caa77a30de463a91fd014f867156ca.shtml.

Kile J C，Ren R Q，Liu L Q，et al，2017. Update：increase in human infections with novel Asian lineage avian influenza A（H7N9）viruses during the fifth epidemic — China，October 1，2016-August 7，2017. Morb Mortal Wkly Rep，66（35）：928 - 932.

Liem N T，Tung C V，Hien N D，et al，2009. Clinical features of human influenza A（H5N1）infection in Vietnam：2004 - 2006. Clin Infect Dis，8（12）：1639 - 1646.

Shen Y，Lu H，Qi T，et al，2015. Fatal cases of human infection with avian influenza A（H7N9）virus in Shanghai，China in 2013. Biosci Trends，9（1）：73 - 78.

【思考题】
(1) 简述人禽流感的诊断。
(2) 简述人禽流感的治疗。
(3) 简述禽流感病毒的特点。

第十八章

冠状病毒感染

第一节 严重急性呼吸综合征病毒感染

2002年11月,我国广东省发现并报告首例非典型肺炎(atypical pneumonia,AP),这种不明原因的传染病迅速向北京市、中国香港特别行政区及其他地区传播。2003年3月12日,世界卫生组织(WHO)发布全球警告认为同样的疾病在中国香港特别行政区、越南出现,并根据其临床症状特点将这种具有极强的呼吸道传染病命名为严重急性呼吸综合征(severe acute respiratory syndrome,SARS)。SARS是一种新的呼吸道疾病,具有传染性强等特点,我国医务工作者将其命名为传染性非典型肺炎(infectious atypical pneumonia)。在全球实验室的合作努力下,很快明确了引起该疾病的病原为一种新型冠状病毒(coronavirus,SARS-CoV)。严重急性呼吸综合征是由新的冠状病毒引起的急性呼吸系统传染病,主要通过短距离飞沫、接触患者呼吸道分泌物及密切接触传播。临床上以起病急、发热、头痛、肌肉酸痛、干咳少痰和乏力、腹泻为特征,严重者出现气促或呼吸窘迫。

一、病原学

2003年4月16日,WHO宣布,严重急性呼吸综合征的病因是一种新型的冠状病毒,称为SARS相关冠状病毒(SARS-associated coronavirus,SARS-CoV)。冠状病毒(coronavirus)是一类单股正链RNA病毒。电镜下,病毒的包膜有突起呈日冕或皇冠状,故于1968年得以命名。1975年国际病毒命名委员会确定设立冠状病毒科(coronaviridae),下设冠状病毒属(coronavirus)。2014年,国际病毒学分类委员会将冠状病毒科分为4个属,即α、β、γ和δ属。冠状病毒属包括人冠状病毒、猪传染性胃肠炎病毒、猪血凝性脑脊髓炎病毒、猫肠道冠状病毒,狗、牛、兔冠状病毒和禽传染性支气管炎病毒等,引起人和动物呼吸道、消化道和神经系统疾病。它们只感染脊椎动物。能感染人类的主要是人呼吸道冠状病毒和人肠道冠状病毒,分别引起人类上呼吸道感染和腹泻。目前发现的7种可使人类致病的冠状病毒是:经典人冠状病毒229E、人冠状病毒OC43、HCoV-NL63、HCoV-HKU1、MERS-CoV(中东呼吸综合征冠状病毒)、SARS-CoV、SARS-CoV-2。

冠状病毒具有胃肠道、呼吸道和神经系统的嗜性,20%的普通感冒由冠状病毒引起。冠状病毒基因组是已知的RNA病毒中最大的,可达27~31 kb,有3或4种结构性蛋白,即刺突蛋白S,膜蛋白M,小分子膜蛋白E,核衣壳蛋白N及血凝素酯酶HE。冠状病毒主要在冬季和早春流行。病毒感染的潜伏期为2~5天,平均为3天。

电镜下SARS冠状病毒颗粒直径为80~140 nm,周围有鼓槌状冠状突起,突起之间的间隙较宽,病毒外形也呈日冕状,表现出冠状病毒的典型特征。SARS 冠状病毒是一种单股正链 RNA 病毒,其基因组全长含 29 206~29 727 个核苷酸不等,差异很小,氨基酸同源性则更高。我国学者发现 SARS 病毒的 S 蛋白(spike protein)和 M 蛋白(membrane protein)具有很强的变异性,而这两种蛋白质有助于病毒进入人体细胞,其中 S 蛋白具有多方面的功能,它与病毒侵入细胞的过程密切相关,并且是决定病毒抗原性的主要部位,能够刺激机体产生中和抗体和介导细胞免疫反应。系统发生关系进化树分析表明,SARS 病毒蛋白与已知的人类和动物冠状病毒差异较大。

SARS 病毒能在 Vero 细胞和猴肾细胞中培养繁殖。在 Vero 细胞中培养 5 天便可出现细胞病变,在细胞的糙面内质网和囊泡内、质膜表面,细胞外均可见病毒颗粒。将 SARS 病毒接种于猴子,可出现与人类相同的临床表现和病理改变。

SARS 病毒抵抗力较强,突出表现为耐低温,但不耐干燥和紫外线,对热及常用化学消毒剂敏感。在干燥塑料表面最长可活 4 天,尿液中至少 1 天,腹泻患者粪便中至少 4 天。在 4℃温度下培养存活 21 天,−80℃的保存稳定性佳。但当暴露于常用的消毒剂或固定剂后即失去感染性。日常用的消毒剂(如 75% 的乙醇)5 min 就能使病毒失去感染活力,含氯的消毒剂 5 min 可以灭活该病毒。56℃加热 90 min,75℃加热 30 min 能灭活病毒。

SARS 病毒特异性 IgM 和 IgG 抗体在起病后 10~14 天出现。IgM 抗体在急性期或恢复早期达高峰,约 3 个月后消失。IgG 抗体在病程第 3 周即可达高滴度,3 个月后持续高效价。实验证明该抗体可能是保护性抗体,可以中和体外分离到的病毒颗粒。

二、流行病学

(一) 传染源

患者是本病的主要传染源。急性期患者体内病毒含量高,且症状明显,如打喷嚏、咳嗽等,经呼吸道分泌物排出病毒可感染易感者。少数患者有腹泻,排泄物中也有多量病毒,可造成易感者感染。重症患者频频咳嗽、医务人员气管插管、呼吸机辅助呼吸时,患者的呼吸道分泌物可传给他人,成为主要的传染源。尤其值得注意的是,个别患者可造成数十甚至成百接触者染病,被称为"超级传播者"。"超级传播者"的年龄构成主要是 60 岁以上的老年人,特别是合并有糖尿病或肾病的老年患者,这可能与老年患者免疫力低下、体内"病毒载量"大于其他患者有关。

目前认为潜伏期患者和病愈出院的康复者不引起本病的传播。至于隐性感染者是否存在及其作为传染源的意义目前尚不清楚,由于少数患者发病前并无与 SARS 患者的接触史,所以这些人群作为传染源的可能性还是存在的。

我国科学家发现 SARS 病毒基因与野生动物果子狸体内的冠状病毒基因核苷酸序列有 99.8% 的同源性,而后的研究表明中华菊头蝠是该病毒的天然宿主,果子狸是中间宿主。

(二) 传播途径

1. **飞沫传播**　短距离的飞沫传播,是本病的主要传播途径。
2. **接触传播**　易感者通过密切接触患者的呼吸道分泌物、消化道排泄物或其他体液,或者接触被患者污染的物品,均可导致感染。在某些特定的环境因素影响下,患者腹泻物中的病毒可经住宅建筑中的污水排放系统和排气系统造成环境污染,导致较大量的易感者感染。

(三)易感性和免疫力

人群普遍易感。发病者以青壮年居大多数,儿童较少见。患者家庭成员和收治本病的医务人员属高危人群。本病康复后尚无再次发病的报告,提示患病后可能获得一定程度免疫。

(四)流行特征

本病本次流行发生于冬末春初。有明显的家庭和医院聚集发病现象。社区发病以散发为主,偶见点状暴发流行。主要流行于人口密度集中的大都市,农村地区甚少发病。2003年后曾有研究人员在收有SARS病毒标本的实验室染病的报告。

三、发病机制

目前严重急性呼吸综合征的发病机制尚不清楚。SARS发病可能经过病毒侵入、复制阶段,过度免疫应答阶段和急性肺损伤几个阶段。有两种因素在SARS的发病中起重要作用:病毒本身的作用;机体异常的免疫反应所导致的超敏损伤。起病早期可出现病毒血症,从体外病毒培养分离过程中可观察到对细胞的致病性,推测在人体内的SARS病毒可能对肺组织细胞有直接的损害作用,炎症细胞及其释放的炎症介质及细胞因子均可导致细胞损害。SARS患者发病期间$CD4^+$和$CD8^+$T淋巴细胞均明显下降,表明细胞免疫可能受损,而临床上应用皮质类固醇可以改善肺部炎症反应,减轻临床症状,据以上现象推断,SARS病毒感染所诱导的免疫损伤可能也是本病发病的主要原因。

本病肺部的病理改变明显,肺部呈典型的急性呼吸窘迫综合征(ARDS)改变。双肺明显膨胀,镜下以弥漫性肺泡损伤病变为主,有肺水肿及透明膜形成。这一疾病的早期即可出现伴有透明膜形成的肺水肿,提示早期即有ARDS的征兆。病程3周后有肺泡内机化及肺间质纤维化,造成肺泡纤维闭塞。可见小血管内微血栓和肺出血、散在的小叶性肺炎、肺泡上皮脱落、增生等病变。肺门淋巴结多充血、出血及淋巴组织减少。在大多数患者肺泡灌洗液中可见到病毒颗粒。

四、临床表现

潜伏期通常为2周以内,一般为2～10天。起病急,以发热为首发症状,可有畏寒,体温常超过38℃,呈不规则热或弛张热,稽留热等,热程多为1～2周;伴有头痛、肌肉酸痛、全身乏力和腹泻,常无鼻塞、流涕等上呼吸道卡他症状。起病3～7天后出现干咳、少痰,偶有血丝痰,肺部体征不明显,部分患者可闻少许湿啰音。病情于10～14天达到高峰,发热、乏力等感染中毒症状加重,并出现频繁咳嗽,气促和呼吸困难,略有活动则气喘、心悸,被迫卧床休息。这个时期易发生呼吸道的继发感染。病程进入2～3周后,发热渐退,其他症状与体征减轻乃至消失。肺部炎症的吸收则较为缓慢,体温正常后仍需2周左右才能完全吸收并恢复正常。83例SARS病例临床分析发现:所有患者都有发热,59%的患者有畏寒、寒战,38.6%的患者有肌肉疼痛,74.4%的患者有呼吸困难,81.3%的患者有咳嗽,2.2%的患者有腹泻。

轻型患者临床症状轻,病程短。重症患者病情重,进展快,易出现呼吸窘迫综合征。

儿童患者的病情似较成人轻,主要以咳嗽为主,病程短,胸片表现也轻,而且阴影吸收快。有少数患者不以发热为首发症状,尤其是有近期手术史或有基础疾病的患者。

五、辅助检查

(一)实验室检查

1. 血常规检查　病程初期到中期白细胞计数通常正常或下降,淋巴细胞则常见减少,部分病例血小板亦减少。T细胞亚群中CD3$^+$、CD4$^+$及CD8$^+$T淋巴细胞均显著减少。疾病后期多能恢复正常。

2. 血液生化检查　丙氨酸氨基转移酶(ALT)、乳酸脱氢酶(LDH)及其同工酶等均可不同程度升高,血气分析可发现血氧饱和度降低。

3. 血清学检测　间接荧光抗体法(IFA)和酶联免疫吸附法(ELISA)来检测血清中SARS病毒特异性抗体。研究表明,两种方法对IgG型抗体检测的敏感性约为91%,特异性约为97%。IgG型抗体在起病后第1周检出率低或检不出,第2周末检出率80%以上,第3周末95%以上,且效价持续升高,在病后第3个月仍保持很高的滴度。

4. 分子生物学检测　用反转录聚合酶链反应(RT-PCR)检查患者血液、呼吸道分泌物、大便等标本中SARS冠状病毒的RNA。

5. 细胞培养分离病毒　将患者标本接种到Vero或猴肾细胞中进行培养,分离到病毒后,还应以RT-PCR来鉴定是否为SARS病毒。

(二)影像学检查

本病最初的胸片表现为片状浸润阴影和间质性炎症改变,病初期常呈单灶病变,短期内病灶迅速增多,常累及双肺或单肺多叶。部分患者进展迅速,呈大片状阴影。双肺周边区域累及较为常见,而胸腔积液、空洞形成及肺门淋巴结增大等表现较少见。对临床恶化的患者进行连续的胸部拍片后显示在发病后7~10天肺部浸润呈持续性发展。但多数患者经过治疗后肺部阴影逐渐吸收。对于胸片无病变而临床又怀疑为本病的患者,1~2天内要复查胸部X线检查。胸部CT检查以玻璃样改变最多见。肺部阴影吸收、消散较慢;阴影改变与临床症状体征有时可不一致。

六、诊断

严重急性呼吸综合征的诊断应结合流行病学史、临床表现、初步的实验室检查及诊断性治疗等情况来进行。我国卫生部2003年5月颁布的严重急性呼吸综合征的诊断标准如下:

(一)诊断依据

1. 流行病学资料　① 与发病者有密切接触史,或属受传染的群体发病者之一,或有明确传染他人的证据。② 发病前2周内曾到过或居住于报告有严重急性呼吸综合征患者并出现继发感染疫情的区域。

2. 症状与体征　起病急,以发热为首发症状,体温一般>38℃,偶有畏寒;可伴有头痛、关节酸痛、肌肉酸痛、乏力、腹泻;常无上呼吸道卡他症状;可有咳嗽,多为干咳、少痰,偶有血丝痰;可有胸闷,严重者出现呼吸加速,气促,或明显呼吸窘迫。肺部体征不明显,部分患者可闻及少许湿啰音,或有肺实变体征。有少数患者不以发热为首发症状。

3. 实验室检查　　外周血白细胞计数一般不升高或降低;常有淋巴细胞数减少。

4. 胸部 X 线检查　　肺部有不同程度的片状、斑片状浸润性阴影或呈网状改变,部分患者进展迅速,呈大片状阴影;常为多叶或双侧改变,阴影吸收消散较慢;肺部阴影与症状体征可不一致。若检查结果阴性,1～2 天后应予复查。

5. 抗菌药物治疗无明显效果。

（二）诊断标准

1. 疑似诊断病例　　符合上述诊断依据 1①＋2＋3,或 1②＋2＋4,或 2＋3＋4。

2. 临床诊断病例　　符合上述 1①＋2＋4 及以上,或 1②＋2＋3＋4,或 1②＋2＋4＋5。

3. 医学观察病例　　符合上述 1②＋2＋3。

4. 重症严重急性呼吸综合征　　符合下述标准中的 1 条即可诊断为重症严重急性呼吸综合征:① 呼吸困难,呼吸频率＞30 次/分;② 低氧血症,在吸氧 3～5 L/分条件下,动脉血氧分压(PaO_2)＜70 mmHg,或动脉血氧饱和度(SpO_2)＜93％;或已可诊断为急性肺损伤(ALI)或急性呼吸窘迫综合征(ARDS);③ 多叶病变且病变范围超过 1/3 或胸部 X 线检查显示 48 h 内病灶进展＞50％;④ 休克或多器官功能障碍综合征(MODS);⑤ 具有严重基础疾病,或合并其他感染性疾病,或年龄＞50 岁。

（三）病原学检测

1. 病毒分离培养　　通过细胞培养方法从患者临床标本中分离到 SARS 病毒,是感染的可靠证据,结合临床表现,可做出诊断。

2. 核酸检测　　以反转录聚合酶链反应(RT－PCR)检测患者 SARS 病毒核酸。

3. 抗体检测　　用 IFA 和 ELISA 检测 SARS 患者血清特异性抗体,急性期阴性而恢复期阳性,或者恢复期抗体滴度比急性期升高 4 倍或以上时,可以作为确定诊断的依据。检测阴性的结果,不能作为排除本病诊断的依据。

七、鉴别诊断

临床上要注意排除上呼吸道感染、流行性感冒、新冠肺炎、细菌性或真菌性肺炎、获得性免疫缺陷综合征合并肺部感染、军团菌病、肺结核、流行性出血热、肺部肿瘤、非感染性间质性肺疾病、肺水肿、肺不张、肺栓塞、肺嗜酸粒细胞浸润、肺血管炎等临床表现类似的呼吸系统疾患。鉴别主要有赖于病原学检测。

八、治疗

本病的治疗主要是对症支持治疗。

1. 按呼吸道传染病隔离和护理　　疑似病例与临床诊断病例分开收治。密切观察病情变化。提供足够的维生素和热量,保持水、电解质平衡。

2. 一般治疗　　主要措施包括:① 卧床休息。② 避免剧烈咳嗽、咳嗽剧烈者给予镇咳;咳痰者给予祛痰药。③ 发热超过 38.5℃者,可使用解热镇痛药,儿童忌用阿司匹林,因可能引起雷耶(Reye)综合征;或给予冰敷、酒精擦浴等物理降温。④ 有心、肝、肾等器官功能损害,应做相应的处理。

3. 充分氧疗　　出现气促或 PaO_2＜70 mmHg 或 SpO_2＜93％者,应给予持续鼻导管或面罩吸氧或高流量吸氧,必要时气管插管或切开给氧或呼吸机给氧。

4. 糖皮质激素的应用　　应用糖皮质激素治疗的指征:有严重中毒症状,高热持续3天不退;48 h内肺部阴影面积扩大超过50%;有急性肺损伤(ALI)或出现 ARDS。一般成人剂量相当于甲泼尼龙每天80~320 mg,必要时可适当增加剂量,大剂量应用时间不宜过长。具体剂量及疗程应根据病情调整,待病情缓解或胸片阴影有所吸收后逐渐减量停用。建议采用半衰期短的糖皮质激素。注意糖皮质激素的不良反应,尤其是大剂量应用时警惕血糖升高,真菌感染及出现骨坏死等。儿童应慎用。激素的确切疗效尚待进一步观察和研究。

5. 治疗并发和(或)继发细菌感染　　根据临床情况和可能的病原体,选用适当的抗感染药物等。

6. 早期可试用抗病毒药物　　目前推荐使用利巴韦林,但其疗效仍待观察和研究。

7. 重症病例的处理　　应收住重症监护病房(ICU)进行治疗,多学科协作,中西医结合治疗,做好器官功能支持,充分氧疗,维持水电解平衡等。重症患者可试用增强免疫功能的药物;恢复期患者血清疗法只在个别患者使用过,其疗效和风险尚无充分评估;丙种球蛋白对继发感染者有一定功效;胸腺素和干扰素等药,其疗效与风险需进一步评估。

8. 严重急性呼吸综合征病例出院参考标准　　同时具备下列3个条件:体温正常7天以上、呼吸系统症状明显改善、X线影像有明显吸收。

九、预后

本病是自限性疾病,绝大多数 SARS 患者预后良好,大部分患者经综合性治疗后出现缓解或痊愈出院。少数患者可进展至急性呼吸窘迫综合征甚至死亡。我国患者的病死率约7%,全球平均病死率约11%。重症患者、患有其他基础疾病者及年龄大的患者病死率明显升高。

十、预防

(一) 控制传染源

1. 疫情报告　　我国已将严重急性呼吸综合征列入《中华人民共和国传染病防治法》法定传染病范畴,规定按甲类传染病进行隔离治疗和管理。发现或怀疑本病时,应尽快向卫生防疫机构报告。做到早发现、早隔离、早治疗。

2. 隔离治疗患者　　对临床诊断病例和疑似诊断病例应在定点医院按呼吸道传染病分别进行隔离观察和治疗。

3. 隔离观察密切接触者　　对医学观察病例和密切接触者,应在指定地点接受隔离观察,为期为14天。

(二) 切断传播途径

主要采取以下措施:① 社区综合性预防:开展本病的科普宣传;减少大型群众性集会或活动,保持公共场所通风换气、空气流通;排除住宅建筑污水排放系统淤阻隐患;对患者的物品、住所及逗留过的公共场所进行充分的消毒处理。② 保持良好的个人卫生习惯,不随地吐痰,避免在人前打喷嚏、咳嗽、清洁鼻子,且事后应洗手;确保住所或活动场所通风;勤洗手;避免去人多或相对密闭的地方;有咳嗽、咽痛等呼吸道症状或须外出到医院,以及其他人多的场所时,应注意戴口罩;避免与人近距离接触。③ 医院应注意做好预检分诊和发热门诊的规范管理,严防交叉感染,注意职业防护。

(三)保护易感人群

保持乐观稳定的心态,均衡饮食,多喝汤饮水,注意保暖,避免疲劳,足够的睡眠,以及在空旷场所作适量运动等,这些良好的生活习惯有助于提高人体对严重急性呼吸综合征的抵抗能力。尚无效果肯定的预防药物可供选择。目前尚无有效疫苗可以应用。

(沈银忠)

【参考文献】

李黔,李鹏飞,张鹏,等,2003.SARS 的临床和治疗进展.北京大学学报(医学版),35:113-117.

马亦林,2018.冠状病毒的特性及其致病性研究进展.中华临床感染病杂志,11(4):305-315.

唐小平,2018.传染性非典型肺炎//卢洪洲,梁晓峰.新发传染病.第3版.北京:人民卫生出版社:100-112.

中华人民共和国卫生部,2008.传染性非典型肺炎诊断标准.(2008-09-01)[2023-03-01].http://www.nhc.gov.cn/wjw/s9491/200802/38821/files/b47967fb854145ccbf978bd86dfa6d19.pdf.

【思考题】

(1) 简述严重急性呼吸综合征的诊断标准。

(2) 简述严重急性呼吸综合征的治疗方案。

(3) 简述严重急性呼吸综合征的预防。

第二节　新型冠状病毒感染

新型冠状病毒感染(COVID-19)是由一种由冠状病毒(SARS-CoV-2)引起的以急性呼吸道症状为主要临床表现的呼吸道传染病。该病以病毒损伤肺部导致的低氧血症为主要特征,也可能出现无肺炎表现的轻症患者以及多脏器损害的重症患者。在我国之前又称为新型冠状病毒肺炎,2022 年 12 月,将新型冠状病毒肺炎更名为新型冠状病毒感染。

2020 年 1 月 20 日,我国将新型冠状病毒肺炎列入《中华人民共和国传染病防治法》法定传染病范畴,纳入乙类传染病,同时将新型冠状病毒肺炎纳入《中华人民共和国国境卫生检疫法》规定的检疫传染病管理。2023 年 1 月 8 日起,我国将新型冠状病毒感染从"乙类甲管"调整为"乙类乙管"。

一、病原学

SARS-CoV-2 属冠状病毒科,基因组大小约为 29 891 个核苷酸,系单股正链 RNA 病毒。冠状病毒颗粒呈不规则形状,直径 60～220 nm,平均直径为 100 nm,呈球形或椭圆形,具有多形性。病毒颗粒外包着双层脂质囊膜,膜表面有三种糖蛋白:刺突蛋白(spike protein,S)、包膜蛋白(envelope protein,E)、膜蛋白(membrane protein,M)。SARS-CoV-2 基因组依次为 5′-复制酶-结构蛋白-[刺突-包膜-膜-核衣壳]-3′,具有 12 个潜在 ORF,与来自中华菊头蝠的蝙蝠 SARS 样冠状病毒最为相似,同源性达 85% 以上。

二、流行病学

该病 2019 年末在中国武汉首先被报道,并迅速扩展至湖北省和整个中国。在亚洲、欧洲、北美洲和大洋洲相继出现该病的暴发流行,演变为全球大流行。截至 2023 年 3 月初,全球报道累计确诊超过 7 亿 5 千万例,累计死亡超过 685 万例。

(一)传染源

COVID-19 患者及无症状感染者均可传播 SARS-CoV-2,在潜伏期即有传染性,发病后 5 天内传染性较强。

(二)传播途径

经呼吸道飞沫和密切接触传播是主要的传播途径,在相对封闭的环境中经气溶胶传播,接触被病毒污染的物品后也可造成感染。

(三)易感人群

人群普遍易感。老年人和其他慢性基础疾病的脆弱人群感染后重症发生率高,病死率显著高于非脆弱人群。

(四)流行特征

SARS-CoV-2 在人群中的传播性较强。与其他病毒一样,也会发生变异,某些变异会影响病毒生物学特性。截至 2023 年 3 月,世界卫生组织(WHO)提出的"关切的变异株"(variant of concern,VOC)有 5 个,分别为阿尔法(Alpha)、贝塔(Beta)、伽玛(Gamma)、德尔塔(Delta)和奥密克戎(Omicron)。目前,奥密克戎变异株仍是全球疫情的优势流行株,现有研究提示,奥密克戎变异株平均潜伏期缩短,多为 2~4 天,传播能力更强,传播速度更快,感染剂量更低,具有更强的免疫逃逸能力,但致病力相对减弱,现有疫苗对预防该变异株所致的重症和死亡仍有效。

三、发病机制

SARS-CoV-2 病毒表面的刺突蛋白能与宿主细胞受体血管紧张素转换酶 2 相结合,介导病毒进入细胞,因此人体 ACE2 基因高表达的细胞如Ⅱ型肺泡细胞(AT2)、心肌细胞、肾脏近端小管细胞等易受到病毒感染。

病毒感染破坏了支气管及肺泡中的上皮-内皮屏障,造成肺泡-毛细血管氧传递功能障碍和氧扩散能力受损。而在危重症 COVID-19 患者中,存在严重的凝血功能障碍,易出现肺部和全身性的毛细血管内血栓形成,并和脓毒血症一起进一步导致多脏器衰竭。

四、临床表现

感染 SARS-CoV-2 后潜伏期为 1~14 天,多为 3~7 天。以咽干、咽痛、咳嗽、发热为主要表现。部分患者可以表现为鼻塞、流涕、嗅觉味觉减退或丧失、结膜炎、肌肉疼痛和腹泻等。重症患者多在发病 5~7 天后出现呼吸困难和(或)低氧血症,严重者可快速进展为急性呼吸窘迫综合征、脓毒血症休克、难以纠正的代谢性酸中毒和出凝血功能障碍及多器官功能衰竭等。

轻型患者可表现为低热、轻微乏力、嗅觉及味觉障碍等,无肺炎表现。在感染新型冠状病毒后也可无明显临床症状。曾接种过疫苗者及感染奥密克戎变异株者以无症状及轻症为主。有临床症状者主要表现为中低度发热、咽干、咽痛、鼻塞、流涕等上呼吸道感染症状。

多数患者预后良好,少数患者病情危重,多见于老年人、有慢性基础疾病者、晚期妊娠和围生期女性、肥胖人群。

除了严重的肺炎导致的呼吸衰竭,COVID-19 患者还可能出现心脏、脑、肝脏、肾脏和凝血功能损伤。儿童 COVID-19 患者则特别需要警惕多系统炎性综合征(MIS-C)这一致死率高但可早期通过药物控制的并发症。

五、辅助检查

(一) 实验室检查

发病早期患者外周血白细胞总数正常或减少,淋巴细胞计数减少,部分患者可出现肝功能异常,乳酸脱氢酶、肌酶、肌红蛋白和肌钙蛋白增高。多数患者 CRP 和 ESR 水平升高,降钙素原水平正常。严重者 D-二聚体水平升高,其他出凝血指标异常,乳酸水平升高,外周血淋巴细胞和 $CD4^+T$ 淋巴细胞进行性减少,以及电解质紊乱、酸碱失衡等,以代谢性碱中毒多见。在病情进展阶段可出现炎症细胞因子(如 IL-6、IL-8 等)水平升高。

目前确诊 SARS-CoV-2 感染主要依靠病毒核酸 PCR 的阳性结果。其中鼻咽拭子核酸检查中,敏感性在 SARS-CoV-2 暴露后 4 天为 33%,出现症状当天为 62%,症状发生后 3 天为 80%。出现假阳性的主要原因是样本采集技术、采集时间和样本来源等。

(二) 影像学检查

早期呈现多发小斑片影及间质改变,以肺外带明显。进而发展为双肺多发磨玻璃影、浸润影,严重者可出现肺实变,胸腔积液少见。MIS-C 时,心功能不全患者可见心影增大和肺水肿。

六、诊断

1. **诊断原则**　　根据流行病学史、临床表现、实验室检查等综合分析,作出诊断。新冠病毒核酸检测阳性为确诊的首要标准。

2. **诊断标准**

(1) 具有新型冠状病毒感染的相关临床表现。

(2) 具有以下一种或多种病原学、血清学检查结果:① 新冠病毒核酸检测阳性;② 新冠病毒抗原检测阳性;③ 新冠病毒分离、培养阳性;④ 恢复期新冠病毒特异性 IgG 抗体水平为急性期 4 倍或以上升高。

七、鉴别诊断

鉴别诊断主要与流行性感冒病毒、副流感病毒、腺病毒、呼吸道合胞病毒、鼻病毒、人偏肺病毒、严重急性呼吸综合征(severe acute respiratory syndrome, SARS)冠状病毒等其他已知病毒性肺炎鉴别,与肺炎支原体、衣原体肺炎和细菌性肺炎等鉴别。此外,还要与非感染性疾病,如血管炎、皮肌炎等结缔组织疾病引起的肺间质性病变和机化性肺炎等鉴别。

八、治疗

根据病情确定隔离管理和治疗场所,有重型高危因素的病例应在医院住院治疗,其中重型、危重型病例应当尽早收入 ICU 治疗,有高危因素且有重症倾向的患者也可收入 ICU 治疗。

患者应当以卧床休息为主,加强支持治疗,保证充分能量和营养摄入;注意水、电解质平衡,维持内环境稳定。密切监测生命体征,特别是静息和活动后的指氧饱和度等。根据病情监测血常规、尿常规、CRP、生化指标(肝酶、心肌酶、肾功能等)、凝血功能、动脉血气分析、胸部影像学等。根据病情给予规范有效氧疗措施,避免盲目或不恰当使用抗菌药物。

以奈玛特韦/利托那韦、阿兹夫定、莫诺拉韦为代表的口服小分子抗病毒药物和以安巴韦单抗/罗米司韦单抗注射液为代表的中和抗体药物均已经在我国获批紧急授权使用,用于治疗轻型和普通型且伴有进展为重型高风险因素的成人和青少年患者。COVID-19 人免疫球蛋白和康复者恢复期血浆可在病程早期用于有高危因素、病毒载量较高、病情进展较快的患者。

对于氧合指标进行性恶化、影像学进展迅速、机体炎症反应过度激活状态的重型和危重型患者,酌情短期内(不超过 10 天)使用糖皮质激素,建议地塞米松每天 5 mg 或甲泼尼龙每天 40 mg,避免长时间、大剂量使用糖皮质激素,以减少不良反应。对于重型、危重型且实验室检测 IL-6 水平升高者可试用白细胞介素 6(IL-6)抑制剂托珠单抗。抗凝剂可用于预防血栓栓塞并发症,以及保护血管。

一旦患者进展到重症和危重症,在上述治疗的基础上,积极防治并发症,治疗基础疾病,预防继发感染,及时进行器官功能支持。具有重症高危因素、病情进展较快的普通型,重型和危重型患者,应当给予规范的俯卧位治疗。需积极给予氧疗和呼吸支持,插管有创机械通气患者应加强气道管理,必要时采用 ECMO,同时加强循环功能的保护与维持、减轻肺间质炎症、注意肾脏及肠道功能的保护,防治"细胞因子风暴"。

九、预后

绝大多数患者可以康复。重症发生率和病死率在不同人群中有显著差别,尤其是不同年龄患者病死率不同,病死率随着年龄增长逐渐升高。接种 COVID-19 疫苗是降低重症发生率和病死率的有效手段。

十、预防

(一) 控制传染源

(1) 医院应设置独立的发热门诊,加快对疑似患者的诊断和排除流程。

(2) 按呼吸道传染病要求对确诊患者进行收治,按病情轻重分类管理。

(3) 加强密接者筛查。

（4）加强社区的管理。

（二）切断传播途径

1. 院内传播防控措施

（1）避免院内传播：医院加强发热门诊，留观病房等诊疗专区的院感管理。

（2）医务人员采取科学规范的个人防护措施，依据岗位不同选用适宜的防护用品，熟练地掌握个人防护用品的使用流程。合理配置医务人员保证轮岗和休息时间。

（3）加强患者就诊管理，严格探视制度。对于住院患者要实行入院前评估，减少不必要的陪护人员，严格探视制度。

2. 社区综合预防措施

（1）佩戴口罩。

（2）保持良好的个人卫生习惯，勤洗手。咳嗽、打喷嚏时要用手肘或纸巾盖住口鼻，避免触摸眼睛、鼻子和嘴巴。

（3）与他人保持至少1米的距离，尤其是咳嗽、打喷嚏和发烧者。

（4）尽量减少外出活动。

（5）室内空气经常通风换气，促进空气流通。

（三）保护易感人群

接种 COVID-19 疫苗可以减少感染和发病，是降低重症和死亡发生率的有效手段，符合接种条件者均应接种。符合加强免疫条件的接种对象，应及时进行加强免疫接种。良好的生活习惯、保证充足的睡眠、调整心态避免紧张和压力、在保证休息的前提下适量运动增强体质和自身免疫力是可行的办法。

（王新宇　张文宏）

【参考文献】

国家卫生健康委办公厅，国家中医药局综合司，2023.关于印发新型冠状病毒感染诊疗方案(试行第十版)的通知.(2023-01-05)[2023-03-01].http://www.nhc.gov.cn/xcs/zhengcwj/202301/32de5b2ff9bf4eaa88e75bdf7223a65a.shtml.

国务院联防联控机制综合组，2023.关于印发新型冠状病毒感染防控方案(第十版)的通知.(2023-01-07)[2023-03-01].http://www.nhc.gov.cn/xcs/zhengcwj/202301/bdc1ff75feb94934ae1dade176d30936.shtml.

上海市新型冠状病毒病临床救治专家组，2020.上海市2019冠状病毒病综合救治专家共识.中华传染病杂志，38(03)：134-138.

张文宏，2020.2019冠状病毒病——从基础到临床.上海：复旦大学出版社.

第十九章

获得性免疫缺陷综合征

获得性免疫缺陷综合征(acquired immunodeficiency syndrome，AIDS)简称为艾滋病，是由人类免疫缺陷病毒(human immunodeficiency virus，HIV)感染引起的一种以免疫功能缺陷为主要表现的传染病。HIV 特异性地侵犯 CD4$^+$ T 淋巴细胞，使 CD4$^+$ T 淋巴细胞数量进行性减少，最终导致以细胞免疫功能缺陷为主要表现的免疫功能异常。艾滋病于 1982 年定名，1983 年发现其病原体。机体感染 HIV 后经过急性感染期、无症状期后，最后进入艾滋病期，临床上主要表现为各种机会感染和肿瘤。

一、病原学

HIV 是 1983 年由法国巴斯德研究所发现，1986 年国际病毒分类委员会统一命名 HIV。HIV 是单链 RNA 病毒，属于反转录病毒科慢病毒属中的人类慢病毒组，为直径 100～120 nm 球形颗粒，由核心和包膜两部分组成。核心包括两条单股 RNA 链、核心结构蛋白和病毒复制所必需的酶类，含有反转录酶(RT，P51/P66)，整合酶(IN，P32)和蛋白酶(PR，P10)。核心外面为病毒衣壳蛋白(P24，P17)。病毒的最外层为包膜，其中嵌有 gp120(外膜糖蛋白)和 gp41(跨膜糖蛋白)两种糖蛋白。gp120 的下端与贯穿病毒包膜的跨膜蛋白 gp41 相连接，gp120 在分子构型上有一个小凹陷是与 CD4 分子结合的部位。gp41 协助 HIV 进入宿主细胞。

HIV 基因全长约 9.8 kb，含有 *gag*、*pol*、*env* 3 个结构基因，2 个调节基因(*tat* 反式激活因子、*rev* 毒粒蛋白表达调节子)和 4 个辅助基因(*nef* 负调控因子、vpr 病毒 r 蛋白、vpu 病毒 u 蛋白和 *vif* 毒粒感染性因子)，其中 *vpu* 为 HIV-1 型所特有，而 *vpx* 为 HIV-2 型所特有。

HIV 是一种变异性很强的病毒，各基因的变异程度不同，*env* 基因变异率最高。HIV 发生变异的主要原因包括反转录酶无校对功能导致的随机变异；宿主的免疫选择压力；不同病毒 DNA 之间、病毒 DNA 与宿主 DNA 之间的基因重组；以及药物选择压力，其中不规范的抗病毒治疗是导致耐药性的重要原因。

根据 HIV 基因差异，分为 HIV-1 型和 HIV-2 型，两型间氨基酸序列的同源性达 40%～60%。目前全球流行的主要是 HIV-1。HIV-1 可进一步分为不同的亚型，包括 M 亚型组(主要亚型组)、O 亚型组和 N 亚型组，其中 M 组有 A、B、C、D、E、F、G、H、I、J、K 11 个亚型。HIV-2 的生物学特性与 HIV-1 相似，但其传染性较低，引起的艾滋病临床进展较慢，症状较轻。HIV-2 型至少有 A、B、C、D、E、F、G 7 个亚型。

我国以 HIV-1 为主要流行株，已发现的有 A、B(欧美 B)、B′(泰国 B)、C、D、F、G、H、J 和 K 10 个亚型，还有不同流行重组型(CRF)和独特重组型(URF)。分子流行病学调查显示我国 HIV-1 主要流行的亚型为 CRF07_BC、CRF01_AE、CRF08_BC 和 B 亚型。

HIV-2 型主要集中在非洲西部区域,目前尚未形成全球性扩散,但从 1999 年起在我国部分地区已发现有少量 HIV-2 型感染者,随后多地报道 HIV-2 输入性病例。

HIV 需借助于易感细胞表面的受体进入细胞,包括第一受体(CD4,主要受体)和第二受体(CCR5 和 CXCR4 等辅助受体)。根据 HIV 对辅助受体利用的特性将 HIV 分为 X4 和 R5 毒株。R5 型病毒通常只利用 CCR5 受体,而 X4 型病毒常常同时利用 CXCR4、CCR5 和 CCR3 受体,有时还利用 CCR2b 受体。CCR5 和 CXCR4 在某些 T 淋巴细胞亚群上差异性表达,记忆 T 淋巴细胞高表达 CCR5,但初始 T 淋巴细胞不表达 CCR5,而这两类细胞均表达 CXCR4。巨噬细胞和树突状细胞高表达 CCR5。在疾病的早期阶段 HIV 常利用 CCR5 作为辅助受体,而在疾病进展到晚期时病毒常利用 CXCR4 作为辅助受体。

HIV 既有嗜淋巴细胞性又有嗜神经性,主要感染 CD4$^+$T 淋巴细胞,也能感染单核-巨噬细胞、B 细胞和小神经胶质细胞、骨髓干细胞等。HIV 侵入人体数周至 6 个月后产生抗 HIV 抗体,但此抗体不是中和抗体,而表示机体已被 HIV 感染,因为血清中同时存在抗-HIV 和病毒血清均有传染性。

HIV 在外界环境中的生存能力较弱,对物理因素和化学因素的抵抗力较低。因此,对 HBV 有效的消毒和灭活方法均适用于 HIV。除此之外,75% 的酒精也可灭活 HIV,但紫外线或 γ 射线不能灭活 HIV。HIV 对热很敏感,对低温耐受性强于高温。56℃ 处理 30 min 可使 HIV 在体外对人的 T 细胞失去感染性,但不能完全灭活血清中的 HIV;100℃ 20 min 可将 HIV 完全灭活。

二、流行病学

自 1981 年美国报告首例 AIDS 病例以来,全球几乎所有的国家均有本病报告 80 多个国家报道了本病。联合国艾滋病规划署(UNAIDS)估计,截至 2020 年底全球现存活 HIV 感染/AIDS 患者 3 770 万,当年新发 HIV 感染者 150 万,有 2 750 万人正在接受抗病毒治疗(antiretroviral therapy, ART,俗称“鸡尾酒疗法”)。联合国 2021 年提出的“到 2030 年终结艾滋病流行的政治宣言”承诺:将预防作为优先事项,确保到 2025 年,有效的艾滋病综合预防方案涵盖 95% 的有 HIV 感染风险者;承诺 2030 年前实现“三个 95%”目标,即 95% 的 HIV 感染者能得到确诊,95% 的确诊者能获得 ART,以及 95% 的接受治疗者体内病毒得到抑制;承诺 2025 年之前消除 HIV 母婴传播;承诺到 2025 年,将每年新增 HIV 感染病例控制在 37 万例以下,将每年 AIDS 死亡病例控制在 25 万例以下,并消除与 HIV 相关的一切形式的污名化与歧视,到 2030 年实现终结艾滋病流行的目标。

HIV 传播需要接触包含游离的病毒或者被感染细胞的体液,尤其是血液、精液、阴道分泌物、母乳、唾液、伤口或皮肤和黏膜损伤的渗出物。病毒载量越高越容易造成传播。日常生活和工作接触包括握手、拥抱、共用办公用具,以及共用马桶圈、卧具、浴池等均不会传播 HIV,接吻、共同进餐、咳嗽或打喷嚏等也不会传播。蚊子不是 HIV 的适宜宿主,HIV 在蚊中不繁殖,蚊虫叮咬不会传播 HIV。

HIV 感染者和艾滋病患者是本病的唯一传染源。患者的传染性最强,无症状期 HIV 感染者在流行病学上意义更大。病毒主要存在于血液、精液、子宫和阴道分泌物中。乳汁、唾液、泪水等均能检出病毒。世界公认的艾滋病的传播途径只有三种,即性传播、血液传播及母婴传播。人群对 HIV 普遍易感,各个年龄均可感染,但同性恋和性乱交者,静脉毒瘾者,血友病患者,接受可疑血、血制品或器官移植者,以及 13 岁以下儿童其双亲或双亲之一是 HIV 感染者,受感染的危险比较大,属高危人群,发病年龄主要为 40 岁以下的青壮年。

三、发病机制与病理

(一) 发病机制

HIV 对 CD4$^+$T 淋巴细胞(包括淋巴细胞、单核细胞及巨噬细胞等)有特殊的亲嗜性。根据 HIV 株对不同类型细胞的亲嗜性,可将之分为嗜 T 细胞毒株(X4 型)、嗜巨噬细胞毒株(R5 型)和双嗜性毒株(X4R5 型)。R5 型病毒通常只利用 CCR5 受体,而 X4 型和 X4R5 型病毒常常同时利用 CXCR4、CCR5 和 CCR3 受体,有时还利用 CCR2b 受体作为辅助受体。

1. HIV 进入细胞和复制的过程　　HIV 需借助于易感细胞表面的受体进入细胞,包括第一受体(CD4)和第二受体。HIV-1 的外膜糖蛋白 gp120 首先与第一受体结合,然后 gp120 再与第二受体结合,gp120 构象改变,与 gp41 分离,最终导致 HIV 与宿主细胞膜融合进入细胞。HIV 进入人体后,在 24~48 h 内到达局部淋巴结,5 天左右在外周血中可以检测到病毒成分。继而产生病毒血症,导致急性感染。

HIV-1 感染人体后,选择性地吸附于靶细胞的 CD4 受体上,在辅助受体的帮助下进入宿主细胞。病毒 RNA 在反转录酶作用下,形成 cDNA,在 DNA 聚合酶作用下形成双股 DNA,在整合酶的作用下,新形成的非共价结合的双股 DNA 整合入宿主细胞染色体 DNA 中。这种整合的病毒双股 DNA 即前病毒。前病毒被活化而进行自身转录时,病毒 DNA 转录形成 RNA,一些 RNA 经加帽加尾成为病毒的子代基因组 RNA;另一些 RNA 经拼接成病毒 mRNA,在细胞核蛋白体上转译成病毒的结构蛋白和非结构蛋白,合成的病毒蛋白在内质网核糖体进行糖化和加工,在蛋白酶作用下裂解,产生子代病毒的蛋白和酶类。Gag 蛋白与病毒 RNA 结合装配成核壳体,通过芽生从胞质膜释放时获得病毒体的包膜,形成成熟的病毒颗粒。

由于机体的免疫系统不能完全清除病毒,形成慢性感染,在临床上可表现为典型进展者、快速进展者和长期不进展者三种转归。影响 HIV 感染临床转归的主要因素有病毒、宿主免疫和遗传背景等。

2. CD4$^+$T 淋巴细胞受损伤的机制

(1) 直接损伤:HIV 在细胞内大量复制,导致细胞溶解或破裂。

(2) 间接损伤:受感染的 CD4$^+$T 细胞中的 HIV-env 基因编码 gp120 和 gp41,使受染的细胞表面有 gp120 表达,后者可与邻近未受感染的 CD4$^+$T 淋巴细胞结合,形成融合细胞使细胞膜通透性改变,细胞发生溶解破坏。

(3) 骨髓干细胞受损:HIV 可以感染破坏干细胞,使 CD4$^+$T 淋巴细胞产生减少。

(4) 免疫损伤:血液中游离的 gp120 可以与 CD4$^+$T 淋巴细胞结合,使之成为靶细胞而被免疫细胞攻击。

(5) 其他机制:HIV 引起的 CD4$^+$T 淋巴细胞凋亡;HIV 感染导致胸腺组织的萎缩和胸腺细胞的死亡等。

3. HIV 对单核-巨噬细胞、B 细胞、自然杀伤细胞的影响　　HIV 可以感染并破坏单核-巨噬细胞系统,巨噬细胞具有抗 HIV 感染所致的细胞病变作用,但随着病毒不断复制,巨噬细胞功能出现异常,处理抗原的能力减弱,使机体对抗 HIV 感染和其他病原体感染的能力降低。B 细胞有低水平 CD4 分子的表达,但还不能确定是否有 CCR5、CXCR4 等辅助受体的存在,因此 HIV 是否能直接攻击 B 细胞尚有争论,但 HIV 感染者 B 细胞功能异常是肯定的。随着 CD4$^+$T 细胞的功能异常,B 细胞的数量及功能也发生改变。自然杀伤细胞(NK 细胞)具有免疫监督功能、有抗感染和肿瘤的作用,HIV 感染者和 AIDS 患者 NK 细胞计数虽然正常,但功能缺陷,失去监督病原感染和细胞突变的功能。

4. 免疫病理

(1) CD4$^+$T 淋巴细胞数量减少:HIV 急性感染期以 CD4$^+$T 淋巴细胞数量短期内一过性迅速减少为特点,大多数感染者未经特殊治疗,CD4$^+$T 淋巴细胞计数可自行恢复至正常水平或接近正常水平;无症状期以 CD4$^+$T 淋巴细胞计数持续缓慢减少为特点,CD4$^+$T 淋巴细胞计数在 350～800/μL 之间,此期持续时间不等(数月至十数年不等),平均 8 年;进入艾滋病期后 CD4$^+$T 淋巴细胞再次较快速地减少,多数感染者 CD4$^+$T 细胞数在 350/μL 以下,部分晚期患者 CD4$^+$T 淋巴细胞计数可降至 200/μL 以下。

(2) CD4$^+$T 细胞功能障碍:主要表现为 Th1 被 Th2 细胞代替、抗原提呈细胞功能受损、IL-2 产生减少和对抗原反应活化能力丧失等,使 HIV/AIDS 患者易发生各种感染。

(3) 异常免疫激活:主要表现为 CD4$^+$T,CD8$^+$T 淋巴细胞表达 CD69、CD38 和 HLA2DR 等免疫激活标志物水平异常升高,且与 HIV 血浆病毒载量有良好相关性,同时随疾病进展,细胞激活水平也不断升高。因此,异常的免疫激活状况不仅可以衡量血浆病毒载量的变化,还可以预测 CD4$^+$T 淋巴细胞减少的速度。

(4) 免疫重建:艾滋病患者经 ART 后,HIV 感染引起的免疫系统损伤能恢复至正常或接近正常水平,即减少的 CD4$^+$T 淋巴细胞恢复正常;CD4$^+$T 淋巴细胞恢复对记忆抗原刺激的正常反应能力;患者体内异常的免疫激活恢复正常。此外,免疫重建还包括 ART 以后,艾滋病相关的各种机会性感染和肿瘤的发生率下降,病死率和并发症发生率减少。

(二) 病理

AIDS 的病理变化呈多样性、非特异性。可有机会性感染引起的病变,淋巴结病变,中枢神经系统病变和肿瘤性病变。由于存在严重免疫损伤,表现多种机会性病原体反复重叠感染,组织中病原体繁殖多,炎症反应少。机会感染是艾滋患者主要的死亡原因,机会感染发生的危险性和严重程度由 CD4$^+$T 细胞计数和病原体的种类所决定。淋巴结和胸腺等免疫器官出现滤泡增殖、融合,淋巴结内淋巴细胞完全消失,胸腺可有萎缩、退行性或炎性病变。可有淋巴瘤、卡波西肉瘤(KS)和其他恶性肿瘤的发生。中枢神经系统病变包括神经胶质细胞的灶性坏死,血管周围炎性浸润和脱髓鞘改变等。

四、临床表现

HIV-1 侵入机体后经 2～10 年的无症状期发展为 AIDS,HIV-2 所需的时间更长。

(一) 艾滋病的分期

我国将艾滋病分为三期,即急性感染期、无症状期与艾滋病期。WHO 将成人和青少年 HIV 感染分为 4 期(表 19-1)。

表 19-1 WHO 对成人和青少年 HIV 感染的分期

临床分期	表现
临床 I 期	无症状期
	全身淋巴结肿大
	生活质量评分 1 级：无症状、活动正常
临床 II 期	体重下降，<原来体重的 10%
	轻度皮肤黏膜表现(脂溢性皮炎、痒疹、指甲真菌感染、复发性口腔溃疡、口角炎)
	在过去 5 年内出现带状疱疹
	复发性上呼吸道感染(如细菌性鼻窦炎)
	生活质量评分 2 级：有症状，活动正常
临床 III 期	体重下降＞原来体重的 10%
	无原因的慢性腹泻＞1 个月
	无原因的长期发热(间断或持续)＞1 个月
	口腔念珠菌病(鹅口疮)
	口腔毛状黏膜白斑
	肺结核
	严重的细菌感染(如肺炎)
	生活质量评分 3 级：有上述症状或(和)在上一个月每天卧床时间<50%
临床 IV 期	HIV 消耗综合征[①]
	肺孢子菌肺炎
	弓形虫脑病
	隐孢子虫腹泻＞1 个月
	肺外隐球菌病
	除外肝、脾或淋巴结的 CMV 感染(如视网膜炎)
	单纯疱疹病毒感染，皮肤黏膜感染＞1 个月，或内脏感染
	进行性多灶性脑白质病
	任何播散性流行性真菌病
	食管、气管、支气管念珠菌病
	肺部或播散性非结核性分枝杆菌病
	非伤寒沙门菌败血症
	肺外结核病
	淋巴瘤
	卡波西肉瘤
	HIV 脑病[②]
	生活质量评分 4 级：有上述症状和(或)在上一个月每天卧床时间＞50%

注：① HIV 消耗综合征：体重下降＞10%，再结合不明原因的慢性腹泻或慢性虚弱和不明原因的发热超过 1 个月；② HIV 脑病：认知障碍或(和)运动功能失调，影响每天的活动，持续数周到数月，除 HIV 感染外，无法用其他疾病解释上述情况。

1. **急性感染期** 感染 HIV 2～4 周后，部分患者出现一过性类似传染性单核细胞增多症样症状，出现发热、出汗、咽痛、头痛、恶心、厌食、全身不适、关节肌肉痛等症状，可有红斑样皮疹、腹泻、全身淋巴结肿大、血小板减少、CD4$^+$T淋巴细胞计数/CD8$^+$T淋巴细胞计数比例倒置。血液中HIV RNA及P24抗原阳性。此期持续1~3周。HIV感染人体初期,血清中虽有病毒和P24抗原存在,但HIV抗体尚未产生,此时临床检测不出HIV抗体,称为窗口期。此期大多为数周,极少数可长至6个月。

2. **无症状感染期**　　由急性感染症状消失后延伸而来,临床上没有任何症状,但体内有病毒复制,免疫系统受损,CD4$^+$T淋巴细胞逐渐下降。HIV抗体阳性,具有传染性。此期可持续2~10年或更长。

3. **艾滋病期(AIDS)**　　为HIV感染的终末阶段,主要表现为各种机会性感染和肿瘤。外周血CD4$^+$T淋巴细胞数明显降低甚至耗竭,常在200/μL以下,HIV RNA水平明显升高。

HIV相关症状:主要表现为持续1个月以上的发热、盗汗、腹泻;体重减轻常超过10%。部分患者表现为神经精神症状,如记忆力减退、精神淡漠、性格改变、头痛、癫痫及痴呆等。另外还可出现持续性全身性淋巴结肿大,其特点为:① 除腹股沟以外有2个或2个以上部位的淋巴结肿大;② 淋巴结直径≥1 cm,无压痛,无粘连;③ 持续时间3个月以上。

(二) AIDS患者各系统常见的临床表现

1. **呼吸系统**　　AIDS患者中,呼吸道机会感染极为常见,其中以肺孢菌肺炎(pneumocystis pneumonia,PCP)、结核分枝杆菌感染、巨细胞病毒肺炎等为主。此外,单纯疱疹病毒、军团菌、阿米巴、隐球菌、鸟分枝杆菌、念珠菌等均可引起肺部感染。

PCP是AIDS患者最常见的呼吸系统机会感染疾病之一,也是AIDS患者主要死亡原因之一。PCP是由耶氏肺孢菌(*Pneumocystis jiroveci*)引起的呼吸系统真菌感染性疾病,间质性肺炎是其病理和临床特点。在使用ART及对PCP进行预防性用药之前,PCP在艾滋病患者中的发生率为70%~80%,合并PCP的艾滋病患者的病死率为20%~40%。90%的PCP病例发生在CD4$^+$T淋巴细胞计数<200/μL的艾滋病患者中。在使用ART治疗及对PCP预防性用药后,PCP的发生率明显下降,但PCP仍是我国艾滋病患者常见的机会性真菌感染。PCP的临床表现以发热、干咳、进行性呼吸困难及低氧血症为主要特征,自觉症状较重而体征较少是本病的重要特征,也是临床上发现本病的重要线索。在痰、胸腔积液、支气管肺泡灌洗液或肺活检组织中找到肺孢菌可确诊本病。

结核病是我国艾滋病患者常见的机会性感染。艾滋病合并结核患者的肺部表现与机体的免疫水平严重相关,当CD4$^+$T淋巴细胞大于350/μL时,临床表现与HIV阴性者基本类似:病灶比较局限,可有典型的发热、咳嗽、咳痰、痰血或咯血;胸痛、胸闷或呼吸困难;有盗汗、乏力、食欲缺乏及消瘦等全身表现;病变多位于上肺,空洞多见,淋巴结病变少见,肺外病变发病率10%~15%。随着CD4$^+$T淋巴细胞水平的逐渐下降,临床表现开始不典型:① 发病急,症状重,病情进展快。多持续高热,明显消瘦,乏力,食欲缺乏明显。② 血行播散性肺结核发病率高,肺外结核多见,病变多在下肺和中肺,空洞少见,有报告血行播散性肺结核可高达87%~96%,常伴有肺门、纵隔淋巴结肿大、肝脾肿大等。肺外结核中以淋巴结结核多见,还可并发胸膜炎、心包炎、腹膜炎、骨关节结核等,分别呈现其相应的症状与特征。③ PPD试验阳性率低,与细胞免疫功能相关,CD4$^+$T淋巴细胞计数越低,PPD试验阳性率越低。

2. 消化系统　　消化系统是艾滋病患者最常受到累及的系统之一,受累器官涉及口腔、食管、胃肠道及至肛口周围。

口腔最常见的感染病原为白念珠菌,引起鹅口疮,常提醒医生考虑到 AIDS 的诊断,为 AIDS 定义性疾病。单纯疱疹病毒可以导致口腔黏膜或舌部溃疡。EB 病毒感染可导致黏膜毛状白斑,该白斑是 AIDS 特有的表现。放线菌、隐球菌、组织胞质菌、毛霉菌、巨细胞病毒、人类乳头状瘤病毒等也可引起口腔病变。

食管最常见的是念珠菌感染,常来源于口腔,患者常主诉吞咽疼痛和困难,严重时吞咽水都会疼痛。巨细胞病毒感染,常感染内皮细胞、上皮细胞,并形成包涵体,多数患者在食管远端有多个直径<1 cm 的浅表溃疡。食管的巨细胞病毒感染远多于口腔。疱疹病毒食管炎表现为食管的水肿或囊泡,随后形成溃疡。

小肠及结肠常见的感染为寄生虫、巨细胞病毒、念珠菌。寄生虫最常见的是隐孢子虫、小孢子虫、贝氏等孢子虫、溶组织阿米马、贾第鞭毛虫等。隐孢子虫常引起顽固性腹泻,每天可达数十次,水样便。巨细胞病毒可累及整个肠道,结肠病变多见,表现为腹痛、腹泻,个别可引起穿孔。单纯疱疹病毒常发生在同性恋中,多引起肛周或直肠内感染,有直肠炎者常有坠胀感及里急后重等。细菌感染常见菌有沙门菌、志贺菌、空肠弯曲菌等,与一般人的感染相近,但同性恋的 AIDS 患者发生率高,AIDS 患者发生沙门菌的菌血症比例也高。其他还有结核分枝杆菌和鸟胞内复合型分枝杆菌(MAC)的肠道感染。

3. 神经系统　　HIV 感染期间,神经系统中的大脑、小脑、脑干、脊髓和周围神经均可发生机会感染,其中以隐球菌脑膜炎、弓形虫脑炎、巨细胞病毒脑炎、脊髓炎最为多见,还可有结核性脑膜炎、巨细胞病毒性脑炎、类圆线虫性脑炎。HIV 可直接引起进行性亚急性脑炎,HIV 相关神经认知功能障碍 (HIV-associated neurocognitive disorder, HAND)等。诊断主要依靠脑脊液,以及头颅 CT 和 MRI 检查。

4. 泌尿系统　　主要是肾损害,机会性感染是引起肾损害的主要原因之一,巨细胞病毒、EB 病毒可引起免疫复合物肾炎、病理变化为局灶性或弥漫性系膜增殖性肾小球肾炎、急性肾小管坏死、肾小管萎缩及局灶性间质性肾炎等。HIV 本身亦可引起肾损害,导致 HIV 相关性肾病。临床上均可有蛋白尿、氮质血症、急性肾功能衰竭或尿毒症等。海洛因相关肾病发展相对缓慢,在 0.5~6 年内进展到尿毒症,而 HIV 相关性肾病可于 2~4 个月内迅速发展至尿毒症。

5. 血液系统　　贫血,粒细胞及血小板减少,以及非霍奇金淋巴瘤等。

6. 皮肤黏膜的临床表现

(1) 口腔毛状白斑(oral hairy leucoplakia, OHL),舌两侧缘有粗厚的白色突起,是 EB 病毒、乳头瘤病毒等感染所致,抗真菌治疗无效。有时舌腹面形成白色纤维状毛苔,称为白毛舌。

(2) 其他常见的有念珠菌等真菌感染,表现为局部黏膜潮红,剧烈触痛,舌苔白,可类似白斑样粗糙表现。用抗真菌药治疗可迅速好转,但会反复发作。

(3) 同性恋患者可发生肛周传染性软疣,肛周单纯疱疹病毒感染和疱疹性直肠炎。

(4) 脂溢性皮炎样病变常发生在生殖器、头皮、面、耳及胸等处,表现为红斑样、角化过度的鳞屑斑等。其他可见毛囊炎、脓疱疮、浅部真菌感染、银屑病、皮肤干燥症等。

7. 心血管系统 AIDS 伴有各种各样的心血管病变,以心肌炎最多见,由有病毒、原虫、细菌、真菌及心肌的其他机会性病原体所致。病变一般均较轻,为非特异性炎症浸润。非细菌性血栓性心内膜炎与 AIDS 患者较长时间恶性病变有关,而细菌性心内膜炎患者,可因栓塞骤然出现引起偏瘫及失语作为首发症状,易被误诊。AIDS 患者可有痛觉过敏性假性血栓性静脉炎,表现为突然起病,高热,单侧或双下肢疼痛性肿胀,特别是小腿高度肿胀,刀割样剧痛,触痛明显,局部皮肤淡红色,皮温升高,可触及沿大隐静脉走向排列的索状物或硬结,但静脉造影等无血栓栓塞,病程持续数周或数月,服用抗炎药仅能部分缓解。

8. 卡波西肉瘤 卡波西肉瘤(Kaposi's sarcoma)被认为是 AIDS 的主要并发症之一,卡波西肉瘤来源于血管内皮细胞或淋巴管内皮细胞,因此可在各系统内发生。卡波西肉瘤可波及肺、肝、肾、肠道及眼等器官。但多见于皮肤和面部,早期皮肤卡波西肉瘤通常是红色或紫红色斑疹,丘疹和结节,数量多,压之不褪色,肿瘤迅速扩大,周围常伴有棕黄色瘀斑,通常分散存在,但在疾病的进展期常融合成斑块,发生在大腿中部触之有橡皮感,多呈圆形,发生在背部、颈部、领口周围可呈线形,呈血管走向,面部卡波西肉瘤,由于淋巴回流受阻,可出现眶周水肿,卡波西肉瘤早期无疼痛,但在疾病进展期可出现疼痛。我国汉族发生率较低,而维吾尔及其他少数民族相对多见。

9. 其他系统的临床表现 AIDS 患者眼部受累较常见,但易被忽视,常见的有巨细胞病毒性视网膜炎、弓形体性脉络膜视网膜炎、视网膜剥脱等。AIDS 性脊髓病,表现为进行性痉挛性截瘫、共济失调及尿失禁等。AIDS 相关肌病,一般起病缓慢,近端肌无力,肌酶异常,肌肉活检血管周围、肌束膜或间质有炎性细胞浸润。

五、辅助检查

(一) 血常规

可有不同程度的贫血、白细胞减少或贫血。淋巴细胞明显减少,有浆细胞样淋巴细胞和含空泡的单核细胞出现。

(二) 血清学及免疫学检查

1. HIV 抗体检测 包括筛查试验和补充试验。HIV-1/2 抗体筛查方法包括酶联免疫吸附试验(ELISA)、化学发光或免疫荧光试验、快速试验(斑点 ELISA 和斑点免疫胶体金或胶体硒、免疫层析等)、简单试验(明胶颗粒凝集试验)等。抗体补充试验方法为抗体确证试验(免疫印迹法,条带/线性免疫试验和快速试验)。

筛查试验:阴性反应报告 HIV-1/2 抗体阴性,见于未被 HIV 感染者,但窗口期感染者筛查试验也可呈阴性反应。若呈阳性反应,用原有试剂双份(快速)/双孔(化学发光试验或酶联免疫试验)或两种试剂进行重复检测,如均呈阴性反应,则报告为 HIV 抗体阴性;如一阴一阳或均呈阳性反应,需进行补充试验。

抗体补充试验:抗体确证试验无 HIV 特异性条带产生,报告 HIV-1/2 抗体阴性;出现条带但不满足诊断条件的报告不确定,可进行核酸检测或 2~4 周后随访,根据核酸检测或随访结果进行判断。HIV-1/2 抗体确证试验结果阳性,出具 HIV-1/2 抗体阳性确证报告。

2. CD4$^+$T 淋巴细胞检测 CD4$^+$T 淋巴细胞是 HIV 最主要的靶细胞,HIV 感染人体后,出现 CD4$^+$ T 淋巴细胞进行性减少,CD4$^+$/CD8$^+$ 比值倒置现象,细胞免疫功能受损。目前常用的 CD4$^+$ T 淋巴细胞亚群检测方法为流式细胞术,可以直接获得 CD4$^+$ T 淋巴细胞数绝对值,若仅报告百分比,则可通过白细胞分类计数后换算为 CD4$^+$ T 淋巴细胞绝对数。如无条件用流式细胞仪测定 CD4$^+$ T 淋巴细胞,可用淋巴细胞绝对数作为参考。CD4$^+$ T 淋巴细胞计数的临床意义是:了解机体的免疫状态和病程进展,确定疾病分期和治疗时机,判断治疗效果和 HIV 感染者的临床并发症。

(三) 核酸检测

核酸检测可分为定性检测和定量检测两种,属于 HIV 检测中的核酸补充实验。核酸定性检测结果阳性报告 HIV-1 核酸阳性,结果阴性报告 HIV-1 核酸阴性。病毒载量检测结果低于检测下限,报告低于检测下限;>5 000 拷贝/mL 报告检测值;检测下限以上但≤5 000 拷贝/mL 建议重新采样检测,临床医生可结合流行病学史、临床表现、CD4$^+$ 与 CD8$^+$ T 淋巴细胞计数或 HIV 抗体随访检测结果等来确诊或排除诊断。

病毒载量一般用每毫升血浆中 HIV RNA 的拷贝数(拷贝/mL)来表示。检测病毒载量的常用方法有逆转录 PCR(RT-PCR)、核酸序列依赖性扩增(NASBA)技术和实时荧光定量 PCR 扩增技术(Real-time PCR)。病毒载量测定的临床意义:预测疾病进程、评估 ART 疗效、指导 ART 方案调整;也可作为 HIV 感染诊断的补充试验,用于急性期/窗口期及晚期患者的诊断、HIV 感染者的诊断和小于 18 月龄婴幼儿 HIV 感染的诊断。

(四) HIV 耐药检测

HIV 耐药检测方法包括基因型和表型检测,多以基因型检测为主。基因型检测的成本更低,报告时间更快,对检测野生型和耐药病毒混合物的灵敏度更高。在以下情况建议进行 HIV 基因型耐药检测:在启动 ART 前;治疗后病毒载量下降不理想或病毒学失败需要改变治疗方案时。对于 ART 失败者,耐药检测应在未停用抗病毒药物时进行,如已停药,则需在停药后 4 周内进行耐药检测。

HIV 耐药检测结果可为 ART 方案的制订和调整提供参考。出现 HIV 耐药,表示该感染者体内病毒可能耐药,同时需要密切结合临床情况,充分考虑患者的依从性、抗病毒药物、病毒等因素来综合分析可能的原因。改变 ART 方案需要在有经验的医师指导下进行。HIV 耐药检测结果呈阴性,表示该份样品未检出耐药性,但不能确定该感染者体内 HIV 不存在耐药情况。

(五) 影像学检查

AIDS 极易并发机会性感染和肿瘤,及时进行胸部及胃肠道 X 线、B 超检查,必要时行 CT、MRI 检查对于明确诊断极为必要。AIDS 患者因肺部感染的病原菌不同,胸部 X 线片变化较大,可有结核样表现、肺脓肿样表现、肺炎样表现、间质性肺炎样表现等。病变可位于肺尖,一片肺叶,也可弥漫分布。

六、诊断与鉴别诊断

(一) 诊断

诊断原则:HIV/AIDS 的诊断需结合流行病学史(包括不安全性生活史、静脉注射毒品史、输入未经抗 HIV 抗体检测的血液或血液制品、HIV 抗体阳性者所生子女或职业暴露史等),临床表现和实验室检查等进行综合分析,慎重做出诊断。HIV 抗体和病原学检测是确诊 HIV 感染的依据;流行病学史是诊断急性期和婴幼儿 HIV 感染的重要参考;CD4$^+$T 淋巴细胞检测和临床表现是 HIV 感染分期诊断的主要依据;AIDS 的指征性疾病是 AIDS 诊断的重要依据。HIV 感染者是指感染 HIV 后尚未发展到艾滋病期的个体;AIDS 患者是指感染 HIV 后发展到艾滋病期的患者。

成人、青少年及 18 个月龄以上儿童,符合下列一项者即可诊断 HIV 感染:① HIV 抗体筛查试验阳性和 HIV 补充试验阳性(抗体补充试验阳性或核酸定性检测阳性或核酸定量大于 5 000 拷贝/mL);② 有流行病学史或艾滋病相关临床表现,两次 HIV 核酸检测均为阳性;③ HIV 分离试验阳性。

18 个月龄及以下儿童,符合下列一项者即可诊断 HIV 感染:① 为 HIV 感染母亲所生和两次 HIV 核酸检测均为阳性(第二次检测需在出生 4 周后采样进行);② 有医源性暴露史,HIV 分离试验结果阳性或两次 HIV 核酸检测均为阳性;③ 为 HIV 感染母亲所生和 HIV 分离试验阳性。

1. **HIV 感染早期的诊断标准**　也即是I期,成人及 15 岁(含 15 岁)以上青少年 HIV 感染者,符合下列一项即可诊断:① 3～6 个月内有流行病学史和(或)有急性 HIV 感染综合征和(或)有持续性全身性淋巴结病(persistent generalized lymphadenopathy, PGL);② 抗体筛查试验无反应,两次核酸检测均为阳性;③ 一年内出现 HIV 血清抗体阳转。15 岁以下儿童 HIV 感染者I期的诊断需根据 CD4$^+$T 淋巴细胞数和相关临床表现来进行。

2. **HIV 感染中期的诊断标准**　也即是 II 期,成人及 15 岁(含 15 岁)以上青少年 HIV 感染者,符合下列一项即可诊断:① CD4$^+$T 淋巴细胞计数为 200～500/μL;② 无症状或符合无症状期相关临床表现。15 岁以下儿童 HIV 感染者 II 期的诊断需根据 CD4$^+$T 淋巴细胞数和相关临床表现来进行。

3. **艾滋病期的诊断标准**　也即是 III 期,也称为 AIDS 期,成人及 15 岁(含 15 岁)以上青少年,HIV 感染加下述①至⑯各项中的任何一项,即可确诊为艾滋病期;或者确诊 HIV 感染,且 CD4$^+$T 淋巴细胞数<200/μL,可诊断为艾滋病期。

① 不明原因的持续不规则发热 38℃以上,>1 个月;② 腹泻(大便次数多于每天 3 次),>1 个月;③ 6 个月之内体重下降 10%以上;④ 反复发作的口腔真菌感染;⑤ 反复发作的单纯疱疹病毒感染或带状疱疹病毒感染;⑥ 肺孢子菌肺炎(PCP);⑦ 反复发生的细菌性肺炎;⑧ 活动性结核病或非结核分枝杆菌病;⑨ 深部真菌感染;⑩ 中枢神经系统占位性病变;⑪ 中青年人出现痴呆;⑫ 活动性巨细胞病毒(CMV)感染;⑬ 弓形虫脑病;⑭ 马尔尼菲篮状菌病;⑮ 反复发生的败血症;⑯ 卡波西肉瘤、淋巴瘤。

15 岁以下儿童符合下列一项者即可诊断为艾滋病期:HIV 感染和 CD4$^+$T 淋巴细胞百分比<25%(<12 月龄);或<20%(12 月龄～36 月龄);或<15%(37 月龄～60 月龄);或 CD4$^+$T 淋巴细胞计数<200/μL(5 岁～14 岁);HIV 感染和伴有至少一种儿童 AIDS 指征性疾病。

(二)鉴别诊断

本病临床表现复杂多样,易与许多疾病相混淆,重点应与以下疾病相鉴别。

1. **急性期**　应与传染性单核细胞增多症等病毒感染及结核和结缔组织疾病等相鉴别。

2. 特发性 CD4$^+$T 淋巴细胞减少症　　目前已发现少数 CD4$^+$T 细胞明显减少且并发严重机会性感染的患者,通过各种检查未证实有 HIV 感染。鉴别主要依靠 HIV-1 和 HIV-2 病原学检查。

3. 继发性 CD4$^+$T 淋巴细胞减少症　　主要见于肿瘤和自身免疫性疾病,或经化疗或免疫抑制治疗后。

4. 淋巴结肿大　　应与血液系统疾病相鉴别,特别要注意与性病淋巴结病综合征相鉴别。后者淋巴结活检为良性反应性滤泡增生,血清学检查提示多种病毒感染。

七、预后

部分 HIV 感染者的无症状感染期可达 10 年以上,如此时进行有效的抗病毒治疗,部分感染者可停留于无症状感染阶段,而不发展为 AIDS。进展至 AIDS 者的,预后凶险,若不进行抗病毒治疗,则病死率极高,主要死因为机会性感染,一般存活期为 6～18 个月,但经抗病毒等综合治疗后能明显提高生存率。目前认为艾滋病是一种可以治疗但尚难以治愈的慢性疾病,随着新型抗 HIV 药物的不断出现,艾滋病患者的预后将进一步改善,接受抗病毒治疗后免疫功能得到重建(如 CD4$^+$T 淋巴细胞计数大于 500/μL)的艾滋病患者的病死率与普通疾病患者的病死率相当。

八、治疗

HIV/AIDS 的治疗包括抗病毒治疗(ART)、机会感染和肿瘤的治疗、机会感染的预防等,其中 ART 是 HIV/AIDS 最重要的治疗措施。

(一) 抗病毒治疗

抗病毒治疗是艾滋病治疗的关键。ART 的应用大大提高了抗 HIV 的疗效,显著改善了艾滋病患者的生存质量和预后,使艾滋病的治疗前进了一大步。随着研究的深入,新型高效、安全抗病毒药物将不断问世,这些新型抗病毒药物将进一步优化抗病毒治疗方案,从而提高抗 HIV 疗效。

1. ART 的益处　　ART 是目前治疗艾滋病的最有效措施,ART 的出现是艾滋病病毒感染和艾滋病治疗史上一个重要的里程碑,ART 能够将患者体内的艾滋病病毒载量控制在现有方法无法检测的水平(≤40 拷贝/mL),推迟感染的临床进程,有助于患者的免疫重建,降低异常的免疫激活,显著降低 HIV 母婴传播的危险性,降低 HIV 的传播风险,降低 HIV 感染的发病率和病死率、减少非艾滋病相关疾病的发病率和病死率,使患者获得正常的预期寿命,提高生存质量。ART 的应用使得艾滋病从一种致命性疾病变为一种可以治疗的慢性疾病。

2. ART 的药物　　目前国际上共有六大类 30 多种药物,包括核苷类反转录酶抑制剂(nucleotide reverse transcriptase inhibitor,NRTI)、非核苷类反转录酶抑制剂(non-nucleoside reverse transcriptase inhibitor,NNRTI)、蛋白酶抑制剂(protase inhibitor,PI)、整合酶抑制剂(integrase inhibitor,INSTI)、融合抑制剂(infusion inhibitor,FI)及 CCR5 抑制剂。国内的抗反转录病毒治疗药物有 NRTIs、NNRTIs、PIs、INSTIs 及病毒进入抑制剂(Entry-Ins)五大类(包括复合制剂)。主要的抗艾滋病病毒药物,见表 19-2。目前艾滋病抗病毒治疗的进展主要体现在新型、高效、低毒、服用方便、耐药屏障高的药物的出现和新作用机制的药物的研发以及 ART 方案的优化和简化方面,而单片复合制剂和长效制剂的应用体现了 ART 的发展方向。

表 19-2　抗艾滋病病毒药物

药物分类	剂　型	通　用　名	商　品　名
NRTIs			
	单剂	齐多夫定(AZT)	Retrovir(立妥威)
		拉米夫定(3TC)	Epivir(益平维)
		阿巴卡韦(ABC)	Ziagen
		替诺福韦(TDF)	Viread(韦瑞德)
		恩曲他滨(FTC)	Emtriva
		丙酚替诺福韦(TAF)	Vemlidy
		阿兹夫定(Azvudine)	双新艾克
	合剂	AZT/3TC	Combivir(双汰芝)
		AZT/3TC/ABC	Trizivir(三协维)
		3TC/ABC	Epizicom
		TDF/FTC	Truvuda(舒发泰)
		TAF/FTC	Descovy(达可挥)
		TDF/3TC	Cimduo
NNRTIs			
	单剂	奈韦拉平(NVP)	Viramune(维乐命)
		多拉韦林(DOR)	Pifeltro
		依非韦仑(EFV)	Sustiva(施多宁)
		依曲韦林(ETV)	Intelence
		利匹韦林(RPV)	Edurant(恩临)
		艾诺韦林(Ainuovirine)	艾邦德
	合剂	EFV/TDF/FTC	Atripla
		RPV/TDF/FTC	Complera(康普莱)
		DOR/3TC/TDF	Delstrigo
		EFV/3TC/TDF	Symfi Lo
		FTC/RPV/TAF	Odefsey
		FTC/RPV/TDF	Complera
PIs			
	单剂	沙奎那韦(SQV)	Invirase
		利托那韦(RTV)	Norvir(爱治威)
		安普那韦(APV)	Agenerase(安普那韦)
		阿扎那韦(ATV)	Reyataz(锐艾妥)
		福沙那韦(FPV)	Lexiva
		替拉那韦(TPV)	Aptivus
		达芦那韦(DRV)	Prezista
	合剂	洛匹那韦(LPV)/RTV	Kaletra(克力芝)
		ATV/考比司他(COBI)	Evotaz
		DRV/COBI	Prezcobix
		DRV/COBI/FTC/TAF	Symtuza

（续表）

药物分类	剂 型	通 用 名	商 品 名
Entry-Ins			
	融合抑制剂	Enfuvirtide(T-20)	Fuzeon
		Albuvirtide(艾博韦泰)	艾可宁
	CCR5 拮抗剂	Maraviroc	Selzentry
INSTIs			
	单剂	拉替拉韦(RAL)	Isentress(艾生特)
		多替拉韦(DTG)	Tivicay(特威凯)
	合剂	ABC/DTG/3TC	Triumeq(绥美凯)
		BIC(bictegravir)/FTC/TAF	Biktarvy
		DTG/RPV	Juluca
		EVG/COBI/FTC/TDF	Stribild
		EVG/COBI/FTC/TAF	Genvoya(捷扶康)
		DTG/3TC	Dovato(多伟托)
		CAB/RPV	Cabenuva

3. ART 的推荐方案　　目前 ART 的用药方案主要由 2 种核苷类反转录酶抑制剂（NRTIs）加上一种非核苷类反转录酶抑制剂（NNRTIs）或一种增效蛋白酶抑制剂（bPIs，即加用增效剂利托那韦或考比司他的蛋白酶抑制剂）或整合酶抑制剂（INSTIs）组成。现在的 ART 一线药物追求更多的是服用方便而且毒性要低。美国指南推荐的首选方案为：① BIC/TAF/FTC；② DTG/ABC/3TC；③ DTG＋TDF(TAF)/FTC(3TC)。欧洲指南推荐的一线方案为：① DTG/ABC/3TC；② DTG＋TDF(TAF)/FTC(3TC)；③ BIC/TAF/FTC；④ RAL＋TDF(TAF)/FTC；⑤ DOR/TDF(TAF)/FTC(3TC)。WHO 推荐的一线方案：DTG＋2NRTIs。我国一线方案为：① 2NRTIs＋第三类药物（第三类药物可在以下药物中选择：EFV、RPV、LPV/RTV、DTG、RAL）；② 复方单片制剂：TAF/FTC/BIC、EVG/COBI/TAF/FTC、DTG/ABC/3TC、TDF/3TC/DOR；③ 1 种 NRTIs＋1种 NSTIs：DTG/3TC 或 DTG＋3TC。

根据《中国 2021 版艾滋病诊疗指南》，在选用以下药物时需注意：① EFV 不推荐用于病毒载量＞5×10^5 拷贝/mL 的患者；② RPV 仅用于病毒载量＜10^5 拷贝/mL 和 CD4＋T 淋巴细胞计数＞$200/\mu L$ 的患者；③ ABC 用于 HLA-B5701 基因阴性者；④ DTG＋3TC 和 DTG/3TC 用于 HBsAg 阴性、病毒载量＜5×10^5 拷贝/mL；⑤ 对于基线 CD4＋T 淋巴细胞计数＞$250/\mu L$ 的患者要尽量避免使用含 NVP 的治疗方案，合并 HCV 感染的避免使用含 NVP 的方案。含有 DOR 的方案新近被列入 DHHS 指南的初治次选推荐方案中。研究表明含有 DOR 的方案治疗效果不低于含有 DRV 及含有 EFV 的方案。目前常用的 bPI 主要有 LPV/RTV、DRV/COBI 和 DRV/RTV。乙型肝炎及丙型肝炎患者使用 DRV/COBI 时可能出现严重的肝脏损害，须慎用。由于 INSTIs 具有高效低毒、药物间相互作用少、耐药率低和服药方便等优点，目前国内外相关指南均将含有 INSTIs 的方案列入初治优选的推荐方案，但应注意避免在孕早期的孕妇中使用 BIC。已有证据表明

RAL 在儿童和孕妇中的安全性。

目前临床已经证实 3 种 NRTIs 的组合的抗病毒效果较 2NRTIs＋NNRTIs 或 bPIs 要低,所以通常不推荐使用。三个 NRTI 联合应用的用药方案只在不能应用以 NNRTI 或 bPI 或 INSTIs 为基础的替代方案时才考虑使用。不过有些特殊情况,如考虑到毒性和依从性等因素时,也可使用此组合,其主要优点是线粒体毒性较低。2 种 NRTIs 选择组合时也要考虑到其优缺点,如药物的毒性、药物间的相互作用、药物的依从性等。如 TDF 有肾毒性,换为 TAF 可能对肾功能不全患者有益。而非甾体类抗炎药也有肾毒性,使用此类药物的患者不推荐使用 TDF。而含有合适组合的 NRTIs 合剂则有利于减轻患者的服药负担,进而可提高依从性。目前各指南基本推荐 TAF/FTC 和 TDF/FTC 作为骨干药物。

4. ART 的时机　　目前认为一旦确诊 HIV 感染,均建议立即开始治疗。启动 ART 后,需终身治疗。对于合并有隐球菌脑膜炎或结核性脑膜炎的患者,若 $CD4^+ T$ 淋巴细胞计数$>50/\mu L$,可适当推迟启动 ART 的时机,一般推迟至启动抗相应病原体治疗后 4～6 周后再开始 ART。

5. 抗病毒药物的不良反应　　由于抗病毒治疗需终生进行,所以药物不良反应往往比较常见,而且不良反应还与药物的种类有关:NRTIs 的毒性主要是由于它可以抑制细胞线粒体的 DNA 聚合酶,从而引起乳酸酸中毒、皮下脂肪分布异常、外周神经病变及胰腺炎等不良反应,其中的乳酸酸中毒和胰腺炎是可以直接导致患者死亡的。另外,各种 NRTIs 药物的线粒体毒性不尽相同。NNRTIs 的不良反应常常发生在治疗的早期阶段,主要包括皮肤不良反应(部分 NVP 引起的皮肤反应可以致死)和肝脏毒性等。而 PIs 的不良反应主要是脏器脂肪的堆积和各种代谢紊乱,如胰岛素抵抗(少数可以引起糖尿病)和高脂血症等。INSTIs 可导致精神和神经系统症状、消化系统症状、超敏反应等。另外,心肌梗死也是 ART 不良反应之一,往往与疗程长短有关。因此,ART 后应定期接受随访以监测不良反应和疗效,必要时应进行血药浓度监测。

(二)常见机会性感染及肿瘤的治疗

合并机会感染和肿瘤的患者,除了治疗相应疾病外,应尽早给予抗病毒治疗,通常情况下应首先治疗机会感染和肿瘤,待病情得到初步控制后再进行 ART,但也可同时进行 ART,临床上应根据患者病情决定何时 ART。

1. PCP 的治疗　　治疗 PCP 首选复方磺胺甲噁唑(复方新诺明,SMZ－TMP)每天 9～12 片(TMP 每天 15 mg/kg,SMZ 每天 100 mg/kg),每天 3～4 次,口服,复方新诺明针剂(剂量同上),每 6～8 h 1 次,静脉滴注,疗程通常为 3 周。替代治疗方案:① 氨苯砜 100 mg,口服,每天 1 次,联合应用 TMP 200～400 mg,口服,每天 2～3 次,疗程 2～3 周。② 克林霉素 600～900 mg,静脉滴注,每 6 h 1 次,或 450 mg 口服,每 6 h 1 次,联合应用伯氨喹每次 15～30 mg,口服,每天 1 次,疗程 2～3 周。③ 喷他脒,3～4 mg/kg,每天 1 次,缓慢静脉滴注(60 min 以上),疗程 2～3 周。也有使用卡泊芬净治疗本病成功的报道。轻到中度感染患者可以使用 SMZ－TMP 进行门诊治疗。重度 PCP 患者 $PaO_2<70$ mmHg 或肺泡-动脉血氧分压差>35 mmHg,应在给予特异性抗 PCP 治疗后的 72 h 内使用类固醇激素以减轻大量肺孢菌被破坏引起的炎症反应。一般给予泼尼松进行治疗,第 1～5 天每次 40 mg 口服,每天 2 次;第 6～10 天每次 40 mg 口服,每天 1 次;第 11～21 天每次

20 mg 口服,每天 1 次,一个疗程一般为 21 天。也可静脉使用甲泼尼龙进行治疗,激素应在早期使用,72 h 后开始使用激素的益处并不肯定。与此同时,应积极给予对症治疗:卧床休息,给予吸氧、改善通气功能,维持水和电解质平衡,如进行性呼吸困难明显,可人工辅助呼吸。通常在启动抗 PCP 治疗后 2 周内尽早启动 ART。

PCP 的预防:① 预防指征:CD4$^+$T 淋巴细胞计数<200/μL 的成人和青少年,包括孕妇及接受 ART 者。② 药物选择:首选 SMZ - TMP,一级预防为每天 1 片,二级预防每天 2 片。若患者对该药不能耐受或者过敏,替代药品有氨苯砜。PCP 患者经 ART 使CD4$^+$T 淋巴细胞增加到>200/μL 并持续≥6 个月时,可停止预防用药;接受 ART,CD4$^+$T 淋巴细胞计数在 100~200/μL,病毒载量持续低于检测下限 3~6 个月,也可考虑停止预防用药。如 CD4$^+$T 淋巴细胞计数再次降低到<200/μL 时,应重启预防用药。

2. 结核病的治疗 艾滋病患者结核病的治疗原则与非艾滋病患者相同,早期诊断和治疗对于改善患者预后至关重要。ART 是艾滋病患者主要的治疗措施,但是 ART 的应用使得艾滋病合并结核病患者抗结核病治疗复杂化:药物的不良反应增加,抗病毒药物与抗结核药物之间发生相互作用,免疫重建炎性反应综合征(IRIS)发生增加等。

如果结核杆菌对一线抗结核药物敏感,则使用异烟肼(INH)+利福平(RIF)(或利福布汀)+乙胺丁醇(EMB)+吡嗪酰胺(PZA)进行 2 个月的强化期治疗,然后使用 INH+RIF(或利福布汀)进行 4 个月的巩固期治疗。艾滋病合并结核病抗结核治疗的最佳疗程目前尚存在争议。一些研究显示,艾滋病合并结核病患者对于 6 个月的抗结核治疗反应良好,抗结核治疗的失败率和复发率与非艾滋病患者相当,但晚期艾滋病患者抗结核治疗的疗程是否也为 6 个月目前尚缺乏循证学依据。对于绝大多数患者而言,6 个月的疗程是足够的,对抗结核治疗的反应延迟(即在抗结核治疗 2 个月后仍有结核病相关临床表现或者结核杆菌培养仍为阳性)或胸片上出现空洞的结核病患者,抗结核治疗疗程应延长至9 个月。伴有骨和关节结核病患者,抗结核治疗疗程应延长至 6~9 个月。伴有中枢神经系统结核患者,疗程应延长至 9~12 个月。对 HIV 感染合并结核病的患者推荐采用每天服药的治疗策略。有研究表明对于药物敏感的肺结核也可使用含利福喷丁和莫西沙星的四个月短程治疗方案,但在 HIV 人群中尚需积累更多的研究证据。

利福霉素是短程抗结核治疗方案中的基本药物,但是利福霉素与常用抗 HIV 药物,即 NNRTIs、PIs 和 INSTIs 之间存在相互作用,对细胞色素 P450 酶系统的诱导作用导致药物代谢发生改变。RIF 或利福布汀均可与核苷类反转录酶抑制剂(NRTIs)合用,利福布汀可以与 PIs 或 NNRTIs(除 DLV)合用,但在某些合用方案中利福布汀和抗病毒药物的剂量可能需要进行调整。EFV+2 个 NRTIs 的抗病毒方案与 RIF 合用时仍能取得良好的抗病毒疗效,是目前推荐的优选的抗病毒治疗方案。NVP 与 RIF 合用时,NVP 仍能保持足够的血药浓度,但是二者合用后的疗效尚无足够的临床资料支持,且二者合用有增加肝脏损害的危险,因此,通常不宜合用。RIF 不能与 SQV、IDV、ATV 及 bPI 合用。合并结核病患者也可选择含 INSTIs 的 ART 方案。正在接受 DTG 或 RAL 治疗的 HIV 合并结核感染患者,如果合并使用 RIF,则需要增加 DTG(50 mg,每天 2 次)的剂量;使用RAL 合并使用 RIF 的,可考虑增加 RAL 剂量(800 mg,每天 2 次)或维持原剂量(400 mg,每天 2 次)。利福布汀对肝酶的诱导作用较弱,使用 DTG 或 RAL 治疗的 HIV 合并结核感染患者可以考虑使用利福布汀替代 RIF,无须调整剂量。如果患者使用利福布汀抗结核治疗,也可选择含 PIs 的 ART 方案。

所有合并结核病的 HIV/AIDS 患者无论 CD4$^+$T 淋巴细胞计数水平的高低均应接受 ART。目前主张合并结核病的患者尽早启动 ART,推荐在抗结核治疗后 2 周内尽早启动 ART。在给予抗结核治疗时,如果患者已经接受了 ART,此时需要对患者的 ART 方案重新进行评价,必要时应调整 ART 方案。

3. 鸟分枝杆菌感染的治疗　首选治疗方案为克拉霉素(每次 500 mg,每天 2 次)或阿奇霉素(500 mg,每天 1 次)+乙胺丁醇(15 mg/kg,每天 1 次),同时联合应用利福布汀(每天 300～600 mg)。严重感染及严重免疫抑制(CD4$^+$T 淋巴细胞计数<50/μL)患者可在以下药物中选 1～2 种加用:阿米卡星(10 mg/kg,肌内注射,每天 1 次),喹诺酮类抗菌药物,包括左氧氟沙星(每次 500 mg,每天 1 次)或莫西沙星(每次 400 mg,每天 1 次)。疗程至少 12 个月。应注意克拉霉素有致畸性,孕妇慎用。克拉霉素与利福布汀合用时药物不良反应增多。克拉霉素与 EFV 合用时可降低克拉霉素的血药浓度。阿奇霉素与 PIs、NNRTIs、INSTIs 合用时无明显药物间相互作用。虽然阿奇霉素比克拉霉素有更少的药物间相互作用,但是目前克拉霉素在 HIV 感染者中的研究更多。目前建议对所有 HIV 患者分离出的鸟分枝杆菌进行包括克拉霉素和阿奇霉素的药敏试验以指导用药。对于播散性鸟分枝杆菌感染的患者应在抗鸟分枝杆菌治疗 2 周内尽快启动 ART。

4. 皮肤黏膜念珠菌病的治疗　口腔念珠菌病可选用氟康唑 100～200 mg/次,口服,每天 1 次,也可使用制霉菌素局部涂抹加碳酸氢钠漱水漱口,连续 7～14 天。对于食管念珠菌病,首选氟康唑 100～400 mg,每天 1 次口服或静脉滴注,或伊曲康唑口服液口服,或伏立康唑 200 mg 每天 2 次口服,疗程为 14～21 天。对于合并口腔真菌感染的患者应尽快进行 ART,可在抗真菌感染的同时进行 ART。

5. 隐球菌脑膜炎的治疗　2018 年美国感染病协会公布的隐球菌病治疗指南中推荐两性霉素 B(含脂制剂或普通制剂)联合氟胞嘧啶作为隐球菌脑膜炎初始治疗的首选方案。美国传染病学会(Infectious Diseases Society of America,IDSA)推荐首先联合使用两性霉素 B 和氟胞嘧啶进行 2 周的诱导治疗,在治疗 2 周后建议进行脑脊液检查以明确脑脊液是否培养阴性,如果 2 周后脑脊液培养仍为阳性则应延长诱导治疗的时间。再使用氟康唑(每天 400 mg)或伊曲康唑(每天 400 mg)进行至少 8 周的巩固治疗。而后可继续使用氟康唑(每天 200 mg)进行维持治疗(长期抑制治疗)。维持治疗满 1 年,并且同时满足:① 无隐球菌感染的症状;② CD4$^+$T 淋巴细胞计数≥100/μL 至少 3 月;③ ART 有效抑制 HIV 复制者停止维持治疗。如果 CD4$^+$T 淋巴细胞计数再次降低到<200/μL,则应再次给予维持治疗。合并隐球菌脑膜炎的患者过早进行 HAART 与病死率上升相关,故建议在正规抗隐球菌治疗后 4～6 周启动 ART。

6. 弓形虫脑病的治疗　可用乙胺嘧啶(首剂 200 mg,此后每天 50～75 mg,每天 1 次维持)+磺胺嘧啶(每次 1.0～1.5 g,每天 4 次),疗程至少 6 周,也可用 SMZ-TMP(每天 9 片,分 3 次口服)+阿奇霉素(每次 500 mg,每天 2 次)或克林霉素(每次 600 mg,静脉给药,每 6 h 给药 1 次),疗程同前。不能耐受或磺胺过敏者可以选用克林霉素每次 600 mg 静脉滴注,每 6 h 1 次,联合乙胺嘧啶。可合用甲酰四氢叶酸每天 10～20 mg,以减少血液系统不良反应。治疗 6 周时若治疗反应不佳可适当延长疗程。完成初期治疗后应进行长期维持治疗,可选择乙胺嘧啶(每次 20～25 mg,每天 1 次)+磺胺嘧啶(每次 2.0～

4.0 g,分 2～4 次口服)＋甲酰四氢叶酸(每次 10～25 mg,每天 1 次),直至弓形虫脑病的症状消失,且在使用抗反转录病毒药物的情况下 CD4$^+$T 淋巴细胞计数＞200/μL 维持满 6 个月。一般建议抗弓形虫治疗开始后 2～3 周启动 ART。

7. 巨细胞病毒感染的治疗　巨细胞病毒视网膜炎治疗使用更昔洛韦每天 10 mg/kg,分 2 次静脉滴注,2～3 周后改为 5 mg/kg,每天 1 次静脉滴注,也可改用更昔洛韦口服治疗,剂量每天 5 mg/kg,分 3 次口服。更昔洛韦可引起白细胞减少、血小板减少和肾功能不全。也可用膦甲酸钠,90 mg/kg,每天 2 次静脉滴注,2～3 周后改为每天 1 次,长期维持。该药可导致肾功能不全、恶心及电解质紊乱,若肌酐清除率异常,则需调整剂量。病情危重或单一药物治疗无效时可联用更昔洛韦和膦甲酸钠。若为视网膜炎,亦可球后注射更昔洛韦。巨细胞病毒肺炎、食管炎及肠炎可使用同上药物,疗程为 3～4 周。巨细胞病毒脑炎应采用更昔洛韦联合膦甲酸钠治疗 3～6 周,剂量同上,后维持治疗直至脑脊液 CMV 定量转阴。建议在抗巨细胞病毒治疗开始 2 周内尽快启动 ART。

8. 卡波西肉瘤的治疗　任何类型卡波西肉瘤患者均应接受 HAART。美国 FDA 批准用于治疗卡波西肉瘤的药物有:9-顺式视黄酸凝胶(局部用药)、脂质体阿霉素、脂质体柔红霉素、紫杉醇、IFN-α。局部治疗可用:9-顺式视黄酸凝胶外用、长春新碱局部注射、局部放疗及激光、冷冻疗法等;也可外科手术治疗。如患者病灶有进展,全身化疗很有必要。脂质体阿霉素有较长血浆半衰期,较高肿瘤部位药物浓度,对非靶器官毒性较少。大量随机研究显示脂质体阿霉素 20 mg/m^2,每 3 周 1 次;脂质体柔红霉素 40 mg/m^2,每 2 周 1 次作为一线化疗药物治疗,和化疗组合方案比较,更有利于取得治疗应答和持续时间。长春瑞滨、依托泊苷、吉西他滨也可作为治疗卡波西肉瘤的化疗药物。

九、预防

预防原则主要是加强对艾滋病的宣传教育工作,普及艾滋病的防治知识,使医务人员和群众对艾滋病有正确的认识。

(一) 控制传染源

患者及 HIV 携带者血、排泄物和分泌物应进行消毒。

(二) 切断传播途径

(1) 杜绝不洁注射,严禁吸毒,特别是静脉吸毒,不共用针头、注射器。

(2) 加强血制品管理,血液抗 HIV 阳性者应禁止献血、血浆、器官、组织和精液。加强血站、血库的建设和管理。

(3) 开展 AIDS 的防治教育,开展正确的性道德教育,加强与 HIV 及 AIDS 有关的性知识、性行为的健康教育(安全套的使用等)。

(4) 切断母婴传播,女性 HIV 感染者特别是 HIV 感染者应尽量避免妊娠,以防止母婴传播,HIV 感染的哺乳期妇女应人工喂养婴儿。

(5) 消毒隔离,实验台面可用 75％乙醇消毒,血液或体液污染的物品或器械用 1:100～1:10 浓度的次氯酸钠液或 1:10 稀释的漂白粉液擦拭或浸泡,高温消毒也是杀灭 HIV 的有效办法。接触患者的血液或体液时,应戴手套、穿隔离衣,不共用牙刷、刮脸刀片等。

(三) 保护易感人群

在进行手术及有创性检查(如胃镜、肠镜、血液透析等)前,应检测 HIV 抗体。对吸毒、卖淫等人群要定期监测,加强对高危人群的监测。为高危人群提供预防 HIV 感染的咨询服务,包括安全性行为指导、暴露前预防和暴露后预防的应用、HIV 母婴传播阻断、为 HIV/AIDS 患者早期启动 ART 等。

(沈银忠)

【参考文献】

国家卫生健康委员会,2019.艾滋病和艾滋病病毒感染诊断.(2019-07-01)[2023-03-01]. http://www.nhc.gov.cn/wjw/s9491/201905/6430aa653728439c901a7340796e4723/files/84dffca4fb2c4293abb6be4d5353f924.pdf.

中国性病艾滋病防治协会 HIV 合并结核病专业委员会,2022.人类免疫缺陷病毒感染/艾滋病合并结核分枝杆菌感染诊治专家共识.中华传染病杂志,40(1):6-19.

中华医学会感染病学分会艾滋病丙型肝炎学组,中国疾病预防控制中心,2021.中国艾滋病诊疗指南(2021年版).中华内科杂志,60(12):1106-1128.

中华医学会热带病与寄生虫学分会艾滋病学组,2019.艾滋病合并侵袭性真菌病诊治专家共识.中华传染病杂志,37(10):581-593.

Panel on Antiretroviral Guidelines for Adults and Adolescents. Guidelines for the Use of Antiretroviral Agents in Adults and Adolescents with HIV. Department of Health and Human Services. [2022-7-4]. https://clinicalinfo.hiv.gov/sites/default/files/guidelines/documents/AdultandAdolescentGL.pdf.

Panel on Guidelines for the Prevention and Treatment of Opportunistic Infections in Adults and Adolescents with HIV. Guidelines for the Prevention and Treatment of Opportunistic Infections in Adults and Adolescents with HIV. Centers for Disease Control and Prevention, National Institutes for Health, the HIV Medicine Association, and the Infectious Disease Society of America. [2022-7-4]. https://clinicalinfo.hiv.gov/en/guidelines/adult-and-adolescent-opportunistic-infection.

【思考题】

(1) 简述艾滋病的临床分期及临床表现。

(2) 简述艾滋病的抗病毒治疗方案。

(3) 简述艾滋病常见机会感染的诊治方法。

第二十章

其他新发传染病

一、人感染猪链球菌病

猪链球菌(*Streptococcosis suis*)是引起猪链球菌病的病原体,于 1968 年首次被丹麦学者报道。人感染猪链球菌作为一种人畜共患病可在病猪及健康接触者之间传播,该疾病无明显季节性,7~10 月份为高发季节。患病者多有与病猪接触史,2 型猪链球菌常引起重症感染,患者可表现为败血症、脓毒症休克综合征和脑膜炎,病死率高,早期诊断、早期治疗对降低该疾病的死亡率具有重要意义。

(一) 病原学

猪链球菌为不产芽孢的革兰氏阳性细菌,是链球菌属中的一种,分为 35 个血清型,35 个血清型都可引起猪链球菌病,能够引起人致病的只有 1/2 型、1 型、2 型、7 型、9 型和 14 型等 6 种血清型,其中猪链球菌 2 型致病性最强,其次为 1 型。猪链球菌镜下呈球形或卵圆形,直径 0.6~2.0 μm,呈链状排列,链长短不一,从患者或病猪体内刚分离的猪链球菌更易形成长链。无芽孢、无鞭毛,革兰氏染色阳性,对营养要求较高,一般在普通培养基中需加入血液、血清、葡萄糖等才能很好地生长。最适温度 37℃,最适 pH 7.4~7.6。典型菌落为灰白、光滑、圆形突起小菌落,周围有不完全溶血环。猪链球菌抵抗力较弱,加热至 55℃多数可被杀死,对一般消毒剂敏感,干燥尘埃中可存活数日。该菌对青霉素、头孢菌素、红霉素、氯霉素、喹诺酮类等多种抗生素敏感。

(二) 流行病学

1. 流行环节

(1) 传染源:人感染猪链球菌病的主要传染源为病猪、带菌猪,目前还没有发现该菌在人与人之间传播的证据。唾液,尤其是母猪的唾液,可能是猪的猪链球菌感染的储存库和源头;定量聚合酶链反应(qPCR)检测方法可为猪体内猪链球菌的监测提供一种有效的方法,从而在养猪场实现有效的疾病控制。

(2) 传播途径:人通过与病猪或病死猪接触均可被感染,食用加热不完全的病猪肉也可被感染,另外近年越南有研究发现使用病死猪的血液也可以传播该疾病。有研究认为猪链球菌可通过呼吸道在猪与猪间传播,但缺少人与人间呼吸道传播的证据。

(3) 易感人群:屠夫、接触与清洗病死猪的人员均为易感者,尤其是手部带有伤口时更易感染。据估计在屠夫和养猪者中,患猪链球菌性脑膜炎的年发病率约为 3/10 万,患猪链球菌感染的发生率是不从事猪肉加工业者的 1 500 倍。

2. 流行概况 　1954 年,英国从暴发败血症、脑膜炎和关节炎的乳猪中分离出 1 株 α 溶血猪链球菌。1968 年,Elliot 按荚膜分类法把此菌命名为荚膜 2 型猪链球菌。之后,2 型猪链球菌在中国、澳大利亚、美国、丹麦、日本、泰国、新加坡、加拿大等许多国家导致猪发病。报道病例较多的国家或地区普遍养殖业发达或有食用猪肉的习惯,病例呈高度散发态势。目前报道的人感染猪链球菌病病例多由猪链球菌 2 型引起,克罗地亚于 2000 年报道了 2 例猪链球菌 1 型感染的病例。1998 年,我国江苏南通地区发生的猪链球菌疫情,累计 25 人发病;2005 年我国四川省出现人猪链球菌暴发流行之前全球已有 200 余例人猪链感染病例报告。病例主要发生在屠夫、养殖场工人、生肉加工和销售人员中。

（三）发病机制

猪链球菌能产生多种毒素和酶(溶血素 O、溶血素 S、红疹毒素、链激酶、链道酶、透明质酸酶)引起致病作用。猪链球菌的主要毒力因子包括荚膜多糖、溶菌酶释放蛋白、细胞外因子及溶血素等。其中溶菌酶释放蛋白及细胞外蛋白因子是猪链球菌 2 型的两种重要毒力因子。

当细菌从扁桃体进入血液,被单核细胞吞噬后,通过脉络膜到脑脊液内,激发单核细胞或巨噬细胞产生细胞因子和毒素,从而导致血液和脑脊液内的炎性细胞浸润。猪链球菌性肺炎的发病机制可能由于细菌通过呼吸道,大量定居繁殖,产生毒素和各种蛋白酶、溶血毒素等引起细胞溶解,导致上皮细胞屏障的破坏,引起肺部感染,同时有利于病原体侵入血流和在全身播散。此外,细胞因子、毒素作用引起细菌性脑膜炎患者血-脑屏障(BBB)通透性增加,导致脑水肿发生,使颅内压力增高和脑血流阻断。猪链球菌从伤口直接感染后,细菌在机体内大量繁殖,产生毒素引起血源性感染,导致败血症及多器官功能衰竭,此种情况与普通细菌所致败血症类似。

（四）临床表现

1. 潜伏期　　人感染猪链球菌病后潜伏期较短,一般为 2 h 至 7 天,平均为 2.4 天。

2. 前驱期　　多数病例发病初期均出现高热、全身不适、乏力、眩晕、腹痛腹泻等症状。

3. 进展期　　根据临床表现主要分为 2 个类型,即败血症型和脑膜炎型。败血症型常发生 TSS,表现为起病急,多为突起高热,肢体远端部位出现瘀点、瘀斑,早期多伴有胃肠道症状、休克,病情进展快,很快转入多器官衰竭,如呼吸窘迫综合征(ARDS),心力衰竭,弥漫性血管内凝血(DIC)和急性肾衰等。脑膜炎型主要临床表现为头痛、高热、脑膜刺激征阳性等,可发生因干扰第Ⅷ脑神经所致的感知性耳聋(54%～67%),以及运动功能失调,并发吸入性肺炎,继发性大脑缺氧等并发症。此外,猪链球菌还可侵入人体的关节、眼睛和心脏等,引起化脓性关节炎、眼内炎和心内膜炎等。

4. 恢复期　　存活的患者多在抗菌药物治疗 2～6 天后体温降至正常,皮疹多在 2～3 天消退。败血症型病情较重,预后差,病死率高;脑膜炎型病情较轻,预后较好,病死率低。

（五）实验室检查

通过患者全血或尸检的无菌标本培养查找猪链球菌是主要的实验室检查手段,此外有条件的医院还可以进行猪链球菌特有的毒力基因($cps2A$、mrp、$gapdh$、sly、ef)鉴定。脑脊液的检查结果有助于确诊脑膜炎型人猪链球感染,典型的改变为白细胞升高,常达 $500×10^9/L$,多核细胞为主,蛋白升高,糖和氯化物降低。

（六）诊断

人感染猪链球菌病的患者发病前 1 周内多数有与病死猪的密切接触史,流行病学资料对该疾病的诊断非常重要。根据流行病学史;急性起病,败血症和(或)脑膜炎的临床表现,1～3天进展为多器官功能衰竭;病原学检查结果不难诊断。

诊断标准:结合患者的流行病学资料、临床表现和实验室检查结果,并排除其他病因明确的疾病。

1. 疑似诊断　　有流行病学史和感染中毒症状和外周血白细胞升高。

2. 临床诊断　　有流行病学史和TSS和(或)脑膜炎表现。

3. 确定诊断　　疑似诊断或临床诊断病例,细菌培养分离出2型猪链球菌或PCR检测出2型猪链球菌特有的毒力基因。

(七) 治疗

1. 治疗原则　　人感染猪链球菌病的治疗原则为早发现、早诊断、早治疗,隔离治疗。

2. 一般治疗　　患者一般采取平卧位;鼻导管给氧,效果差者可面罩给氧或使用无创性呼吸机,必要时给予气管切开;进食易消化流质饮食,消化道症状严重的患者可以静脉补液,保证水、电解质及能量供应;做好心理护理,保持皮肤及口腔清洁;该疾病属新发传染病,建议指定医院隔离治疗。

3. 病原治疗　　人感染猪链球菌疑似病例建议经验性使用大剂量青霉素类合并第三代头孢菌素,头孢曲松2.0 g,加入5％葡萄糖液体100 mL中,静脉滴注,每12 h 1次;或头孢噻肟2.0 g,加入5％葡萄糖液体100 mL中,静脉滴注,每8 h 1次。对有病原培养报告的患者,根据药敏结果调整治疗。治疗2天效果不佳者,考虑调整抗生素;治疗3天效果不佳者,必须调整治疗。我国文献表明:携带特定新型包膜多糖基因座的菌株对克林霉素、林可霉素、红霉素、替米考星和四环素耐药。泰国也报告了在无症状的猪中,广泛携带对于恩诺沙星、诺氟沙星、青霉素、庆大霉素耐药或中介的菌株。这些提示对于猪链球菌耐药的问题要提高警惕。

4. 对症治疗　　患者发热可以通过物理降温改善,慎用解热镇痛剂。可以使用苯巴比妥钠100 mg,肌内注射,每8～12 h 1次治疗抽搐,亦可使用安定10 mg经静脉注射,注意患者呼吸。必要时10％水合氯醛20～40 mL,口服或灌肠。

5. 休克治疗　　人感染猪链球菌患者休克的治疗包括:

(1) 扩充血容量:以先快后慢为原则,第1 h可输入1 000～2 000 mL。① 晶体溶液:林格液1 000 mL或5％葡萄糖氯化钠溶液1 000 mL,静脉滴注,其中可加入50％葡萄糖液40～80 mL,维生素C 1～2 g;根据血清钾及尿量情况,适当加入氯化钾。② 胶体液:白蛋白30 g,血浆500 mL或低分子右旋糖酐500 mL,静脉滴注,与晶体溶液配合使用;每10 g白蛋白可与500 mL晶体溶液联合使用,每100 mL血浆可与200 mL晶体溶液联合使用。

(2) 纠正酸中毒:5％碳酸氢钠250 mL,静脉滴注,24 h可使用2次;最好有血气分析指导治疗。

(3) 血管活性药物:在扩容基础上,对血压仍无回升的患者,可以使用血管活性药物;以多巴胺:间羟胺2:1质量比例加入晶体溶液,静脉滴注,根据血压调整滴速;在充分扩容基础上,四肢凉、口唇发绀、甲床发绀的患者,可使用山莨菪碱10 mg,加入10％葡萄糖液体100 mL,静脉滴注,必要时可重复。

(4) 强心药物:心率超过120次/分且升压效果不好的患者,可使用洋地黄类强心药物,毛花苷C 0.4 mg,加入10％葡萄糖溶液20 mL中,缓慢静脉推注。

（5）糖皮质激素：发病后前 3 天可用琥珀酸氢化可的松 300 mg，加入 10％葡萄糖溶液，静脉滴注，每天 1 次，严重患者可每天 2 次。

（6）利尿剂：无尿或少尿患者，给予呋塞米 20 mg，效果不佳者可加大剂量。

6. 颅内高压治疗　患者出现颅内高压可给予 20％甘露醇注射液 250 mL，快速静脉注射，每 4～8 h 1 次，病情好转改为每 8～12 h 1 次；有肾脏损害者使用甘油果糖注射液代替甘露醇。严重患者可在注射甘露醇或甘油果糖的间歇期使用呋塞米 20～100 mg，或 50％葡萄糖注射液 40～60 mL，静脉注射。此外患者如出现其他并发症应根据不同的并发症给予对症治疗。

同时还应强调患者的出院标准为全身中毒症状、休克表现、脑膜炎表现等消失；体温正常 3 天以上；外周血象恢复正常。

（八）预防

1. 预防原则　人感染猪链球菌的防大于治，预防原则为以控制传染源为主的综合预防措施。

2. 控制传染源　实行生猪集中屠宰制度，统一检疫，严禁屠宰病、死猪；加强上市猪肉的检疫与管理，禁售病、死猪肉。要求养猪户主动报告病猪疫情，死猪应就地深埋或焚烧，禁止抛入河、沟、塘等水体中。与病猪密切接触者，建议严密观察 7 天。

3. 切断传播途径　加强屠夫、生肉销售人员的个人防护。经常接触猪和猪肉的工作人员应戴保护性手套，同时使皮肤受伤降低到最低程度。

4. 保护易感人群　目前我国研制的猪链球菌疫苗已经在疫区饲养的猪中试用，但还没有人类可用的猪链球菌菌苗，猪链球菌病流行期间，与病、死猪密切接触者可预防性服用抗菌药物。鉴于目前尚无人与人之间传播的证据，不宜再作为突发公共卫生事件，建议将该病纳入传染病常态管理范围。

（齐唐凯　沈银忠）

【参考文献】

卢洪洲，2009.链球菌感染//陈灏珠.实用内科学.第 13 版.北京：人民卫生出版社.

中华人民共和国卫生部，2006.人感染猪链球菌病诊疗方案.(2006 - 11 - 29)［2023 - 03 - 01］. http://www.nhc.gov.cn/bgt/pw10701/200703/fcd1cde10204461f9e3cef8aa0509c66.shtml.

Arai S，Kim H，Watanabe T，et al，2018. Assessment of pig saliva as a Streptococcus suis reservoir and potential source of infection on farms by use of a novel quantitative polymerase chain reaction assay. Am J Vet Res，79(9)：941 - 948.

Fittipaldi N，Segura M，Grenier D，et al，2012. Virulence factors involved in the pathogenesis of the infection caused by the swine pathogen and zoonotic agent Streptococcus suis. Future microbiology，7(2)：259 - 279.

Gottschalk M，Segura M，2000. The pathogenesis of the meningitis caused by Streptococcus suis：the unresolved questions. Veterinary Microbiology，77(3 - 4)：259 - 272.

Huang J，Liu X，Chen H，et al，2019. Identification of six novel capsular polysaccharide loci（NCL）from Streptococcus suis multidrug resistant non-typeable strains and the pathogenic characteristic of strains carrying new NCLs. Transbound Emerg Dis，66（2）：995-1003.

Huong V T L，Hoa N T，Horby P，et al，2014. Raw Pig Blood Consumption and Potential Risk for Streptococcus suis Infection，Vietnam. Emerging infectious diseases，20（11）：1895.

Kerdsin，K. Oishi，S. Sripakdee，et al，2009. Clonal dissemination of human isolates of *Streptococcus suis* serotype 14 in Thailand. J. Med. Microbiol，58：1508-1513.

【思考题】

（1）简述人感染猪链球菌病的诊断。

（2）临床上如何治疗人感染猪链球菌病？

（3）试述重症人感染猪链球菌病的识别与处理。

二、埃博拉病毒病

1976年在非洲的刚果和苏丹暴发了大规模传染病疫情，人们分离出同源的病毒，因刚果暴发疫情的村庄位于埃博拉河流域，该病毒命名为埃博拉病毒，由此引发的疾病称埃博拉出血热（Ebola haemorrhagic fever，EHF），目前世界卫生组织（WHO）使用埃博拉病毒病（Ebola virus disease，EVD）这一术语。埃博拉病毒病是由埃博拉病毒引起的一种急性传染病。主要通过接触患者或感染动物的血液、体液、分泌物和排泄物等而感染，临床表现主要为突起发热、呕吐、腹泻、出血和多脏器损害，病死率高。

（一）病原学

埃博拉病毒属丝状病毒科，为不分节段的单股负链 RNA 病毒。病毒呈长丝状体，可呈杆状、丝状、"L"形等多种形态。毒粒长度平均 1 000 nm，直径约 100 nm。病毒有脂质包膜，包膜上有呈刷状排列的突起，主要由病毒糖蛋白组成。埃博拉病毒基因组是不分节段的负链 RNA，大小为 18.9 kb，编码 7 个结构蛋白和 1 个非结构蛋白。埃博拉病毒可在人、猴、豚鼠等哺乳类动物细胞中增殖，对 Vero 和 Hela 等细胞敏感。

埃博拉病毒可分为本迪布焦型、扎伊尔型、苏丹型、塔伊森林型、莱斯顿型和邦巴利型。其中扎伊尔型毒力最强，苏丹型次之，莱斯顿型和邦巴利型对人不致病。不同亚型病毒基因组核苷酸构成差异较大，但同一亚型的病毒基因组相对稳定。

埃博拉病毒对热有中度抵抗力，在室温及 4℃ 存放 1 个月后，感染性无明显变化，60℃灭活病毒需要 1 h，100℃ 5 min 即可灭活。该病毒对紫外线、γ 射线、甲醛、次氯酸、酚类等消毒剂和脂溶剂敏感。

（二）流行病学

1. 传染源　　埃博拉病毒病在人类中首次感染、暴发的方式及该病毒的自然宿主仍然没有完全证实，但根据现有的资料和证据，推测人类最初是通过接触感染的动物而感染该病的,人和大猩猩、黑猩猩、猴、羚羊、豪猪等野生动物接触均可以被感染,传染源为上述感染的人或动物,尚未发现潜伏期患者有传染性。目前认为狐蝠科的果蝠是病毒最有可能的自然宿主,但病毒在自然界的循环方式尚不十分清楚。

2. 传播途径 流行最初始于人接触到受感染动物及其体液;此后,通过直接接触埃博拉病毒感染者或死者的体液、分泌物、排泄物及其污染物而造成人际传播。患者感染后血液和体液中可维持很高的病毒含量。医护人员、患者家属或其他密切接触者在治疗、护理患者或处理患者尸体过程中,如果没有严格的防护措施,容易受到感染。虽然尚未证实空气传播的病例发生,但应予以警惕,做好防护。据文献报道,埃博拉病毒患者的精液、乳汁中可分离到病毒,故存在相关途径传播的可能性。

3. 人群易感性 人类对埃博拉病毒普遍易感。发病主要集中在成年人,尚无资料表明不同性别间存在发病差异,发病也无明显的季节性差异。

(三)发病机制与病理改变

埃博拉病毒具有广泛的细胞嗜性。病毒进入机体后,可能在局部淋巴结首先感染单核细胞、巨噬细胞和其他单核-吞噬系统(mononuclear phagocytic system,MPS)的细胞。当病毒释放到淋巴或血液中,可以引起肝脏、脾脏及全身固定的或移动的巨噬细胞感染。从 MPS 细胞释放的病毒可以感染相邻的细胞,包括肝细胞、肾上腺上皮细胞和成纤维细胞等。感染的 MPS 细胞同时被激活,释放大量的细胞因子和趋化因子,包括 IL-2、IL-6、IL-8 和 TNF 等。这些细胞活性物质可增加血管内皮细胞的通透性,诱导表达内皮细胞表面黏附和促凝因子,以及组织破坏后血管壁胶原暴露,释放组织因子等,引起弥散性血管内凝血(DIC)、休克,最终导致多器官功能衰竭。主要病理改变是皮肤、黏膜、脏器的出血,多器官可以见到灶性坏死。肝细胞点、灶样坏死是本病的典型特点,可见小包涵体和凋亡小体。

(四)临床表现

潜伏期:2～21 天,一般为 6～12 天。感染埃博拉病毒后可不发病或呈轻型,非重症患者发病后 2 周逐渐恢复。90%的死亡患者在发病后 12 天内死亡(7～14 天)。西非病例研究表明年龄和并发症与埃博拉病毒病患者的预后相关。

1. 初期 典型病例急性起病,临床表现为高热、寒战、乏力、头痛、肌肉疼痛、恶心、结膜充血及相对缓脉。2～3 天后可有呕吐、腹痛、腹泻、血便等表现,半数患者有咽痛及咳嗽。病人最显著的表现为低血压、休克和面部水肿。

2. 极期 病程 4～5 天进入极期,重症患者可出现咯血,鼻、口腔、结膜下、胃肠道、阴道及皮肤出血或血尿,少数患者出血严重,多为病程后期继发弥漫性血管内凝血(DIC)。并可因出血、肝肾功能衰竭及致死性并发症而死亡。部分患者于发病第 8～10 天可出现脑膜脑炎,出现意识水平改变、肌病、颈强直、反射亢进、步态不稳及癫痫发作。接受静脉液体复苏治疗的患者容易出现呼吸急促甚至呼吸衰竭。在发病第 5～7 天内,可出现无瘙痒的红色弥漫性斑丘疹,以肩部、手心和脚掌多见,数天后消退并脱屑,部分患者可较长期地留有皮肤的改变。由于病毒持续存在于精液中,也可引起睾丸炎、睾丸萎缩等迟发症。

3. 恢复期 埃博拉病毒病的恢复期较长,可超过 2 年。可出现虚弱、乏力、头痛、尿频、肌肉关节疼痛、失眠、记忆丧失和体重低等症状。部分患者可出现葡萄膜炎,皮肤和毛发脱落，以及抑郁焦虑症状。妊娠女性可能会出现非典型临床表现，以及胎儿宫内死亡。

(五) 实验室检查

1. 一般检查　早期白细胞减少和淋巴细胞减少，随后出现中性粒细胞升高和核左移，血小板可减少。早期可有蛋白尿，部分患者可出现急性肾功能不全。AST 和 ALT 升高，且 AST 升高大于 ALT。凝血酶原(PT)和部分凝血活酶时间(PTT)延长，纤维蛋白降解产物升高，符合弥散性血管内凝血(DIC)表现，尤其多见于重症和死亡病例。

2. 血清学检查　血清特异性 IgM 抗体检测多采用 IgM 捕捉 ELISA 法检测；血清特异性 IgG 抗体采用 ELISA、免疫荧光等方法检测。据报道，最早可从发病后 2 天的患者血清中检出特异性 IgM 抗体，IgM 抗体可维持数月。发病后 7~10 天可检出 IgG 抗体，IgG 抗体可维持数年。多数患者抗体出现于起病后 10~14 天，也有重症患者始终未能检出抗体。间隔 1 周及以上的两份血标本 IgM 抗体阳转或 IgG 抗体滴度 4 倍及以上升高具有诊断意义。

3. 病原学检查

(1) 病毒抗原检测：由于埃博拉病毒病有高滴度病毒血症，可采用 ELISA 等方法检测血清中病毒抗原。一般发病后 2~3 周内，可在患者血标本中检测到病毒特异性抗原。

(2) 核酸检测：采用 RT-PCR 等核酸扩增方法检测。一般发病后 2 周内可从患者血标本中检测到病毒核酸，发病后 1 周内的标本检出率高。

(3) 病毒分离：采集发病 1 周内患者血清标本，用 Vero 细胞进行病毒分离，一般发病 1 周内血标本病毒分离率高。

(六) 诊断与鉴别诊断

1. 诊断依据　埃博拉病毒病早期诊断较困难，疾病初期的临床表现缺乏特异性，临床上很难即刻作出诊断。流行病学史的采集对于诊断本病至关重要，确诊需要实验室检测，包括抗原、抗体检测、核酸检测及病毒分离。临床上应根据流行病学史、临床表现和相关病原学检查进行综合判断。流行病学史依据为：① 发病前 21 天内有在埃博拉病毒传播活跃地区居住或旅行史；② 发病前 21 天内，在没有恰当个人防护的情况下，接触过埃博拉病毒病患者的血液、体液、分泌物、排泄物或尸体等；③ 发病前 21 天内，在没有恰当个人防护的情况下，接触或处理过来自疫区的蝙蝠或非人类灵长类动物。

2. 病例定义　我国把病例定义为三种情况：留观病例、疑似病例和确诊病例，不同情况采取相应的防控措施。

(1) 留观病例：具备上述流行病学史中第②、③项中任何一项，并且体温>37.3℃者；具备上述流行病学史中第①项，并且体温≥38.6℃者。

(2) 疑似病例：具备上述流行病学史中符合流行病学史第②、③中任何一项，并且符合以下三种情形之一者：① 体温≥38.6℃，出现严重头痛、肌肉痛、呕吐、腹泻、腹痛。② 发热伴不明原因出血。③ 不明原因猝死。

(3) 确诊病例：留观或疑似病例经实验室检测符合下列情形之一者：① 核酸检测阳性：患者血液等标本用 RT-PCR 等核酸扩增方法检测，结果阳性。若核酸检测阴性，但病程不足 72 h，应在达 72 h 后再次检测；② 病毒抗原检测阳性：采集患者血液等标本，用 ELISA 等方法检测病毒抗原；③ 分离到病毒：采集患者血液等标本，用 Vero、Hela 等细胞进行病毒分离;④ 血清特异性 IgM 抗体检测阳性;双份血清特异性 IgG 抗体阳转或恢复期较急性期 4 倍及以上升高;⑤ 组织中病原学检测阳性。

WHO 把病例定义为三种情况:疑似病例(suspected cases)、临床诊断病例(probable cases)和确诊病例(confirmed cases)。

(1) 疑似病例:① 任何人若有突发高热并与疑似、临床诊断或确诊病例,或者与死的或患病的动物有过接触;② 任何人出现突发高热,并至少有下列症状中的三个:头痛、呕吐、食欲下降、腹泻、胃痛、嗜睡、肌肉或关节痛、吞咽困难、呼吸困难或呃逆;③ 任何人出现不明原因的出血或不明原因猝死。

(2) 临床诊断病例:① 任何疑似病例经临床医师评估确认。② 任何人死于疑似埃博拉病毒病并与确诊病例有流行病学关联,但未予以实验室检验,无实验室确诊结果。

(3) 确诊病例:疑似病例或临床诊断病例,伴有实验室埃博拉病毒检测阳性的结果。

3. 鉴别诊断　　本病应当与其他出血热性疾病鉴别,如马尔堡出血热、克里米亚刚果出血热、拉沙热和肾综合征出血热等;需要鉴别的其他疾病包括伤寒、疟疾、病毒性肝炎、钩端螺旋体病、斑疹伤寒、单核细胞增多症等。鉴别诊断应当结合流行病学史,着重关注疫区常见的其他传染病。临床鉴别常依赖病原学检测。埃博拉病毒致病性和传染性极强,故被列为 A 类生物恐怖主义病原体,此种情况下没有流行区居留史的人群中也可能出现较多病例,需要及时报告。

(七) 病例处置流程

目前尚无预防埃博拉病毒病的疫苗,严格隔离控制传染源、密切接触者追踪、管理和加强个人防护是防控埃博拉病毒病的关键措施。医护人员必须高度警惕,应根据不同的病例分类采取相应的防护措施来开展相应的诊疗工作。对于疑似埃博拉病毒病患者,除非出于以下目的而必须进行,才可采血行实验室检查:诊断或排除埃博拉病毒感染、评估是否为其他感染或合并其他感染(如疟疾)和(或)紧急诊疗。

1. 留观病例　　符合流行病学史第②、③项的留观病例,按照确诊病例的转运要求转至定点医院单人单间隔离观察,动态监测体温,密切观察病情。及时采集标本,按规定在定点医院达到生物安全 2 级防护水平的实验室相对独立区域内进行临床检验;按规定送疾病预防控制中心进行病原学检测。符合下列条件之一者可解除留观:① 体温恢复正常,核酸检测结果阴性。② 若发热已超过 72 h,核酸检测结果阴性。③ 仍发热但不足 72 h,第一次核酸检测阴性,需待发热达 72 h 后再次进行核酸检测,结果阴性。

对仅符合流行病学史中第①项标准的留观病例,按照标准防护原则转运至定点医院单人单间隔离观察,动态监测体温,密切观察病情。符合下列条件之一者可解除留观:① 诊断为其他疾病者,按照所诊断的疾病进行管理和治疗。② 体温在 72 h 内恢复正常者。③ 发热已超过 72 h,而且不能明确诊断为其他疾病的,进行核酸检测结果阴性。

2. 疑似病例　　按照确诊病例的转运要求转至定点医院单人单间隔离观察治疗。及时采集标本,按规定在定点医院达到生物安全 2 级防护水平的实验室相对独立区域内进行临床检验;按规定送疾病预防控制中心进行病原学检测。病原学检测阳性,转为确诊病例,进行相应诊疗;若发热已超过 72 h,采样进行病原学检测,阴性者排除诊断,解除隔离;若发热不足 72 h,病原学检测阴性,需待发热达 72 h 后再次进行病原学检测,仍阴性者排除诊断,解除隔离。

3. 确诊病例解除隔离治疗的条件 连续两次血液标本核酸检测阴性。临床医师可视患者实际情况,安排其适时出院。

(八) 治疗

目前尚无特异性治疗措施,主要是对症和支持治疗,注意水、电解质平衡,预防和控制出血,必要时经验性使用抗生素特别是覆盖革兰氏阴性杆菌的药物,治疗肾功能衰竭和出血、DIC 等并发症。

患者应卧床休息,少渣易消化半流质饮食,保证充分热量。有证据表明,早期补液,维持水电解质和酸碱平衡治疗,可明显提高存活率。可使用平衡盐液,维持有效血容量;加强胶体液补充如白蛋白、低分子右旋糖酐等,预防和治疗低血压休克。必要时给予输血和输注新鲜冰冻血浆,注意预防 DIC。应减少不必要的有创操作,严格无菌操作,及时发现继发感染。一旦发生继发感染,应早期经验性应用抗菌药物。存在肾功能衰竭的患者应接受血液净化治疗,但应在能够提供持续的透析治疗的定点医院里进行治疗。患者应安置在隔离病房中使用埃博拉病毒病患者专用的透析仪器进行血液透析。对于存在呼吸衰竭的患者应及时给予氧疗或机械通气。

病原学治疗:REGN - EB3(阿托替维单抗、马非替维单抗和敖西单抗),mAb114(安舒维单抗),以及 ZMapp(三种针对埃博拉病毒表面糖蛋白的单克隆抗体的组合)是三种对治疗扎伊尔埃博拉病毒感染有效的单克隆抗体疗法。2018 年 11 月至 2019 年 8 月,一项临床试验评估了 REGN - EB3、mAb114、ZMapp 和核苷酸类似物前体瑞德西韦的疗效。结果显示 ZMapp 疗法与较低的病死率有关。然而,在高病毒载量组,接受不同疗法的患者病死率均高达 62%～85%。

(齐唐凯 沈银忠)

【参考文献】

国家卫生和计划生育委员会,2014.埃博拉出血热防控方案.(2014 - 07 - 31)［2023 - 03 - 01］. http://www.nhc.gov.cn/yjb/fkgzgzdt/201407/530a2d22409249a7a5fbde51f0117b32.shtml.

国家卫生和计划生育委员会,2014.埃博拉出血热防控方案(第二版).(2014 - 08 - 15)［2023 - 03 - 01］.http://www.nhc.gov.cn/yjb/fkgzgzdt/201408/4df4931fb9174219813f3fcd0f54f65e.shtml.

Baize S, Pannetier D, Oestereich L, et al, 2014. Emergence of Zaire Ebola virus disease in Guinea. N Engl J Med, 371(15):1418 - 1425.

Feldmann H, Sprecher A, Geisbert TW, 2020. Ebola. N Engl J Med, 382:1832.

World Health Organization, 2014. Ebola response roadmap situation report update.(2014 - 10 - 25)［2023 - 03 - 01］. https://apps.who.int/iris/bitstream/handle/10665/137185/roadmapupdate25Oct14_eng.pdf.

World Health Organization, 2016. Clinical management of patients with viral hemorrhagic fever:a pocket guide for front-line health workers.［2023 - 03 - 01］. https://apps.who.int/iris/handle/10665/205570.

【思考题】

(1) 简述埃博拉病毒病的诊断。

(2) 简述埃博拉病毒病病例处理流程。

(3) 简述埃博拉病毒病的传播途径。

三、中东呼吸综合征

2012 年 9 月沙特阿拉伯首次报告了 2 例临床表现类似于 SARS 的新型冠状病毒感染病例。2013 年 5 月 23 日,世界卫生组织(WHO)将这种新型冠状病毒感染疾病命名为"中东呼吸综合征"(middle east respiratory syndrome, MERS)。MERS 是由新型冠状病毒引起的呼吸系统疾病,已在世界范围内传播,引起国际社会的高度关注。截至 2022 年 3 月底,共有 2589 例实验室确诊的中东呼吸综合征(MERS)病例,包括 893 例相关死亡。病例最多国家为沙特阿拉伯,病例多集中在沙特阿拉伯、阿联酋等中东地区,该地区以外国家的确诊病例发病前多有中东地区工作或旅游史。部分国家出现聚集性疫情和医务人员感染。韩国 2015 年 6 月短时间出现大量病例(截至 2015 年 6 月 16 日韩国共报告确诊病例 154 例,其中 19 例死亡),此次韩国疫情是因 1 例输入性病例引起的广泛传播。我国也报道了一例从韩国输入的病例。韩国的疫情引起了国际社会的高度重视,各国纷纷加强了预防措施,严防病例输入。根据目前掌握的情况来看,中东呼吸综合征冠状病毒已具备有限的人传人能力,但无证据表明该病毒具有持续人传人的能力。目前报道的数据来看,该病的死亡率高达 40%,且目前尚无特效治疗药物和疫苗。本节结合我国公布的《中东呼吸综合征病例诊疗方案(2015 版)》来介绍本病。

(一) 病原学

冠状病毒(coronavirus, CoV)主要引起动物和人呼吸道和肠道感染。最先是 1937 年从鸡身上分离出来的,是目前已知最大的正链 RNA 病毒,成熟的冠状病毒直径为 60～220 nm,电镜下呈日冕状或皇冠状,故名冠状病毒。其属于巢状病毒目,冠状病毒科,冠状病毒属。根据病毒的血清学特点和核苷酸序列,将冠状病毒分为 Ⅰ、Ⅱ、Ⅲ 三个群,其中 Ⅰ、Ⅱ 群仅对人和其他哺乳动物致病,Ⅲ 群主要引起鸟类感染。20 世纪 60 年代,英国首先发现了人冠状病毒(HCoV),目前已知引起人感染的冠状病毒有 5 种:人冠状病毒 229E(HCoV－229E)、人冠状病毒 OC43(HCoV－OC43)、严重急性呼吸综合征冠状病毒(SARS－CoV)、人冠状病毒 NL63(HCoV－NL63)、人冠状病毒 HKU1(HCoV－HKU1)。其中 HCoV－229E、HCoV－NL63 属于 Ⅰ 群,HCoV－OC43、SARS－CoV、HCoV－HKU1 属于 Ⅱ 群。其余 4 种是人类普通感冒的原因之一,占 5%～30%。

2012 年 9 月 20 日,人们采用实时逆转录聚合酶链反应(RT－PCR)从沙特阿拉伯不明原因重症肺炎死亡病例的痰液标本中检测出不同于已知的人新型冠状病毒 EMC(HCoV－EMC)。2013 年 5 月 15 日国际病毒命名委员会冠状病毒研究组将 HCoV－EMC 统一命名为中东呼吸综合征冠状病毒"Middle East Respiratory Syndrome Coronavirus"(MERS－CoV)。

MERS－CoV 与 SARS 基因组相似性为 55% 左右。MERS－CoV 受体同 SARS 完全不同,SARS 冠状病毒受体为血管紧张素转换酶 2(ACE2),表达该受体的细胞主要位于人的肺部组织,而人的上呼吸道组织很少分布。中东呼吸综合征冠状病毒受体为二肽基肽酶4(DPP4,也称为CD26),该受体与ACE2类似,主要分布于人深部呼吸道组织。2014年分别从沙特地区一个MERS-CoV感染患者及其发病前接触过的单峰骆驼体内分离出基因序列完全相同的MERS-CoV,同时在埃及、卡塔尔和沙特其他地区的骆驼中也分离到和人感染病例分离病毒毒株相匹配的病毒,并在非洲和中东的骆驼中发现MERS-CoV抗体,因而骆驼可能是人类感染来源。但不排除蝙蝠或其他动物也可能是中东呼吸综合征冠状病毒的自然宿主。

(二) 流行病学

1. **传染源** 综合目前已知的流行病学资料,病例确切的感染来源不明。单峰驼是主要的动物宿主;第一代病例多于发病前14天内接触过骆驼。存在家庭聚集和医院感染现象,表明已出现人际传播,但感染的人数通常有限,目前缺少持续人传人的证据。

2. **传播途径** MERS-CoV具体的传播方式尚待进一步明确,目前认为本病主要通过直接接触分泌物或经气溶胶、飞沫传播。MERS-CoV目前已经出现有限的人传人案例,但尚无广泛的人传人的报道,有3种主要的流行病学形式:① 社区内的散发病例,目前尚不知道感染途径或这些患者是如何被感染的。② 家庭中的聚集病例。在绝大多数聚集病例中,表现为人传人,但此种传播仅限于与病人有密切接触的人员。③ 医疗机构的聚集病例。韩国2013年的暴发中,83%的传播事件与5名"超级传播者"存在流行病学关联,这些"超级传播者"就诊时均患有肺炎。

3. **人群易感性** 人类对埃博拉病毒普遍易感,发病主要集中在主要是有慢性基础疾病的老年人和免疫功能低下的人群。

(三) 临床表现

潜伏期:2~14天。主要表现为发热、畏寒/寒战、干咳、气短、头痛和肌肉疼痛。其他症状包括咽痛、鼻塞、恶心、呕吐、头晕、咯痰、腹泻和腹痛。重症患者往往开始表现为发热伴上呼吸道症状,但是在1周内快速进展为重症肺炎,伴有呼吸衰竭、休克、急性肾功能衰竭、凝血功能障碍和血小板减少。WHO的数据显示28.6%的病例无临床症状或仅表现为轻微的呼吸道症状,无发热、腹泻和肺炎。第二代病例的病情较第一代病例往往较轻,可表现为无症状携带。

(四) 实验室检查

1. **一般检查** 白细胞总数不高,可有淋巴细胞减少;部分患者肌酸激酶、天门冬氨酸氨基转移酶、丙氨酸氨基转移酶、乳酸脱氢酶、肌酐等升高。

2. **病原学检查** 病毒分离为实验室检测的"金标准";病毒核酸检测可以用于早期诊断。及时留取多种标本(咽拭子、鼻拭子、鼻咽或气管抽取物、痰或肺组织,以及血液和粪便)进行检测,其中以下呼吸道标本阳性检出率更高。

(1) 病毒核酸检测:以real-time RT-PCR检测呼吸道标本中的MERS-CoV核酸。

(2) 病毒分离培养:可从呼吸道标本中分离出MERS-CoV,但一般呼吸道冠状病毒在细胞中分离培养较为困难。

(五) 诊断与鉴别诊断

1. **疑似病例** 患者符合流行病学史和临床表现,但尚无实验室确认依据。

（1）流行病学史：发病前14天内有中东地区旅游或居住史；或与疑似/临床诊断/确诊病例有密切接触史。

（2）临床表现：难以用其他病原感染解释的发热(体温≥38℃)伴呼吸道症状。

2. 临床诊断病例

（1）满足疑似病例标准，仅有实验室阳性筛查结果(如仅呈单靶标PCR或单份血清抗体阳性)的患者。

（2）满足疑似病例标准，因仅有单份采集或处理不当的标本而导致实验室检测结果阴性或无法判断结果的患者。

3. 确诊病例　　疑似和临床诊断病例具备下述4项之一，可确诊为中东呼吸综合征实验室确诊病例。

（1）至少双靶标PCR检测阳性。

（2）单个靶标PCR阳性产物，经基因测序确认。

（3）从呼吸道标本中分离出MERS-CoV。

（4）恢复期血清MERS-CoV抗体较急性期血清抗体水平阳转或呈4倍以上升高。

4. 无症状感染者　　无临床症状，但具备实验室确诊依据4项之一者。

MERS主要与流感病毒、SARS冠状病毒、SARS-CoV-2等呼吸道病毒所致的肺炎进行鉴别。临床鉴别常依赖病原学检测。

（六）治疗

疑似、临床诊断和确诊病例应在具备有效隔离和防护条件的医院隔离治疗；危重病例应尽早入ICU治疗。转运过程中严格采取隔离防护措施。本病目前尚无特异性治疗措施，主要是支持对症治疗。

一般治疗要密切监测病情变化：① 卧床休息，维持水、电解质平衡，密切监测病情变化。② 定期复查血常规、尿常规、血气分析、血生化及胸部影像。③ 根据氧饱和度的变化，及时给予有效氧疗措施，包括鼻导管、面罩给氧，必要时应进行无创或有创通气等措施。

目前尚无明确有效的抗MERS-CoV药物。沙特阿拉伯一项随机双盲实验纳入了95例实验室确诊感染MERS-CoV的受试者，发现洛匹那韦/利托那韦联用IFN-β-1b治疗与90天全因死亡率降低有关，并且较安慰剂组未出现更多不良事件，但尚需进一步临床研究证实。目前已经研发出高效抗MERS-CoV抗体，但其在MERS治疗中的价值尚需临床研究和观察。避免盲目或不恰当使用抗菌药物，加强细菌学监测，出现继发细菌感染时应用抗菌药物。患者也可配合中医中药进行治疗。重症和危重症病例的治疗原则是在对症治疗的基础上，防治并发症，并进行有效的器官功能支持。不主张常规使用激素。

体温基本正常、临床症状好转，病原学检测间隔2~4天，连续两次阴性，可出院或转至其他相应科室治疗其他疾病。

目前尚无特异性的疫苗。普通人群尽量减少公众集会及集体活动。尽量减少去新型冠状病毒感染曾经报告过的地区。医务人员要采取分级防护原则。

（齐唐凯　沈银忠）

【参考文献】

国家卫生计生委办公厅,国家中医药管理局办公室,2015.中东呼吸综合征病例诊疗方案（2015 年版）.(2015 - 06 - 11）［2023 - 03 - 01］. http://www.nhc.gov.cn/yzygj/s3593g/201506/406012948be04c738de7c04944786f0d.shtml.

朱翠云,沈银忠,卢洪洲,2014.中东呼吸综合征冠状病毒感染的流行、传播与预防.中国感染与化疗杂志,14(4)：353 - 356.

Arabi YM，Asiri AY，Assiri AM，et al，2020. Interferon Beta - 1b and Lopinavir-Ritonavir for Middle East Respiratory Syndrome. N Engl J Med，383：1645.

World Health Organization，2015. MERS outbreak in the Republic of Korea，2015. (2015 - 05 - 28) ［2023 - 03 - 01］. https://www.who.int/westernpacific/emergencies/2015-mers-outbreak.

World Health Organization，2015. Middle East respiratory syndrome coronavirus (MERS-CoV)：summary of current situation，literature update and risk assessment. (2015 - 07 - 07) ［2023 - 03 - 01］. https://apps.who.int/iris/bitstream/handle/10665/179184/WHO_MERS_RA_15.1_eng.pdf.

Zaki AM，van Boheemen S，Bestebroer TM，et al，2012. Isolation of a novel coronavirus from a man with pneumonia in Saudi Arabia. N Engl J Med,367(19)：1814 - 1820.

【思考题】

(1) 简述 MERS 的临床表现。

(2) 简述 MERS 的流行病学特点。

第三篇

医院感染与
感染性疾病的职业防护

第二十一章

医院感染

医院感染或医院获得性感染（hospital infection，hospital acquired infection，nosocomial infection），是指在医院内获得的感染，包括在住院期间发生的感染和在医院内获得出院后发病的感染；但不包括入院前已开始或入院时已存在的感染。医院工作人员在医院内获得的感染也属医院感染。随着医学科学的进步和人类寿命延长，各种慢性病、肿瘤等免疫缺陷患者不断增多，免疫抑制剂、广谱抗菌药物、放疗及侵袭性医疗措施被广泛应用，使得医院感染已成为当今世界突出的公共卫生问题。据统计医院感染的发病率为5％～10％。美国CDC的统计资料显示，医院感染中尿路感染最常见，其他依次为外科伤口感染、下呼吸道感染、血行性感染等；上海的一项调查则显示下呼吸道感染最多见，其他依次为尿路感染、外科伤口感染、肠道感染、血行感染等。医院感染不仅危害患者健康和生命，而且导致医疗开支大幅升高。据估计美国每年发生200万例次医院感染，每年直接增加医疗开支超过45亿美元。我国医院感染每年约400万患者，经济损失达200亿元。

医院感染暴发是在医疗机构或其科室的患者中短时间内发生3例以上同种同源感染病例的现象。

一、病原学

引起医院感染病原体约90％以上为细菌，其中约70％为革兰氏阴性杆菌，占第1位，主要有大肠杆菌、克雷伯菌属、肠杆菌属等肠杆菌科细菌，以及逐渐增多的铜绿假单胞菌、不动杆菌属、嗜麦芽窄食单胞菌、伯克霍尔德菌及黄杆菌属细菌等，这些细菌可导致下呼吸道、外科伤口、尿路、血行感染等各类医院感染。另外，真菌、病毒、支原体属等也是引起医院感染的重要病原体。嗜肺军团菌和其他军团菌属亦可导致医院肺部感染。

近年来革兰氏阳性球菌分离率呈上升趋势。金黄色葡萄球菌、凝固酶阴性葡萄球菌和肠球菌属等革兰氏阳性球菌也是医院感染常见病原菌，尤多见于外科伤口感染及血行感染中。近年凝固酶阴性葡萄球菌由于已成为静脉导管、脑室引流管、骨科人工装置、人工心脏瓣膜等部位感染重要病原菌，故而日益受到重视。随着头孢菌素类的广泛应用，各种肠球菌属感染也有增多趋势，其中主要引起尿路感染和伤口感染。B群溶血性链球菌为新生儿脑膜炎和败血症的主要致病菌，A群溶血性链球菌可引起术后伤口感染。

拟杆菌属为厌氧菌感染最常见的病原菌，可引起胃肠道和妇科手术后的腹腔和盆腔感染。梭杆菌属、消化球菌和放线菌属等可引起口腔及呼吸系统的感染，如吸入性肺炎、坏死性肺炎、肺脓肿、脓胸等。由拟杆菌属、丙酸杆菌尚可引起败血症和心内膜炎。艰难梭菌可引起假膜性肠炎，常见于抗菌药物导致的严重菌群失调。

由于侵袭性操作、各类留置导管、广谱抗菌药物和静脉营养的广泛应用，兼以实验室诊断水平的提高，近年来真菌在医院感染病原体中比例显著升高，据报道真菌约占医院感染病原的 24%,念珠菌属最为常见,其中以白念珠菌为主。

二、流行病学

(一) 传染源

1. **外源性**　病原体来自患者体外,其他住院患者、医院工作人员、陪护家属、探望者和医院环境,亦称为交叉感染。患者也可受到医院环境中细菌的感染和寄殖。

2. **内源性**　病原菌为患者皮肤、口腔、咽部和胃肠道的正常菌群或住院期间新的定植菌,亦称为自身感染。

(二) 传播方式

医院感染的传播方式以接触传播最为多见,其次是经血液传播,空气传播和器械等媒介物传播较少见。

1. **接触传播**　包括:① 直接接触传播,指病原体在患者之间或由患者到医务人员再到患者间传播,如母亲产道的病原体 B 群链球菌、淋病奈瑟菌、产单核细胞李斯特菌、沙门菌属、HSV、沙眼衣原体、HBV 等在分娩时均可传给新生儿;② 间接接触传播,指病原体由病源污染传播至医院设施、医疗器械、患者用具或他人等媒介,随后再经被污染媒介传播到感染。其中医院工作人员与患者接触频繁,通过污染的手在患者间传播感染是最重要的间接接触传播方式。另外,侵袭性操作时医疗器械不仅可导致外源性感染,还可将患者自体细菌带入无菌部位导致内源性感染,如导尿时可将会阴部细菌带到膀胱。

2. **血液传播**　是引起重视的一种传播方式。乙型和丙型肝炎病毒、艾滋病病毒、巨细胞病毒和弓形虫等通过血液和血制品传播,国内外均有大量病例报道,某些病原甚至造成医院内流行。

3. **空气传播**　空气传播多见于流感病毒、结核分枝杆菌、疱疹病毒、曲霉菌等,葡萄球菌和链球菌虽可借空气传播,但较接触传播为少。

4. **器械传播**　铜绿假单胞菌、不动杆菌属、肺炎克雷伯菌、嗜肺军团菌等可通过雾化吸入器和氧气湿化瓶及空调系统等散播。食物、药物、静脉输液及侵袭性医疗设备也是医院感染的传播途径。

(三) 易患因素

易感人群包括:① 细胞或体液免疫缺陷患者,中性粒细胞 $<500 \times 10^6 / L$ 者。② 新生儿、婴幼儿和老年人(<1 岁或 >65 岁者)。③ 糖尿病、肝病、肾病、结缔组织病、慢性阻塞性肺疾患、恶性肿瘤患者。④ 烧伤或创伤产生组织坏死者等。

广谱抗菌药物的应用可引起机体菌群失调而致二重感染,激素、免疫抑制剂、抗癌药及侵袭性操作则可导致全身或局部免疫损害而易患医院感染。常见侵袭性操作包括:① 静脉导管、气管切开或插管、心导管、导尿管、"T"管引流、人工呼吸器、腹膜或血液透析、腰椎穿刺等。② 异物的植入,如人工心脏瓣膜、人工关节或乳房假体。③ 器官移植或血管移植。④ 手术,尤其是污染手术和持续时间较长手术。

三、临床表现

尽管医院感染与相应社区获得性感染(community acquired infection)的临床特征基本相似,但两者在以下几方面存在明显差异:① 相同部位医院和社区获得性感染的病原体构成不同。② 即使相同病原菌,医院感染分离菌株对抗菌药物敏感性较社区感染分离菌株差,常表现为多重耐药。③ 由于患者基础疾患的掩盖,以及各种治疗措施的干预,医院感染的临床表现常较隐匿且非典型。④ 患者多合并导致免疫功能低下的基础疾病或接受影响机体免疫力的治疗,医院感染常常更加危重、难治,病死率高。

(一) 肺部感染

国外医院肺炎发病率为 0.5%~2%,占医院感染的 15%~20%。国内报道医院肺炎发病率为 0.5%~5%,占医院感染的 10%~33%,居医院感染首位。医院肺部感染多见于有严重基础疾病患者,病死率高,可达 20%~50%,呼吸机相关的肺炎病死率更可高达 70%。

引起医院肺部感染病原菌主要为革兰氏阴性杆菌和金黄色葡萄球菌。其中革兰氏阴性杆菌占 50%~60%,包括克雷伯菌属、肠杆菌属等肠杆菌科细菌,以及铜绿假单胞菌、不动杆菌属、嗜麦芽窄食单胞菌、伯克霍尔德菌、黄杆菌属等糖非发酵菌。金黄色葡萄球菌也是引起医院内肺部感染较常见的病原菌,占 19%~27%。

(二) 尿路感染

尿路感染为最常见的医院感染之一,约 90% 的患者与导尿或尿路器械操作有关,其中 75%~80% 患者的感染由导尿引起,另外的 5%~10% 与膀胱镜检查等其他尿路操作有关。感染发生率随导尿管放置时间而增加,每放置一日出现菌尿症的机会为 5%~10%,放置 2 周后 50%~100% 的患者将发生感染。此外,密封式导尿系统反复打开,膀胱冲洗,或集尿袋位置高于耻骨联合水平,以及女性、老年、尿路梗阻、膀胱输尿管反流、膀胱排空障碍等均为易患因素。

医院尿路感染的主要病原体以革兰氏阴性杆菌为主(约 80%),如大肠杆菌、假单胞菌属等。革兰氏阳性球菌主要是肠球菌及金黄色葡萄球菌等。长期应用抗菌药物者真菌性尿路感染也常见,以白念珠菌为主。

(三) 手术切口感染

手术后切口感染占医院感染的 10%~20%,居医院感染的第 2~3 位。感染源包括:工作人员手、呼吸道等携带的细菌,患者皮肤、消化道、呼吸道、泌尿生殖道的正常菌群,污染的手术器械、敷料、消毒剂及手术室环境中细菌。外科切口感染主要通过直接接触传播,即手术人员或患者手、皮肤、衣物上细菌直接进入伤口。

切口感染的主要致病菌为金黄色葡萄球菌、凝固酶阴性葡萄球菌及肠球菌属等革兰氏阳性球菌,以及铜绿假单胞菌、大肠杆菌、克雷伯菌属、肠杆菌属细菌等革兰氏阴性杆菌。金黄色葡萄球菌为切口感染的重要致病菌,发生率为 17%~20%。类杆菌等厌氧菌是妇科手术后感染的常见致病菌。此外,尚有少量真菌感染。

(四) 血流感染

原发血流感染(由静脉输液、血管内检测装置及血液透析引起或原发感染病灶不明的感染)约占血流感染的半数,其主要入侵途径为插管。局部感染沿导管入侵或病原体随污染的输液或导管入侵。继发血流感染则来源于尿路、外科伤口、下呼吸道、皮肤和腹腔、盆腔等感染。血管导管的类型、部位、放置时间等均与血行感染发生率相关,中心静脉导管发生率高于周围静脉,塑料导管高于金属导管,股静脉导管高于锁骨下或颈静脉导管。放置 3 天以上高于 3 天以内。

医院血流感染最常见的病原菌是革兰氏阳性球菌,约占 60% 以上,其次是革兰氏阴性菌和真菌。革兰氏阳性菌以凝固酶阴性葡萄球菌最常见,约占 30%。革兰氏阴性杆菌血流感染主要为大肠杆菌、克雷伯菌属、肠杆菌目,少数为铜绿假单胞菌。

(五)消化系统感染

1. 抗菌药物相关性肠炎 抗菌药物尤其是口服药物和胆道浓度高的药物可导致以腹泻为主要表现的胃肠炎症状,其中最严重的类型为假膜性肠炎,重症者的病死率可达 30%。主要病原菌为艰难梭菌。

2. 其他消化道传播疾病 一些在社区经消化道传播的病原体也可导致医院感染,如甲型和戊型病毒性肝炎、沙门菌属、致病性大肠杆菌、葡萄球菌、志贺菌属、空肠弯曲菌、小肠结肠炎耶尔森菌、溶组织内阿米巴、轮状病毒、诺瓦克类病毒等所致的胃肠炎等。

(六)血液、血制品及移植物传播感染

1. 病毒性肝炎 主要为乙型和丙型肝炎,近年来丁型肝炎也时有报道。传播途径主要为:① 输血或血制品。② 血液透析。③ 污染针头刺伤。④ 感染性的血或体液自有轻微损伤的皮肤、口腔黏膜、眼结膜侵入。⑤ 实体器官移植。⑥ 污染医疗器械。

2. 艾滋病(AIDS) HIV 可通过以下途径在医院工作人员和患者之间,以及患者之间传播:① 血液或血制品传播。② 污染针头刺伤。③ 污染血或体液自有轻微损伤的皮肤、口腔黏膜、眼结膜侵入。④ 污染器械。

3. 其他疾病 输血、血制品及器官移植尚可导致巨细胞病毒感染、EB 病毒感染、梅毒、疟疾等众多其他疾病的传播。

(七)中枢神经系统感染

中枢神经系统感染常见于颅脑手术及脑脊液分流术后,病原菌主要为肠杆菌科、铜绿假单胞菌、不动杆菌属等革兰氏阴性菌,及金黄色葡萄球菌和凝固酶阴性葡萄球菌等革兰氏阳性球菌。脑脊液鼻漏时则以肺炎链球菌多见。

(八)腹腔感染

腹腔手术,包括由于肿瘤、结石、囊肿等各种原因需进行的肝、胆、胰、脾等手术均有可能发生手术后腹腔感染。尤其是坏死性胰腺炎者,各种引流管多,因此发生腹腔感染的机会多,病死率也增高。

(九)植入物感染

人工植入物可并发感染,如人工关节置换术后感染发生率为 5% 左右。植入物感染的治疗除药物外,常需取出植入物,增加患者痛苦和医疗费用,因此目前多主张在植入前预防应用抗菌药物。

四、医院感染的控制

医院感染的控制有赖于广泛、可靠的医院感染监测和防治网络,切实、有效的预防措施,以及对医院感染积极、合理的治疗。

(一)建立医院感染监测和防治机构

1. 组织机构 各医院应组成由感染科医师、专职护士、微生物学家、流行病学专家及管理人员等参加的医院感染控制机构,负责:① 根据医院特点制订相应医院感染防治措施。② 医院感染监测。③ 监督医院感染防治措施的执行。④ 有关医院感染知识的宣

传和教育。医院感染控制机构在医院感染控制中发挥核心作用,但全体医院工作人员认真协助完成医院感染监测工作、严格执行医院感染防治措施同样重要。

2. 医院感染的监测　　通过对医院感染发生和分布及各种影响因素的分析,为医院感染的控制提供依据。监测内容包括:① 医院感染总发生率、各科室发生率、各部位感染发生率,以及高危人群和高危科室发生率。② 危险因素。③ 病原体构成。④ 漏报率。⑤ 细菌耐药性监测。⑥ 暴发流行情况。⑦ 环境监测等。

医院感染发病率的计算方法有两种:

患者感染率(%) = 新发生感染例数(或例次数)/ 同期住院人数 × 100

患者日感染率(‰) = 新发生感染例数(或例次数)/ 出院患者总住院天数 × 1 000

我国主要采用前者,但国外如美国 CDC 趋于采用后者。

由于单个医院监测资料有限,发达国家建立了国家和地区医院感染监测网络,参加医院以统一诊断标准进行医院感染监测并将资料汇总,从而积累了翔实的医院感染发生、分布、危险因素、病原构成、细菌耐药性等资料。目前我国也初步建立了医院感染监测网络。另外,DNA 指纹、耐药谱、血清学分型等众多技术及方法的应用,使感染源和传播途径的追踪更为完善。这些工作为医院感染预防措施和治疗方案的制订提供了坚实基础。

(二) 预防措施

尽管目前尚无法完全避免医院感染尤其是内源性医院感染,但研究表明有效的预防措施可以减少 20%～35% 的医院感染。因此通过控制传染源、切断传播途径和减少易患因素 3 个环节来降低医院感染发病率具有重要价值。

1. 控制传染源　　主要措施有:① 积极治疗医院感染患者。② 严格环境消毒措施。③ 妥善处理患者排泄物、分泌物和污染物品、器械。④ 对医院工作人员进行全面体检,以避免医院工作人员传播结核、病毒性肝炎、伤寒等疾病。⑤ 携带者的处理,如以莫匹罗星软膏治疗鼻腔携带金黄色葡萄球菌工作人员。

2. 切断传播途径　　主要措施有:① 医院布局合理,减少医院感染传播机会。② 对不同传播途径疾病采取相应隔离措施。③ 严格无菌手术和操作。④ 医务人员应严格执行手卫生规范,接触患者前后均应洗手。⑤ 严格血液、血制品和移植器官、组织的筛选和管理,确保排除感染各类肝炎病毒、HIV 等病原体的供者。⑥ 严格器械消毒。⑦ 对符合适应证者予以手术前抗菌药物预防用药。

3. 减少易患因素应尽量做到　　① 缩短患者住院时间和住 ICU 时间。② 避免不必要侵袭性操作。③ 避免应用机械通气、各类导管,或缩短应用时间。④ 避免滥用广谱抗菌药物。⑤ 及时纠正或改善患者免疫缺陷状态。

(金嘉琳　陈　澍)

【参考文献】

温晓星,李华茵,周晴,等,2014.医院获得性革兰氏阳性球菌血流感染的危险因素及预后分析.中华医院感染学杂志(21):5301-5303.

Ayliffe G A J, Lowbury E J L, Geddes A M, et al, 2004. Control of hospital infection: a practical handbook. Third edition. London: Hodder Education Publishers.

Gould I M, 2008. Antibiotic policies to control hospital-acquired infection. J Antimicrob Chemother, 61(4): 763.

【思考题】

(1) 简述医院感染的定义及常见类型。

(2) 医院感染的传播途径是什么?

(3) 试述医院感染的控制原则。

第二十二章

感染性疾病的职业防护

职业防护是为维护劳动人民的职业安全,采取有效的防护措施防止劳动者在工作中发生职业暴露及职业伤害。感染性疾病的发生和传播给人们生命健康和社会公共卫生带来极大危害,在感染性疾病的诊治中,医务人员的职业防护尤为重要。本章将重点介绍针对传染病不同传播途径的各类防护措施,新发和再现感染性疾病时的防护措施,以及各种防护用品的使用方法。

一、常见法定感染性疾病的隔离与防护

我国《传染病防治法》将传染病分为三大类,即甲类、乙类、丙类,共 39 种,其传播方式主要有 4 种:空气传播、飞沫传播、接触传播和生物媒介传播,每种疾病在遵循标准预防的同时按照其传播方式进行相应的隔离与防护。

(一) 标准预防

认定患者的血液、体液、分泌物、排泄物均视为具有传染性,在接触这些物质,以及患者黏膜和非完整皮肤时必须采取相应措施。

标准预防既要防止血源性感染,也要防止非血源性感染传播;既要防止患者将疾病传播给医务人员,又要防止医务人员将疾病传播给患者,强调双向防护。

标准预防适用于对所有患者的诊治、护理等操作的全过程,具体要求包括:

(1) 预计要接触患者血液、体液、分泌物、排泄物及其污染物品、患者黏膜和非完整皮肤的操作,应戴手套。

(2) 在接触同一患者污染部位后如需接触清洁部位,应更换手套;接触不同患者间更换手套,脱手套后必须要洗手。

(3) 在上述物质有可能发生喷溅时,应戴口罩和面屏,穿防渗透的防护衣。

(4) 被上述物质污染的医疗用品和仪器设备应及时消毒处理。

(5) 避免可能会造成锐器损伤的操作,如用后的针头不可回套针帽。

(二) 经空气传播疾病的基本防护措施

接触经空气传播的疾病如肺结核、水痘、原因不明高致病呼吸道传染病等时,在标准预防的基础上,增加以下防护措施:

(1) 进入隔离病房的医务人员必须戴医用防护口罩,穿工作服、隔离衣、鞋套、戴手套和工作帽。严格按照区域管理要求,正确穿戴和脱摘防护用品,并注意呼吸道、口腔、鼻腔黏膜和眼睛的卫生与防护。

(2) 患者应安置于负压病房。若无条件时,应安置在保证有效通风的隔离病房,并严格进行空气消毒。

(三) 经飞沫传播疾病的基本防护措施

经飞沫传播的疾病如流行性感冒、百日咳、白喉、流行性脑脊髓膜炎、病毒性腮腺炎等

须在标准预防的基础上,增加以下防护措施:

(1)患者隔离于单间,也可与相同病种、处于同病期的患者同居一室,加强通风或空气的消毒。

(2)与患者近距离接触(1米以内),医务人员必须戴医用防护口罩,穿工作服、隔离衣、戴手套和工作帽。严格按照区域管理要求,正确穿戴和脱摘防护用品,并注意呼吸道、口腔、鼻腔黏膜和眼睛的卫生与防护。

(3)患者佩戴外科口罩防止飞沫溅出。

(4)尽量限制探视人群,并嘱探视者执行严格的戴口罩、手套卫生制度。

(5)患者出院或转院后,应对房间里所有物体表面,以及空气进行彻底消毒。

(四)经接触传播疾病的基本防护措施

主要用于经接触传播疾病如肠道感染、皮肤感染、多重耐药菌感染等的预防,主要防护措施如下:

(1)床尾挂蓝色"接触隔离"标志。

(2)尽量隔离于单间,同种病原菌的感染或携带者可共居一室。

(3)接触该患者时须戴手套并严格执行手卫生制度。

(4)预计与患者或其环境如床栏杆有明显接触时,需要加穿隔离衣或防护围裙。

(5)离开患者床旁或房间时,须把防护用品脱下,执行手卫生后离开。

(6)脱手套、隔离衣后,须用抗菌皂液洗手,或用快速手消毒剂擦手。

(7)一般医疗器械如听诊器、温度计或血压计等应专用。

(8)不能专用的物品如轮椅,在每次使用后须消毒。

(9)该患者周围物品、环境和医疗器械,须每天清洁消毒。

(10)该患者如去其他部门检查,应有工作人员陪同,并向接收方说明须使用接触传播预防措施,用后的器械设备需清洁消毒。

(11)尽量限制探视人群,并嘱探视者执行严格的洗手或手消毒制度。

(12)患者出院后,应对隔离房间里所有物体表面进行彻底消毒。

表 22-1 常见感染性疾病传染源、传播途径及隔离预防

传染源		传播途径				隔离预防						
		空气	飞沫	接触	生物媒介	口罩	帽子	手套	面屏	隔离衣	防护服	鞋套
病毒性肝炎 甲型、戊型	潜伏期末期和急性期患者			+		±	±	+		+		
乙型、丙型、丁型	急性和慢性患者及病毒携带者			♯		±	±	+				
麻疹	麻疹患者	+	+	+		+	+	+		+		
流行性腮腺炎	早期患者和隐性感染者		+			+	+	+		+		
脊髓灰质炎	患者和病毒携带者		+	+	苍蝇 蟑螂	+	+	+		+		
流行性出血热	啮齿类动物、猫、猪、狗、家兔	+		+		+	+	+	±	±		

（续表）

病名	传 染 源	空气	飞沫	接触	生物媒介	口罩	帽子	手套	面屏	隔离衣	防护服	鞋套
狂犬病	患病或隐性感染的犬、猫、家畜和野兽			+	+	+	+	+	±	+		
伤寒、副伤寒	患者和带菌者			+		±	±	+		+		
细菌性痢疾	患者和带菌者			+			±	+		+		
霍乱	患者和带菌者			+		+	+	+		+		+
猩红热	患者和带菌者	+	+	+		+	+	+		+		
白喉	患者、恢复期或健康带菌者	+	+			+	+	+		+		
百日咳	患者		+			+	+	±		+		
流行性脑脊髓膜炎	流脑患者和脑膜炎双球菌携带者		+	+		+	+	+		+		
鼠疫　肺鼠疫	感染了鼠疫杆菌的啮齿类动物和患者	+	+		鼠蚤	+	+	+	±	+		
鼠疫　腺鼠疫	感染了鼠疫杆菌的啮齿类动物和患者			+	鼠蚤	±	+	+		+		
炭疽	患病的食草类动物和患者		+	+		+	+	+		+		
流行性感冒	患者和隐性感染者		+	+		+	+	+				
肺结核	开放性肺结核	+	+			+	+	+				
SARS	患者	+	+	+		+	+	+	±	+	+	+
HIV	患者和病毒携带者			●				+		+		
手足口病	患者和病毒携带者			+		+	+	+		+		
梅毒	患者和病毒携带者			●				+		+		
淋病	患者和病毒携带者			■				+		+		
人感染高致病性禽流感	病禽、健康带毒的禽		+	+		+	+	+	±		+	+

注：① 在传播途径一列中，"＋"为其中传播途径之一；"＋＋"为主要传播途径；"♯"为接触患者的血液、体液而传播；●为性接触或接触患者的血液、体液而传播；■为性接触或接触患者分泌物污染的物品而传播。② 在隔离预防一列中，"＋"为应采取的防护措施；"±"为因工作需要可采取的防护措施。

二、新发与再现传染病疫情时的个人防护

从 2003 年我国暴发严重急性呼吸综合征(SARS)以来至 2015 年，我国主要经历或参与了 SARS、H5N1 型禽流感、H1N1 型禽流感、H7N9 型禽流感、埃博拉病毒病、中东呼吸综合征(MERS)、新冠肺炎等较大的突发公共卫生应急事件，在历次的应急事件中，我国总结出了一套针对新发与再现传染病暴发流行导致突发公共卫生应急事件时医务人员的防护措施。

（一）个人防护用品种类及主要使用方法

1. 呼吸防护用品

（1）呼吸防护用品的种类见图22-1。

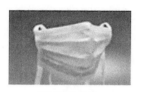
医用外科口罩

医用防护口罩

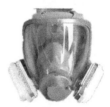
全面自吸过滤式呼吸器

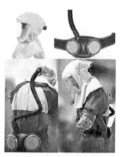
动力送风呼吸器

图22-1 不同功能的呼吸防护用品

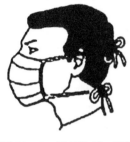

图22-2 医用外科口罩的佩戴方法

（2）医用外科口罩的佩戴方法：① 将口罩罩住鼻、口及下巴，口罩下方带系于颈后，上方带系于头枕部（图22-2）。② 将双手指尖放在鼻夹上，从中间位置开始，用手指向内按压，并逐步向两侧移动，根据鼻梁形状塑造鼻夹。③ 调整系带的松紧度。

（3）N95口罩的佩戴与摘除方法见图22-3、图22-4。

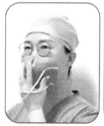
① 一只手穿过两根头带托住口罩，罩住鼻、口、下颌

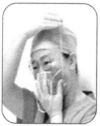
② 一只手拉下头带置于颈后

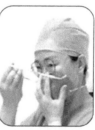
③ 再拉上头带置于头顶

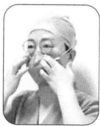
④ 双手按压鼻夹根据鼻梁塑造形状

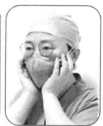
⑤ 快速呼吸检测气密性

图22-3 N95口罩的佩戴方法

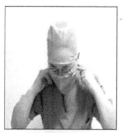
① 弯腰45°不要触及口罩外面

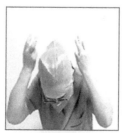
② 将颈部的下头带拉过头顶

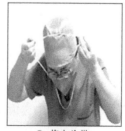
③ 将上头带拉过头顶

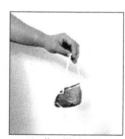
④ 将口罩丢入医疗废弃物桶内

图22-4 N95口罩的摘除方法

（4）注意事项：① N95口罩可以持续应用6～8 h，遇污染或潮湿，应及时更换。② 戴N95口罩应进行面部密合性试验，方法：双手轻轻罩住口罩，快速呼吸感觉口罩略微凸起或塌陷，若感觉气体从鼻梁处泄漏，应重新调整鼻夹，若气体从口罩两侧泄漏，应进一步调整头戴位置。③ 其他呼吸器的使用参照产品说明书。

2. 头、眼面部防护用品（图22-5，图22-6）

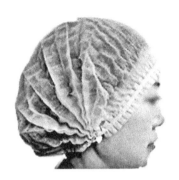

图 22-5 一次性医用帽子

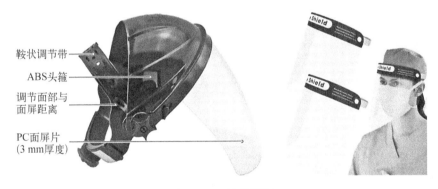

鞍状调节带
ABS头箍
调节面部与
面屏距离
PC面屏片
（3 mm厚度）

图 22-6 防护面屏

（1）帽子的注意事项：① 进入污染区和洁净环境前，进行无菌操作等时应戴帽子；② 被患者血液、体液污染时应立即更换；③ 布制帽子应保持清洁，每次或每天更换并清洁、消毒；④ 一次性帽子应一次性使用。

（2）防护面屏

1）应用指征：① 在进行诊疗、护理操作时，可能发生患者血液、体液、分泌物等喷溅；② 为呼吸道传染病患者进行气管切开、气管插管等近距离操作时；③ 近距离接触经飞沫传播的传染病患者。

2）注意事项：① 防护面屏用后应清洁与消毒；② 一次性防护面屏禁止重复使用。

3. 躯干四肢防护用品

（1）躯干、四肢防护用品的种类见图22-7。

（2）一次性隔离衣的穿脱方法

1）穿法：双手穿进衣袖内，露出双手在背后将衣边对齐并向一侧折叠，一手按住折叠处，另一手将腰带拉至背后折叠处，将腰带在背后交叉，回到前面将腰带系好。

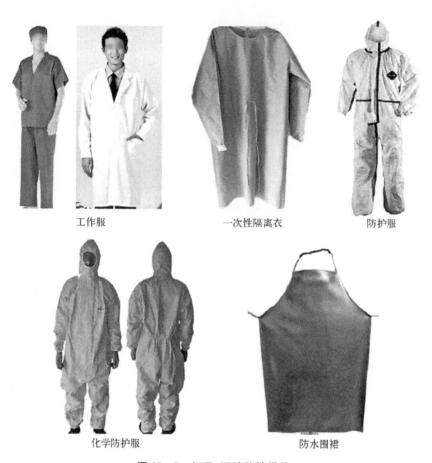

工作服　　　　　　　一次性隔离衣　　　　　　防护服

化学防护服　　　　　　　　　防水围裙

图 22-7　躯干、四肢防护用品

2）脱法：解开腰带，消毒双手后，解开颈后带子，右手伸入左手腕部套袖内，拉下袖子过手，用遮盖着的左手握住右手隔离衣袖子的外面，将右侧袖子拉下，双手转换渐从袖管中退出，脱下后隔离衣放入医疗垃圾筒内。

（3）一次性防护服、化学防护服的穿脱方法

1）穿法：原则是先穿下衣，再穿上衣，然后戴好帽子，拉上拉链，撕开拉链密封条的胶带纸，将密封条覆盖、粘贴住拉链使拉链处密封。

2）脱法：先将拉链密封条撕开，拉链拉到底，向上提拉帽子，使头部脱离帽子，脱袖子，从上向下将内面往外边卷边脱，脱下后放入医疗垃圾筒内。

3）注意事项：① 穿防护服之前要检查防护服有无破损；② 穿防护服后只限在规定区域内进行操作活动；③ 穿着防护服时勿使衣袖触及面部及衣领；④ 防护服有渗漏或破损应立即更换；⑤ 脱防护服时要注意避免污染自身。

（4）防水围裙

1）应用指征：① 清洗医疗器械时；② 可能有患者的血液、体液、分泌物及其他污染物喷溅时。

2）注意事项：① 明显污染时应及时更换；② 一次性防水围裙不可重复使用；③ 重复使用的围裙，每次使用后及时清洗与消毒，遇有破损或渗漏时，应及时更换。

4. 手足部防护用品

(1) 手足部防护用品种类见图 22-8。

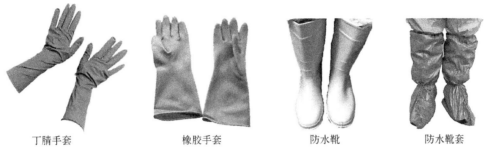

| 丁腈手套 | 橡胶手套 | 防水靴 | 防水靴套 |

图 22-8　手足部防护用品

(2) 手套：丁腈手套和橡胶手套具有较高的弹性和抗拉性能，在突发公共卫生事件中被应用，减少医务人员职业暴露风险。

1) 应用指征：① 接触患者的血液、体液、分泌物、排泄物、呕吐物；② 接触污染物品；③ 在搬运患者和处理尸体时外层需戴橡胶手套。

2) 注意事项：① 诊疗护理不同的患者之间要必须更换手套；② 操作完成后脱去手套；必须进行洗手，戴手套不能替代洗手，必要时进行手消毒；③ 戴手套操作中，如发现手套有破损时应立即更换；④ 脱手套的方法：一手捏住手套污染面的边缘将手套脱下，用脱下手套的手捏住另一只手套清洁面（内面）的边缘，将手套脱下，注意不要污染手部皮肤。

(3) 防水靴：① 工作中可能接触大量液体污染物，或者被液体污染物污染后发生感染风险大时需穿防水靴；② 防水靴重复使用时需每次穿后清洗消毒；检查如有破损立即更换。

(4) 靴套：① 靴套应具有良好的防水性能，并一次性使用；② 从潜在污染区进入污染区时和从缓冲间进入负压病室时应穿靴套；③ 在规定区域内穿靴套，离开该区域时应及时脱掉，发现破损应及时更换。

(二) 三级防护措施

1. 一级防护　　① 适用于发热门（急）诊的医务人员；② 穿工作服、隔离衣，戴工作帽和医用防护口罩；③ 每次接触患者后立即进行手部清洗或使用速干手消毒剂擦手。

2. 二级防护　　① 适用于进入隔离留观室和隔离病区的医务人员，接触从患者身上采集的标本，以及处理其分泌物、排泄物、使用过的物品和患者尸体的工作人员，转运患者的医务人员和司机；② 进入隔离留观室和专门病区必须戴医用防护口罩，每 4 h 更换 1 次或感觉潮湿时更换；工作时需穿工作服、隔离衣或防护服、鞋套、戴手套、工作帽；③ 每次接触患者后立即进行手部清洗和消毒；④ 对患者实施近距离操作时，戴防护面屏；⑤ 注意呼吸道及黏膜防护。

3. 三级防护　　① 适用于为患者实施吸痰、气管切开和气管插管等操作的医务人员；② 除二级防护外，还应当加戴全面型呼吸防护器或动力送风呼吸器。

(三) 医务人员防护用品选用原则

医务人员防护用品选用原则是根据工作岗位和接触传染源的风险大小制定的个人防护用品（personal protective equipment，PPE）佩戴要求，以新冠肺炎为例介绍医务人员防护用品选用原则，主要内容见表 22-2。

表 22-2　医务人员防护用品选用原则

区域(人员)		个人防护用品类别							
		医用外科口罩	医用防护口罩	工作帽	手套	隔离衣	防护服	护目镜/防护面屏	鞋套/靴套
医院入口		+	−	±	−	−	−	−	−
预检分诊		+	−	±	±	±	−	−	−
引导患者去发热门诊人员		+	−	±	±	±	−	−	−
常规筛查核酸检测标本采样人员		−	+	+	+	+	−	+	−
有流行病学史或疑似患者核酸检测标本采样人员		−	+	+	+	±	±	+	±
门急诊窗口(非侵入性操作)		+	−	±	−	−	−	−	−
门急诊窗口(侵入性操作,如采血)		+	−	±	+	±	−	±	−
门诊	患者佩戴口罩	+	−	−	−	−	−	−	−
	患者需摘除口罩或有血液体液暴露	+	±	−	±	±	−	±	−
病区*	普通病区	+	−	±	±	±	−	−	±
	过渡病区(室)	+	±	+	+	±	±	±	±
	确诊病例定点收治隔离病区	−	+	+	+	−	+	+	+
手术室	常规手术	+	−	+	+	−	−	±	−
	急诊、新冠肺炎疑似患者或确诊患者手术	−	+	+	+	−	+	+	+
发热门诊	诊室	−	+	+	+	±	±	±	+
	检查	−	+	+	+	±	±	±	+
	留观病室	−	+	+	+	±	±	±	+
新冠 PCR 实验室		−	+	+	±	−	±	±	−
新冠肺炎疑似患者或确诊患者转运		−	+	+	+	±	±	±	+
行政部门		+	−	−	−	−	−	−	−

注：1. "+"指需采取的防护措施。

2. "±"指根据工作需要可采取的防护措施;隔离衣和防护服同时为"±",应二选一。

3. 医用外科口罩和医用防护口罩不同时佩戴;防护服和隔离衣不同时穿戴;防护服如已有靴套则不需另加穿。

4. 餐饮配送、标本运送、医废处置等人员防护按所在区域的要求选用。

5. 为新冠肺炎疑似患者或确诊患者实施气管切开、气管插管时可根据情况加用正压头套或全面防护型呼吸防护器。

6. ＊普通病房可选项取决于患者是否摘除口罩或有血液体液暴露。

(四) 防护用品的穿脱流程

以下以新冠肺炎为例介绍隔离病区工作人员穿脱防护用品流程。

1. 穿防护用品流程　　手卫生→戴帽子→戴医用防护口罩(进行口罩密闭性测试,确保密闭性良好)→穿防护服或隔离衣→戴护目镜或面屏→戴手套(必要时戴双层)→必要时穿靴套→全面检查防护用品穿戴情况,确保穿戴符合要求→进入污染区工作。

2. 脱防护用品流程　　进入一脱区,手卫生→摘除护目镜或防护面屏→脱医用防护服或隔离衣、手套、靴套→手卫生→进入二脱区,手卫生→脱 N95 口罩和帽子→手卫生→戴医用外科口罩→进入清洁区。

需要注意的是:① 口罩一定要进行密闭性测试。② 穿戴好后必须要全面检查穿戴符合规范要求后才可进入污染区工作。③ 摘除护目镜或面屏时需双手提拉后侧系带,避免手触碰护目镜或面屏的前面。④ 脱防护服时需由内向外向下反卷,动作轻柔。⑤ 脱口罩时避免手触碰口罩,避免口罩触碰身体。

三、健康管理

1. 日常健康管理　　感染性疾病工作人员应由所在单位分别在入职时、工作后的每年进行健康体检,建立健康档案,进行健康跟踪与随访,提供免费疫苗及时注射,定期进行职业安全相关培训与考核,以减少职业暴露。

2. 突发公共卫生事件时的健康管理　　突发公共卫生事件时应由专门的部门对应急人员进行健康管理,主要内容:① 应急工作开始前为应急人员建立健康档案;② 工作中每天 2 次监测生命体征及疾病相关症状并记录;③ 根据疾病的潜伏期定期进行病原学检测,早发现感染人员,早隔离;④ 工作人员出现体征及症状异常时立即停止工作,进行隔离观察,取样本进行病原学检测,必要时给予治疗;⑤ 工作结束后,需进行医学观察直至超过观察疾病的潜伏期方可解除观察。

应急时医务人员健康管理流程见图 22 - 9。

四、职业暴露的处理

职业暴露是指医务人员在从事诊疗、护理、实验等工作过程中意外被病原微生物(乙型肝炎病毒、丙型肝炎病毒、HIV、狂犬病病毒等)感染或患者的血液、体液污染了皮肤或黏膜,或者被含有细菌、病毒的血液、体液污染的针头及其他锐器刺破皮肤,或结核分枝杆菌呼吸道暴露等,有可能被病原体感染的情况。

(一) 基本处理方法

(1) 医务人员发生职业暴露后,应立即用皂液和流动水清洗污染的皮肤,用生理盐水冲洗黏膜。如有伤口,应当在伤口旁由近心端向远心端轻轻挤压,尽可能挤出损伤处的血液,再用皂液和流动水进行冲洗;禁止进行对伤口直接的局部挤压。受伤部位的伤口冲洗后,应当用消毒液,如:75％乙醇或者 0.5％碘伏进行消毒,并包扎伤口;被暴露的黏膜,应当反复用生理盐水冲洗干净。

(2) 发生职业暴露后,当事人立即汇报科室负责人,同时上报医院感染管理部门,以对发生职业暴露的医务人员进行评估和确定。

(3) 根据评估和确定的结果实施预防性用药方案,同时立即抽血对相应感染指标进行检测。

(二) 乙型肝炎职业暴露后的处理方法

乙型肝炎职业暴露后的处理方法见图 22 - 10。

(三) 艾滋病职业暴露后的处置方法

(1) 艾滋病职业暴露后先按照基本处理方法进行处理暴露部位后,按照上报流程汇

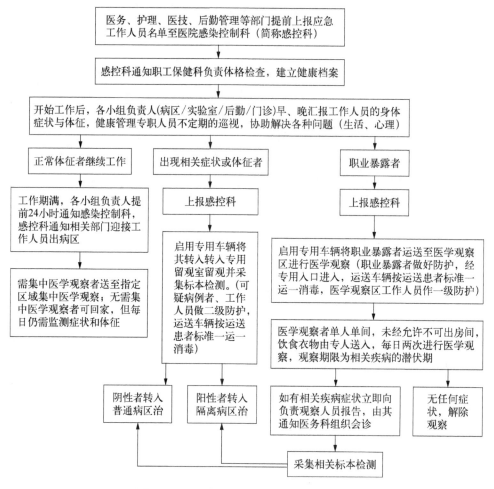

图 22-9 应急时医务人员健康管理流程

报科主任、护士长、感染控制科。

（2）感染科及感染控制科评估暴露源及暴露途径后，判断存在感染风险的、给予药物治疗；判断为不存在感染风险，但是被暴露者本人坚决要求用药的，也应当给予药物治疗。

（3）HIV 暴露后预防性反转录病毒治疗方案：

1）治疗原则：对于所有发生 HIV 职业暴露的对象均采取 3 种或以上可以耐受的药物组合作为暴露后预防性治疗方案。

2）首选药物：首选药物组合为替诺福韦二吡呋酯＋拉米夫定（或替诺福韦艾拉酚胺/恩曲他滨），联合多替拉韦；或者采取比克恩丙诺片单片制剂。

3）替代方案：替诺福韦＋拉米夫定（恩曲他滨）＋阿扎那韦/利托那韦或达芦那韦/利托那韦或洛匹那韦/利托那韦或拉替拉韦。

4）开始治疗的时间及疗程：发生 HIV 暴露后尽可能在最短的时间内（尽可能在 2 h内）进行预防性用药，最好不超过 24 h。但即使超过 24 h，也建议实施预防性用药。所有方案的疗程均为连续服用 28 天。

（4）HIV 暴露后的监测：

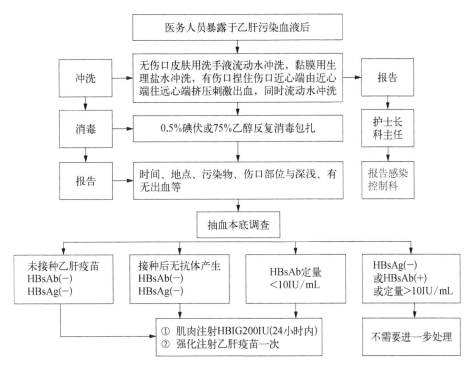

图 22 - 10　乙型肝炎职业暴露处理方法与报告流程

1) 即刻：抽血化验 HIV 抗体、血常规、肝肾功能、血糖、淀粉酶、血脂，合并疾病及合并用药情况监测。

2) 暴露后第 4、8、12 周和第 6 个月做 HIV 抗体跟踪检测，对服用药物的毒性进行监测和处理。

3) 如果暴露者存在基础疾患或免疫功能低下，应延长 HIV 跟踪检测至 12 个月。

4) 任何暴露者出现与急性反转录病毒感染综合征相似的症状时都应做 HIV 检测试验。

暴露者一旦被证实感染 HIV，应在 HIV 治疗和咨询专家的指导下使用药物，并且应上报到国家疾病预防与控制中心(CDC)。

5) 临时访视：出现可疑有不良反应，或 HIV 感染急性期表现。

(四) 新冠肺炎呼吸道职业暴露后的处置方法

1. 呼吸道暴露定义　缺乏呼吸道防护措施、呼吸道防护措施损坏时(如口罩松动、脱落等)、使用无效呼吸道防护措施(如使用不符合规范要求的口罩)与新冠肺炎确诊患者密切接触；被新型冠状病毒污染的手接触口鼻等。

2. 处置流程

(1) 医务人员发生呼吸道职业暴露时，应即刻采取措施保护呼吸道(用规范实施手卫生后的手捂住口罩或紧急外加一层口罩等)，按规定流程撤离污染区。

(2) 紧急通过脱卸区，按照规范要求脱卸防护用品。

(3) 根据情况可用清水、0.1%过氧化氢溶液、碘伏等清洁消毒口腔或/和鼻腔，佩戴医用外科口罩后离开。

（4）及时报告当事科室的主任、护士长和医疗机构的主管部门。

（5）医疗机构应尽快组织专家对其进行风险评估，包括确认是否需要隔离医学观察、预防用药、心理疏导等。

（6）高风险暴露者按密接人员管理，隔离医学观察 14 天。

（7）及时填写新冠肺炎医护人员职业暴露记录表，尤其是暴露原因，认真总结分析，预防类似事件的发生。

（汪邦芳　齐唐凯　李　涛）

【参考文献】

国家卫生计生委办公厅，2017. 人感染 H7N9 禽流感诊疗方案(2017 年第 1 版). (2017 - 01 - 24) [2023 - 3 - 1]. http://www.nhc.gov.cn/yzygj/s3593g/201701/2dbdbc6e82dd4fdfa57508499f61cdfc.shtml.

国家卫生健康委办公厅. 关于印发医疗机构内新型冠状病毒感染预防与控制技术指南(第二版)的通知. (2021 - 04 - 13) [2023 - 3 - 1]. http://www.nhc.gov.cn/xcs/zhengcwj/202104/f82ac450858243e598747f99c719d917.shtml.

全国人民代表大会常务委员会，2013. 中华人民共和国传染病防治法. (2013 - 06 - 29) [2023 - 3 - 1]. http://www.npc.gov.cn/npc/c238/202001/099a493d03774811b058f0f0ece38078.shtml.

中华人民共和国卫生部，2009. WS/T 311 - 2009 医院隔离技术规范. (2009 - 04 - 01) [2023 - 3 - 1]. http://www.nhc.gov.cn/bgt/s9507/200904/bfe36e5b1c0e4067bdbc63a10f2d7b23.shtml.

中华医学会感染病学分会艾滋病丙型肝炎学组，中国疾病预防控制中心，2018. 中国艾滋病诊疗指南(2018 版). 中华内科杂志，12：867 - 884.

United States Civil Defense Council，2022，2007 Guideline for Isolation Precautions：Preventing Transmission of Infectious. (2022 - 05 - 01) [2023 - 03 - 01]. https://www.cdc.gov/infectioncontrol/pdf/guidelines/isolation-guidelines-H.pdf.

U.S. Food and Drug Administration，2022. Questions About Personal Protective Equipment (PPE). (2022 - 07 - 19) [2023 - 03 - 01]. https://www.fda.gov/medical-devices/personal-protective-equipment-infection-control/questions-about-personal-protective-equipment-ppe.

World Health Organization，2021. Consolidated guidelines on HIV prevention，testing，treatment，service delivery and monitoring：recommendations for a public health approach. (2021 - 07 - 16) [2023 - 03 - 01]. https://www.who.int/publications-detail-redirect/9789240031593.

【思考题】

（1）标准预防的内容。

（2）N95 口罩的佩戴与摘除方法。

（3）职业暴露后的基本处理方法。

第四篇

抗感染药物

第二十三章

抗菌药物的合理应用

第一节 抗菌药物的临床应用

抗菌药物是临床最为常用的一类药物,临床应用的品种繁多,约160种。抗菌药物的临床应用涉及临床各个科室,随着临床广泛应用,细菌耐药性增长迅速,耐药菌感染的抗菌治疗面临新的挑战。我国卫生行政部门也高度重视抗菌药物的临床合理应用,2004年卫生部等三个部委颁发了《抗菌药物临床应用指导原则》(2015年更新)。此指导原则的颁布与实施对规范和合理应用抗菌药物,为提高抗菌药物的临床应用水平,提高感染性疾病的治愈率,避免和减少不良反应的发生,减少医疗费用起了重要作用。合理应用抗菌药最关键的是针对致病菌的种类选药,应树立强烈的病原学观念,应尽量提高从临床标本中培养出致病菌的比例。

一、抗菌药物临床应用基本原则

抗菌药物临床应用分为治疗性应用及预防性应用(详见本节二、三部分),抗菌药物治疗性应用的基本原则有:

(一) 诊断为细菌性感染者,方有指征应用抗菌药物

根据患者的症状、体征、实验室检查或影像学结果,诊断为细菌、真菌感染者方有指征应用抗菌药物;由结核和非结核分枝杆菌、支原体、衣原体、螺旋体及部分原虫所致感染亦有指征应用抗菌药,缺乏细菌及上述病原微生物感染的证据者无指征应用抗菌药。

发热为感染最为常见的临床表现,但临床上的发热并非均由感染所致,也包括非感染性疾病,如淋巴瘤等恶性肿瘤、血管炎等结缔组织病;感染性疾病中,病毒性感染也是发热的常见原因。抗菌药物无指征应用带来的问题有:① 增加医疗支出;② 增加药物的不良反应;③ 诱导细菌耐药性的产生。

(二) 尽早明确感染病原,根据病原菌种类及药物敏感试验结果选用抗菌药物

正确的病原学诊断是合理用抗菌药物的保障,在开始用药前应留取相应的合格标本送细菌培养,以提高细菌培养阳性率及阳性培养的临床价值。对某些感染如真菌感染也可采用血清学试验,作为病原诊断。分离和鉴定病原菌后应作细菌药物敏感试验,指导临床有效抗菌药物的选择。联合药敏试验对广泛耐药或全耐药细菌感染有重要价值。

并不是所有培养阳性的细菌均为致病菌,临床医师需要结合患者的临床情况予以分析阳性培养结果是否为致病菌还是污染菌。二代测序等分子生物学技术近年开始用于感染病的病原诊断,对于重症感染、常规培养不能生长的微生物、使用抗菌药物后培养阴性的患者,二代测序(mNGS)具有较强的临床应用价值。制约此类技术推广应用的最主要

问题为如何对检测结果做出正确解读,因为测序结果往往有数种甚至十种以上的微生物,哪个是真正的致病菌不容易确定。

(三)根据感染的临床特点,给予抗菌药物的经验治疗

对于临床诊断为细菌性感染的患者,在未获知细菌培养及药敏结果前,或无法获取培养标本时,可根据患者的感染部位、基础疾病、发病场所、临床表现、既往抗菌药物用药史及其治疗反应等推测可能的病原体,并结合当地细菌耐药性监测数据,先给予抗菌治疗,称为抗菌药物的经验治疗。结合感染患者的临床情况,推断最可能的病原菌及其耐药性,是经验治疗的关键。

(四)根据药物抗菌活性、药代动力学特性选择用药

抗菌药物选用时应结合其抗菌活性(药效学)、药代动力学、不良反应、药物可及性、价格等而综合考虑。抗菌药物各品种的特性存在着相当大的差异,即使是同类(青霉素类、头孢菌素类、喹诺酮类等)或同代(第一、二、三代头孢菌素等)药物之间的特性也可能存在较大差异。如第三代头孢菌素中的头孢他啶对铜绿假单胞菌具良好抗菌活性,对革兰氏阳性菌包括链球菌属的抗菌活性很弱;而同样是第三代头孢菌素的头孢噻肟、头孢曲松对铜绿假单胞菌无抗菌活性,但对链球菌属仍具良好抗菌活性。多数青霉素及头孢菌素的半衰期为 1 h 左右,需要每天多次给药,而头孢曲松的半衰期为 8 h,可每天 1 次给药。多数头孢菌素通过肾脏及肝胆系统两个途径排出,但头孢吡肟 80%～90% 以原型从肾脏排出,肾功能不全或老年人使用时需要减量;头孢哌酮 40% 以上以原型从肝胆系统排出,胆道梗阻时慎用,严重梗阻时禁用。详见本章第三节。

(五)按照患者的生理、病理状态合理用药

在肝、肾功能减退,老年人,新生儿,妊娠期,哺乳期等特定人群,抗菌药物的体内过程会出现相应的改变,这些感染患者应用抗菌药时,其给药方案有需要做相应的调整。详见本章第二节。

(六)综合患者病情、病原菌种类及抗菌药物特点制订抗菌治疗方案

根据病原菌、感染部位、感染严重程度和患者的生理、病理情况及抗菌药物药效学和药动学特性制订抗菌治疗方案,包括抗菌药物的品种选择、给药剂量、给药次数、给药途径、疗程及联合用药等。

药动学/药效学(PK/PD)概念的引入,为制订有效抗菌药物治疗方案、达到最佳临床和细菌学疗效提供了依据。抗菌药物可分为时间依赖性和浓度依赖性,时间依赖性抗菌药的杀菌活性与药物浓度超过对病原菌 MIC 维持时间($T_{>MIC}$)的长短有关,头孢菌素、碳青霉烯类等 β 内酰胺类属于时间依赖性抗菌药,需每天多次给药。属浓度依赖性的抗菌药有氨基糖苷类、氟喹诺酮类等,其杀菌活力在一定范围内随药物浓度的增高而增加,并具有较长的抗生素后效应,可每天 1 次给药。

在应用抗菌药物治疗病原微生物感染的过程中,必须充分认识到人体免疫功能的重要性。在应用抗菌药物的同时,应尽最大努力使患者全身状况的改善,处理基础疾病如糖尿病的控制和局部病灶的处理如脓肿切开引流等。

二、抗菌药物的治疗性应用

抗菌药物治疗性应用是对诊断为细菌、真菌感染的患者,给予有效的抗菌药物、杀灭病原菌而达到治疗感染病的药物治疗。

（一）多学科知识的掌握与运用

细菌感染的诊断与抗菌药物治疗涉及多个学科：临床学科、临床微生物科及临床药学等，只有同时很好掌握这些多学科知识，并在临床工作中灵活应用，才能达到提高抗菌药物临床应用水平，提高感染病的治愈率。

1. 细菌、真菌感染的诊断与鉴别诊断　　细菌可引起全身及局部各类感染，常见的感染有呼吸道感染、尿路感染、腹腔感染、血流感染、皮肤软组织感染等。只有明确细菌、真菌感染者才有指征使用抗菌药物，对于发热患者需要与病毒性感染、非感染性疾病如结缔组织疾病、肿瘤性疾病鉴别。急性细菌性感染患者，外周血白细胞及中性粒细胞比例通常增高，血沉、血降钙素原、C反应蛋白等炎性指标上升，这些指标可用于全身性细菌感染的诊断及鉴别诊断。

2. 了解常见病原菌及其耐药性　　根据生长条件的不同，细菌分为需氧菌与厌氧菌；根据革兰氏染色及形态，分为革兰氏阳性菌与革兰氏阳性菌；还有一些需要特殊培养条件的细菌如分枝杆菌、诺卡菌、放线菌等。目前临床分离菌中，革兰氏阴性菌的构成比显著高于革兰氏阳性菌，两者的比例约为 7∶3，而且革兰氏阴性菌对各类抗菌药的耐药性高，出现了几乎对所有抗菌药物耐药的广泛耐药菌及对所有抗菌药物耐药的全耐药细菌，给临床治疗带来了很大挑战。临床医师需要了解各类常见细菌的耐药性及其变迁，特别是需要了解当地及所在医院的耐药性，以指导临床用药。

3. 掌握各类抗菌药物的特性　　掌握抗菌药的药效学及药动学特性、临床使用适应证及其不良反应对提高细菌感染的临床疗效至关重要。

（二）细菌、真菌感染的经验治疗与病原治疗

细菌、真菌感染分为临床诊断与病原诊断。临床诊断是指患者具有感染的临床表现及实验室依据，但未获得病原学依据。病原诊断是指临床疑似细菌感染者，送检各类临床标本如血液、尿液进行微生物培养、检测，明确引起感染的细菌、真菌等病原菌及其抗菌药物敏感性。获得病原是感染病确诊的依据，病原诊断对于正确使用抗菌药物起了决定性的作用。但问题是细菌性感染的病原诊断困难，而且临床标本中检测到细菌并不一定有意义。为提高细菌性感染的病原诊断率，应注意以下几点：① 尽量在使用抗菌药前留取标本；② 注意送检标本的质量，收集标本后及时送检，尽可能多送血培养等无菌部位标本；③ 结合临床对检验结果进行分析，确定分离到的细菌是否为致病菌，特别是痰标本有较高的微生物污染或寄殖的可能性。

对应于临床诊断与病原诊断，细菌、真菌感染的抗菌治疗分为经验治疗与病原治疗，经验治疗是根据感染部位、感染来源、基础疾病、既往用药等临床信息，推断最可能的病原体及其耐药性，而制定抗菌治疗方案。病原治疗是在明确病原及其药物敏感性后，进行针对性的抗菌治疗。显然病原治疗优于经验治疗，但问题是细菌感染的病原诊断率低，临床采用经验治疗概率显著高于病原治疗。抗菌药物经验治疗多、病原治疗少是造成抗菌谱广覆盖等不合理应用，细菌耐药性上升的主要原因之一。

（三）抗菌药物的联合治疗

临床上多数感染用一种抗菌药物即可获得控制，对于某些细菌、真菌感染需要抗菌药物的联合应用，以提高疗效、减少药物不良反应、降低细菌耐药性的产生，但抗菌药物的联合使用有明确的指征，不必要的联合使用造成医疗费用、不良反应及细菌耐药性增加。

1. **抗菌药物联合应用的药效学作用** 抗菌药物联合可以获得"协同""累加""无关"和"拮抗"四种作用。当两个抗菌药物联合应用时,获得的效果比两药作用相加更好,即 $1+1>2$,称协同作用;相当于两者作用相加的总和,称为累加作用或相加作用;获得的效果不超过联合药物中作用较强者,称为无关作用;联合用药的效果低于单药应用,即联合用药时其作用互有抵消,称为拮抗作用。

2. **联合应用的适应证** ① 病原未查明的严重感染,此类患者多数存在慢性病、免疫缺陷者、肿瘤或白血病伴白细胞显著减少等基础疾病。② 单一抗菌药物不能控制的严重感染,如感染性心内膜炎等。③ 单一抗菌药物不能有效控制的混合感染,例如,肠穿孔所致的腹膜炎,病原菌常为需氧菌与厌氧菌的混合感染,需要同时覆盖需氧菌与厌氧菌的联合抗菌治疗。④ 较长期用药细菌有可能产生耐药性,主要见于结核病及非结核分枝杆菌感染的治疗。⑤ 广泛耐药菌或全耐药菌感染如碳青霉烯类耐药肠杆菌科细菌(CRE)、碳青霉烯类耐药鲍曼不动杆菌(CRAB)的治疗,联合用药的疗效优于单药。⑥ 联合用药使毒性较大药物的剂量减少,治疗隐球菌脑膜炎,两性霉素 B 与氟胞嘧啶合用时抗菌活性加强,两性霉素 B 的剂量可减少,使其毒性反应减轻。

(四) 抗菌药物的相互作用

抗菌药物之间或抗菌药物与其他药物同时应用时,可能发生相互作用,可引起药物的作用减弱或毒性增加。相互作用的发生机制有:

1. **直接理化作用** 如果 2 个药物置于同一个输液瓶中静脉滴注,抗菌药物之间和抗菌药物与其他药物间常可发生相互作用(通常称为配伍禁忌),可使抗菌药物的活性明显减弱,尚可出现溶液混浊、变色、沉淀等,因此抗菌药物均宜单独静脉滴注。

2. **药效学方面的相互作用** 喹诺酮类及四环素类不可与硫酸亚铁、次碳酸铋、碳酸钙及牛奶等同服,以免影响药物吸收,如需合用时两者服用时间应间隔 $2\sim4\ h$。氟喹诺酮类药物与胺碘酮、索托洛尔及三环类抗抑郁药物合用,可使 Q-T 间期延长,导致心律失常。

3. **竞争血清蛋白结合点** 大多数药物在血液循环中与血清蛋白呈可逆性结合,当 2 种药物竞争同一结合点时,可影响游离药物浓度。磺胺药与甲氨蝶呤同服,也可加重骨髓抑制。核黄疸多见于新生儿,也是磺胺药置换胆红素的结果。

4. **药物代谢酶的诱导和抑制**

(1) 酶诱导:一些药物如巴比妥类、利福平等可增加肝脏代谢酶的合成即酶诱导或酶促作用。利福平与苯妥英钠、华法林、洋地黄、雌激素等合用,可促使这些药物代谢加快和疗效降低;利福平可使异烟肼加速乙酰化、形成更多乙酰肼而加重肝毒性;利福平也可加快口服避孕药在肝内的代谢,降低避孕效果。

(2) 酶抑制:具酶抑制作用的抗菌药物有三唑类抗真菌药物、四环素类、大环内酯类、氟喹诺酮类等,受影响较著者为口服降糖药、抗凝药、抗肿瘤药物等,合用后可因后者的血浓度升高而引起各种相应的不良反应。

5. **肾小管和胆道分泌的竞争** β内酰胺类和丙磺舒合用,前者自肾小管的分泌因丙磺舒占据酸性转运系统而受阻,导致青霉素类和头孢菌素类的血浓度升高、血半衰期延长。亚胺培南在肾小管被去氢肽酶-Ⅰ灭活,西司他丁抑制肾去氢肽酶,减少亚胺培南的水解及其代谢产物的肾毒性,因而两者联合应用。

6. 在组织部位的相互作用　氨基糖苷类与多黏菌素类或第一代头孢菌素类如头孢唑啉合用,可加重肾毒性,此三类药物与强利尿剂呋塞米合用可能加重耳、肾毒性。

（五）抗菌药物的给药方案

抗菌药物给药方案包括给药途径、剂量、给药间隔时间、每剂药物静脉滴注时间和疗程等,均会影响治疗效果,在使用抗菌药物前必须充分了解其临床药理特性,尤其是药代动力学特性和可能出现的不良反应。

1. 给药途径　抗菌药物分全身应用和局部用药,全身应用包括静脉推注和静脉滴注、肌内注射和口服。局部应用包括气溶吸入（也称气雾吸入）、鞘内和脑室内注射、滴鼻、滴耳、滴眼、皮肤和黏膜应用、胸腹腔和关节腔内用药等。

抗菌药物的口服制剂以空腹服用为宜,以获得较高的生物利用度及较快的达峰时间,但某些抗菌药如头孢呋辛酯、多西环素、米诺环素,进食后服用增加其生物利用度。应用抗菌药物口服制剂时应密切注意胃肠道反应、抗生素相关性腹泻、与其他药物发生相互作用的可能。

抗菌药物局部用药易导致过敏反应及细菌耐药性的产生,仅在少数情况下局部用药。局部用药应注意下列各点：① 选用能杀灭或抑制局部细菌而毒性较小的抗菌药物；② 选用的药物应没有或极少刺激性,以免损伤局部组织；③ 药物应不易使人体发生过敏反应；④ 用于大面积烧伤或创伤时,要注意抗菌药物因创面吸收过多而发生不良反应的可能。

2. 给药间隔时间　抗菌药物的给药间隔时间多为每 6～12 h 给药 1 次,某些抗菌药可每天 1 次给药。决定抗菌药物每天给药次数的药物特性有：PK/PD 特性、消除半衰期、抗生素后效应等。根据 PK/PD 原理,时间依赖性的药物如青霉素类、头孢菌素类（除长半衰期的头孢曲松外）需要每天多次给药,而浓度依赖性的药物如氨基糖苷类、喹诺酮类推荐每天 1 次给药。

3. 给药剂量　抗菌药物的剂量可因不同感染类别、不同感染部位、感染严重程度、不同病原菌和不同给药途径等而有差别。使用万古霉素、氨基糖苷类等毒性大、治疗指数较低的药物时,应进行血药浓度监测,调整给药剂量。早产儿和新生儿的肝、肾功能尚未发育健全,按每公斤体重计算,抗菌药物的每天用量需适当减少,儿童患者的每天用量较成人患者剂量相应略增,老年患者则应相应减少。

4. 疗程　抗菌药物的疗程因不同感染类型而异,一般宜用至体温降达正常、症状消退后 72～96 h。某些感染需要较长的疗程,感染性心内膜炎的疗程宜为 4～6 周或以上；血流感染宜用药至症状消失和迁徙性病灶消除后 1～2 周,以彻底清除病原菌；青霉素治疗溶血性链球菌咽炎或扁桃体炎的疗程不宜少于 10 天,以彻底清除咽部的致病菌,以防止或减少风湿热的发生；细菌性脑膜炎的疗程与病原菌种类有关,流感嗜血杆菌、流行性脑脊髓膜炎疗程为 1 周,李斯特菌脑膜脑炎、B 组链球菌、革兰氏阴性杆菌脑膜炎疗程为 2～4 周。抗菌药物治疗各类感染应密切观察治疗反应,急性感染抗菌药物使用 48～72 h 后疗效不佳,需考虑调整用药。

三、抗菌药物的预防性应用

抗菌药物的预防性应用应在有充分的循证医学证据条件下,根据指南严格掌握适应证,选择合适的品种、给药时机和维持时间。

（一）非手术患者抗菌药物的预防性应用

1. **预防用药目的**　　预防特定病原菌所致的或特定人群可能发生的感染。

2. **预防用药基本原则**　　① 用于暴露于致病菌感染的高危人群。针对一种或两种最可能细菌的感染,不宜盲目地选用广谱抗菌药或多药联合预防多种细菌多部位感染。② 限于针对某一段特定时间内如血液病粒缺期,可能发生的感染,而非任何时间可能发生的感染。③ 应积极纠正导致感染风险增加的原发疾病或基础状况。原发疾病可以治愈或纠正者,预防用药价值较大;不能治愈或纠正者,药物预防效果有限,应权衡利弊决定是否预防用药。

3. **原则上不应预防使用的情况**　　普通感冒、麻疹、水痘等病毒性疾病;昏迷、休克、中毒、心力衰竭、肿瘤、应用肾上腺皮质激素等患者;留置导尿管、留置深静脉导管及建立人工气道(包括气管插管或气管切口)患者。

4. **非手术患者抗菌药物预防性应用方案**　　部分高危人群的抗菌药物预防性应用方案见表23-1。此外,实体器官和造血干细胞移植患者等高危人群的抗菌药物预防用药,参见相关文献。

表 23-1　抗菌药物在预防非手术患者某些特定感染中的应用

预防感染种类	预防用药对象	抗菌药物选择
风湿热复发	① 风湿性心脏病儿童患者 ② 经常发生链球菌咽峡炎或风湿热的儿童及成人	苄星青霉素 青霉素 V
感染性心内膜炎	心内膜炎高危患者*,在接受牙科或口腔操作前	阿莫西林或氨苄西林; 青霉素过敏者用克林霉素
流行性脑脊髓膜炎	流脑流行时,托儿所、部队、学校中的密切接触者,患者家庭中的儿童	利福平(孕妇禁用) 环丙沙星(限成人) 头孢曲松
结核病	① 新发现排菌患者密切接触的儿童 ② 结核菌素试验新近转阳的年轻人 ③ 糖尿病、硅沉着病患者中结核菌素试验阳性者	异烟肼
新生儿淋病奈瑟菌或衣原体眼炎	新生儿	四环素或红霉素眼药水滴眼
肺孢子菌病	① 艾滋病患者 CD4+T 淋巴细胞计数<200/mm³者 ② 造血干细胞移植及实体器官移植受者	SMZ/TMP
百日咳	主要为与百日咳患者密切接触的幼儿和年老体弱者	红霉素
新生儿 B 组溶血性链球菌(GBS)感染	① 孕妇有 GBS 菌尿症 ② 妊娠 35～37 周阴道和肛拭培养筛查有 GBS 寄殖 ③ 孕妇有以下情况之一者:<37 周早产;羊膜早破≥18 h;围生期发热,体温 38℃ 以上者;以往出生的新生儿有该菌感染史者	青霉素 G 氨苄西林 青霉素过敏但发生过敏性休克危险性小者:头孢唑啉 青霉素过敏,有发生过敏性休克危险性者:克林霉素或红霉素

*：高危患者:进行任何损伤牙龈组织、牙周区域或口腔黏膜操作伴有以下心脏基础疾病的患者:① 人工瓣膜;② 既往有感染性心内膜炎病史;③ 心脏移植术后发生的瓣膜病变;④ 先天性心脏病合并以下情况:未纠正的发绀型先心病(包括姑息分流术),通过导管或手术途径植入异物或装置的先心手术后的前 6 个月,先心缺损修补术植入补片后仍有残留缺损及分流。

（二）围手术期抗菌药物的预防性应用

1. 预防用药目的　　主要是预防手术部位感染，包括浅表切口感染、深部切口感染和手术所涉及的器官或腔隙感染，但不包括与手术无直接关系的、术后可能发生的其他部位感染。

预防用药主要针对手术涉及部位可能存在的定植菌，外源细菌感染应通过严格无菌操作、器械消毒来避免。抗菌药物的预防性应用不能代替严格的消毒、灭菌技术和精细的无菌操作，也不能代替术中保温和血糖控制等其他预防措施。

2. 适应证　　根据手术切口类别、手术创伤程度、可能的污染细菌种类、手术持续时间、感染发生机会和后果严重程度、抗菌药物预防效果的循证医学证据、对细菌耐药性的影响和经济学评估等因素，围手术期抗菌药物预防用药适应证如下。

（1）清洁手术仅限：① 手术范围大、手术时间长、污染机会增加；② 手术涉及重要脏器，一旦发生感染将造成严重后果者，如头颅手术、心脏手术等；③ 异物植入手术，如人工心瓣膜植入、永久性心脏起搏器放置、人工关节置换等；④ 有感染高危因素如高龄、糖尿病、免疫功能低下（尤其是接受器官移植者）、营养不良。

（2）清洁-污染手术和污染手术。

（3）污秽-感染手术应予治疗性应用抗菌药物，不属预防应用范畴。

3. 抗菌药物品种选择

（1）根据手术切口类别、可能的污染菌种类及其对抗菌药物敏感性、药物能否在手术部位达到有效浓度等综合考虑。

（2）选用对可能的污染菌针对性强、有充分的预防有效的循证医学证据、安全、使用方便及价格适当的品种。

（3）应尽量选择单一抗菌药物预防用药，避免不必要的联合使用。

4. 给药途径、时机与维持时间

（1）给药途径：给药途径大部分为静脉输注，仅有少数为口服给药或局部给药（如眼内注射）。

（2）给药时机：静脉输注应在皮肤、黏膜切开前 0.5～1 h 内或麻醉开始时给药，在输注完毕后开始手术，保证手术部位暴露时局部组织中抗菌药物已达到足以杀灭手术过程中沾染细菌的药物浓度。万古霉素或氟喹诺酮类等由于需输注较长时间，应在手术前 1～2 h 开始给药。

（3）维持时间：抗菌药物的有效覆盖时间应包括整个手术过程。手术时间较短（<2 h）的清洁手术术前给药一次即可。如手术时间超过 3 h 或超过所用药物半衰期的 2 倍以上，或成人出血量超过 1 500 mL，术中应追加一次。清洁手术的预防用药时间不超过 24 h，心脏手术可视情况延长至 48 h。清洁-污染手术和污染手术的预防用药时间亦为 24 h，污染手术必要时延长至 48 h。过度延长用药时间并不能进一步提高预防效果，且预防用药时间超过 48 h，耐药菌感染的机会增加。

5. 常见围手术期预防应用方案　　常见手术的围手术期抗菌药物预防应用方案见表 23-2。此外，放射介入和内镜诊疗等微创技术日益增多，其预防用药应参照前述原则和方案。

表 23 - 2　抗菌药物在围手术期预防应用的方案

手 术 名 称	切口类别	可 能 的 污 染 菌	抗 菌 药 物 选 择
脑外科手术(清洁,无植入物)	I	金黄色葡萄球菌,凝固酶阴性葡萄球菌	头孢唑啉、头孢呋辛,MRSA 感染高发医疗机构的高危患者可用万古霉素或去甲古霉素
脑外科手术(经鼻窦、鼻腔、口咽部手术)	II	金黄色葡萄球菌,链球菌属,口咽部厌氧菌(如消化链球菌)	头孢唑啉、头孢呋辛±甲硝唑,或克林霉素＋庆大霉素
脑脊液分流术	I	金黄色葡萄球菌,凝固酶阴性葡萄球菌	头孢唑啉、头孢呋辛,MRSA 感染高发医疗机构的高危患者可用万古霉素或去甲万古霉素
脊髓手术	I	金黄色葡萄球菌,凝固酶阴性葡萄球菌	头孢唑啉、头孢呋辛
眼科手术(如白内障、青光眼或角膜移植、泪囊手术、眼穿通伤)	I、II	金黄色葡萄球菌,凝固酶阴性葡萄球菌	局部应用妥布霉素或左氧氟沙星等
头颈部手术(恶性肿瘤,不经口咽部黏膜)	I	金黄色葡萄球菌,凝固酶阴性葡萄球菌	头孢唑啉、头孢呋辛
头颈部手术(经口咽部黏膜)	II	金黄色葡萄球菌,链球菌属,口咽部厌氧菌(如消化链球菌)	头孢唑啉、头孢呋辛±甲硝唑,或克林霉素＋庆大霉素
颌面外科(下颌骨折切开复位或内固定,面部整形术有移植物手术,正颌手术)	I	金黄色葡萄球菌,凝固酶阴性葡萄球菌	头孢唑啉、头孢呋辛
耳鼻喉科(复杂性鼻中隔鼻成形术,包括移植)	II	金黄色葡萄球菌,凝固酶阴性葡萄球菌	头孢唑啉、头孢呋辛
乳腺手术(乳腺癌、乳房成形术,有植入物如乳房重建术)	I	金黄色葡萄球菌,凝固酶阴性葡萄球菌,链球菌属	头孢唑啉、头孢呋辛
胸外科手术(食管、肺)	II	金黄色葡萄球菌,凝固酶阴性葡萄球菌,肺炎链球菌,革兰氏阴性杆菌	头孢唑啉、头孢呋辛
心血管手术(腹主动脉重建、下肢手术切口涉及腹股沟、任何血管手术植入人工假体或异物,心脏手术、安装永久性心脏起搏器)	I	金黄色葡萄球菌,凝固酶阴性葡萄球菌	头孢唑啉、头孢呋辛,MRSA 感染高发医疗机构的高危患者可用万古霉素或去甲万古霉素
肝、胆系统及胰腺手术	II、III	革兰氏阴性杆菌,厌氧菌(如脆弱拟杆菌)	头孢唑啉、头孢呋辛或头孢曲松±甲硝唑,或头霉素类
胃、十二指肠、小肠手术	II、III	革兰氏阴性杆菌,链球菌属,口咽部厌氧菌(如消化链球菌)	头孢唑啉、头孢呋辛,或头霉素类
结肠、直肠、阑尾手术	II、III	革兰氏阴性杆菌,厌氧菌(如脆弱拟杆菌)	头孢唑啉、头孢呋辛±甲硝唑,或头孢曲松±甲硝唑,或头霉素类
经直肠前列腺活检	II	革兰氏阴性杆菌	氟喹诺酮类
泌尿外科手术：进入泌尿道或经阴道的手术(经尿道膀胱肿瘤或前列腺切除术,异体植入或取出,切开造口、支架的植入或取出)及经皮肾镜手术	II	革兰氏阴性杆菌	头孢唑啉、头孢呋辛,或氟喹诺酮类

（续表）

手术名称	切口类别	可能的污染菌	抗菌药物选择
泌尿外科手术：涉及肠道的手术	Ⅱ	革兰氏阴性杆菌，厌氧菌	头孢唑啉、头孢呋辛，或氨基糖苷类＋甲硝唑
有假体植入的泌尿系统手术	Ⅱ	葡萄球菌属，革兰氏阴性杆菌	头孢唑啉、头孢呋辛＋氨基糖苷类，或万古霉素
经阴道或经腹腔子宫切除术	Ⅱ	革兰氏阴性杆菌，肠球菌属，B组链球菌，厌氧菌	头孢唑啉、头孢呋辛（经阴道手术加用甲硝唑），或头霉素类
腹腔镜子宫肌瘤剔除术（使用举宫器）	Ⅱ	革兰氏阴性杆菌，肠球菌属，B组链球菌，厌氧菌	头孢唑啉、头孢呋辛±甲硝唑，或头霉素类
羊膜早破或剖宫产术	Ⅱ	革兰氏阴性杆菌，肠球菌属，B组链球菌，厌氧菌	头孢唑啉、头孢呋辛±甲硝唑
人工流产-刮宫术引产术	Ⅱ	革兰氏阴性杆菌，肠球菌属，链球菌，厌氧菌（如脆弱拟杆菌）	头孢唑啉、头孢呋辛±甲硝唑，或多西环素
皮瓣转移术（游离或带蒂）或植皮术	Ⅱ	金黄色葡萄球菌，凝固酶阴性葡萄球菌，链球菌属，革兰氏阴性菌	头孢唑啉、头孢呋辛
关节置换成形术、截骨、骨内固定术、腔隙植骨术、脊柱术（应用或不用植入物、内固定物）	Ⅰ	金黄色葡萄球菌，凝固酶阴性葡萄球菌，链球菌属	头孢唑啉、头孢呋辛，MRSA感染高发医疗机构的高危患者可用万古霉素或去甲万古霉素
外固定架植入术	Ⅱ	金黄色葡萄球菌，凝固酶阴性葡萄球菌，链球菌属	头孢唑啉、头孢呋辛
截肢术	Ⅰ、Ⅱ	金黄色葡萄球菌，凝固酶阴性葡萄球菌，链球菌属，革兰氏阴性菌，厌氧菌	头孢唑啉、头孢呋辛±甲硝唑
开放骨折内固定术	Ⅱ	金黄色葡萄球菌，凝固酶阴性葡萄球菌，链球菌属，革兰氏阴性菌，厌氧菌	头孢唑啉、头孢呋辛±甲硝唑

第二节　抗菌药物在特殊病理、生理人群的应用

一、肝功能减退时抗菌药物的应用

肝脏是人体最大的腺体，其功能十分复杂。许多药物包括抗菌药物经由肝脏生物转化、解毒和清除，肝功能损害时抗菌药物的体内代谢、排泄过程受到不同程度的影响，各类抗菌药物的给药方案调整不同。

（一）肝病时的药动学改变

药物在肝内的代谢有两期。第一期是在肝脏氧化还原酶或水解酶的作用下，药物被氧化还原或水解，所产生的代谢物的生物活性与母药不同，并可产生毒性；第二期是在肝脏转移酶的作用下，代谢物与葡萄糖醛酸、谷胱甘肽等形成极性增加、可溶解的代谢物，易自胆汁或尿中排泄，此期产生的代谢物大多毒性较低。药物在肝内代谢过程中，细胞色素

P450 是最重要的药物代谢酶。药物代谢可属第一期，也可属第二期，或二期兼有。

肝脏具有相当大的代偿能力，仅在肝功能严重受损时才发生抗菌药物药动学的明显改变。药动学的改变由下述因素引起：① 肝脏自身代谢和清除能力的降低；② 肝硬化门脉高压侧支循环的建立，减少了药物经肝脏的代谢和解毒作用；③ 肝病时药物与蛋白质的亲和力减低，血浆蛋白合成减少均使药物游离部分增加；④ 肝硬化大量腹水时，细胞外液量增加，致药物的分布容积增大；⑤ 肝硬化门脉高压时，胃肠道瘀血水肿影响口服药物的吸收过程。

肝脏损害部位的不同对药物代谢的影响程度亦不同。如病变累及肝小叶，则影响明显，除多见于病毒性肝炎外，尚见于酒精性肝炎患者；但在原发性胆汁肝硬化的早期，病变主要累及门脉区，对药物肝内代谢的影响不明显，至终末期肝实质受损时才表现为肝脏代谢药物能力的减退。

某些药物如利福平对细胞色素 P450 有诱导作用，联合使用药物可由于肝内代谢加速而降低，但在肝功能损害者，对肝药酶的诱导作用减少，致血药浓度较正常人明显为高。

（二）肝功能减退时抗菌药物的应用

目前常用的肝功能试验并不能很好反映肝脏对药物的代谢清除能力，不能作为调整给药方案的依据。肝病时抗菌药物的选用及其给药方案的制定可参考：肝功能减退对该类药物的药动学影响；肝病时该类药物发生不良反应的可能性。大致可将肝病时抗菌药物的应用分为以下几种情况（表 23－3）。

（1）药物主要由肝脏清除，肝功能减退时清除明显减少，但并无明显毒性反应发生，故肝病患者仍可谨慎应用，必要时减量给药。属此类情况者有红霉素等大环内酯类（不包括红霉素酯化物）、林可霉素和克林霉素等。

（2）主要经肝脏或有相当量药物经肝脏清除，肝功能减退时药物清除或代谢物形成减少，可能导致毒性反应发生，此类药物在肝病时宜避免应用。属此类者有氯霉素、利福平、红霉素酯化物和磺胺药等。

（3）药物经肝、肾两个途径清除，肝功能减退时血药浓度升高，如同时有肾功能损害时则血药浓度升高尤为明显。严重肝病时需减量应用。

（4）药物主要由肾脏排泄，肝功能减退时不需调整剂量。氨基糖苷类、青霉素、头孢唑啉、万古霉素、多黏菌素等均属于此类情况。

表 23－3　肝功能减退时抗菌药物的应用

抗菌药物	对肝脏作用和药动学改变	肝 病 时 应 用
头孢曲松	肝肾清除，肝病时清除减少	慢性肝病患者应用本品时不需调整剂量。有严重肝、肾功能减退患者应调整剂量，每天剂量不宜超过 2 g。高胆红素血症新生儿禁用
头孢哌酮	肝肾清除，严重肝病时清除减少	严重肝病或肝功能减退伴有肾功能减退时剂量不超过每天 2 g
红霉素	自肝胆系统清除减少，酯化物具有肝毒性	按原量慎用或减量应用，酯化物避免使用
克林霉素	肝病时半衰期延长，消除减慢，可致谷丙转氨酶增高	严重肝病减量使用

（续表）

抗菌药物	对肝脏作用和药动学改变	肝病时应用
林可霉素	肝病时清除减少	减量使用
氯霉素	肝病时代谢减少，血液系统毒性	避免使用
环丙沙星	肾肝清除，重度肝功能减退（肝硬化腹水）时药物清除减少	严重肝功能减退者减量慎用
莫西沙星	肝肾清除，重度肝功能损害无数据	严重肝功能减退者减量或不用
甲硝唑	肝内代谢	严重肝病（Child-Pugh 评分 C 级）减量 50% 使用
替硝唑	肝内代谢	肝病时慎用
替加环素	肝内代谢，肝肾两种途径清除	慎用，严重肝功能减退调整为首剂 100 mg，然后 25 mg，每 12 h 1 次
四环素	肝病时易致肝损害加重	肝病患者避免应用
夫西地酸	经肝脏代谢并主要经胆汁排泄	肝功能减退者不推荐使用
磺胺甲噁唑	肝内代谢、高胆红素血症	避免使用
两性霉素 B	肝毒性、黄疸	避免使用
卡泊芬净	肝代谢	中度肝功能减退者首剂 70 mg 负荷剂量后，维持剂量为每天 35 mg，严重肝功能减退者的应用目前无资料
伊曲康唑	主要在肝内代谢，偶有肝衰竭等严重肝毒性报道	慎用
伏立康唑	主要在肝内代谢。有报道与肝功能试验异常与肝损害的体征（如黄疸）有关	轻至中度肝硬化患者负荷剂量不变，维持剂量减半。严重肝功能减退慎用
特比萘芬	主要经肝脏代谢，肝硬化者清除减少约 50%。肝毒性	慢性或活动性肝病者不推荐使用

二、肾功能减退时抗菌药物的应用

肾功能减退的感染患者接受抗菌药物治疗时，主要经肾排泄的抗菌药物及其代谢产物可在体内积聚，发生肾毒性等不良反应。肾功能减退时调整给药方案，是保障抗菌治疗安全、有效的重要措施。

（一）肾功能减退时抗菌药物的药代动力学

许多抗菌药物主要经肾排泄，肾功能减退时对抗菌药物的清除过程影响最大，主要经肾排泄的药物尤为明显，可使血药浓度增高，药物体内的分布过程也可发生改变。严重肾功能减退者，药物的吸收过程亦受到影响。

1. 对清除过程的影响　　对于主要由肾脏清除的抗菌药物，肾功能减退对药物的清除影响大，药物消除半衰期、血药浓度升高。对于一些毒性大的抗菌药物如氨基糖苷类，必须调整药物的维持量，而首次剂量即负荷量仍可按原量给予，以尽快达到体内有效治疗浓度。

2. 对吸收过程的影响　　肾功能衰竭时，药物的吸收速率及吸收程度均可降低，肾功能衰竭伴严重感染者宜静脉给药。

3. 对体内分布过程的影响　　肾功能减退时药物的表观分布容积（apparent volume of distribution，V_d）可因多种因素的影响而发生变化，如水肿、脱水。血浆白蛋白的降低使药物与蛋白的结合量减少,药物游离部分增多,分布容积增大,导致最终血药浓度一般仍较正常肾功能者略低。

4. 对药物代谢的影响　　肾功能减退时,抗菌药物的代谢产物可在体内积聚,生物转化的结果常使药物的抗菌活性降低或消失,而毒性则可升高。

（二）肾功能减退时抗菌药物的应用

抗菌药物应用于肾功能减退患者时,其剂量的调整需根据以下因素:① 肾功能损害程度;② 抗菌药物对肾毒性的大小;③ 药物的体内过程,即药代动力学特点;④ 抗菌药物经血液透析或腹膜透析后可清除的程度。主要经肾排泄的药物,其血半衰期可因肾功能减退而延长,半衰期可作为调整用药的重要依据。对于一些治疗浓度范围狭窄,毒性大的抗菌药应进行血药浓度监测,据此拟定个体化给药方案。

根据抗菌药物体内代谢过程和排泄途径,以及其对肾脏和其他重要脏器毒性的大小,在肾功能减退时药物的选用有以下四种情况。

1. 维持原治疗量或剂量略减　　主要包括由肝脏代谢或主要自肝胆系统排泄的红霉素和阿奇霉素等大环内酯类、青霉素类和头孢菌素类的部分品种如氨苄西林和头孢哌酮、抗真菌药物和抗分枝杆菌药物的多数品种。

2. 可选用,但剂量需适当减少　　此类药物无明显肾毒性或仅有轻度肾毒性,但由于排泄途径主要为肾脏,肾功能减退时药物可在体内明显积聚,血半衰期显著延长。青霉素类和头孢菌素类的多数品种,如青霉素、头孢他啶等均属此种情况。氟喹诺酮类中的氧氟沙星和左氧氟沙星亦属此类。

3. 确有适应证时在治疗药物监测下减量应用　　此类药物均有明显肾毒性,且主要经肾排泄。氨基糖苷类、万古霉素、多黏菌素类等均属此类。

4. 肾功能减退时不宜应用的药物　　包括四环素类(多西环素除外)、呋喃类、萘啶酸等。

（三）肾功能减退时给药方案的调整

肾功能减退程度是调整剂量的重要指标,内生肌酐清除率最具参考价值,肌酐清除率与肾小球滤过率基本上呈平行关系,可以定量准确地反映患者肾功能状态。肾功能减退时给药方案的调整可以减少剂量或延长给药间期,后一种调整剂量方法常使血药浓度波动幅度增大,可能影响对严重感染的疗效,以减量法更为适宜,也可两种调整方法结合应用。无论应用上述方法中的任何一种,首次负荷量仍应按正常治疗量给予。

给药方案的调整可参照以下方法。

1. 依据内生肌酐清除率(Ccr)值调整给药剂量　　分为肾功能轻、中和重度损害,Ccr 分别为 >50～90 mL/min,10～50 mL/min,<10 mL/min(表 23-4)。

缺少内生肌酐清除率数值时,也可自血肌酐值按下式计算。按标准体重计算:

$$男性:50.0\,kg+2.3\,kg\times[(身高(cm)-152.4)\div2.54]$$

$$女性:45\,kg+2.3\,kg\times[(身高(cm)-152.4)\div2.54]$$

计算内生肌酐清除率时需注意以下几点:老年人由于肌肉组织减少,血肌酐值可能会假性减低,从而有药物剂量过大的风险;孕妇、腹水患者及其他原因导致体液增加者,肾小球滤过率增高,按常规给药时药物剂量可能偏小;产妇的体重应按未怀孕时的标准体重计算。

2. 根据血药浓度监测结果制订个体化给药方案 对于毒性较大的氨基糖苷类、万古霉素、氯霉素等是最为理想的调整给药方案的方法(表23-4)。

3. 肾功能衰竭者透析治疗后抗菌药物剂量的调整 临床上常用的血液净化方法包括腹膜透析、血液透析和血液滤过,其对药物清除的影响与药物的分子量、蛋白结合率、水溶性和主要排泄途径有关。某些抗菌药物可经净化自体内清除,导致血药浓度降低,需补给剂量,如氨基糖苷类抗生素;某些药物并不受净化疗法影响,或自净化疗法中清除甚少,则不需在净化后补给剂量,如红霉素。

表 23-4 肾功能减退时抗菌药物的剂量调整

药 物	正常治疗量 Ccr>90 mL/min	肾功能减退(Ccr mL/min)时剂量调整		
		>50~90	10~50	<10
青霉素	50万~400万 IU, q4h.	50万~400万 IU, q4h.	50万~400万 IU, q8h.	50万~400万 IU, q12h.
氨苄西林	1~2 g, q4~6h.	1~2 g, q4~6h.	1~2 g, q6~8h.; <30: 1~2 g, q8~12h.	1~2 g, q12h.
阿莫西林-克拉维酸	0.5/0.125 g, q8h., p.o.	0.5/0.125 g, q8h., p.o.	0.25~0.5 g 阿莫西林, q12h., p.o.	0.25~0.5 g 阿莫西林, q24h., p.o.
氨苄西林-舒巴坦	3 g, q6h.	3 g, q6h.	3 g, q8~12h.	3 g, q24h.
哌拉西林-他唑巴坦	3.375 g, q6h.	3.375 g, q6h.	>40: 3.375 g, q6h.; 20~40: 2.25 g, q6h.; <20: 2.25 g, q8h.	2.25 g, q8h.
替卡西林-克拉维酸	1.6~3.2 g, q6~8h.	3.2 g, q8h.	<30: 1.6 g, q8h.	1.6 g, q12h.
头孢呋辛	0.75~1.5 g, q8h.	0.75~1.5 g, q8h.	0.75~1.5 g, q8~12h.	0.75~1.5 g, q24h.
头孢克洛	0.5 g, q8h., p.o.	0.5 g, q8h.	0.5 g, q8h.	0.5 g, q12h.
头孢噻肟	2 g, q8h.	2 g, q8~12h.	2 g, q12~24h.	2 g, q24h.
头孢唑肟	2 g, q8h.	2 g, q8~12h.	2 g, q12~24h.	2 g, q24h.
头孢他啶	2 g, q8h.	2 g, q8~12h.	2 g, q12~24h.	2 g, q24~48h.
头孢吡肟	腹腔感染: 2 g, q12h.	>60: 2 g, q12h.; 50~60: 2 g, q24h.	>30: 2 g, q24h.; 11~30: 1 g, q24h.; <11: 0.5 g, q24h.	
	粒细胞减少性发热: 2 g, q8h.	>60: 2 g, q8h.; 50~60: 2 g, q12h.	>30: 2 g, q12h.; 11~30: 2 g, q24h.; <11: 1 g, q24h.	
头孢西丁	2 g, q8h.	2 g, q8h.	2 g, q8~12h.	2 g, q24~48h.
头孢美唑	1~2 g, q12h.	>60: 1 g, q12h.; ≤60: 1 g, q24h.	30~50: 1 g, q24h.; <30: 1 g, q48h.	1 g, q120h.
氨曲南	2 g, q8h.	2 g, q8h.	1~1.5 g, q8h.	1~2 g, q.d.
亚胺培南/西司他丁	0.5 g, q6h.或1 g, q8h.	>60: 0.5 g, q6h.; 50~60: 0.5 g, q8h.	>30: 0.5 g, q8h.; 15~30: 0.5 g, q12h.	
美罗培南	1 g, q8h.	1 g, q8h.	1 g, q12h.; <25: 0.5 g, q12h.	0.5 g, q24h.
厄他培南	1 g, q24h.	1 g, q24h.	<30: 0.5 g, q24h.	0.5 g, q24h.
庆大霉素/妥布霉素	1.7~2.0 mg/kg, q8h.	1.7~2.0 mg/kg, q8h.	1.7~2.0 mg/kg, q12~24h.	1.7~2.0 mg/kg, q48h.

药　　物	正常治疗量	肾功能减退(Ccr mL/min)时剂量调整		
	Ccr>90 mL/min	>50~90	10~50	<10
奈替米星	1.7~2 mg/kg, q8h.	1.7~2 mg/kg, q8h.	1.7~2 mg/kg, q12~24h.	1.7~2 mg/kg, q48h.
阿米卡星	7.5 mg/kg, q12h. 或 15 mg/kg, q.d.	7.5 mg/kg, q12h.	7.5 mg/kg, q24h.	7.5 mg/kg, q48h.
红霉素	0.25~0.5 g, q6h., p.o.	100%	100%	100%
克拉霉素	0.5 g, q12h.	0.5 g, q12h.	0.5 g, q12~24h.	0.5 g, q24h.
环丙沙星	0.5~0.75 g, p.o. 或 0.4 g i.v., q12h.	100%	0.25~0.5 g, q12h., p.o. 或 0.4 g i.v., q24h.; <30: 0.5 g, q24h., p.o.	0.5 g, q24h., p.o. 或 0.4 g i.v., q24h.
左氧氟沙星	0.75 g, i.v./p.o., q24h.	0.75 g, q24h.	20~49: 0.75 g, q48h.	<20: 0.75 g×1 次, 之后 0.5 g, q48h.
四环素	0.25~0.5 g, q6h.	0.25~0.5 g, q8~12h.	0.25~0.5 g, q12~24h.	0.25~0.5 g, q24h.
甲磺酸多黏菌素 E (按该药基质活性 计算)	日剂量 2.5~5 mg/kg, 分 2~4 次给药	≥80: 100%; 50~79: 日剂量 2.5~3.8 mg/kg, 分 2 次给药	30~49: 日剂量 2.5 mg/kg, 分 1~2 次给药; 10~29: 日剂量 1.5 mg/kg, q36h.	
万古霉素	1 g, q12h.	15~30 mg/kg, q12h.	15 mg/kg, q24~96h.	7.5 mg/kg, q2~3d.
替考拉宁	6 mg/kg, q12h.×3 次, 之后 6 mg/kg, q24h.	30~80: 负荷剂量不变, 维持剂量 6 mg/kg, q48h.	<30: 负荷剂量不变, 维持剂量 6 mg/kg, q72h.	负荷剂量不变, 维持剂量 6 mg/kg, q72h.
达托霉素	4~6 mg/kg, q24h.	4~6 mg/kg, q24h.	4~6 mg/kg, q24h.; <30: 6 mg/kg, q48h.	
甲氧苄啶-磺胺甲噁唑 (按甲氧苄啶计算 剂量)	每天 5~20 mg/kg, q6~12h.	无需调整	30~50: 无需调整; 10~29: 每天 5~10 mg/kg, q12h.	不推荐。如使用: 5~10 mg/kg, q24h.
甲硝唑	7.5 mg/kg, q6h.	100%	100%	50%
呋喃妥因	0.1 g, q12h., p.o.	100%	避免用	避免用
氟胞嘧啶	25 mg/kg, q6h.	25 mg/kg, q6h.	25 mg/kg, q12h.	25 mg/kg, q24h.
氟康唑	100~400 mg, i.v./p.o., q24h.	100%	50%	50%
伊曲康唑(PO)	100~200 mg, q12h.	100%	100%	50%
伊曲康唑(IV)	200 mg, q12h.	200 mg, b.i.d.	因静脉制剂中赋形剂(环糊精)蓄积, 在 Ccr<30 时, 避免使用或改口服	
伏立康唑(IV)	6 mg/kg, q12h.×2 次, 之后 4 mg/kg, q12h.	无需调整剂量	因静脉制剂中赋形剂(环糊精)蓄积, 在 Ccr<50 时, 避免使用或改口服	

注: ① 表中所列为成人治疗量, 凡未注明给药途径者均系静脉给药, 正常治疗量的高限系用于危及生命严重感染的每日剂量。i.v.: intravenous injection, 静脉注射; p.o.: peros, 口服。② 调整剂量为减少每次剂量或延长给药间期, 仅减少每次剂量者注给药量的百分数, 仅延长给药间期者注给药间隔时间, 两者均调整者则注明剂量及间期改变。③ 表中万古霉素、替考拉宁和氨基糖苷类抗生素均为初始治疗剂量, 此后需进行血药浓度监测, 据以调整给药方案。

三、抗菌药物在老年人和新生儿患者中的应用

老年人和新生儿具有与其他年龄段不同的生理特点,抗菌药物的体内过程也有相应改变。老年人和新生儿各具有药动学的特点,需根据其特点合理应用抗菌药物。

(一) 抗菌药物在老年患者中的应用

由于生理功能的减退和组织器官萎缩等原因,老年人易罹患感染性疾病;老年人基础疾病多,常合并应用其他药物,容易发生药物相互作用,在抗菌治疗中不良反应发生率亦高于年轻人,因此必须根据老年人特点拟订给药方案。

1. 老年人的药动学特点　　与青年人相比,老年人体内各组成成分、血流量和生理功能均有较大的变化,抗菌药物的体内过程,包括吸收、分布、代谢和排泄均发生变化。

(1) 药物的吸收:下列因素可改变老年人药物吸收的速率和程度:① 胃黏膜萎缩,胃酸分泌减少,胃液 pH 增高,可使一些药物的离子化和溶解度发生改变。② 胃肠道血流量和黏膜表面具吸收功能的细胞数明显减少,使口服药物的吸收速率和吸收程度明显降低。③ 胃肠道黏膜和平滑肌萎缩及其运动功能减弱,胃排空减慢和胃肠肌张力及动力降低,使药物在胃肠道的停留时间延长,从而影响药物的吸收。④ 老年患者体力活动减少,以及局部组织衰退和血液循环较差,使肌内注射药物后吸收亦减少。

(2) 药物的分布:老年人全身及细胞内含水量减少,同时瘦体重(lean body mass,去脂体重)占体重的比例亦减少,老年人脂肪组织相对增多,年轻人占体重的 $18\%\sim20\%$,而 $60\sim80$ 岁老年人可增加至 $36\%\sim38\%$,女性老年人的脂肪组织增加更多些,均可使水溶性药物的分布容积减低,脂溶性者则增高。随着年龄的增长,老年人血浆白蛋白含量较年轻人减少约 20%,导致抗菌药物游离药物浓度升高,对蛋白结合率高者(如头孢曲松)影响尤为明显,分子小的游离药物较易分布至组织和体液中。

(3) 药物的代谢:随着年龄的增长,老年患者的药物肝代谢能力可降低 40%,生理功能的降低对于由细胞色素 P450 介导的 I 相代谢的影响相对更大。不过,由于年龄导致细胞色素 P450 酶系统活性降低尚未有明确的定论,特别是代谢超过 50% 药物的细胞色素 P450 3A4 酶(简称 CYP3A4)。大环内酯类、氟喹诺酮类和唑类抗真菌药物主要经肝药酶细胞色素 P450 代谢,再经肾脏排出体外,在老年人中可能有较长的药物半衰期。

(4) 药物的排泄:老年人肾清除功能减退,由于老年人肌肉和肌酐生成减少,血肌酐值测定常造成结果偏低的假象,宜测定内生肌酐清除率以反映肾功能的情况。

老年人的药物总清除率主要与肾清除率有关,同时也受肝胆系统排泄功能的影响。主要经肾清除的抗菌药物如大部分 β-内酰胺类抗生素和氟喹诺酮类、氨基糖苷类、万古霉素、甲硝唑等的总清除率明显降低,而经肾、肝清除的抗菌药物如哌拉西林等的血清总清除率降低不明显,主要经肝胆系统清除的抗菌药物如异烟肼、利福平等的总清除率无明显改变。

(5) 合并用药的影响:β-内酰胺类抗生素血药浓度会受其他肾小管分泌排泄药物的影响,合并应用丙磺舒、氨甲蝶呤、阿司匹林和吲哚美辛可使得美罗培南的血浓度增加 55%,升高阿莫西林、氨苄西林、替卡西林浓度至单药应用的 2 倍。在老年患者中由于血浆蛋白水平的降低,合并应用两种蛋白结合率高的药物会发生药物之间与血浆蛋白结合位点的竞争而导致某一药物的游离药物增加。

2. 老年人感染的抗菌药物的应用 由于抗菌药物在老年人体内过程的改变,尤其是抗菌药物在体内清除的减少,血药浓度增高,以及老年患者心血管系统、呼吸系统、中枢神经系统、泌尿生殖系统等基础疾病增多,导致抗菌药物疗程中易发生不良反应。因此在老年人抗感染治疗中应注意以下几点。

(1)避免使用毒性大的抗菌药物:氨基糖苷类、万古霉素和去甲万古霉素及两性霉素B等抗菌药物应尽可能避免应用,如确有指征应用该类药物时需调整给药方案。老年患者应用这些药物需进行血药浓度监测,据以调整给药方案。

(2)可减量应用毒性低的β-内酰胺类抗生素:青霉素类、头孢菌素类及其他β-内酰胺类虽毒性低微,但多数主要经肾脏排泄,老年患者的药物清除明显减少,血半衰期延长。青霉素在老年人的血消除半衰期可延长2倍以上,因此应用常规剂量可使血药浓度升高。高剂量使用后尚可出现中枢神经系统的毒性反应,如大剂量青霉素应用后所致的"青霉素脑病"。可根据患者内生肌酐清除率降低的程度减量用药,必要时可进行治疗药物浓度监测。

(3)老年人感染宜用杀菌剂:由于免疫功能降低和组织器官功能退化,病灶内细菌的清除更有赖于抗菌药物的杀菌作用,青霉素类和头孢菌素类均为可选药物,必要时氨基糖苷类亦可选用,老年人感染时必须足疗程使用抗菌药物。

(二)抗菌药物在新生儿患者中的应用

新生儿时期具有与成年人及年长儿不同的生理、代谢过程,随着日龄的增长变化迅速,药物在体内的生物转化过程、细胞外液量、蛋白结合率和肾脏的发育情况等,每日均在变化中;这些变化影响了抗菌药物在体内的药动学过程,包括药物的吸收、分布、代谢和排泄等。因此,新生儿感染时的抗菌治疗需按照日龄变化调整给药剂量和给药间期,不能简单地将成人治疗量机械地推算用于新生儿,否则可能导致治疗失败或毒性反应的发生。

1. 新生儿时期生理学和药理学特点

(1)酶系统不足或缺乏:新生儿肝脏中的细胞色素P450含量仅为成人的约30%,各种单胺氧化酶的活性约为成人的50%,其他药酶如乙醇脱氢酶(ADH)、血浆酯酶、N-乙酰转移酶和葡糖醛酰转移酶等在新生儿期间活性均偏低,使某些抗菌药物体内代谢过程发生重大改变。例如,新生儿红细胞中缺乏葡萄糖-6-磷酸脱氢酶,应用磺胺药和呋喃类药物时可能出现溶血现象。

(2)细胞外液容积较大:新生儿细胞外液约占体重的35%,较成人所占比例大,药物分布至细胞外液后,其排泄相对缓慢,半衰期延长。此外,药物的分布容积与血药峰浓度成反比,早产儿较成熟儿的分布容积小,故前者的血药峰浓度较后者为高,如以相同剂量抗菌药物给予上述两类患儿时,所达血药浓度将有所不同。

(3)血浆蛋白与药物结合能力弱:由于新生儿血浆蛋白与抗菌药物结合能力较成人为弱,血中游离药物浓度高于成年人或年长儿。药物与血浆蛋白的亲和力也有重要的临床意义。例如,磺胺药和胆红素可竞争血浆蛋白的结合位置,磺胺药与血浆蛋白的亲和力强于胆红素,导致较多游离胆红素进入血液循环,并可沉积在某些组织中,如沉积在脑组织则可引起核黄疸,此反应在新生儿发生溶血现象时更易发生。

(4)肾功能发育不全:是影响新生儿中抗菌药物药动学的重要因素。许多主要由肾小球滤过排出的抗生素,如青霉素类、头孢菌素类、氨基糖苷类的排出量均可减少,血药浓度增高和血半衰期延长。新生儿出生后 30 天内肾脏不断发育其功能逐渐完善,因此,对不同日龄的新生儿、早产儿,必须测定不同时期的药动学参数,据此计算给药剂量和给药间期,对于毒性大的氨基糖苷类尤为重要,否则可能导致耳、肾毒性的发生。即使是毒性低的青霉素类,亦可因过高的血药浓度导致脑脊液内药物浓度升高而发生昏迷、抽搐等中枢神经系统的毒性反应。

(5)其他:新生儿单核吞噬细胞系统尚未发育完全,免疫功能低下,白细胞吞噬能力亦较差,淋巴结局限细菌的能力也不强,故容易发生感染。新生儿组织对化学性刺激的耐受性较差,肌内注射抗菌药物易出现硬结而影响吸收。母乳中抗菌药物可对新生儿产生影响,如乳汁中浓度较高的四环素类可导致新生儿乳牙的损害和黄染。氟喹诺酮类药物可损害幼年动物软骨,导致软骨坏死;人类中虽尚无软骨损害证据,但新生儿的骨骼处于发育阶段,该类药物抑制蛋白合成过程中的 DNA 促旋酶,因此新生儿应避免应用喹诺酮类抗菌药。

2. 新生儿应用抗菌药物注意事项 鉴于上述新生儿的生理学和药理学特点,抗菌药物在新生儿中的应用需注意以下方面。

(1)药物在新生儿体内的分布容积和新生儿的单位体重的体表面积均较成人为大,因此新生儿抗菌药物用量较按体重计算者略高,但由于其肾脏未发育成熟,药物半衰期可较成人长数倍,因此给药间期一般较成人或年长儿为长。上述情况适用于毒性低、主要由肾排泄的 β-内酰胺类抗生素,如青霉素类、头孢菌素类等。

(2)新生儿期由于肝酶系统的不足,肾排泄能力的不完备,一些毒性较大的抗菌药物,如主要经肝代谢的磺胺药,主要自肾排泄的氨基糖苷类、万古霉素、多黏菌素类、四环素类等应尽量避免应用。如确有指征应用时,必须进行血药浓度监测。

(3)氟喹诺酮类药物不可在新生儿中使用。

(4)新生儿体重和组织器官的成熟度与日俱增,药动学过程随日龄的增长而不断变化,需按照不同日龄调整给药方案。

第三节 各类抗菌药物简介

一、β-内酰胺类抗生素

β-内酰胺类抗生素是指化学结构式中具有 β 内酰胺环的一大类抗生素,包括青霉素类、头孢菌素类、头霉素类、单环 β-内酰胺类、碳青霉烯类、β-内酰胺酶抑制剂合剂等。β-内酰胺类中的各类抗生素的抗菌谱、抗菌作用各不相同,但对支原体、衣原体等非典型病原均无抗微生物活性,该类药物均具杀菌作用,对人体重要脏器的毒性低微。此外,细菌对该类药物耐药的主要机制系产生 β-内酰胺酶,随着细菌对 β-内酰胺类抗生素耐药性的增长,β-内酰胺酶抑制剂合剂相继问世,为治疗产酶菌所致感染起了重要作用。β-内酰胺类的另一共同点是该类药物以药代动力学和药效学两者相结合的概念(PK/PD)而论,均属时间依赖性抗生素,该类药物中(除个别品种外)消除半衰期短,缺乏抗生素后效应(post antibiotic effect,PAE)或 PAE 很短,因此临床应用中需一日多次给药,使药物浓度超过该药对细菌最低抑菌浓度(MIC)的时间,即 T>MIC 尽可能长,此不仅能保证临床疗效,且对细菌的清除,减少耐药菌的产生起重要作用。

1. 青霉素类　　按照其抗菌作用可分为以下几种类型:① 对需氧革兰氏阳性菌具抗菌作用的青霉素 G,青霉素 V;② 耐青霉素酶、对产酶葡萄球菌具抗菌活性的耐酶青霉素类,如苯唑西林、氯唑西林;③ 抗菌谱扩大至某些革兰氏阴性菌(不包括铜绿假单胞菌等)的广谱青霉素类,如氨苄西林;④ 对铜绿假单胞菌具抗菌作用的青霉素类,如哌拉西林。

现对上述几类青霉素的应用简述如下:

(1)青霉素:是最早临床应用的青霉素类抗生素原始型,其他青霉素类均是青霉素的半合成衍生物。青霉素目前仍是下列细菌性感染的首选药物或适宜选用药物:溶血性链球菌、肺炎链球菌(对青霉素敏感者)所致急性扁桃体炎和咽炎、中耳炎、肺炎、猩红热、丹毒、产褥热、血流感染、脑膜炎等,草绿色链球菌和肠球菌心内膜炎,梭状芽孢杆菌所致的破伤风、气性坏疽、炭疽,白喉,也用于流行性脑脊髓膜炎、李斯特菌感染、梅毒、淋病、雅司病、回归热、鼠咬热、钩端螺旋体病、樊尚咽峡炎、放线菌病等。青霉素尚可作为风湿性心脏病、先天性心脏病进行口腔、牙科等操作时预防心内膜炎的用药。普鲁卡因青霉素和苄星青霉素均可肌内注射用于清除咽部溶血性链球菌以防止风湿热复发,后者为长效制剂。青霉素 G 作为注射用药可用于重症感染,轻症感染者也可口服耐酸、不被胃酸破坏的青霉素 V。近年来青霉素不敏感肺炎链球菌在国内的分离率亦呈上升趋势,如为青霉素中介株(PISP)所致感染,仍可加大青霉素剂量应用,但如为耐药株(PRSP)时,则不宜再选用青霉素。产青霉素酶的淋病奈瑟菌呈增长趋势,已知由 PPNG 所致感染时不宜选用青霉素。

(2)耐青霉素酶青霉素类:用于产青霉素酶,但对耐酶青霉素类呈现敏感的葡萄球菌属细菌引起的各类感染。主要品种有甲氧西林、苯唑西林、氯唑西林、萘夫西林等。

(3)氨基青霉素类:主要有氨苄西林和阿莫西林。对革兰氏阳性菌(包括厌氧菌)的作用与青霉素 G 基本相同,但氨苄西林对粪肠球菌的作用较青霉素略强。氨基青霉素类抗菌谱较青霉素 G 扩大,对革兰氏阴性菌流感嗜血杆菌、卡他莫拉菌、百日咳杆菌、布鲁氏菌、部分肠杆菌科细菌如沙门菌属、志贺菌属也具有抗菌活性,可用于上述细菌敏感菌株所致的呼吸道、胃肠道、尿路、皮肤软组织感染,也可用于血流感染、脑膜炎及心内膜炎的治疗(如氨苄西林用于肠球菌心内膜炎)。近年来卡他莫拉菌、流感嗜血杆菌的产酶株增多,对该类药物呈现耐药。氨苄西林的皮疹等过敏反应较多见。氨苄西林供注射用,阿莫西林口服后可吸收给药量的 90% 以上,轻症感染可口服阿莫西林。

(4)抗铜绿假单胞菌青霉素类:包括哌拉西林、阿洛西林、美洛西林、替卡西林等。主要用于铜绿假单胞菌、大肠埃希菌、变形杆菌等革兰氏阴性菌敏感菌株所致血流感染、呼吸道、尿路、胆道、腹腔、盆腔、皮肤软组织等感染。目前大肠埃希菌等肠杆菌科细菌及铜绿假单胞菌对该类药物的耐药率高,宜根据药敏选用。

2. 头孢菌素类　　根据药物研制开发时间、抗菌谱、抗菌作用、对 β 内酰胺酶的稳定性及药理作用特点等分为第一、二、三、四代头孢菌素类,之后又有抗甲氧西林耐药金黄色葡萄球菌(MRSA)感染的头孢菌素类问世。

(1)第一代头孢菌素类:对葡萄球菌属(甲氧西林敏感株)、溶血性链球菌、肺炎链球菌、草绿色链球菌等革兰氏阳性菌具良好抗菌作用,但肠球菌、甲氧西林耐药葡萄球菌

(MRS)对该类药物呈现耐药。对需氧革兰氏阴性杆菌作用差,对其产生的β内酰胺酶不稳定。目前常用注射品种有头孢唑啉、头孢噻吩、头孢拉定等,口服者有头孢拉定、头孢氨苄和头孢羟氨苄等。该类药的注射用药可用于上述敏感菌所致的中、重度感染,而轻症感染者可应用口服制剂。该类药物有程度不等的肾毒性,不易透过血脑屏障,不宜用于脑膜炎的治疗。肾功能减退者尽量避免应用,尽量避免联合应用肾毒性药物,确需使用者应严密监测肾功能。

(2)第二代头孢菌素类:对β内酰胺酶较第一代稳定,抗菌谱较第一代为广,对革兰氏阳性菌的活性与第一代相仿或略低,对革兰氏阴性菌作用较第一代增强,但仍限于部分肠杆菌科细菌,肠杆菌属、柠檬酸菌属、沙雷菌属、不动杆菌属和假单胞菌属对该类药物多呈现耐药。第二代头孢菌素肾毒性较第一代头孢菌素为低,血脑屏障穿透性较第一代为高。常用注射用品种有头孢呋辛、头孢替安、头孢孟多等。口服者有头孢呋辛酯、头孢克洛、头孢丙烯等。第二代头孢菌素类可用于上述敏感菌所致的各系统感染,包括用于敏感菌所致脑膜炎。

(3)第三代头孢菌素类:对多数广谱β内酰胺酶稳定,其中头孢哌酮的稳定性相对略差,对需氧革兰氏阴性杆菌作用明显增强,某些品种(如头孢他啶、头孢哌酮等)对铜绿假单胞菌具抗菌活性。近年来革兰氏阴性杆菌中产超广谱β内酰胺酶(ESBLs)者增多,部分肠杆菌属等细菌产 AmpC 酶者增多,大肠埃希菌及肺炎克雷伯菌对第三代头孢菌素耐药率约 50%。第三代头孢菌素对革兰氏阳性菌作用不如第一代头孢菌素,但某些品种(如头孢曲松、头孢噻肟等)对肺炎链球菌,包括青霉素中介株(PISP)仍保持了良好抗菌作用,可用于该类菌所致下呼吸道感染。该类药物中常用注射用品种有头孢噻肟、头孢曲松、头孢他啶、头孢唑肟、头孢哌酮等,口服者有头孢克肟、头孢泊肟酯、头孢地尼、头孢特仑酯等。第三代头孢菌素对血脑屏障穿透性较第二代头孢菌素增高,无明显肾毒性。第三代头孢菌素注射剂主要用于各类革兰氏阴性杆菌感染,口服制剂用于轻症感染。

(4)第四代头孢菌素类:与第三代头孢菌素相比,肠杆菌属、柠檬酸菌属、黏质沙雷菌、普鲁菲登菌等对其耐药菌株减少,对上述细菌产生的染色体介导的 AmpC 酶稳定,对铜绿假单胞菌亦具抗菌活性与头孢他啶相仿或略差。对葡萄球菌、肺炎链球菌(包括青霉素中介株 PISP)等革兰氏阳性球菌作用增强。主要品种有头孢吡肟、头孢匹罗和头孢噻利。第四代头孢菌素主要用于多重耐药革兰氏阴性杆菌(包括产 AmpC 酶者)所致医院获得性感染和免疫缺陷者感染。

(5)抗甲氧西林耐药金黄色葡萄球菌头孢菌素类。

1)头孢罗膦(ceftaroline fosamil):是第一个批准用于 MRSA 感染的头孢菌素。该药对革兰氏阳性菌包括甲氧西林耐药金黄色葡萄球菌(MRSA)、青霉素耐药肺炎链球菌(PRSP)等,以及不产 ESBLs 的肠杆菌科细菌均具良好抗菌活性。2010 年该药的注射剂已由美国 FDA 批准用于:① 由金黄色葡萄球菌[MRSA、甲氧西林敏感金黄色葡萄球菌(MSSA)]、化脓性链球菌、大肠埃希菌、肺炎克雷伯菌等敏感菌株所致的急性细菌性皮肤及皮肤结构感染;② 由肺炎链球菌(包括合并血流感染者)、MSSA、流感嗜血杆菌等敏感菌株所致的社区获得性细菌性肺炎。

2)头孢比普(头孢比罗,ceftobiprole):对需氧革兰氏阳性菌包括 MRSA、PRSP 等具有良好抗菌作用,对不产 ESBLs 的肠杆菌科细菌、铜绿假单胞菌具抗菌活性。该药注射剂为其前药头孢匹普酯,在体内转为头孢匹普而起作用。2014 年在欧洲上市,批准适应证为:① 医院获得性肺炎(不包括呼吸机相关肺炎);② 社区获得性肺炎。2020 年在中国获批上市。

3. 碳青霉烯类　　在国内已应用者有亚胺培南-西司他汀、美罗培南、帕尼培南/倍他米隆、厄他培南和比阿培南,国外已上市者尚有多立培南。碳青霉烯类具广谱抗菌活性,对需氧革兰氏阴性菌,如肠杆菌科细菌具强大抗菌作用,包括对产 ESBLs 和 AmpC 酶菌株。对不动杆菌属、铜绿假单胞菌等不发酵糖细菌亦具良好抗菌作用,但目前鲍曼不动杆菌对其耐药率高达 60% 以上。更为严重的是碳青霉烯类耐药肠杆菌科细菌(CRE)呈逐年增多趋势,CHINET 数据显示自 2017 年以来碳青霉烯类耐药肺炎克雷伯菌超过20%。亚胺培南对肺炎链球菌,包括青霉素中介株(PISP)仍具抗菌活性,对甲氧西林敏感葡萄球菌亦具良好抗菌作用,但对肠球菌的作用较弱,对甲氧西林耐药葡萄球菌、嗜麦芽窄食单胞菌、金黄杆菌等的抗菌作用差。对包括脆弱拟杆菌在内的厌氧菌具强大抗菌作用。美罗培南的体外抗菌作用与亚胺培南大致相仿,对需氧革兰氏阴性杆菌作用较后者略强,对需氧革兰氏阳性球菌作用较亚胺培南略弱。帕尼培南抗菌活性与亚胺培南相仿,体外对铜绿假单胞菌作用较亚胺培南为弱。厄他培南亦与亚胺培南相仿,但对铜绿假单胞菌等不发酵糖细菌的作用差。碳青霉烯类主要用于对其敏感的多重耐药需氧革兰氏阴性杆菌重症感染、重症需氧菌与厌氧菌混合感染,如化脓性腹膜炎、中性粒细胞缺乏症发热患者的经验治疗。美罗培南及帕尼培南有指征用于敏感菌所致的中枢神经系统感染;亚胺培南因可能导致抽搐等中枢神经系统不良反应,不宜用于中枢神经系统感染。碳青霉烯类的临床应用需严格掌握指征,以减缓细菌耐药性的增长。

多立培南(doripenem):已在日本(2005)、美国(2007)和欧盟(2008)先后被批准上市。该药的抗菌谱和体外抗菌作用与美罗培南、亚胺培南相仿,其中对铜绿假单胞菌的抗菌活性略高于美罗培南,对不动杆菌属的抗菌活性略低于美罗培南。目前在美国批准的适应证为复杂性腹腔感染和复杂性尿路感染,包括肾盂肾炎,成人治疗剂量为 500 mg每 8 h 1 次静脉输注。除上述适应证外,欧盟尚批准医院获得性肺炎(包括呼吸机相关肺炎)适应证,该适应证的治疗剂量为 500 mg 或 1 g,每 8 h 1 次,静脉输注。日本批准适应证包括呼吸、尿路、腹腔、皮肤软组织等众多感染及重症、难治感染,常用剂量成人为250 mg,每天 2~3 次,重症、难治感染增至 500 mg、每天 3 次,最大不超过 1.0 g、每天 3次。该药的安全性与美罗培南等碳青霉烯类相仿,在先前有中枢神经系统疾病、肾功能不全,以及给药剂量＞500 mg,每 8 h 1 次时,癫痫发生的危险性增高。

4. 其他 β-内酰胺类

(1) 法罗培南(faropenem):属青霉烯类,对肺炎链球菌(包括青霉素不敏感株)、化脓性链球菌、甲氧西林敏感葡萄球菌均具高度抗菌活性。对大多数肠杆菌科细菌和厌氧菌具良好抗菌作用,对包括 ESBLs 在内的大多数 β 内酰胺酶稳定,但对铜绿假单胞菌等不发酵糖细菌、甲氧西林耐药葡萄球菌作用差。法罗培南目前仅有口服制剂,其吸收不完全,用于敏感菌所致轻中度呼吸、尿路、皮肤等感染。

(2) 氨曲南:属单环 β-内酰胺类,抗菌谱窄,对需氧革兰氏阴性杆菌包括铜绿假单胞菌具良好抗菌作用,对 B 组金属酶较稳定,但对 ESBLs 不稳定;对需氧革兰氏阳性菌、厌氧菌无作用。与青霉素类、头孢菌素类间的交叉过敏反应发生率低,可用于对其敏感的需氧革兰氏阴性菌所致的中重度感染。

（3）头霉素类：常用品种有头孢美唑、头孢西丁、头孢替坦和头孢米诺等，抗菌谱、抗菌活性与第二代或第三代头孢菌素类相仿，尚对脆弱拟杆菌等厌氧菌具良好抗菌作用。其临床适应证除与第二代或第三代头孢菌素相仿外，尚可用于厌氧菌感染。头霉素类体外对多数β内酰胺酶包括 ESBLs 稳定，但该类药物用于治疗产 ESBLs 菌感染的临床资料不多。

（4）氧头孢烯类：品种有拉氧头孢和氟氧头孢，抗菌谱、抗菌活性与第三代头孢菌素类大致相仿，但对多数肠杆菌科细菌、脆弱拟杆菌产生的β内酰胺酶包括 ESBL 稳定，对铜绿假单胞菌亦具抗菌活性。该类药物可用于敏感菌所致下呼吸道感染、腹腔、盆腔感染、肾盂肾炎。拉氧头孢可能引起的凝血功能障碍，在临床应用时需加以注意。

（5）β-内酰胺酶抑制剂与β-内酰胺类抗生素复方制剂：目前用于临床的复方制剂有氨苄西林-舒巴坦、阿莫西林-克拉维酸、替卡西林-克拉维酸、哌拉西林-他唑巴坦和头孢哌酮-舒巴坦。β-内酰胺酶抑制剂对革兰氏阴性菌产生的β内酰胺酶包括 ESBL 具抑制作用，从而使产酶细菌恢复对合剂的敏感性，后三种合剂的抗菌谱尚包括铜绿假单胞菌。含舒巴坦的复方制剂对不动杆菌属的作用增强。该类药物的口服制剂阿莫西林-克拉维酸可用于对其敏感的产酶株所致的轻中度感染，注射用药则可用于敏感菌所致重症感染。

国际上也上市了多个新的酶抑制剂合剂，包括头孢他啶-阿维巴坦、头孢洛扎（ceftolozane）-他唑巴坦、美罗培南-韦博巴坦（vaborbactam）、亚胺培南-西司他丁-雷利巴坦（relabactam），下面做一简介。

1）头孢他啶-阿维巴坦（ceftazidime-avibactam）：阿维巴坦属非β-内酰胺类的β-内酰胺酶抑制剂，除对 ESBL 外，对 A 类的 KPCs 酶、C 类 AmpC 酶及部分 D 类酶（如 OXA-48）具良好抑酶作用，但对 B 类金属酶无活性。该合剂对包括产 KPCs 酶的肠杆菌科细菌具有良好的抗菌作用，对部分头孢他啶或碳青霉烯类耐药铜绿假单胞菌具抗菌活性，对碳青霉烯类耐药鲍曼不动杆菌无抗菌作用。2015 年在美国被批准的适应证为：① 敏感菌株所致的成人复杂性腹腔感染；② 敏感菌株所致的成人复杂性尿路感染，包括肾盂肾炎的患者；③ 医院获得性肺炎，包括呼吸机相关性肺炎。2016 年欧洲批准适应证除上述 3 个外，尚包括在治疗方案选择有限的成人患者中治疗革兰氏阴性菌引起的感染。2019 年在中国批准上市，适应证为：复杂性腹腔感染、医院获得性肺炎包括呼吸机相关性肺炎、在治疗方案选择有限的成人患者中治疗革兰氏阴性菌引起的感染。

2）头孢洛扎-他唑巴坦：头孢洛扎为新头孢菌素，该合剂对铜绿假单胞菌，包括耐多药菌具有良好抗菌作用，对肠杆菌科细菌的抗菌活性略高于头孢他啶、头孢吡肟和哌拉西林/他唑巴坦。2014 年在美国上市，批准的适应证为：① 复杂性腹腔感染；② 复杂性尿路感染，包括肾盂肾炎。

3）美罗培南-韦博巴坦：韦博巴坦的抑酶谱与阿维巴坦相仿，但对 D 类 OXA 酶无抑制作用，2017 年美国批准上市，适应证为复杂性腹腔感染。

4）亚胺培南-西司他丁-雷利巴坦：雷利巴坦的抑酶谱与韦博巴坦相仿。2019 年美国批准上市，适应证为复杂性尿路感染、复杂性腹腔感染。

二、大环内酯类

红霉素等沿用大环内酯类对溶血性链球菌、肺炎链球菌、金黄色葡萄球菌（甲氧西林敏感株)、白喉棒状杆菌、破伤风芽孢杆菌、炭疽芽孢杆菌等革兰氏阳性菌具良好抗菌作用,是上述细菌感染时替代青霉素的选用药物。大环内酯类尚对厌氧球菌、李斯特菌、军团菌、支原体属、衣原体属等病原微生物有效,是上述病原所致社区获得性上、下呼吸道感染、皮肤软组织感染等的选用药物。国内临床分离的肺炎链球菌对红霉素耐药率高达80%以上,肺炎支原体的耐药率70%以上,影响了该类药物的临床应用。

30 余年来研发的阿奇霉素、克拉霉素、罗红霉素扩大了抗菌谱,前两者对流感嗜血杆菌亦具良好抗菌作用,对军团菌、支原体、衣原体、非结核分枝杆菌作用加强,因此上述品种较之沿用品种扩大了临床应用范围,由于口服吸收趋完全,消除半衰期长等药代动力学特点,使其治疗剂量减少,消化道等不良反应也明显减少,提高了患者的耐受性。

三、四环素类

临床应用的主要品种为半合成四环素类多西环素及米诺环素,前者国内有注射制剂。常见病原菌对其耐药者多见,又有对骨骼、牙齿、肝、肾等脏器的毒性反应,现主要用于立克次体病、布鲁菌病、支原体、衣原体感染、霍乱、回归热等疾病,也可用于嗜麦芽窄食单胞菌、多重耐药鲍曼不动杆菌感染的联合用药。孕妇及 8 岁以下小儿不宜应用该类药物。

四、甘氨酰环类

甘氨酰环类(glycylcyclines)为米诺环素的衍生物。目前国内临床应用的是替加环素(tigecycline),2018 年美国批准上市奥马环素(omadacycline)及依拉环素(eravacycline)。

1. 替加环素   抗菌谱广,对甲氧西林耐药葡萄球菌、糖肽类中介葡萄球菌、肺炎链球菌(包括青霉素不敏感株)、肠球菌具抗菌活性;对多重耐药鲍曼不动杆菌、碳青霉烯类耐药肠杆菌科细菌具抗菌活性;对脆弱拟杆菌等厌氧菌、肺炎支原体等亦具良好抗微生物作用;对铜绿假单胞菌无抗菌作用。美国 FDA 及国内批准该药用于:① 成人复杂性皮肤及皮肤结构感染;② 成人复杂性腹腔感染;③ 成人社区获得性细菌性肺炎。

美国 FDA 批准的说明书中警告及注意事项主要有:① 在该药的 3 期和 4 期临床试验中发现替加环素的全因死亡率高于对照组。② 呼吸机相关肺炎患者使用替加环素后观察到治愈率较低和病死率较高。③ 有使用替加环素后出现胰腺炎的报告。④ 有使用替加环素后出现肝功能不全和肝衰竭的报告等。临床应用时应予以注意。

2. 奥马环素   抗菌谱及抗菌活性与替加环素相仿,美国批准适应证为社区获得性细菌性肺炎、皮肤及皮肤结构感染,该药有口服及静脉制剂。

3. 依拉环素   为含氟四环素类,结构与替加环素类似,抗菌活性优于替加环素,有口服和静脉制剂,口服制剂生物利用度 28%,美国批准适应证为复杂性腹腔感染。

五、氯霉素

氯霉素对其呈现敏感的沙门菌所致伤寒仍可选用氯霉素。该药尚对脆弱拟杆菌等厌氧菌具良好抗菌作用,也易透过血脑屏障,可用于敏感菌所致化脓性脑膜炎、脑脓肿等,需注意其血液系统毒性反应。该药不宜用于轻症感染,更不可作为预防用药。

六、林可霉素类

林可霉素类包括林可霉素和克林霉素,对金黄色葡萄球菌、肺炎链球菌、溶血性链球菌等革兰氏阳性球菌具良好抗菌作用,对脆弱拟杆菌等厌氧菌亦具抗菌活性。克林霉素血药浓度高于林可霉素,口服吸收亦完全。在骨中浓度高,可用于金黄色葡萄球菌骨髓炎,也可用于厌氧菌感染。该类药物出现肠道二重感染的发生率较高。肺炎链球菌、溶血性链球菌对该类药的耐药率可达 50%～80% 甚或更高,这些菌株往往同时对红霉素耐药,细菌耐药性的增长影响了该类药物的临床疗效。

七、氨基糖苷类

氨基糖苷类对需氧革兰氏阴性杆菌具强大杀菌作用,部分品种对铜绿假单胞菌亦有良好抗菌作用,对葡萄球菌属具一定抗菌活性,对肺炎链球菌、溶血性链球菌等的作用差。氨基糖苷类为革兰氏阴性杆菌所致重症感染的选用药物,常需与广谱青霉素类或头孢菌素类等β-内酰胺类抗生素联合应用;可作为葡萄球菌、草绿色链球菌、肠球菌所致重症感染,如感染性心内膜炎的联合用药。该类药物均有不同程度的肾、耳毒性。

目前国内应用品种中以阿米卡星抗菌活性相对为高,异帕米星(isepamicin)对革兰氏阴性杆菌和葡萄球菌的作用与阿米卡星相仿或略高,动物实验中耳、肾毒性略低于阿米卡星。革兰氏阴性菌对庆大霉素的耐药率明显高于阿米卡星,如 2018 年大肠埃希菌对两者的耐药率分别为 41% 及 3%。妥布霉素除对铜绿假单胞菌的作用较庆大霉素略强外,对其他细菌在很大程度上与庆大霉素交叉耐药。奈替米星对革兰氏阴性杆菌的作用不如上述品种,但对葡萄球菌(包括甲氧西林耐药者)作用较强,动物实验中耳肾毒性较低。卡那霉素对铜绿假单胞菌作用差,不宜用于假单胞菌属细菌感染。普拉唑美辛(plazomicin)为西索霉素的衍生物,称为新糖苷类(neoglycosides),对所有氨基糖苷类钝化酶稳定,但产甲基化酶细菌对其耐药。2018 年 6 月美国 FDA 批准适应证复杂性尿路感染。目前链霉素主要用于结核病初治病例,作为联合用药之一。新霉素因耳肾毒性大,只作局部用药。

按 PK/PD 原理氨基糖苷类属浓度依赖性药物,可每天给药 1 次,但在一些重症感染中仍需多次给药,如治疗感染性心内膜炎时仍需每 8 h 给药 1 次,动物实验已证实,对心内膜炎赘生物活菌数的减少,每天多次给药优于每天给药 1 次。氨基糖苷类应进行血药浓度监测(TDM)调整给药剂量和间期,以达到个体化给药,保障用药的安全与疗效。孕妇、小儿如有明确指征应用该类药物时必须进行 TDM,无条件进行 TDM 者,不宜使用该类药物。

八、多肽类抗生素

多肽类抗生素包括万古霉素、去甲万古霉素和替考拉宁等糖肽类、达托霉素(环脂肽类)及多黏菌素类。此外尚有新上市的脂糖肽类抗生素替拉凡星、达巴凡星和奥他凡星。

1. **万古霉素**　　对金黄色葡萄球菌(包括 MRSA)、肺炎链球菌(包括 PRSP)、草绿色链球菌、肠球菌等需氧革兰氏阳性菌和艰难梭菌等厌氧菌均具有良好抗菌作用。可用于上述敏感菌所致的血流感染、心内膜炎、骨髓炎、化脓性关节炎、肺炎、复杂性皮肤及皮肤结构感染等,治疗上述重症感染时常需与磷霉素或利福平联合应用。近年来万古霉素对MRSA 敏感性下降和出现极少数万古霉素耐药金黄色葡萄球菌(VRSA)的报道,并有万古霉素对 MRSA 的最低抑菌浓度(MIC)在敏感范围内逐渐上升趋势(MIC 漂移现象),以及万古霉素治疗该类感染疗效欠佳的少数报道。因此某些指南推荐提高万古霉素治疗剂量,以使谷浓度达 15~20 mg/L,期望提高疗效。然而目前一些临床资料显示在谷浓度＞15 mg/L 时并未能改善疗效,而肾、耳毒性的发生率显著升高。此外由于万古霉素耐药肠球菌(VRE)的出现和增多(国内＜5%),目前在治疗艰难梭菌肠炎时,宜首选甲硝唑口服,万古霉素口服作为备选,以减少 VRE 的出现。

万古霉素有肾、耳毒性,但均较氨基糖苷类抗生素为低。在下列情况时需进行药物浓度监测(TDM):① 疗程＞5 天;② 需达谷浓度 15~20 mg/L 而应用高剂量者;③ 肾功能不稳定者;④ 联合使用肾毒性药物者。

2. 去甲万古霉素　　系国内创制药,其化学结构与万古霉素相仿,但其侧链上缺少一甲基,其抗菌谱、抗菌作用与万古霉素相仿,不良反应亦与之相似,临床适应证同万古霉素,临床应用剂量略低于万古霉素。

3. 替考拉宁(teicoplanin)　　与万古霉素抗菌谱大致相仿,但对溶血性葡萄球菌和部分表皮葡萄球菌等凝固酶阴性葡萄球菌的作用较万古霉素为差。VRE 中属 VanB 基因型者,仍可对替考拉宁呈现敏感。替考拉宁的血清蛋白结合率达 90% 以上,主要自肾排泄,消除半衰期长达 47~100 h。该药的肾、耳毒性较万古霉素为少见。临床用于对其呈现敏感的葡萄球菌、肠球菌等所致肺炎、血流感染、皮肤软组织感染、尿路感染和骨髓炎等。

4. 替拉凡星(telavancin)　　是第一个半合成脂糖肽类抗生素,其抗菌谱主要为金黄色葡萄球菌、凝固酶阴性葡萄球菌、肠球菌属和链球菌属等革兰氏阳性菌,对 MRSA、异质万古霉素中介金黄色葡萄球菌(hVISA)和万古霉素中介金黄色葡萄球菌(VISA)具抗菌活性。该药属浓度依赖性抗生素,主要经肾清除,半衰期为 8 h。美国 FDA 相继于2009 年和 2013 年批准该药的适应证为由敏感菌所致的下列成人感染:① 复杂性皮肤和皮肤结构感染;② 医院获得性细菌性肺炎和呼吸机相关细菌性肺炎。该药用于此适应证时应作为无适宜替代药物可选用时的保留用药。临床研究资料显示该药的不良反应主要有味觉障碍、恶心、呕吐和泡沫尿等,肾毒性的发生率高于万古霉素。

5. 达巴凡星(dalbavancin)　　属脂糖肽类抗生素,对金黄色葡萄球菌(MSSA、MRSA)、化脓性链球菌、无乳链球菌等链球菌属和肠球菌等革兰氏阳性菌具有良好的杀菌活性。在体内消除缓慢,其终末半衰期长达 346 h,原药自尿(33%)、粪(20%)中排出。2014 年美国批准适应证为成人急性细菌性皮肤和皮肤结构感染。给药方案为两剂给药,首剂 1 000 mg,1 周后 500 mg,静脉滴注。

6. 奥他凡星(oritavancin)　　属脂糖肽类抗生素,该药对包括 MRSA 在内的金黄色葡萄球菌、化脓性链球菌、无乳链球菌、咽峡炎链球菌组和肠球菌具有良好抗菌活性。在人体内以原药自粪和尿中缓慢排出,其终末半衰期达 245 h。2014 年美国批准用于对其呈现敏感的细菌所致成人急性细菌性皮肤及皮肤结构感染,给药方案为一个疗程单剂1 200 mg 静脉输注。

7. 达托霉素　　属环脂肽类抗生素。对金黄色葡萄球菌(包括 MRSA)、肠球菌(包括 VRE)和肺炎链球菌(包括 PRSP)等革兰氏阳性菌具有良好抗菌活性。对 MRSA 具快速杀菌作用,但万古霉素对 MRSA 的 MIC 值增高者达托霉素 MIC 值亦可增高。该药被批准用于:① 金黄色葡萄球菌(包括 MRSA)所致的血流感染包括右心心内膜炎;② 敏感菌所致复杂性皮肤和皮肤结构感染。该药临床试验中有少数患者可出现一过性肌无力或肌肉疼痛伴肌酸磷酸激酶(CPK)升高。上市后观察中有发生横纹肌溶解症者,多见于与 HMG-CoA 还原酶抑制剂合用的患者。

8. 多黏菌素类　包括多黏菌素 B(polymyxin B)和多黏菌素 E(polymyxin E,即黏菌素 colistin)。该类药物对铜绿假单胞菌、鲍曼不动杆菌、大肠埃希菌、克雷伯菌属等革兰氏阴性杆菌具有良好抗菌作用,但由于其肾毒性和神经毒性明显,1980 年以来已被毒性低的抗菌药所取代,仅作局部应用或口服。然而随着耐多药或广泛耐药的铜绿假单胞菌、鲍曼不动杆菌和某些肠杆菌科细菌的出现,该类药物的全身应用增多。目前可供肌内注射或静脉滴注者有多黏菌素 B 硫酸盐、黏菌素甲磺酸盐,国内尚有黏菌素硫酸盐注射剂。多黏菌素 B 的抗菌活性略高于黏菌素,肾毒性亦较后者略高,黏菌素甲磺酸盐毒性相对较低,目前该类药物用于治疗碳青霉烯类耐药鲍曼不动杆菌、铜绿假单胞菌、肺炎克雷伯菌等革兰氏阴性菌所致重症感染,常需与其他抗生素联合用药,需严密观察其毒性反应并及时处理。

九、噁唑烷酮类

噁唑烷酮类(Oxazolidinones)包括已临床应用十余年的利奈唑胺和 2014 年上市的泰迪唑胺。

1. 利奈唑胺(linezolid)　体外对包括 MRS、VRE、PISP、PRSP 等多重耐药菌在内的革兰氏阳性菌有良好抗菌作用,对肠球菌的作用优于万古霉素。利奈唑胺口服制剂与静脉给药者相比,绝对生物利用度 100%。该药由美国 FDA 批准用于:① 万古霉素耐药屎肠球菌感染,包括同时有菌血症者;② 医院获得肺炎,包括由甲氧西林敏感和耐药金黄色葡萄球菌、多耐药肺炎链球菌(multidrug-resistant streptococcus pneumoniae,MDRSP)所致者;③ 复杂性皮肤和皮肤结构感染,包括由甲氧西林敏感或耐药金黄色葡萄球菌、耐多药肺炎链球菌所致者,也包括糖尿病足感染(不伴骨髓炎者);④ 非复杂性皮肤和皮肤结构感染;⑤ 社区获得性肺炎,包括由 MDRSP 和金黄色葡萄球菌等所致者。在 2011 年美国 IDSA 发表的《成人与儿童 MRSA 感染治疗的临床实践指南》中推荐利奈唑胺可作为下列 MRSA 感染的选用药物之一:① 骨和关节感染,包括骨髓炎、化脓性关节炎;② 脑膜炎;③ 脑脓肿、硬膜下脓肿、硬膜外脓肿;④ 海绵窦或硬脑膜脓毒性栓塞。不良反应主要有腹泻、恶心、头痛、血小板减少、白细胞减少和贫血等,血小板减少等与疗程相关,多发生于疗程超过 2 周者,属可逆性。

2. 泰迪唑胺(tedizolid)　对金黄色葡萄球菌(包括 MRSA、MSSA)、化脓性链球菌、无乳链球菌、咽峡炎链球菌组和粪肠球菌显示良好的抗菌活性。对表皮葡萄球菌、溶血葡萄球菌、路登葡萄球菌和屎肠球菌体外具有抗菌活性,但其临床意义尚未建立。该药对肠球菌、葡萄球菌和链球菌均呈抑菌作用。临床应用的磷酸泰迪唑胺系前药,在人体转化为泰迪唑胺而起抗菌作用。口服制剂的绝对生物利用度为 91%,消除半衰期约 12 h,82% 通过肝胆系统排出,18% 由尿排出。2014 年美国批准上市,适应证为敏感菌所致成人急性细菌性皮肤和皮肤结构感染。用法为每天 1 次,每次 200 mg,疗程 6 天。临床不良反应主要为恶心、腹泻、头痛等。血常规改变有血红蛋白下降、血小板减少和中性粒细胞绝对计数下降。在 Ⅰ 期临床试验健康受试者药物暴露 21 天时显示了对血液系统参数可能的剂量和疗程效应。Ⅲ 期临床试验中发生周围神经病变者,该药与利奈唑胺的发生率分别为 1.2% 和 0.6%；发生视神经病变者分别为 0.3% 和 0.2%。

3. 康替唑胺(contezolid)　为我国自主研发的 1.1 类新药,2021 在中国首先批准上市,适应证为皮肤软组织感染。康替唑胺的抗菌谱及抗菌活性与利奈唑胺相仿,对多重耐药革兰氏阳性菌具良好抗菌作用。该药口服吸收迅速,高脂餐后口服促进吸收,血浆蛋白结合率约为 90%,体内分布广泛,平均表观分布容积约为 0.61 L/kg,主要以代谢物的形式随尿和粪便排泄。Ⅲ期临床研究显示,康替唑胺与利奈唑胺对照治疗成人复杂性皮肤软组织感染的临床疗效相仿,有效率分别为 93.0% 及 93.4%。主要不良反应为胃肠道反应及肝功能异常,康替唑胺对骨髓抑制作用小,血白细胞降低(0.3% vs 3.4%)及血小板降低(0 vs 2.3%)的发生率低于利奈唑胺组。给药方案为 800 mg(2 片),每 12 h 1 次,随餐口服。

十、磷霉素

磷霉素钠供静脉用药,磷霉素钙或氨丁三醇为口服制剂。磷霉素对葡萄球菌(包括 MRS)、肠球菌、大肠埃希菌等具良好抗菌作用。其分子小,与血浆蛋白不结合,在组织体液中广泛分布、毒性低,与青霉素类、头孢菌素类等其他抗菌药之间无交叉过敏反应。其钠盐可与万古霉素或去甲万古霉素联合应用治疗 MRS 感染,也可用于敏感菌所致下呼吸道、尿路、皮肤软组织等感染；并可与 β-内酰胺类或氨基糖苷类联合治疗敏感菌所致重症感染,如血流感染、腹膜炎、骨髓炎等。也推荐用于产 ESBL 肠杆菌科细菌的尿路感染,CRE 感染的联合用药。口服钙盐吸收不完全,可用于肠道感染和单纯性下尿路感染的治疗。磷霉素氨丁三醇用于大肠埃希菌、葡萄球菌、肠球菌等敏感菌所致单纯性下尿路感染,如急性膀胱炎等,为单剂治疗。

十一、利福霉素类

利福平主要用于抗结核治疗,必要时也可作为 MRS 感染时联合用药之一,不宜单用,单用时细菌及结核分枝杆菌均易对其产生耐药性。利福喷丁(rifapentine)为长效利福霉素衍生物,主要用于抗结核治疗,每周用药 1~2 次。利福布汀(rifabutin)为利福霉素 S 的衍生物,主要用于 AIDS 患者鸟分枝杆菌复合群(MAC)感染,也可用于肺结核的治疗。

十二、氟喹诺酮类

该类药物是近年来化学合成抗菌药中发展最为迅速者。沿用的氟喹诺酮类药物包括环丙沙星、氧氟沙星、诺氟沙星等,对肠杆菌科细菌具良好抗菌作用,对铜绿假单胞菌、不动杆菌属也具抗菌活性,对甲氧西林敏感葡萄球菌亦有抗菌作用,但对肺炎链球菌、溶血性链球菌、厌氧菌的作用差,对支原体、衣原体、分枝杆菌等具抗微生物活性。该类药物在组织体液中浓度可超过血药浓度,消除半衰期多较长。由于上述特点该类药物适用于需氧革兰氏阴性菌所致的各类感染,但不宜选用于社区获得性呼吸道感染。国内资料显示大肠埃希菌对其耐药性迅速增高,耐药率达 50% 以上,其他肠杆菌科细菌等的耐药率亦增高。

目前对呼吸道病原有效的氟喹诺酮类已广为临床应用。其药效学特点与沿用品种相比,为：① 对需氧革兰氏阳性球菌抗菌活性较沿用品种增高,包括肺炎链球菌(青霉素敏感及不敏感株)、化脓性链球菌和葡萄球菌等；② 对脆弱拟杆菌等厌氧菌作用增强；③ 对支原体、衣原体、军团菌等作用增强;④ 对需氧革兰氏阴性杆菌作用与沿用品种相仿或略强。因此与沿用品种不同,该类药物可用于社区获得性上、下呼吸道感染,如社区获得性肺炎、慢性支气管炎急性细菌感染、急性窦炎(又有称为呼吸喹诺酮者),某些品种尚批准用于皮肤软组织感染和尿路感染。目前临床应用的几种氟喹诺酮类的光毒性、肌腱炎症、QT 间期延长(莫西沙星除外)等不良反应大多较沿用品种为少见。主要品种有左氧氟沙星、莫西沙星、加替沙星、吉米沙星等。

喹诺酮类对 MRSA 具抗菌活性。奈诺沙星为无氟喹诺酮类,对 MRSA、PRSP 具抗菌活性。口服吸收迅速,尿排泄约为 70%,蛋白结合率约为 16%,半衰期为 11 h。为 2016 年中国首次批准上市的 1.1 类新药,适应证为社区获得性肺炎,推荐剂量:0.5 g,每天 1 次,口服。德拉沙星对 MRSA 具抗菌活性,MRSA 对其敏感率 87.6%,具有口服及静脉制剂,口服生物利用度 58.8%,半衰期 3.7 h(口服),4.2～5.8 h(静脉给药),口服后 50% 从尿,48% 从粪中排出,静脉给药后 65% 从尿,28% 从粪排出。美国批准适应证为急性细菌性皮肤及皮肤结构感染(2017 年批准),成人社区获得性细菌性肺炎(2019 年批准)。

西他沙星(sitafloxacin)对 DNA 旋转酶及拓扑异构酶Ⅳ有较强的双重抑制作用,其抗菌活性全线增强,对多重耐药革兰氏阳性菌包括 MRSA 有效,对部分环丙沙星大肠埃希菌(60%～70%)有抗菌活性,对铜绿假单胞菌抗菌活性强。批准临床适应证广,包括呼吸道感染、尿路感染等。推荐剂量:50 mg(1 片),每天 2 次,口服;中重度复杂患者,100 mg(2 片),每天 2 次,口服。

十三、磺胺类

这类药物的临床应用较前减少,主要品种磺胺甲噁唑(SMZ)和甲氧苄啶(TMP)的复方制剂仍是治疗某些感染病的选用药。SMZ/TMP 可用于敏感菌所致的尿路感染、慢性支气管炎急性细菌性感染、伤寒及其他沙门菌感染、志贺菌感染等。SMZ/TMP 是治疗肺孢子菌病、嗜麦芽窄食单胞菌感染的首选药,治疗诺卡菌感染亦具肯定疗效。磺胺多辛(周效磺胺)可用于恶性疟的治疗。柳氮磺胺吡啶(SASP)主要用于治疗溃疡性结肠炎。

磺胺醋酰钠用于敏感细菌所致眼部感染、沙眼等衣原体眼部感染等局部治疗。磺胺嘧啶银、磺胺米隆均可用于烧伤后继发创面感染的治疗。应用磺胺类药物时必须密切注意该类药物所致药疹等过敏反应、血液系统、肝脏等不良反应发生的可能。

十四、呋喃类

主要有呋喃妥因、呋喃唑酮及局部用的呋喃西林。呋喃妥因可用于对其呈现敏感的大肠埃希菌、腐生葡萄球菌、肠球菌、肠杆菌属等所致的急性单纯性下尿路感染的治疗,也可用于尿路感染的预防,但因口服吸收不完全,不宜用于肾盂肾炎及肾脓肿的治疗。呋喃唑酮可用于治疗对其呈现敏感细菌所致肠道感染,如志贺菌感染、沙门菌感染、霍乱等。呋喃西林吸收差,其溶液作局部用药,用以治疗对其敏感的大肠埃希菌、金黄色葡萄球菌等细菌所致创面感染,也可用作膀胱冲洗。

十五、硝基咪唑类

主要有甲硝唑、替硝唑、奥硝唑、左奥硝唑、吗啉硝唑。对脆弱拟杆菌等厌氧菌具强大抗菌作用,对阴道滴虫、阿米巴原虫、贾第虫具良好抗感染作用。甲硝唑临床广泛用于厌氧菌所致腹腔、盆腔、皮肤软组织感染、血流感染、中枢神经系统感染等的治疗,甲硝唑口服也用于艰难梭菌所致肠炎、幽门螺杆菌所致胃窦炎和消化性溃疡的治疗,尚用于肠道和肠外阿米巴病、阴道滴虫病、贾第虫病等的治疗。替硝唑、奥硝唑、左奥硝唑、吗啉硝唑的临床适应证同甲硝唑,不良反应与甲硝唑相比较为少见。

（王明贵）

【参考文献】

国家卫生计生委办公厅,国家中医药管理局办公室,解放军总后勤部卫生部药品器材局,2015.抗菌药物临床应用指导原则(2015 年版).(2015 - 07 - 24) [2023 - 3 - 1]. http://www.nhc.gov.cn/yzygj/s3593/201508/c18e1014de6c45ed9f6f9d592b43db42.shtml.

汪复,张婴元,2020.抗菌药物临床应用指南.第 3 版.北京：人民卫生出版社.

汪复,张婴元,2020.实用抗感染治疗学.第 3 版.北京：人民卫生出版社.

王明贵,2020.感染性疾病与抗微生物治疗.第 4 版.复旦大学出版社.

王明贵,2022.耐药革兰氏阴性菌感染诊疗手册.第 2 版.北京：人民卫生出版社.

Bennett J E, Dolin R, Blaser M J, 2015. Mandell, Douglas, and Bennett's Principles and Practice of Infectious Diseases. 8th ed. USA：Elsevier Saunders：224 - 234.

Gibert D N, Chambers H F, Saag M S, et al, 2021. The Sanford Guide to Antimicrobial Therapy 2021. Sperryville：Antimicrobial Therapy Inc.

【思考题】

请简述第一、二、三、四代头孢菌素药学的特点。

第二十四章

抗病毒药物的合理应用

　　临床上使用的抗病毒药物按其作用机制主要可分为两大类：在细胞水平直接抑制病毒复制的药物，以及通过调节宿主的免疫应答而发挥抗病毒作用的药物（如干扰素）。第一类药物又可以按作用机制的不同进一步分为两种。第一种为最常用的核苷（酸）类似物，通过竞争内源性核苷（酸）而抑制病毒 DNA 或 RNA 的合成，如临床上已广泛使用的核苷（酸）类似物类抗乙型肝炎病毒药物。第二种为基本病毒蛋白酶或蛋白质的抑制剂，如在抗流感病毒药物中，有些药物是通过作用于病毒黏附细胞或从细胞中释放过程中所需的功能蛋白而发挥抗病毒作用。

　　随着计算机技术、分子生物学技术、药物合成技术的发展和新的体外培养系统的发现与完善，抗病毒药物的研发较快，尤其是核苷酸类似物和蛋白酶抑制剂的研制更是如此，一批新的核苷类似物和蛋白酶抑制剂抗病毒药物已用于或将要用于 HIV、HBV、HCV 感染的治疗。本文将按药物的功能类别，对现有的抗病毒药物作简要介绍，其中不包括抗艾滋病毒药物。

一、抗疱疹病毒感染药物

　　1. 阿昔洛韦和伐昔洛韦　　阿昔洛韦（acyclovir，ACV）是嘌呤核苷衍生物，其抗病毒作用具有高度的选择性，这与其作用机制有关。阿昔洛韦在疱疹病毒感染的细胞内经磷酸化形成单磷酸阿昔洛韦后才能起抗病毒作用，而磷酸化需借助病毒编码的胸腺嘧啶脱氧核苷激酶（TK）的作用，故在未受感染的细胞内，阿昔洛韦不能转化为单磷酸阿昔洛韦。单磷酸阿昔洛韦又经宿主细胞激酶的作用，转变成三磷酸阿昔洛韦。后者在感染单纯疱疹病毒细胞中的浓度比未感染细胞中高 40～100 倍。三磷酸阿昔洛韦通过以下两种方式抑制病毒：① 干扰病毒 DNA 聚合酶以抑制病毒；② 在 DNA 聚合酶的作用下，与增长的 DNA 链结合，造成 DNA 链的中断。

　　阿昔洛韦为广谱抗病毒药物，主要对单纯疱疹病毒（HSV）1 型和 2 型具有强烈抑制作用。对其他的水痘-带状疱疹病毒（VZV）、EB 病毒、乙型肝炎病毒也有抑制作用。对巨细胞病毒的抑制作用相对较弱。乙型肝炎病毒的基因组内尚未发现病毒编码 TK 的基因，对它的抑制作用推测是感染细胞内激酶将阿昔洛韦磷酸化成为三磷酸阿昔洛韦，从而抑制乙型肝炎病毒。少数 VZV 株因不产生 TK 而对 ACV 耐药。

　　阿昔洛韦可作为单纯疱疹病毒性脑炎的首选药物，10 mg/kg，每 8 h 1 次静脉滴注，1个疗程 10 天。儿童 1～12 岁为 6 mg/kg，每 8 h 1 次，1 个疗程 5～7 天。阿昔洛韦对皮肤、黏膜疱疹的疗效也较为显著，需根据疾病的严重程度和患者能否口服，而选择阿昔洛韦静脉使用或口服给药。口服剂量一般剂量为 200～400 mg，每天 5 次，1 个疗程 5～7天。对处于化疗期或器官移植后的患者，阿昔洛韦的预防性静脉用药可减少单纯疱疹病毒相关性疾病的发生率。VZV 对阿昔洛韦的敏感性较差,故治疗时常需较大的剂量。阿昔洛韦对巨细胞病毒感染的疗效较差。

伐昔洛韦(valaciclovir,VCV),又称为万乃洛韦,是阿昔洛韦前药,体内活性型为 ACV 三磷酸,为 HSV DNA 聚合酶底物竞争性抑制剂及 DNA 链末端终止剂。水溶解度比 ACV 好。口服吸收好,很快在人小肠壁及肝脏内被 VCV 水解酶迅速水解成 ACV。VCV 口服生物利用度为 54.2%,比 ACV(15%~20%)高 3 倍。临床应用的剂量为口服 500 mg,每天 2 次,1 个疗程 5~10 天;治疗带状疱疹的剂量为口服 1 000 mg,每天 3 次,1 个疗程 7 天。口服万乃洛韦比阿昔洛韦更有效,在预防巨细胞病毒(CMV)疾病方面万乃洛韦更有优势。

阿昔洛韦和伐昔洛韦安全性极好,而且患者一般对其有良好的耐受性。它们常见的不良反应包括恶心,呕吐和头痛。主要的不良反应有肾功能不全和中枢神经系统(CNS)毒性。脱水和原有的肾功能不全有发展为肾功能损害的倾向。神经系统不良反应包括震颤,肌阵挛,精神错乱,昏睡,躁动,以及产生幻觉。肾功能不全易导致神经毒性。中性粒细胞减少症和骨髓毒性损害也有极少量的报道。

尽管阿昔洛韦被广泛使用,但在免疫抑制剂治疗的患者中,单纯疱疹病毒抗药性却较少见(<1%),而在免疫力低下的患者中却比较高,包括艾滋病毒感染者(约为 5%)或骨髓移植者(30%)。耐药及难治性水痘带状疱疹病毒均能感染高度免疫功能低下患者。静脉注射膦甲酸或西多福韦对于阿昔洛韦耐药病毒引起的感染可能有效。

2. 喷昔洛韦/泛昔洛韦　　喷昔洛韦(penciclovir,PCV)为阿昔洛韦和更昔洛韦类似物。PCV 在 HSV 感染细胞内由病毒编码的胸腺嘧啶核苷激酶进行第一步磷酸化,生成 PCV 单磷酸衍生物,然后由细胞核苷酸激酶逐步磷酸化成 PCV 二磷酸及 PCV 三磷酸,PCV 三磷酸为抗病毒活性化合物。其抗病毒作用机制与 ACV 三磷酸相似,为 HSV DNA 聚合酶底物竞争性抑制剂及 DNA 链末端终止剂。正常细胞内 PCV 三磷酸很少,故选择性强,对细胞毒性低。PCV 三磷酸对 HSV DNA 聚合物酶的亲和力不如 ACV 三磷酸,但 PCV 三磷酸在感染细胞内被病毒胸苷激酶磷酸化效率比 ACV 高,PCV 三磷酸浓度高,且持续时间长,PCV 三磷酸在 HSV 感染细胞内半衰期为 10~20 h,故抗病毒活性强而持久,用药次数比 ACV 少。PCV 抗 HSV - 1、HSV - 2 及 VZV 的活性与 ACV 相似,对人巨细胞病毒(HCMV)的抑制作用弱。口服喷昔洛韦的生物利用度小于 2%。目前喷昔洛韦的剂型仅有外用乳膏剂和静脉注射用粉针剂。主要用于治疗单纯疱疹病毒引起的感染,也可用于治疗带状疱疹病毒感染。

泛昔洛韦(famciclovir,FCV)为喷昔洛韦的前药,FCV 口服吸收快,在肠壁和肝脏由脱脂酶和黄嘌呤氧化酶催化迅速转化为 PCV。口服吸收好,其生物利用度平均为 77%,高于阿昔洛韦。该药主要用于带状疱疹和单纯疱疹的治疗。治疗带状疱疹推荐剂量为每次 250 mg 或 500 mg,每天 3 次,连服 7 天,发疹 48 h 内用药较好。治疗原发性单纯疱疹,每次 250 mg,每天 3 次,连服 5 天。治疗复发性单纯疱疹,每次 125 mg,每天 2 次,连服 5~10 天。

患者对喷昔洛韦(局部使用)有良好的耐受性,未见明显不良反应。大多数不良反应为局部刺激或轻度红斑。口服泛昔洛韦的不良反应包括头痛,头晕,恶心和腹泻。妊娠及哺乳期妇女慎用。

单纯疱疹病毒感染时很少出现喷昔洛韦耐药,但与阿昔洛韦类似,在免疫功能低下的患者却可出现耐药性(2.1%)。大多数阿昔洛韦耐药株与喷昔洛韦存在交叉耐药。

3. 更昔洛韦/伐更昔洛韦　　更昔洛韦(ganciclovir, GCV)又称丙氧鸟苷,是去氧鸟苷类化合物,化学结构与阿昔洛韦相似,但在侧链上多一个羟基,使其能掺入宿主和病毒的 DNA 中,从而抑制 DNA 的合成,但对病毒 DNA 多聚酶的抑制作用明显强于对宿主 DNA 多聚酶的抑制。

该药可对抗多种病毒,包括单纯疱疹病毒、水痘带状疱疹病毒、巨细胞病毒、EB 病毒及人疱疹病毒-8,它比阿昔洛韦能更有效地对抗 HCMV 和 EB 病毒,其抑制病毒作用较阿昔洛韦强 25~100 倍。口服更昔洛韦的生物利用度非常低(小于给药量的 5%),故须静脉注射给药。90% 的该品 24 h 内通过肾脏排出,其血浆半衰期为 3~4 h,细胞内半衰期大于 24 h。在肾功能不全者应适当减量。透析可使更昔洛韦的血浆水平减少 50%,透析后应补充药物的剂量。

伐更昔洛韦(valganciclovir, VGCV),又称为缬更昔洛韦,为更昔洛韦的前体药,口服后在肠道和肝脏中水解为更昔洛韦,发挥相同的抗病毒机制,可口服给药,生物利用度平均为 60%。

更昔洛韦和伐更昔洛韦主要用于艾滋患者及其他免疫缺陷者并发的巨细胞病毒感染的治疗,如巨细胞病毒视网膜炎、骨髓移植后巨细胞病毒肺炎、胃肠炎等。推荐剂量每天 10 mg/kg,分 2 次静脉滴注,疗程 2~3 周。伐更昔洛韦为片剂,450 mg/片,口服 900 mg,每天 2 次,3 周后减为 900 mg,每天 1 次,维持 1 周。口服伐更昔洛韦可有效防止器官移植者 CMV 感染,已有报道,161 例口服该药防止 CMV 感染的器官移植者中仅 1 例发生感染,而不用药者 CMV 感染比例高达 50%。在 2 型疱疹病毒感染,尤其是中枢神经系统时,推荐静脉注射更昔洛韦。

骨髓抑制作用是更昔洛韦和伐更昔洛韦最常见的毒性反应。在用药后约 40% 的患者的中性粒细胞低至 1×10^9/L 以下,20% 的患者的血小板减至 5×10^9/L 以下,并可导致贫血。中性粒细胞低至 0.5×10^9/L 时需停药。此外,发热,水肿,静脉炎,头痛,神经病变,定向障碍,恶心,食欲减退,皮疹,肌肉疼痛的情况也有报道。玻璃体内注射更昔洛韦可能会导致玻璃体积血和视网膜脱离。其他不良反应还有轻度的肝功能损害、尿肌酐升高、消化道症状等。持续使用更昔洛韦可产生抗药性,此时可使用膦甲酸或西多福韦替代治疗。

4. 西多福韦　　西多福韦(cidofovir)是一种无环胞嘧啶磷酸酯衍生物,又简写为 HPMPC,在宿主细胞酶作用下磷酸化为其活性二磷酸形式。西多福韦二磷酸竞争性抑制病毒 DNA 聚合酶和病毒 DNA 的合成。HPMPC 不需病毒胸腺嘧啶核苷激酶活化即可发挥抗病毒作用,具有广谱抗病毒活性,尤其对耐其他核苷类似物抗病毒药物的病毒毒株感染有效。HPMPC 抗巨细胞病毒(HCMV)活性强,治疗指数是更昔洛韦(GCV)及膦甲酸钠(PFA)的 8 倍及 150 倍。该药对 HSV、VZV 等也有抑制作用。

HPMPC 的口服生物利用度差(<5%),需静脉给药。>80% 的药物以原形从尿排出,血浆半衰期 2.4~3.2 h,在细胞内 HPMPC 二磷酸为双相代谢,半衰期分别达 24 h 和 65 h。与丙磺舒合用可阻断 HPMPC 从肾小管排泄,使 HPMPC 血药浓度增加 2 倍。主要用于治疗不能耐受 GCV 及膦甲酸钠治疗或治疗无效的 HCMV 感染,可能对其他巨细胞病毒感染(肺炎、肠胃炎)、阿昔洛韦或膦甲酸耐药的单纯疱疹病毒感染、人乳头状瘤病毒疾病、移植受体浸入性腺病毒感染,以及肾移植患者 BK 病毒感染也有效。此外,动物在体试验数据显示西多福韦对天花、牛痘、猴痘感染有效。

剂量为每次 5 mg/kg,每周 1 次,2 周以后每隔 1 周 1 次(与丙磺舒同用)。HPMPC 具有剂量相关的肾毒性,引起肾小管功能障碍,临床上导致蛋白尿和血肌酐异常,须同时滴注丙磺舒和生理盐水减少肾毒性。当血清肌酐水平超过 15 mg/dL 时,或尿蛋白"＋＋"以上时,应禁用该药。其他常见的不良反应包括腹泻,虚弱,恶心,呕吐,白细胞减少,发热,皮疹。尽管西多福韦持续应用不容易诱导抗药性,但已有单纯疱疹病毒和巨细胞病毒抗药性的报道。

5. 膦甲酸钠　　膦甲酸钠(phosphonoformate, foscarnet, foscavir, PFA),为焦磷酸盐衍生物,是广谱抗病毒药,可竞争性地抑制病毒 DNA 聚合酶(包括巨细胞病毒,EB 病毒,VZV,1、2 型单纯疱疹病毒,乙型肝炎病毒),以及流感病毒 RNA 聚合酶,也可非竞争性地抑制逆转录病毒等。膦甲酸钠的作用机制与核苷类药物不同,为直接作用于核酸聚合酶的焦磷酸结合部位,不涉及胸苷激酶(TK),故对胸苷激酶缺乏的耐药病毒毒株仍有抑制作用。

膦甲酸钠因口服吸收差,生物利用度<20%,通常需静脉给药。该药消除半衰期为 3～6 h,血浆蛋白结合率约 15%,可部分通过血-脑屏障,脑脊液中的浓度为同期血药浓度的 13%～68%。其在体内不被代谢,主要由尿排出。由于药物的肾毒性,当血清肌酐升高时,必须减少药量。

膦甲酸钠治疗艾滋病患者巨细胞病毒性视网膜炎与更昔洛韦同样有效,两者合用对顽固性视网膜炎比单用任何一种都有效。膦甲酸钠治疗视网膜外巨细胞病毒感染疗效类似更昔洛韦。膦甲酸钠对阿昔洛韦耐药单纯疱疹病毒、VZV 感染也有效。艾滋病伴发巨细胞病毒视网膜炎时,每天 60 mg/kg,分 3 次静脉滴注,每次持续 2 h,疗程 2～3 周。骨髓移植伴发巨细胞病毒视网膜炎感染者,除上述剂量外增加维持量 60 mg/kg,每周 5 天,疗程 2～16 周。

主要不良反应为肾毒性氮质血症和蛋白尿(发生率约 1/3)。缓慢滴注加生理盐水水合可降低风险。其他常见的不良反应包括贫血(30%～50%的患者)、粒细胞减少症、胃肠道症状等。还可能发生电解质紊乱,包括低血磷、低血钙、低血钾及低血镁。膦甲酸钠可以延长 QT 间期,与心律失常有关,包括室性心动过速,心室颤动,和尖端扭转。巨细胞病毒对膦甲酸钠的抗药性并不常见,多见于长期应用。艾滋病患者患 CMV 视网膜炎时,治疗 6 个月的耐药率为 13%,治疗 12 个月时耐药率可达到 37%。

6. 福米韦生　　福米韦生(fomivirsen)是美国 FDA 批准上市的第一个 CMV mRNA 反义寡核苷酸,可抑制 CMV 的复制,由 21 个硫代脱氧核苷酸组成,可用于艾滋病(AIDS)患者并发的 CMV 视网膜炎的局部治疗,疗效维持久,给药次数少,不良反应轻。目前可用作玻璃体内注射,对新诊断及巨细胞病毒视网膜炎常规治疗失败的病例都有效。玻璃体内注射福米韦生可能导致眼压升高、虹膜炎、玻璃体炎,10%～20%的患者可发生白内障。

7. 碘苷/三氟胸苷　　碘苷又称为疱疹净、碘去氧尿啶或碘脱氧尿苷(idoxuridine, IDU)。三氟胸苷(trifluorothymidine)又称为曲氟尿苷(trifluridine)。两者均是胸苷类似物,在病毒和细胞胸苷激酶作用下转化为活化三磷酸衍生物,可抑制病毒和细胞的 DNA 合成。因有细胞毒性反应,从而阻碍其在全身使用。目前这两种药物均用于局部治疗。碘苷和三氟胸苷都可滴于眼内,用于治疗疱疹性角膜炎,三氟胸苷似乎更有效。此外,碘苷与二甲基亚砜混合制剂已被一些国家用于黏膜疱疹病毒感染的局部治疗。三氟胸苷最常见的不良反应是暂时性烧伤或滴注时刺痛感,以及眼睑水肿。

8. 阿糖腺苷 一种腺苷类似物,现在只作为眼膏,用于急性结膜炎和单纯疱疹病毒角膜炎。临床活性似乎优于碘苷。软膏的毒性包括结膜充血、灼伤及刺激。

二、抗流感病毒感染药物

1. 金刚烷胺/金刚乙胺 金刚烷胺和金刚乙胺是对称性三环活性胺,可对抗许多A 型流感病毒。通过抑制 A 型流感病毒 M2 蛋白的离子通道功能,干扰病毒脱衣壳及病毒基因组释放。

金刚烷胺和金刚乙胺在症状出现的最初 2 天内使用,可缩短非复杂 A 型流感病毒感染的持续时间并降低其严重程度,但目前尚不能确定它们是否能减少发生并发症的风险。这两种药都有口服制剂,另有金刚烷胺胶囊、金刚乙胺片及小儿糖浆。近几年,社区抗病毒药物耐药株的增加限制了这些药物的使用。

金刚乙胺和金刚烷胺可用于预防 A 型流感(金刚乙胺的有效率平均为 66%,金刚烷胺为 74%)。用药预防的人群,仍可能发生亚临床感染及免疫应答。金刚烷胺也可用于治疗帕金森病、药物诱导的锥体外系反应及控制多发性硬化症的症状。

10%的年轻人服用成人剂量金刚烷胺,即每天 200 mg 后,可引起中枢神经系统不良反应,金刚乙胺则要低很多。神经系统不良反应包括焦虑、紧张、失眠等,老年人或有肾功能不全者更易发生。金刚烷胺和金刚乙胺(少数情况下)可能会增加癫痫发作的风险。这两种药都可引起肠胃不适。1%~5%的患者可发生体位性低血压。抗胆碱能不良反应包括口干,易见于服用金刚烷胺治疗的患者。

M2 单位点突变导致药物抗药性的出现,从而使药物失效。这种耐药株,常出现在治疗过程中,而且可以传播。2005~2006 年,美国 A 型流感病毒(H3N2)耐药株出现的频率高达 92%。N 型、H 型和许多 H5N1 病毒也可出现抗药性。

2. 神经氨酸酶抑制剂 流感病毒的扩散与其表面的 2 种糖蛋白有关,即血凝素(haemagglutinin, HA)和神经氨酸酶(neuraminidase, NA),二者均可与末端含有神经氨酸残基的受体相互作用。HA 与被感染细胞表面的受体结合后,病毒开始入侵细胞。NA能够水解感染细胞表面糖蛋白末端的唾液酸与相邻糖基的 $\alpha 2$ 糖苷键。切除病毒表面和感染细胞表面的唾液酸,一方面破坏了细胞膜上的病毒特异性受体,使病毒从感染细胞膜上释放;另一方面,可以防止病毒从宿主细胞释放后形成聚集体,允许病毒扩散并增强其感染能力。此外,呼吸道的黏蛋白中也含有神经氨酸残基,因此受体的破坏还可促进病毒从呼吸道黏液层向周围组织扩散。由于 NA 在流感病毒复制和传播中发挥重要作用,并且其活性中心的氨基酸组成高度保守,人们把焦点放在了以 NA 为靶点的选择性抑制剂的开发上。

流感病毒神经氨酸酶抑制剂是一类新型的抗流感病毒药物,可选择性、竞争性地抑制流感病毒 NA,使新形成的病毒无法从细胞表面释放,并使病毒自身聚集,阻断病毒在呼吸道黏膜分泌物中的传播。由于所有 A 型和 B 型流感病毒 NA 活性中心的氨基酸序列均高度保守,故若 NA 抑制剂对某一流感病毒的 NA 具有抑制作用,它对其他病毒的 NA同样具有抑制作用。因此,神经氨酸酶抑制剂的疗效明显优于其他抗流感病毒药物,具有良好的临床应用前景。目前已应用于临床的神经氨酸酶抑制剂有扎那米韦(zanamivir)和奥司他韦(oseltamivir)两种。

扎那米韦可选择性地抑制 A 型、B 型流感病毒的神经氨酸酶的活性,在体外试验中的抗流感病毒的作用明显优于上述的金刚烷胺、金刚乙胺和利巴韦林。此外,在体外扎那米韦还能特异性地抑制 A 型禽流感病毒的神经氨酸酶,对 H5N1 感染的小鼠也有保护作用。

扎那米韦口服生物利用度低,只有 2%,体内分布容积小,肾脏清除快,所以该药只能作为局部用药,经鼻腔或口腔吸入给药。

一系列临床试验的结果显示,扎那米韦(10 mg,每天 2 次吸入)可以减少主要症状持续时间 1～2.5 天,对发病 30～36 h 内的患者疗效明显,并且可以减少病程中解热镇痛药物的用量。扎那米韦还可用于流感的预防,健康成人每天 1 次吸入,用药 4 周,能有效预防流感季节的流感发生。由于此药只能吸入给药,而许多患者难以接受这种用药方式,例如,婴幼儿和体质虚弱的老年人吸入用药存在困难,并且吸入用药在呼吸道内无法达到持续有效的药物浓度,所以也无法达到更高的保护效果。该药最常见的不良反应是有鼻部不适等。

奥司他韦是第二个上市的神经氨酸酶抑制剂,商品名为 TamifluTM(达菲),对流感病毒的 NA 具有特异性的抑制作用,能够抑制流感病毒在机体内的扩散。体外实验显示,奥司他韦在极低浓度时就对流感病毒 A 和 B 各种亚型具有抑制作用。奥司他韦口服后经胃肠道迅速吸收,奥司他韦的绝对生物利用度约为 80%,食物对奥司他韦的药动学参数没有影响。多项随机、双盲和安慰剂对照的研究显示,奥司他韦治疗流感具有较好疗效,能够缩短病程、缓解症状、降低并发症的发生率及减少抗生素的用量。并且,奥司他韦对流感具有预防作用,能够降低流感的发生率。奥司他韦推荐应用于发病不超过 2 天,年龄≥1 岁者的流感治疗。青少年和成人(≥13 岁)的治疗剂量为 75 mg,每天 2 次,共 5 天,肾功能严重损害时(Ccr<30 mL/min)应减量为 75 mg,每天 1 次,共 5 天。预防性用药推荐应用于与流感患者接触 2 天之内。年龄≥13 岁者,剂量为 75 mg,每天 1 次,至少 7 天,当社区流感暴发时,服药时间应尽可能延长。奥司他韦还是目前世界卫生组织推荐的防治高致病性禽流感药物。

口服奥司他韦耐受性良好,均未发现毒性反应。口服奥司他韦最常见的不良反应为恶心和呕吐等。奥司他韦耐药的发生率很低,免疫力正常的成人,耐药率约 1%。近期已在 H5N1 感染的患者中发现奥司他韦的抗药性,扎那米韦对一些对奥司他韦耐药变异株仍有效。

三、抗乙型肝炎病毒感染药物

1. 拉米夫定　　拉米夫定(lamivudine;3TC;商品名"贺普丁")为二脱氧胞嘧啶核苷类似物,在细胞内代谢生成拉米夫定三磷酸盐,它是拉米夫定的活性形式,既是 HIV 逆转录酶和乙型肝炎病毒(HBV)抑制剂,也是此两种酶的底物。拉米夫定掺入病毒 DNA 链中,阻断病毒 DNA 链的合成,从而抑制 HIV 和 HBV 的复制。拉米夫定三磷酸盐不干扰正常细胞脱氧核苷的代谢,对哺乳动物 DNA 聚合酶 α 和 β 的抑制作用微弱,对哺乳动物 DNA 含量几乎无影响,对线粒体的结构、DNA 含量及功能无明显的毒性。

拉米夫定口服后吸收良好,生物利用度为 80%～85%,与人血白蛋白结合率小于 16%～36%,可通过血-脑屏障进入脑脊液。拉米夫定主要以原型经肾脏排泄,对肾功能减退者,需根据肌酐清除率调整剂量。妊娠期间不推荐使用该药。

拉米夫定可用于治疗 HIV-1 和 HIV-2 感染,单独应用易产生耐药性,与齐多夫定联合使用可减少耐药性。剂量为 150 mg,每天 2 次。拉米夫定也可用于慢性乙型肝炎的治疗,剂量为 100 mg,每天 1 次。但长期应用,耐药性较高,治疗 5 年的耐药率可达 70%。出现耐药后可导致病毒载量反跳,ALT 升高,严重者可致病情急性加重,甚至肝衰竭。由于该药具有较高的耐药性,目前已经不作为一线治疗药物。

2. 阿德福韦酯　　阿德福韦酯(adefovir dipivoxil, ADV;商品名"贺维力")是阿德福韦的前药。由于阿德福韦的胃肠道吸收较差,口服生物利用度很低,因而需制成阿德福韦的二特戊酰氧亚甲基酯,即阿德福韦酯。阿德福韦为无环嘌呤类核苷酸类似物。阿德福韦酯易在胃肠道中吸收,口服吸收后,迅速被非特异性酶水解形成阿德福韦,再经两步磷酸酯化,形成阿德福韦二磷酸酯,后者可以与腺苷酸竞争性渗入病毒 DNA 链,作为终止物抑制 DNA 聚合酶,终止 DNA 新生链的合成,从而使病毒的复制受到抑制,具有抗逆转录病毒、乙型肝炎病毒(包括拉米夫定耐药 HBV 毒株)和疱疹病毒的作用。该药体内半衰期较长,12~36 h,因而可以每天 1 次口服。口服吸收后,90% 以上的药物不经过代谢直接由尿液排泄。阿德福韦的不良反应较少,但剂量超过每天 30 mg 时,可引起肾毒性,推荐的剂量为每天 10 mg。

阿德福韦主要用于 HBeAg 阳性或阴性慢性乙型肝炎、乙型肝炎肝硬化、拉米夫定耐药慢性乙型肝炎患者的治疗,其抗 HBV 作用比拉米夫定稍差,HBV 对阿德福韦的耐药率却远低于拉米夫定。对于核苷(酸)类似物初治患者,第 1~5 年的基因型耐药率分别为 0%、3%、11%、18% 和 29%,对于拉米夫定耐药患者,单用阿德福韦 1~2 年的耐药率分别为 6.4%~18% 和 25.4%。HBV RT 区 rtA181 位和 rtN236 位变异是 HBV 对阿德福韦产生耐药的机制。拉米夫定和阿德福韦联合治疗可减少拉米夫定耐药患者对阿德福韦耐药率。由于阿德福韦抗病毒作用相对较弱,具有一定的耐药率,且长期治疗可引起肾脏损害(尤其是肾小管损害)和骨质疏松,故在治疗过程中需定期监测 HBV DNA 和肾脏功能、血磷水平、骨密度等。目前该药已不作为一线抗 HBV 药物。

3. 恩替卡韦　　恩替卡韦(entecavir, ETV;商品名:博路定)恩替卡韦是环戊基鸟苷类似物,经口服吸收后,在细胞内磷酸激酶作用下,磷酸化生成具有药物活性的三磷酸 ETV(ETV-TP),作用于 HBV DNA 复制的起始、逆转录和 DNA 正链合成等 3 个环节,从而抑制 HBV 的复制。同时恩替卡韦还对拉米夫定耐药株、阿德福韦耐药株具有较强的抑制作用。近期体内、体外研究发现,恩替卡韦对 HIV 也有一定的抑制作用,并可诱导 HIV 出现 M184V 变异。ETV 比其他核苷类似物(如拉米夫定和泛昔洛韦等)更易被磷酸化,而这可能是其对 HBV 有高活性的原因之一。由于恩替卡韦对 HBV 聚合酶具有高度的选择性,故其细胞毒性极低,选择指数大于 8 000。ETV 口服吸收良好,生物利用度高,有效血浆半衰期在 20~24 h,血浆蛋白结合率低。体内代谢率很低,主要在肾脏以原型排泄(60%~80%),不良反应较少。

在临床上,恩替卡韦已被用于慢性乙型肝炎、乙型肝炎肝硬化、拉米夫定或阿德福韦耐药慢性乙型肝炎的治疗。对核苷(酸)初治的慢性乙型肝炎,恩替卡韦的剂量为 0.5 mg,每天 1 次;对于拉米夫定耐药慢性乙型肝炎,恩替卡韦的剂量为 1 mg,每天 1 次。在已上市的核苷(酸)类似物中,恩替卡韦对 HBV DNA 的抑制作用最强,耐药率最低。对于核苷(酸)类似物初治患者,治疗 5 年的基因型耐药率均低于 1%;对于拉米夫定耐药患者,单用恩替卡韦治疗具有较高的耐药率。已知的恩替卡韦耐药相关的变异位点为 rtT184、rtS202 和 rtM250V,但上述位点的单独变异并不引起耐药的发生,只有在 M204V + L180M 变异的基础上,出现上述任何一个位点变异,才导致耐药发生,表明恩替卡韦具有较高的耐药基因屏障,这是初治患者耐药率低,而拉米夫定经治患者耐药率高的原因。该药仍是抗 HBV 治疗的一线药物,但不适合准备生育的妇女及既往有拉米夫定、替比夫定耐药的患者。

4. 替比夫定　替比夫定(telbivudine, LdT;商品名"素比伏")是一种合成的胸腺嘧啶核苷类似物,可被细胞激酶磷酸化,转化为具有活性的三磷酸盐形式。替比夫定-$5'$-三磷酸盐通过与 HBV DNA 聚合酶的天然底物——胸腺嘧啶-$5'$-三磷酸盐竞争,抑制该酶活性。替比夫定-$5'$-三磷酸盐还可渗入病毒 DNA,导致 DNA 链合成终止,从而抑制 HBV 复制。替比夫定同时是 HBV 第一条链与第二条链合成的抑制剂,而且对第二条链的抑制作用更明显。替比夫定-$2'$-三磷酸盐即使在浓度达到 100 μmol/L 时对人细胞 DNA 聚合酶 α、β 或 γ 也没有抑制作用,因此,对 HBV DNA 聚合酶具有高度选择性。该药对 HIV 无抑制作用。该药口服吸收良好,不受进食影响,在细胞内的半衰期为 14 h。在体外和动物体内试验中,替比夫定未显示出遗传毒性和致畸性,对胚胎发育无不良反应,也未发现有潜在的致癌性。临床上的不良反应主要是肌酶(CPK)的升高,该药还具有改善肾脏功能的作用,机制不详。

在临床上该药已用于慢性乙型肝炎的治疗,其抑制 HBV DNA 的作用优于拉米夫定。推荐剂量为 600 mg,每天 1 次。该药的耐药率低于拉米夫定,对于 HBeAg 阳性慢性乙型肝炎,治疗 1 年和 2 年的基因型耐药率分别为 4.4% 和 21.6%;对于 HBeAg 阴性慢性乙型肝炎,治疗 1 年和 2 年的基因型耐药率分别为 2.7% 和 8.6%。目前发现,与替比夫定耐药相关的变异类型只有 M204I(而不是 M204V)。因此,该药与拉米夫定有交叉耐药性。该药已经不作为抗 HBV 的一线药物。但该药仍可应用于 HBV 感染的母婴阻断。

5. 替诺福韦酯　替诺福韦酯(富马酸替诺福韦酯,tenofovir disoproxil fumarate,TDF)是替诺福韦的前药。替诺福韦几乎不经胃肠道吸收,因此需进行酯化、成盐,成为替诺福韦酯富马盐酸。替诺福韦化学结构与阿德福韦相似,属核苷酸类似物。TDF 口服吸收后很快就水解为替诺福韦,替诺福韦被细胞激酶磷酸化生成具有药理活性的代谢产物替诺福韦二磷酸,后者可抑制 HBV 聚合酶和 HIV 逆转录酶,阻止 DNA 链的延伸。替诺福韦对 HBV 野毒株的作用优于阿德福韦,对目前的核苷类似物耐药 HBV 毒株均有较强的作用。替诺福韦酯与食物同服时生物利用度可增大约 40%,替诺福韦双磷酸盐在细胞内的半衰期约为 10 h,每天 1 次。该药主要经肾小球过滤和主动小管转运系统排泄,70%~80% 以原形经尿液排出体外。在临床上该药可治疗 HIV/HBV 混合感染,与其他逆转录酶抑制剂合用治疗 HIV-1 感染。剂量为每次 300 mg,每天 1 次,与食物同服。常见的不良反应主要是胃肠道反应。中、重度肾功能不全的患者(<50 mL/min),替诺福韦的肾脏清除明显下降,不建议用于肾功能不全患者。由于替诺福韦具有较强的抗 HBV 野毒株及核苷类似物耐药株的作用,耐药性低,口服耐受性好,是目前抗 HBV 治疗的一线药物,同时还是 HBV 母婴阻断的主要药物之一。

6. 富马酸丙酚替诺福韦　富马酸丙酚替诺福韦(tenofovir alafenamide fumarate,

TAF），商品名：韦立德（Vemlidy），是一种抑制 HBV 复制的核苷酸类似物，2016 年在美国批准上市，适用于成人代偿性慢性乙型肝炎的治疗，目前也已在上市。

TAF 是替诺福韦（$2'$-脱氧腺苷单磷酸类似物）膦酰胺酯的前体药物。TAF 作为一种亲脂性细胞渗透化合物，通过被动扩散和肝脏的摄取转运蛋白 OATP1B1 和 OATP1B3 进入原代肝细胞，在肝细胞内被 CES1（羧酸酯酶 1）水解，或被外周单核细胞及巨噬细胞的组织蛋白酶 A 代谢成替诺福韦。在体内，TAF 在细胞内被水解形成替诺福韦（主要代谢物）后磷酸化成活性代谢物二磷酸替诺福韦，后者被 HBV 逆转录酶掺入病毒 DNA 链中从而抑制 HBV 复制，导致 DNA 链合成终止。二磷酸替诺福韦是哺乳动物 DNA 聚合酶（包括线粒体 DNA 聚合酶 γ）的弱抑制剂，在细胞培养中未发现对线粒体有毒性的证据。TAF 的血浆蛋白结合率为 80%，高脂肪餐后服药较空腹服药者的 AUC 高 1.65 倍，80% 以上的 TAF 以代谢物的形式排泄，从尿中排泄量＜1%。TAF 每天 1 次，每次 25 mg，进餐时服用。对于肾功能损害患者，TAF 不推荐用于肌酐清除率＜15 mL/min 的患者。对于肝功能损害患者，TAF 不推荐用于失代偿期肝病患者（Child-Pugh 评分 B 或 C 级）。在临床上 TAF 的疗效与 TDF 相似，但无肾脏毒性，也不会引起骨质疏松。

7. 干扰素　　干扰素（interferon, IFN）是人体受各种诱导物刺激而产生的一类蛋白质，具有抗病毒、免疫调节及抗增殖作用，因而抑制病毒的生长。干扰素可分为 α、β、γ 三种主要类型，它们分别为人白细胞干扰素、成纤维母细胞干扰素和人免疫细胞干扰素。具有抗病毒作用的干扰素主要是 IFN-α 与 IFN-β，其中，IFN-α 抗病毒作用最显著，在临床上应用最为广泛，所用者大多为基因重组干扰素。

干扰素并不直接进入宿主细胞杀伤病毒，而是在细胞表面与特殊受体结合，诱导产生二十余种细胞蛋白，其中某些蛋白对不同病毒具特殊抑制作用。针对不同宿主细胞和不同病毒，干扰素可通过抑制病毒进入宿主细胞，阻止其脱壳、mRNA 的合成或甲基化，阻止病毒蛋白的翻译或病毒装配和释放等而抑制病毒的生长繁殖。另一方面干扰素还可作用于机体免疫系统，包括增加前炎性细胞因子的产生，增强（低浓度）或抑制（高浓度）抗体生成，增强 NK 细胞活性、巨噬细胞的吞噬作用和溶细胞作用，抑制巨噬细胞移动，增强细胞表面 MHC 抗原的表达、细胞毒 T 细胞的溶解作用、IgE 介导的组胺释放、淋巴细胞和辅助细胞 FC 受体表达等。总之，干扰素通过其抗病毒作用和对免疫反应的调节作用而减轻和消除病毒感染。但在某些病毒感染中，干扰素亦产生一些全身症状和引起组织损伤。

在临床上，具有显著抗病毒作用的主要是 IFN-α，多用于治疗慢性病毒性肝炎，包括慢性乙型和丙型肝炎。由于普通 IFN-α 疗效不理想，且每周需多次给药，故目前已被聚乙二醇化 IFN-α 所取代。目前，市场上有两种聚乙二醇化干扰素，即 40 kDa 的 α-2a 聚乙二醇化干扰素（PEGASYS，商品名：派罗欣）和 12 kDa 的 α-2b 聚乙二醇化干扰素（PegIntron™，商品名：佩乐能），均已被批准用于慢性乙型肝炎和丙型肝炎的治疗，每周给药一次，派罗欣每次 135～180 μg，佩乐能每次 1.0～1.5 μg/kg 体重，皮下注射。治疗过程中常需根据外周血中性粒细胞计数调整干扰素的剂量。在治疗慢性丙型肝炎时需与利巴韦林联合应用，单用疗效较低。

干扰素不良反应较多，包括：① 流感样综合征，出现不同程度发热、寒战、全身不适、肌肉疼痛；② 部分患者有骨髓暂时抑制，出现白细胞（尤其是中性粒细胞）和血小板减低，停药后可恢复；③ 1/3 病例轻度脱发；④ 心动过速；⑤ 偶可诱发癫痫、抑郁症等。

四、抗丙型肝炎病毒药物

1. **利巴韦林** 利巴韦林(三氮唑核苷,病毒唑,ribavirin)系鸟苷、肌苷类似物。为广谱抗病毒药物,药物本身并无直接灭活作用。其作用机制是药物进入细胞后磷酸化为利巴韦林单磷酸,能竞争地抑制肌苷- 5′-单磷酸脱氢酶,使肌苷单磷酸不能转化为次黄嘌呤单磷酸,阻断鸟苷单磷酸的合成,从而抑制多种 DNA 和 RNA 病毒的复制。

口服吸收迅速,生物利用度约 45%,几乎不与血浆蛋白结合。药物在呼吸道分泌物中的浓度高于血药浓度。长期用药后脑脊液内药物浓度可达同时期血药浓度的 67%。药物能进入红细胞内,并在其中蓄积,引起溶血性贫血。可透过胎盘,也能进入乳汁。该药水溶性好,可作为气雾剂用于幼儿呼吸道合胞病毒性支气管炎和肺炎,甲、乙型流感和副流感病毒 Ⅰ、Ⅲ 型感染。静脉滴注时,成人每天 500~1 000 mg,分 2 次给药,每次静脉滴注 20 min 以上。疗程 3~7 天。治疗拉沙热、流行性出血热等严重病例时,成人首剂静脉滴注 2 g,继以每 8 h 0.5~1 g,共 10 天。

长期使用该药可致贫血,为可逆性。静脉给药引起血胆红素增高者可高达 25%。因动物试验可致畸胎,故孕妇慎用。

在临床上,利巴韦林的另一个主要适应证为慢性丙型肝炎。利巴韦林与 IFN-α 联合应用(PR 治疗方案)已成为慢性丙型肝炎的标准治疗方案。在联合治疗方案中,利巴韦林的剂量应在每天 16 mg/kg 体重以上,但一天总量不宜超过 1 200 mg。在临床上利巴韦林的剂量需根据体重进行调整,体重大于 80 kg 者,剂量为每天 1 200 mg;体重在 60~80 kg 之间者,为每天 900~1 000 mg,体重低于 60 kg 者,为每天 800 mg,安全性较好。利巴韦林单独应用对慢性丙型肝炎无效,故一定要与 IFN-α 联合应用。在干扰素联合利巴韦林抗 HCV 的治疗中,利巴韦林作用的可能机制为:① 细胞内磷酸化的利巴韦林产物可轻度抑制 HCV NS5B RNA 多聚酶的活性;② 作为病毒的诱变剂,导致病毒基因组的编码错误,降低感染性病毒的产生;③ 抑制宿主次黄嘌呤核苷单磷酸脱氢酶的活性,导致细胞内三磷酸鸟苷池的耗竭,影响病毒 RNA 的合成;④ 利巴韦林有免疫调节作用,能使病毒免疫应答从 Th2 型转向 Th 1 型,增加 Th 1 型细胞因子(IL-2、IFN-γ)和 TNF-α 的产生,诱导宿主 T 细胞介导的免疫应答,增加病毒感染细胞的清除。

由于直接抗病毒药(DAA)的广泛应用,PR 治疗方案已经不作为一线治疗方案。但利巴韦林仍可与 DAA 联合,用于难治性慢性丙型肝炎的治疗,如基因型 3 型慢性丙型肝炎,以及失代偿性肝硬化患者的治疗,可以提高 DAA 的疗效,以及缩短疗程。

为了克服利巴韦林诱导引起溶血的不良反应,目前正在研究的有两种新型的利巴韦林类似物即 levovirin 和 viramidine。levovirin 是利巴韦林的左旋对映异构体,具有与利巴韦林相似的免疫调节活性,毒性低,耐受性良好,以非磷酸化的形式自尿液排泄,从而避免了在红细胞中蓄积而产生的不良反应。viramidine 是一种利巴韦林的非活性原型药,在肝细胞腺苷脱氨酶的作用下脱去氨基转化为利巴韦林,使得利巴韦林在肝中而非红细胞中蓄积,因此其对红细胞的毒性较利巴韦林明显降低,耐受性也明显增加。

2. **IFN-α** IFN-α 是治疗丙型肝炎的主要药物,但其单用的疗效较差,仅限于对利巴韦林有禁忌证的患者。与利巴韦林联合应用 PR 可使疗效显著提高,曾经是慢性丙型肝炎的标准治疗方案。有关干扰素的作用机制、剂量、不良反应等可参见抗乙型肝炎病毒药物。

3. 直接抗病毒药物(DAA)　　HCV 基因组是含有约 10 000 个核苷酸的单股正链 RNA,其 ORF 编码的含 3 300 个氨基酸的多聚蛋白前体,由宿主和病毒的信号肽酶剪接成 3 个结构蛋白(核心蛋白、E1、E2)和 7 个非结构蛋白(NS1、NS2、NS3、NS4A、NS4B、NS5A、NS5B)。HCV NS3 蛋白的氨基酸结构域与辅助因子 NS4A 形成异源二聚体丝氨酸蛋白酶,它可将 HCV 多聚蛋白的下游区域裂解成 4 个功能性非结构蛋白,包括 HCV 聚合酶(NS5B)等,从而启动病毒复制。

目前已经上市的抗 HCV 药物主要包括 NS3/4A 蛋白酶抑制剂、NS5A 蛋白抑制剂和 NS5B 聚合酶抑制剂三大类,见下表。最早上市的 NS3/4A 蛋白酶抑制剂有两种,即特拉泼维(telaprevir)和博赛泼维(boceprevir)两种。由于其不良反应偏大、耐药性高和需要和 PR 治疗方案联合,已经被新一代 DAA 取代,临床上已经停用。

表 24 - 1　已经上市的主要的 DAA

	抗病毒作用	适应证	剂量	注意事项
索磷布韦 sofosbuvir	核苷类 HCV NS5B 聚合酶抑制剂,抑制 HCV 复制	慢性丙型肝炎基因型 1～6 型	慢性丙型肝炎成人 400 mg,每天 1 次,口服	需要与其他 DAA 或者干扰素联用;对严重肾损害或终末期肾病患者,可以减量应用;本品与其他 DAA 药物联合时,禁止同时服用胺碘酮
达塞布韦 dasabuvir	非核苷 HCV NS5B 聚合酶抑制剂,抑制 HCV 复制	慢性丙型肝炎基因型 1 型	慢性丙型肝炎成人 250 mg,每天 2 次,联合奥比他韦/帕立瑞韦/利托那韦复合片(Viekira XR),3 片,每天 1 次,口服;Viekira Pak 复合片 2 片,每天 1 次,口服	需要与其他 DAA 和利托那韦联合应用;中、重度肝损害(Child-Pugh 评分 B 或 C 级),或失代偿型肝硬化禁用
西美瑞韦 simeprevir	HCV NS3/4A 蛋白酶抑制剂,抑制 HCV 复制	慢性丙型肝炎基因型 1、4 型	慢性丙型肝炎成人 150 mg,每天 1 次,口服	需要与干扰素或索磷布韦联合应用;中、重度肝损害(Child-Pugh 评分 B 或 C 级),或失代偿型肝硬化禁用; 本品与索磷布韦联合时,禁止同时服用胺碘酮
阿舒瑞韦 asunaprevir	HCV NS3/4A 蛋白酶抑制剂,抑制 HCV 复制	慢性丙型肝炎基因型 1 型	慢性丙型肝炎成人 100 mg,每天 1～2 次,口服	需要与达拉他韦联合应用;中、重度肝损害(Child-Pugh 评分 B 或 C 级),或失代偿型肝硬化禁用;禁止与硫利达嗪合用
帕立瑞韦 paritaprevir	HCV NS3/4A 蛋白酶抑制剂,抑制 HCV 复制	慢性丙型肝炎;含帕立瑞韦复合片 Viekira XR 和 Viekira Pak(3D)适合基因型 1 型;Technivie(2D)适合基因型 4 型	慢性丙型肝炎成人含帕立瑞韦复合片(Viekira XR)3 片,每天 1 次,口服;Viekira Pak 复合片 2 片,每天 1 次,口服,达塞布韦 250 mg,每天 2 次,口服;Technivie 2 片,每天 1 次,口服	需要与其他 DAA 和利托那韦联合应用;Viekira XR:每片含帕立瑞韦 50 mg,奥比他韦 8.33 mg,利托那韦 33.33 mg,达塞布韦 200 mg;Viekira Pak:包括复合片(含每片含帕立瑞韦 75 mg,奥比他韦 12.5 mg,利托那韦 50 mg)和达塞布韦 250 mg;Technivie:帕立瑞韦、奥比他韦、利托那韦三种成分按剂量 75 mg/12.5 mg/50 mg 组成的固定剂量复合片;中、重度肝损害(Child-Pugh B 或 C 级),或失代偿型肝硬化禁用

（续表）

	抗病毒作用	适应证	剂量	注意事项
格拉瑞韦 grazoprevir	HCV NS3/4A 蛋白酶抑制剂，抑制 HCV 复制	慢性丙型肝炎基因型 1、4 型	本品与艾尔巴韦组成的复合片择必达（zepatier），慢性丙型肝炎成人 1 片，每天 1 次，口服	择必达复合片包含：格拉瑞韦 100 mg，艾尔巴韦 50 mg；中、重度肝损害（Child-Pugh 评分 B 或 C 级），或失代偿型肝硬化禁用；肾功能损害者（包括透析者）不需剂量调整。
格卡瑞韦 glecaprevir	泛基因型 HCV NS3/4A 蛋白酶抑制剂，抑制 HCV 复制，具有高耐药基因屏障	慢性丙型肝炎基因型 1～6 型；一种 NS3/4A 蛋白酶抑制剂或一种 HCV NS5A 蛋白抑制剂治疗失败的基因型 1 型慢性丙型肝炎	100 mg 本品与 40 mg 哌仑他韦组成复合片艾诺全（mavyret）复合片，3 片，每天 1 次，口服	中、重度肝损害（Child-Pugh 评分 B 或 C 级），或失代偿型肝硬化禁用；不宜与利福平、阿扎那韦同时应用
达拉他韦 daclatasvir	HCV NS5A 蛋白抑制剂，抑制 HCV 复制	慢性丙型肝炎基因型 1～6 型	慢性丙型肝炎成人 60 mg，每天 1 次，口服	本品需要与索磷布韦、阿舒瑞韦等 DAA 联合；达拉他韦与索非布韦联合时，禁止服用胺碘酮；不宜与强 CYP3A 诱导药物苯妥英钠、卡马西平、利福平、金丝桃等合用
奥比他韦 ombitasvir	HCV NS5A 蛋白抑制剂，抑制 HCV 复制	慢性丙型肝炎基因型 1、4 型	与帕立瑞韦、达塞布韦、利托那韦组成复合制剂，剂量见帕立瑞韦	见帕立瑞韦
来迪派韦 ledipasvir	HCV NS5A 蛋白抑制剂，抑制 HCV 复制	慢性丙型肝炎基因型 1、4、5、6 型	400 mg 索磷布韦与 90 mg 来迪派韦组成固定剂量复合片哈瓦尼（harvoni），1 片，每天 1 次，口服	禁止哈瓦尼与胺碘酮合用
艾尔巴韦 elbasvir	HCV NS5A 蛋白抑制剂，抑制 HCV 复制	慢性丙型肝炎基因型 1、4 型	50 mg 艾尔巴韦与 100 mg 格拉瑞韦组成复合片择必达（zepatier），成人 1 片，每天 1 次，口服	见格拉瑞韦
维帕他韦 velpatasvir	HCV NS5A 蛋白抑制剂，抑制 HCV 复制	慢性丙型肝炎基因型 1～6 型	100 mg 维帕他韦与 400 mg 索磷布韦组成复合片丙通沙（epclusa），1 片，每天 1 次，口服	禁止丙通沙与胺碘酮合用
哌仑他韦 pibrentasvir	泛基因型 HCV NS5A 蛋白抑制剂	慢性丙型肝炎基因型 1～6 型；一种 NS3/4A 蛋白酶抑制剂或一种 HCV NS5A 蛋白酶抑制剂治疗失败的基因型 1 型慢性丙型肝炎	40 mg 本品与 100 mg 格卡瑞韦组成复合片艾诺全（Mavyret），3 片，每天 1 次	见格卡瑞韦
沃雷瑞韦 voxilaprevir	泛基因型 HCV NS3/4A 蛋白酶抑制剂，抑制 HCV 复制	含有 NS5A 抑制剂治疗方案治疗失败的基因型 1～6 型慢性丙型肝炎；用包含索磷布韦但不含 NS5A 抑制剂治疗方案治疗失败的基因型 1a 或 3 型慢性丙型肝炎	本品 100 mg 与 400 mg 索磷布韦和 100 mg 维拉帕韦组成复合片沃赛韦（vosevi），1 片，每天 1 次，口服	中、重度肝损害（Child-Pugh 评分 B 或 C 级），或失代偿型肝硬化禁用其他见索磷布韦和维拉帕韦

五、抗新型冠状病毒药物

奈玛特韦-利托那韦(nirmatrelvir-ritonavir, Paxlovid)　　是口服蛋白酶抑制剂的组合药物。奈玛特韦是 SARS-CoV-2 主要蛋白酶(Mpro;也称为 3C 样蛋白酶或 nsp5 蛋白酶)的拟肽抑制剂;抑制 Mpro 可阻止多蛋白前体的加工,从而抑制病毒复制。利托那韦是一种药代动力学促进剂,对 SARS-CoV-2 Mpro 没有活性。奈玛特韦是肝脏 CYP3A4 的底物,利托那韦主要是 CYP3A4 的底物,也是 CYP2D6 的底物。利托那韦抑制 CYP3A 介导的奈玛特韦代谢,从而增加奈玛特韦血浆浓度。与利托那韦合用时,奈玛特韦主要原型经肾脏排泄,健康受试者单次空腹口服奈玛特韦混悬剂利托那韦片 300/100 mg 后,尿液和粪便中的排泄量分别为剂量的 49.6%、35.3%。

奈玛特韦-利托那韦可用于治疗新型冠状病毒感染。在诊断出新型冠状病毒感染后,应在症状出现的五天内尽快开始治疗。剂量为 300 mg 奈玛特韦片剂(2 片)和 100 mg 利托那韦片剂一片,每天口服 2 次,持续 5 天。奈玛特韦-利托那韦片应整片吞咽;不能咀嚼、打碎或压碎服用,可随餐或不随餐服用。肾损害时需根据肾功能调整用药剂量:成人 GFR>60 mL/min:无需调整剂量;eGFR 30～60 mL/min:奈玛特韦 150 mg 和利托那韦 100 mg,每天 2 次;eGFR<30 mL/min:不建议使用。肝功能损害时,轻度或中度损伤(Child-Pugh 评分 A 级或 B 级):无需调整剂量;严重损伤(Child-Pugh 评分 C 级):不建议使用。≥12 岁儿童和青少年,体重≥40 kg 时,在新冠肺炎确诊后,以及症状出现后 5 天内尽快开始抗病毒治疗;口服奈玛特韦 300 mg 和利托那韦 100 mg,联合用药,每天 2 次,共 5 天。

临床使用奈玛特韦-利托那韦需要关注药物相互作用。对于高度依赖 CYP3A 清除并在高水平下可能有害的药物,禁止与奈玛特韦-利托那韦联合用药。这些药物包括阿夫唑嗪、胺碘酮、秋水仙碱、氯氮平、洛伐他汀、利伐沙班、沙美特罗、辛伐他汀和三唑仑等。强 CYP3A 诱导剂药物(如卡马西平、苯巴比妥、苯妥英钠、利福平等),禁止与奈玛特韦-利托那韦联合用药,因为奈玛特韦水平可能降低、抗病毒疗效丧失和耐药性。对奈玛特韦、利托那韦或该制剂的任何成分有显著超敏反应(如中毒性表皮坏死松解症、史-约综合征)的患者,禁用该药。奈玛特韦-利托那韦常见不良反应包括:心血管疾病,高血压;胃肠道,腹泻、味觉障碍;神经肌肉和骨骼疾病,肌肉疼痛;皮肤病,瘙痒、皮疹、史蒂文斯-约翰逊综合征(利托那韦)、中毒性表皮坏死松解症(利托那韦)、荨麻疹;肝脏疾病,肝炎(利托那韦)、血清转氨酶升高(利托那韦)、黄疸(利托那韦);过敏,过敏反应(与利托那韦合用)、血管性水肿;呼吸系统疾病,呼吸困难等。

(张继明)

【参考文献】

Bourlière M1, Gordon SC1, Flamm S L, et al, 2016. Sofosbuvir, Velpatasvir, and Voxilaprevir for previously treated HCV infection. N Engl J Med. 2017;376(22):2134-2146. Clin Infect Dis, 63(11):1479-1481.

Bourlière M, Gordon S C, Schiff E R, et al, 2018. Deferred treatment with sofosbuvir-velpatasvir-voxilaprevir for patients with chronic hepatitis C virus who were previously treated with an NS5A inhibitor：an open-label substudy of POLARIS－1. Lancet Gastroenterol Hepatol，3(8)：559－565.

Grebely J，Dore G J，Zeuzem S，et al，2016. Efficacy and safety of sofosbuvir/ velpatasvir in patients with chronic hepatitis C virus infection receiving opioid substitution therapy：analysis of phase 3 ASTRAL trials. Brief Report(63)：1479－1481.

Kwo P Y，Poordad F，Asatryan A，et al，2017. Glecaprevir and pibrentasvir yield high response rates in patients with HCV genotype 1－6 without cirrhosis. J Hepatol，67(2)：263－271.

U. S. Food & Drug Administration，2022. Fact sheet for healthcare providers：emergency use authorization for Paxlovid (nirmatrelvir and ritonavir). (2022－08－16) [2022－08－16]. https：//www.fda.gov/media/155050/download.

【思考题】

(1) 简述神经氨酸酶抑制剂类抗流感病毒药物的作用机制。

(2) 简述可经静脉应用的抗疱疹病毒药物。

(3) 简述抗乙型肝炎病毒药物的种类及特点。

(4) 简述常用的直接抗 HCV 药物。

(5) 简述常用抗 SARS－CoV－2 药物。

第二十五章

抗真菌药物的合理应用

随着抗真菌药物的不断面世,包括两性霉素 B 脂质制剂、新吡咯类和棘白菌素类药物等,人们对深部真菌治疗掌握了更多有效低毒的药物,这对降低深部真菌感染的病死率有了更多的机会。然而,每个抗真菌药物都有其独特抗菌谱、药代和药效动力学特点,以及不同程度的毒副作用,加之许多真菌感染的高危患者常合并其他疾病,需要接受多种药物治疗,因此抗真菌药物的合理选择和应用尤为重要。由于患者多伴有严重基础疾病,因此还要考虑到药物的安全性,应做到权衡利弊,慎重选择,积极治疗,密切监测。

一、临床常用抗真菌药物

目前应用于临床深部真菌感染治疗的药物主要包括多烯类、三唑类、棘白菌素类和嘧啶类药物。

(一) 多烯类药物

用于深部真菌的药物为两性霉素 B 及其脂质制剂,其作用机制主要通过与真菌细胞膜的麦角固醇结合,使细胞膜通透性增高,细胞内重要成分如钾离子、核苷酸和氨基酸等外渗,以致细胞迅速死亡,从而发挥杀菌作用,在体内对疗效影响最大的药效动力学参数为血药峰浓度与 MIC 的比值。

1. 两性霉素 B(amphotericin B)　　对大多数致病性真菌具有较强抗菌活性,可用于曲霉、念珠菌、隐球菌、毛霉、申克孢子丝菌、荚膜组织胞浆菌、马尔尼菲篮状菌等所引起的深部真菌感染。血浆半衰期为 24 h,血浆蛋白结合率高,几乎不被肠道吸收,可通过胎盘屏障。其不良反应较为显著,主要包括:① 静脉滴注过程中可发生即刻反应如寒战、高热、头痛、恶心、呕吐等,有时可出现一过性血压降低、眩晕等表现。② 25％患者可出现心肌损害和肝功能异常(ALT 升高、个别患者可出现黄疸),35％以上患者有肾功能损害的表现,如蛋白尿、管型尿、肾小管酸中毒、血肌酐及尿素氮水平升高,但停药或减量后可减轻或消失。③ 由于两性霉素 B 可增加钾离子排出,因此可产生低钾血症,发生率在 40％以上。④ 该药对静脉壁刺激性大,多次静脉滴注后静脉可硬如条索、疼痛明显,严重时可导致血栓性静脉炎。⑤ 可作用于红细胞的细胞膜,导致细胞膜的通透性增高,造成轻度溶血性贫血。偶见血小板及白细胞的减少。⑥ 鞘内给药可发生暂时性下肢感觉丧失、尿潴留及下肢瘫痪等,大多数经对症处理后能恢复。为减轻或防止两性霉素 B 静脉滴注的不良反应产生,应采取下列措施:① 该药易氧化,故应新鲜配制,静脉滴注时避光。要用 5％葡萄糖液 500 mL 溶解,不宜使用生理盐水稀释,以免发生沉淀。② 静脉滴注时在其中加入地塞米松 1 mg。由于药物过快静脉滴注可产生明显的胸闷窒息感、心动过速、心室颤动等反应,故静脉滴注速度宜慢,维持在 6～8 h。③ 为及时发现心、肝、肾脏的损害,应定期检测肝功能及心电图,一旦出现损害,应减少剂量,并加强护肝及营养心肌治疗,每周监测肾功能,如血清肌酐值超过正常的 1 倍,应隔天给药或暂时停药。④ 定期监测血清电解质(尤其血钾),发生低血钾时应予以口服或静脉滴注氯化钾,以免发生因低血钾而导致的下肢无力甚至心脏骤停。⑤ 为尽量维持较长时间的静脉给药治疗,静脉滴注时宜选择远端静脉或作深静脉穿刺留置导管。

2. 两性霉素 B 脂质制剂(lipid formulations of amphotericin B, LFAB)　由两性霉素 B 和脂质体组成的复合体,其杀菌机制与两性霉素 B 相同,两性霉素 B 脂质制剂最突出的特点是不良反应较两性霉素 B 明显减少。实验证明,两性霉素 B 与脂质体结合后,增加其对真菌细胞膜麦角甾醇的亲和力,并降低对宿主细胞膜胆固醇的亲和力,从而提高了抗真菌活性,同时对宿主器官组织的损伤则大为降低。与两性霉素 B 相比较,该类药物半衰期长,主要经网状内皮系统吸收,感染灶内药物浓度高于两性霉素 B。因其肾内药物浓度较两性霉素 B 低 3～8 倍,肾毒性也大大下降。同时与药物相关的不良反应也明显减少。对侵袭性曲霉病、播散性念珠菌病、隐球菌性脑膜炎等严重感染有较好疗效,也可用于粒细胞缺乏患者经验性抗真菌治疗,对于严重侵袭性曲霉或毛霉感染,尤其是伴有肾功能不全时,可作为一线药物使用。但与两性霉素相比,脂质制剂价格较高,每天最佳剂量或治疗总量尚未十分明确。目前已应用于临床的该类药物有两性霉素 B 脂质体复合物(amphotericin B lipid complex, ABLC),为两性霉素 B 与脂质体混合而成;两性霉素 B 胶态分散体(amphotericin B colloidal dispersion, ABCD)是用胆甾醇硫酸钠与等量的两性霉素 B 混合包裹而成;两性霉素 B 脂质单体(liposomal amphotericin B, L-AmB)是用脂质单体将两性霉素 B 包裹而成。

(二) 三唑类药物

目前应用于深部真菌感染的药物主要有氟康唑、伊曲康唑、伏立康唑、泊沙康唑、艾沙康唑,主要通过阻断真菌细胞色素 P450 依赖性羊毛甾醇 14α 去甲基化酶,从而抑制真菌细胞膜成分麦角固醇的合成而起到抗真菌作用。药物总暴露量(亦即药时曲线下面积)与 MIC 的比值,是决定三唑类抗真菌药物疗效的主要药效动力学参数。

1. 氟康唑(fluconazole)　对白念珠菌与新生隐球菌抗菌活性较好,但对光滑念珠菌及克柔念珠菌基本无活性,对酵母菌以外的真菌无效,可用于治疗各种侵袭性念珠菌病、隐球菌病、球孢子菌病。该药有口服和注射制剂,生物利用度高,半衰期为 27～30 h,绝大部分(约 80%)以原形从尿中排出,小部分经肝脏代谢。口服后在胃肠道内几乎都被迅速吸收,不受食物影响,口服后 0.5～1.5 h 血浆浓度即达高峰,但与西咪替丁、利福平同服可使吸收率降低 15%～25%。该药易通过血-脑屏障,脑脊液中药物浓度为血浆的 60%～80%。当肌酐清除率降至 35 mL/min,半衰期为 59 h,降至 14 mL/min 时半衰期为 98 h。氟康唑的不良反应相对较少,当患者有肾功能损害时应调整剂量。

2. 伊曲康唑(itraconazole)　抗菌谱较广,对曲霉菌、念珠菌、隐球菌、组织胞浆菌、马尔尼菲篮状菌、球孢子菌、芽生菌、孢子丝菌、暗色丝孢霉等均有较好抗菌活性,常用于治疗该类致病性真菌所引起的感染,且是轻、中度组织胞浆菌病、芽生菌病的首选药。现有胶囊、口服液和注射液三种剂型,用于深部真菌感染的主要为静脉注射液和口服液。该药半衰期为 20～30 h,大部分经肝脏代谢,在体内其代谢产物羟基伊曲康唑与伊曲康唑有同等抗菌活性。血浆浓度较低,皮肤、肺、肾、肝、胃、脾及肌肉中药物浓度是血浆中浓度的 2～3 倍,在痰液和支气管分泌物及组织中也有较高浓度,在脑脊液中浓度达不到治疗水平,但在脑膜和脑组织中可以达到有效治疗浓度。不良反应相对较少,如恶心、腹泻、轻度肝功能异常,患者大多能耐受,但因其赋形剂环糊精经肾脏排出,故严重肾功能不全患者(内生肌酐清除率小于 30 mL/min)不宜使用静脉注射液。另严重心功能不全患者也不宜使用。此外,该药经细胞色素 P450 代谢,与许多药物存在相互作用,应用时应加以注意。

3. 伏立康唑(voriconazole)　可口服或静脉使用,对念珠菌属(包括光滑念珠菌及克柔念珠菌)、新生隐球菌、曲霉属、镰刀菌属、丝孢霉属、着色菌属均有较强抗菌活性,对皮炎芽生菌、球孢子菌、荚膜组织胞浆菌、副球孢子菌也有一定抗菌活性。药代动力学特性与氟康唑相似,药物组织分布广(包括脑和脑脊液),半衰期为 6～9 h。不良反应主要有肝功能损害、视物模糊及皮疹。伏立康唑的口服生物利用度在空腹时>90%,进食会降低其生物利用度,因此该药应空腹服用。中度至重度肾功能不全患者慎用静脉给药。该药经肝脏代谢,主要代谢酶为 CYP2C19,该酶具有显著遗传多态性,并可影响伏立康唑的代谢速度,不同个体间存在代谢差异,亚裔慢代谢所占比例较欧美国家多,建议治疗中监测血药浓度。此外,伏立康唑可与许多药物发生相互作用,在临床应用过程中应引起注意。

4. 泊沙康唑(posaconazole)　为口服悬液,结构与伊曲康唑相似。体内外抗菌谱广,对念珠菌、隐球菌、曲霉、毛霉、皮炎芽生菌、粗球孢子菌、组织胞浆菌、镰刀菌等均具有抗菌活性。半衰期为 7～23 h,能较好透过血-脑屏障,与高脂食物可增加生物利用度。泊沙康唑经肝脏代谢,不同个体间血药浓度差异较大。尿液中仅有极少量活性药物。在肝衰竭、肾衰竭或血液透析患者中不需调整给药剂量。泊沙康唑可显著增高环孢素、利福布汀、苯妥英、咪达唑仑及他克莫司的血药浓度;西咪替丁、利福布汀、苯妥英钠可降低泊沙康唑浓度。禁忌与泊沙康唑同时使用的药物包括:特非那定、阿司咪唑、西沙必利、匹莫齐特、卤泛群、麦角生物碱。

5. 艾沙康唑(isavuconazole)　有口服和静脉制剂。口服生物利用度高达 98%,蛋白结合率高,组织分布广,脑组织浓度可达血浆浓度的 1.8 倍,故可用于中枢神经系统感染的治疗,抗菌谱与泊沙康唑相似,半衰期较长(静脉注射为 76～104 h,口服为 56～77 h),药物相互作用少,血药浓度稳定、不良反应少,在轻中度肝功能不全和肾功能不全患者中无需调整用药剂量。在治疗曲霉方面与伏立康唑疗效相当,在治疗毛霉病方面可用于初始和挽救治疗。

(三) 棘白菌素类

棘白菌素类(echinocandin)属脂肽类抗真菌药物,为(1→3)-β-D 葡聚糖合酶抑制剂,通过非竞争性抑制(1→3)-β-D-葡聚糖合酶来抑制真菌细胞壁的合成。由于哺乳动物细胞没有细胞壁,理论上在人体内棘白菌素类药物几乎无毒性和不良反应。因此,又被称为"杀真菌的青霉素"。该药不经细胞色素 P450 酶系统代谢,故与其他药物之间相互作用要少。半衰期为 8～13 h,可每天 1 次使用。具有选择性高,毒性低、耐受性好等特点,成为一组较理想的抗真菌新药。但由于隐球菌和毛孢子菌很少利用(1→3)-β-D-葡聚糖,故棘白菌素类药物对其无效。棘白菌素类药物对所有的念珠菌均有杀菌作用,包括对其他药物耐药者。但对近平滑念珠菌和季也蒙念珠菌的体外活性相对较低,并且具有在体外高浓度时菌株反而可生长的反常效应(paradoxical effect),但以上情况似乎并无临床相关性。该类药物的主要药效动力学参数为峰浓度与 MIC 的比值。

1. 卡泊芬净(caspofungin)　在棘白菌素类药物中最早临床应用。体外抗菌活性显示,对念珠菌属,尤其是耐氟康唑菌株、非白念珠菌、曲霉属及部分双相菌有杀菌作用。动物实验表明,对组织胞浆菌属、皮炎芽生菌、球孢子菌和肺孢子菌均具抗菌活性。但体外试验显示,对隐球菌、镰刀菌属、拟青霉属等无效。半衰期为 40~50 h,经多个途径清除,包括自发化学降解、水解及 N-乙酰化。使用剂量不需按肾功能或血液透析调整。因有轻度肝功能异常不良反应发生,如果患者为中度肝功能不全(Child-Pugh 评分 7~9分),维持剂量应减至每天 35 mg。该药对感染组织有较好穿透性。卡泊芬净少有严重药物间相互作用发生。

2. 米卡芬净(micafungin)　　为静脉注射液,具有与卡泊芬净相似的体外抗真菌谱和作用机制,对念珠菌和曲霉具有较好的抗菌活性,尤其对耐氟康唑的念珠菌活性较高。对隐球菌、毛孢子菌属无效。目前主要用于念珠菌属和曲霉菌属所致的深部真菌感染。体内分布广泛,半衰期约为 15 h,血浆和组织浓度较高,主要在肝进行代谢,经胆汁排泄,与其他药物相互作用少,且肝功能不全者不需调整剂量。

(四) 嘧啶类

氟胞嘧啶是一种嘧啶类似物,可进入真菌细胞内干扰嘧啶的生物合成,从而抑制核酸的合成,达到杀菌作用。对隐球菌和念珠菌有良好抗菌作用,但因其毒性及易快速产生耐药性,一般不常规单独应用于深部真菌感染。该药与两性霉素 B 或氟康唑使用都有协同作用,后者破坏真菌的细胞膜,有利于氟胞嘧啶的渗入,既可增强疗效又可减轻两性霉素 B 的不良反应。口服生物利用度高,血浆半衰期为 2.5~5 h。易透过血-脑屏障,90% 以上以原形从尿中排出,脑脊液浓度可达血清浓度的 60%~75%。常见不良反应为恶心、呕吐、腹痛、腹泻、肝功能异常及白细胞、血小板减少。其不良反应与药物剂量密切相关,血清药物浓度控制在一定范围内(25~60 pg/mL),患者多能耐受,肾功能不全者需减量。注意监测血液和肝脏不良反应。

二、抗真菌药物的合理应用

两性霉素 B 仍然是临床不可或缺的一线抗真菌药物,如隐球菌性脑膜炎的治疗,尽管氟康唑能很好地透过血-脑屏障,但迄今两性霉素 B 依然是治疗隐球菌脑膜炎首选药物。尤其是随着对侵袭性真菌认知度的加深,除了最为常见的念珠菌、曲霉外,其他致病性真菌也在逐渐增多,诸如毛霉目(毛霉、犁头霉、根毛霉等)、马尔尼菲篮状菌、组织胞浆菌等,在临床实践中也会时有发生。两性霉素 B 虽然抗菌谱最广,但因严重不良反应大大制约其广泛应用,特别是危重患者都存在不同程度的重要器官功能障碍。两性霉素 B 脂质制剂虽能显著降低其不良反应,但费用相对昂贵,使其应用受到一定限制。

如前所述,目前治疗侵袭性真菌常用的还有三唑类、棘白菌素类和嘧啶类抗真菌药物,在具体选择时主要根据两方面来考虑:首先,要确定采用哪种抗真菌治疗策略,是预防治疗、经验性治疗,或确诊治疗,由此参照指南选择相应治疗药物。其次,根据患者感染病原菌、部位、病情轻重及药物敏感性试验来确立个体化的治疗方案。但有一点是值得注意的,即现有的任何一种抗真菌药物都不能对所有真菌具有抗菌活性,每种药物的局限性就应注意规避。如氟康唑对克柔念珠菌天然耐药,对光滑念珠菌抗菌活性差,对丝状真菌不具抗菌活性;伊曲康唑、伏立康唑对毛霉无效;两性霉素 B 对葡萄牙念珠菌、土曲霉、尖端赛多孢、多育赛多孢和丝孢酵母活性差;卡泊芬净、米卡芬净对隐球菌、镰刀菌、毛霉无效。在临床实践中对于治疗策略中预防治疗和确诊治疗的适应证把握相对较易,而经验性治疗和诊断驱动治疗的选择有时较为困难。经验性治疗(empirical therapy)在血液病学科的概念是指:在免疫缺陷、长期应用糖皮质激素治疗后,出现不明原因发热,广谱抗菌药物治疗4~7天无效者,或起初有效,但3~7天后再出现发热,在积极寻找病因同时,可经验性应用抗真菌药物治疗。在呼吸和危重病学科也有类似的定义,主要是针对拟诊患者在未获得微生物学依据,且广谱抗菌药物治疗无效时,给予积极的抗真菌药物治疗。与经验性治疗相区别的诊断驱动治疗(diagnostic driven therapy),则是指临床诊断患者已经具备微生物学[分泌物或体液真菌培养和(或)血液真菌抗原及其他血清免疫学检测]阳性证据,但尚无无菌体液或组织病理学确诊证据时所采取的治疗策略。由此可见,诊断驱动治疗要较经验性治疗针对性更强,可避免过早治疗而导致实际并非真菌感染的过度治疗,所以目前更倾向于诊断驱动治疗。但有时若等到完全明了后再治疗,会错过治疗窗口,达不到满意的疗效,甚或延误病机导致死亡,因而在临床实践中治疗时机的把握有时确实很难。我们在实践工作中体会到一点,就是在做出决策前,对患者的高危因素和病情危重程度作一评估非常重要。对于极度高危且病情危重患者,由于一旦出现侵袭性真菌感染,病死率极高,而早期诊断又非常困难,此时宜采用经验性治疗,甚至早期经验性治疗,可起到事半功倍的效果。而对于病情并非十分凶险的患者,我们尽可能多收集一些临床真菌感染的微生物学依据,应积极开展呼吸道等临床标本的真菌涂片、培养,以及肺部CT的动态监测,有条件的单位还可进行GM试验和G试验,由此所采用的诊断驱动治疗针对性更强。但值得注意的是,当我们应用GM、G试验时,对于非血液系统粒细胞缺乏或骨髓移植患者,其敏感性和特异性都有很大的差异,应结合临床综合考虑其结果,以免误诊或漏诊。对于一些病情相对较轻的患者,或慢性疑难病例,我们更可以充分寻求确诊依据,尤其是病理组织培养和真菌病理学诊断,以达到精确治疗"制导"的目的。因此,指南中所提出的经验性治疗和诊断驱动治疗两者并不矛盾,而是很好的有机统一。正如美国感染病协会(IDSA)的治疗指南中所指出那样,诊断驱动治疗是经验性治疗的一部分或其延伸,而如何将两者有机地统一,把握好时机则是临床医生的一门艺术。

选择合适的抗真菌药物时还需考虑抗菌活性以外的诸多因素。如同治疗细菌感染一样,给药途径和药物清除途径通常是药物选择时重要考虑因素,尤其是真菌感染明确时更是如此。在真菌易感的患者中,经常存在胃肠道黏膜不完整、肝肾功能不全和静脉通路受限等问题。令临床上选择药物更加复杂化的是,抗真菌药物的可用剂型并不相同。由于可溶性和口服生物利用度的差异,许多药物要么只有静脉注射液(如两性霉素B和棘白菌素类),要么只有口服制剂(如泊沙康唑和氟胞嘧啶)。对于有多种给药途径的药物(如氟康唑、伊曲康唑和伏立康唑),给药时也常常遇到毒性、药物相互作用、不同制剂生物利用度差异等难题。因此,正确评价这些药物的吸收、分布、代谢、排泄等药代动力学特点至关重要。

了解各类抗真菌药物的安全性,对侵袭性真菌感染的合理有效治疗有着同样重要的临床意义。譬如,在抗真菌药物治疗过程中均可以出现不同程度的肝损害,但如何鉴别是否为药物性肝损害确实十分困难。近20多年来有关药物性肝炎的诊断方法及标准在不断地完善,但迄今评价药物性肝损害的标准仍存在很大争议。原则上在应用抗真菌药物治疗过程中,如果血清丙氨酸氨基转移酶(ALT)轻、中度升高,但无明显肝功能不全的临床表现时,可在密切监测肝功能的基础上继续用药。然而当 ALT 升高达正常 5 倍以上,并出现肝功能不全的临床表现时,应考虑停药,密切监测肝功能。又如,肝功能减退患者抗真菌药物的选择及剂量调整也非常重要。三唑类药物主要在肝脏代谢,少数患者可引起肝功能异常,个别患者甚至发生严重肝损害,因此对于轻、中度肝功能不全患者应用唑类药物时,一方面应积极保肝治疗,密切监测肝功能,另一方面,对于肝炎肝硬化患者因其清除率明显降低,半衰期延长,唑类药物应用时应考虑减量使用。而对于严重肝功能障碍患者(Child-Pugh 评分>9 分)则应权衡利弊,酌情应用。此外,近年有研究发现,伏立康唑的药物性肝损害与血药浓度密切相关,随着血药浓度的增加,其肝损害发生率明显增高。而药物基因组学的研究进一步指出,伏立康唑主要经过 CYP2C19 酶代谢,编码该酶的 CYP2C19 基因存在明显的遗传多态性和人种间差异性。根据 CYP2C19 酶的活性,CYP2C19 基因型分为纯合快代谢型、杂合快代谢型和慢代谢型,当不同基因型患者接受同等剂量的伏立康唑时,杂合快代谢型和慢代谢型患者的血药浓度会较纯合快代谢型高 2~4 倍。而黑人与白种人慢代谢型存在的比例为 2%~5%,亚裔人群则高达 15%~20%。因此,在我国应用伏立康唑过程中更应密切监测其血药浓度,最好能开展 CYP2C19 基因的遗传多态性分析,在基因水平预测药物代谢及对安全性的影响,有利于药物剂量的预先调整。其他唑类药物主要经 CYP3A4 酶代谢,该酶编码的基因没有明确的遗传多态性,但也有轻度的肝损害,对于有肝病基础患者或联合应用其他损肝药物时,应积极保肝治疗,并动态随访肝功能。

棘白菌素类药物作用机制为抑制真菌细胞壁基本成分(1→3)-β-D-葡聚糖的合成,由于哺乳动物细胞没有细胞壁,在人体内棘白菌素类药物几无毒性反应。卡泊芬净经肝脏水解和 N-乙酰化途径代谢,在轻度肝功能障碍(Child-Pugh 评分 5~6 分)时一般不需减量,但中度肝功能障碍(Child-Pugh 评分 7~9 分)时需减量至 35 mg/d。目前尚无重度肝功能障碍(Child-Pugh 评分>9 分)患者的用药研究,仅建议进一步减量或停药。米卡芬净也经肝脏非氧化代谢,通常认为肝损害时不需调整药物剂量,但因存在轻度肝损害而需动态监测肝功能。两性霉素 B 在体内消除缓慢,其组织浓度分布以肾脏最高,其次为肝脾,药代动力学资料提示长期应用两性霉素 B 可直接导致肝毒性发生。但是,国外报道所致肝损害较为少见,而国内学者报道其发生较为明显,是其最常见不良反应之一。对于肾功能的影响,一般认为氟康唑和氟胞嘧啶在患者肌酐清除率下降时需要调整剂量。有时为了降低某些药物(如两性霉素 B)的毒性可能会调整用药剂量,但毒性并非因改变药物清除而降低。伊曲康唑和伏立康唑静脉注射液中含有环糊精,当肾功能严重受损时可在肾脏蓄积,故伏立康唑在肌酐清除率<50 mL/min 的患者不宜静脉使用,伊曲康唑在肌酐清除率<30 mL/min 的患者也不宜静脉使用。此外,还需注意药物间的相互作用,在开始或终止抗真菌药物治疗时,应慎重考虑对其他治疗药物是否有影响。抗真菌药物可通过以下几种机制改变同时使用药物的安全性和疗效。首先是与合并用药相关的叠加毒性效应,最显而易见的例子是两性霉素 B,该药的肾毒性可增强许多其他药物(包括环孢素和氨基糖苷类药物)对肾脏的影响。与药物相互作用相关的另一个更为复杂的问题是药物代谢的抑制。三唑类药物对细胞色素 P450 都有不同程度的抑制作用,治疗方案中增加或停用唑类药物所会引起药物的代谢变化,应加以考虑。例如,已有文献报道停用唑类抗真菌药物后,没有相应增加免疫抑制剂剂量而导致器官排异发生。卡泊芬净和米卡芬净虽

不是细胞色素 P450 酶系统的主要底物,但似乎也存在细胞色素 P450 介导的药物相互作用。细胞色素 P450 诱导剂(如利福平和苯妥英)可降低卡泊芬净药物浓度。米卡芬净对 CYP3A4 有轻度抑制作用,可升高该酶底物的血药浓度。卡泊芬净早先的产品标识上提到该药和环孢素合并使用时可发生药物相互作用。这是基于卡泊芬净的部分一期研究数据,研究中对健康志愿者同时给予卡泊芬净和环孢素后,观察到了难以接受的肝酶水平升高。因此在卡泊芬净的临床试验中禁止与环孢素合用,这在原先的卡泊芬净说明书的警告部分有提及。但新近的数据提示,在接受卡泊芬净治疗的真菌感染患者中并没有观察到以上现象。据此,最近该药对此的产品标识做了修改。

(朱利平)

【参考文献】

中国成人念珠菌病诊断与治疗专家共识组,2020.中国成人念珠菌病诊断与治疗专家共识.中华内科杂志,59(1):5-17.

中国侵袭性真菌感染工作组,2020.血液病/恶性肿瘤患者侵袭性真菌感染的诊断标准与治疗原则(第 6 次修订版).中华内科杂志,59(10):754-763.

中国研究型医院学会肝病专业委员会重症肝病学组,中华内科杂志编辑委员会,2022.重症肝病合并侵袭性真菌感染诊治专家共识.中华肝脏病杂志,30(2):159-168.

中华医学会儿科学分会,中华儿科杂志编辑委员会,2022.儿童侵袭性肺部真菌感染临床实践专家共识(2022 版).中华儿科杂志,60(4):274-282.

Domingos E L, Vilhena R O, Santos J M M F, et al, 2022. Comparative efficacy and safety of systemic antifungal agents for candidemia: a systematic review with network meta-analysis and multicriteria acceptability analyses. Int J Antimicrob Agents, 60(2):106614.

Echeverria-Esnal D, Martin-Ontiyuelo C, Navarrete-Rouco M E, et al, 2022. Pharmacological management of antifungal agents in pulmonary aspergillosis: an updated review. Expert Rev Anti Infect Ther, 20(2):179-197.

Kably B, Launay M, Derobertmasure A, et al, 2022. Antifungal drugs TDM: trends and update. Ther Drug Monit, 44(1):166-197.

Martson A G, Alffenaar J W, Bruggemann R J, et al, 2021. Precision therapy for invasive fungal diseases. J Fungi (Basel), 8(1):18.

【思考题】

(1) 试述应用于深部真菌药物的种类及其抗菌特点。

(2) 试述抗真菌药物的肝肾安全性。

(3) 试述危重病患者抗真菌治疗的策略。

第二十六章

抗结核药物的合理应用

抗结核药物多为化学合成药,故又将抗结核药物治疗称为"抗结核化疗",是现代结核病最主要的基础治疗。抗结核化疗是控制结核病传染的唯一有效措施,是控制结核病流行的最主要武器。抗结核药物的合理使用必须掌握早期、联合、适量、规律、全程原则。治疗中要加强对患者的管理和督导,并监测不良反应的发生。

一、抗结核药物治疗的历史

20世纪50年代结核病的治疗进入了化疗时代,从此才有特效药物用作结核病的病因治疗,回顾抗结核化疗的历史,重要的进展包括:1946年推广应用链霉素(SM),是结核病化疗的开端,可使结核性脑膜炎等严重结核病患者免于死亡,是结核病治疗进展的第1个里程碑;1948年推广应用结核病联合用药,对氨基水杨酸(PAS)与SM联用能延缓SM耐药性的产生,是治疗进展的第2个里程碑;1952年推广应用异烟肼INH,从此产生了长程标准化疗方案,通过1年半的治疗,疗效达到100%,曾使人们乐观地认为可以治愈结核,被称为是治疗进展的第3个里程碑;但仍存在治愈率低,以及停药后复发等问题。直至出现以利福平、异烟肼、乙胺丁醇及吡嗪酰胺联合治疗方案则是实现了结核病不住院治疗、间歇化疗和直接督导下的短程治疗等里程碑意义的进展。但尽管如此,由于耐药结核病的出现,传统的抗结核药物和标准治疗方案疗效有限,需要开发更为有效的新抗结核药物才能真正控制结核病。

二、抗结核药物分类

传统上将抗结核药物按效力和不良反应大小分为两类:① 一线(类)抗结核药物,指疗效好,不良反应较小,如异烟肼(isoniazid, INH, H)、利福平(rifampin, RFP, R)、吡嗪酰胺(pyrazinamide, PZA, Z)、乙胺丁醇(ethambutol, EMB, E);② 二线(类)抗结核药物,效力或者安全性不如一线药物,在对一线药物耐药或者因不良反应不能耐受时被选用。包括莫西沙星(MFX)、左氧氟沙星(LFX)、利奈唑胺(LZD)、贝达喹啉(BDQ)、环丝氨酸(CS)、氯法齐明(CFZ)、卡那霉素(KM)、阿米卡星(AKC)、对氨基水杨酸(PAS)、丙硫异烟胺(PTO)等。

（一）常用的抗结核药物

1. 异烟肼(isoniazid, INH)　　具有强杀菌作用、价格低廉、不良反应少、可口服等特点,是治疗肺结核病的基本药物之一。INH是肼化的异烟酸,能抑制结核菌叶酸合成。其作用包括三个环节:① INH被结核菌摄取;② INH被结核菌内过氧化氢-过氧化物酶活化;③ 活化的INH干扰结核菌叶酸合成。INH对于胞内、外代谢活跃持续繁殖或近乎静止的结核菌均有杀菌作用。小分子的INH可渗入全身各组织中,可通过血-脑屏障,胸水、干酪样病灶中药物浓度很高。成人剂量每天 300 mg(或每天 4~8 mg/kg),一次口服;由于儿童的药代动力学与成人不同,儿童体内清除 INH 的速度比成人更快,因此儿童每公斤体重 INH 的量比成人要大,WHO 在 2014 版《儿童结核病处理指南》中推荐儿童 INH 用量为每天 10 mg/kg(7~15 mg/kg)(每天不超过 300 mg)。如果患者神志不清时,INH 可经胃管、肌内注射和静脉给药。本药常规剂量时不良反应发生率低,主要包括周围神经炎、中枢神经系统中毒,采用维生素 B₆能缓解或消除中毒症状。但维生素 B₆可影响 INH 疗效,故一般剂量 INH 时无须服用维生素 B₆。肝脏损害(血清 ALT 升高等)与药物的代谢毒性有关,如果 ALT 高于正常值上限 3 倍则需停药。通常每月随访一次肝功能,对于肝功能已有异常者应增加随访次数,且需与病毒性肝炎相鉴别。

2. 利福平(rifampin, RFP)   对胞内和胞外代谢旺盛和偶尔繁殖的结核菌均有杀菌作用。它属于利福霉素的半合成衍生物,通过抑制 RNA 聚合酶,阻止 RNA 合成发挥杀菌活性。RFP 主要在肝脏代谢,胆汁排泄。成人剂量空腹 450~600 mg,每天 1 次。儿童剂量每天 15 mg/kg(10~20 mg/kg),最大剂量每天 600 mg。主要不良反应有胃肠道不适、肝功能损害(ALT 升高、黄疸)、皮疹和发热等。应用高剂量、间歇疗法(每天 600~1 200 mg)易产生免疫介导的流感样反应、溶血性贫血、急性肾功能衰竭和血小板减少症,一旦发生,应予停药。肝功能损害发生率 5%~10%。INH 与 RFP 合用引起肝损(药物性肝炎)的发生率比单用 INH 高 2~4 倍。利福霉素其他衍生物利福喷丁(rifapentine, RFT)和利福布汀(rifabutin, RBT)临床疗效与利福平相似。前者半衰期 32.8 h,每周 2 次给药,适合于间歇治疗,后者对部分非结核分枝杆菌(NTM)作用强,且与抗逆转录酶药物相互作用少,推荐用于 HIV/AIDS 患者合并结核或 NTM 感染的治疗和预防。

3. 吡嗪酰胺(pyrazinamide, PZA)   类似于 INH 的烟酸衍生物,但与 INH 之间无交叉耐药性。PZA 能杀灭巨噬细胞内,尤其酸性环境中的结核菌,已成为结核病短程化疗中不可缺少的主要药物。胃肠道吸收好,全身各部位均可到达,包括中枢神经系统。PZA 经肾脏排泄。最常见不良反应为肝脏毒性反应(ALT 升高和黄疸)、高尿酸血症,皮疹和胃肠道症状少见。

4. 乙胺丁醇(ethambutol, EMB)   通过抑制结核菌 RNA 合成发挥抗菌作用,与其他抗结核药物无交叉耐药性,且产生耐药性较为缓慢。成人与儿童剂量均为每天 15~25 mg/kg。可与 INH、RFP 同时一次顿服。常见不良反应有球后视神经炎、过敏反应、药物性皮疹、皮肤黏膜损伤等。球后视神经炎可用大剂量维生素 B₁和血管扩张药物治疗,必要时可采用烟酰胺球后注射治疗,大多能在 6 个月内恢复。

5. 氟喹诺酮类(fluroquinolones, FQ)   通过作用于细菌的 DNA 旋转酶发挥作用;氟喹诺酮类药物在肺组织和呼吸道黏膜中具有较高的组织浓度,是目前利福平耐药结核病治疗的首选药物。用于抗结核治疗的最常用两类氟喹诺酮类药物,包括左氧氟沙星和莫西沙星。需要警惕的不良反应有 QT 间期延长、跟腱断裂、关节疼痛、肝功能异常、中枢神经系统不良反应包括抽搐、癫痫等。

6. 其他   氨硫脲(thiosemicarbazone, TB1),阿米卡星(amikacin, AMK)和卷曲霉素(capreomycin, CPM),环丝氨酸(cycloserine, CS),对氨基水杨酸(para-aminosalicylic acid, PAS),乙硫异烟胺(ethinamide, 1314Th)和丙硫异烟胺(prothionamidam, PTO)等作为第二线抗结核药物,由于作用相对较弱,加之不良反应发生率甚高且较严重,仅用于

耐多药结核病(MDR-TB)治疗。

(二) 新开发的抗结核药物

利奈唑胺(linezolid，LZD)和贝达喹啉(bedaquiline，BDQ)是目前两类研究较多的抗结核新药,前者属于噁唑烷酮类,可抑制细菌核糖体蛋白质的合成。在用于抗结核治疗之前已被批准用于耐药性革兰氏阳性菌感染,常见不良反应为骨髓抑制、周围神经及视神经的毒性作用。而贝达喹啉(bedaquiline，BDQ)是近50年来第一个新发现的抗结核药品,通过抑制结核分枝杆菌ATP合成酶质子泵的活性影响结核分枝杆菌的ATP合成,发挥抗菌及杀菌作用,它对敏感及耐药菌都具有杀菌的潜力,能有效杀灭休眠菌及生长菌。利奈唑胺和贝达喹啉是目前利福平耐药结核病治疗的一线药物,地位仅次于氟喹诺酮类药物。2016年贝达喹啉在国内上市。其他新药包括德拉马尼(delamanid，OPC-67683)和普瑞玛尼(pretomanid，PA-824),可作为耐药结核病联合治疗方案中的一部分,其有效性和安全性仍待进一步研究。

三、抗结核化疗的原则

为了做到合理化疗,必须有共同遵守的化疗原则。当前国际公认的化疗原则是:早期、联合、适量、规律、全程。主张早期化疗的依据是早期的结核性病变是活动性病变,结核杆菌代谢旺盛,生长繁殖活跃,抗结核药物对这种代谢、生长繁殖活跃的细菌能发挥最大的杀菌作用。能使痰菌迅速阴转,彻底治愈,停药后不易复发,杜绝了复发的机会。同时使痰菌迅速转阴,使传染性减少或消失,能明显缩短传染期。联用的理论依据是发挥药物的协同作用,增强治疗效果,延缓和减少耐药性的产生。适量是指抗结核药物的用量能达到抑菌杀菌作用,发挥最大的治疗作用,患者能够耐受,又不产生不良反应。规律的含义是指按照规定的化疗方案不间断地用药,完成规定的疗程。规律用药可以减少耐药性、过敏反应和复发,提高疗效,规律用药是化疗成功的关键。疗程长短虽然与复发率有密切关系,规律化疗与复发率也有重要关系,关键是坚持完成全疗程,否则将会增加化疗的失败率、复发率和传染源的数量。

DOTS策略是WHO提出的治疗方案,以贯彻和督导抗结核化疗的成功实施。DOTS(directly observed treatment of short course)本意为"直接督导下的短程化疗"。1995年WHO总结近20年来的结核病控制经验,认识到DOTS策略是所有干预项目中费用最低、疗效最好的方法,因而将它上升为一种保证结核病控制对策成功的战略,扩展为5个方面:① 政府的支持和承诺;② 通过对因症就诊患者进行痰涂片镜检发现患者;③ 对涂阳患者给予标准短程化疗(6~8个月)或至少初治2个月在直接面视下服药;④ 保证抗结核药物供应;⑤ 可以用来评估治疗效果和全部规划实施的标准化病例登记和报告系统。DOTS是当今降低和防止结核杆菌感染、结核病死亡、控制耐多药结核病最有效、最可能实施的战略。

四、推荐的治疗方案

1. 利福平敏感肺结核的标准治疗方案　有下列情况之一者为初治:① 尚未开始抗结核治疗的患者;② 正进行标准化疗方案用药而未满疗程的患者;③ 不规则化疗未满1个月的患者。标准化治疗方案分两个阶段,即2个月强化(初始)期和4~6个月的巩固期。强化期通常联合3~4个杀菌药,约在2周之内传染性患者经治疗转为非传染性,症状得以改善。巩固期药物减少,但仍需灭菌药,以清除残余菌并防止以后的复发。强化期3~4药和巩固期2药的短程化疗方案可以降低选择性耐药菌产生的危险性,对初始耐药患者与敏感患者一样有效。标准方案为$2H_3R_3Z_3E_3/4H_3R_3$(右下角阿拉伯数字代表每周服药次数,斜杠前的"2"代表强化期2个月,斜杠后的"4"代表巩固期继续治疗4个月,后同)或2HRZE/4HR。

2. 利福平耐药结核病(RR-TB)和耐多药结核病(MDR-TB)的治疗 MDR-TB是指患者排出的结核杆菌至少同时对INH和RFP耐药。MDR/RR-TB是被WHO认定的全球结核病疫情回升的第3个主要原因。截至2019年,我国MDR/RR-TB治疗成功率仍不足60%。MDR/RR-TB的治疗有赖于通过药敏测定筛选敏感药物。在耐多药结核病的化学治疗中,WHO根据疗效、使用经验和药物分类将抗结核药物分为三组,A组:首选药物,包括左氧氟沙星或莫西沙星、贝达喹啉和利奈唑胺。B组:次选药物,包括氯法齐明、环丝氨酸/特立齐酮。C组:A组和B组药物不能组成有效治疗方案时可添加的药物,包括:乙胺丁醇、德拉马尼、吡嗪酰胺、亚胺培南/西司他丁、美罗培南、阿米卡星(链霉素)、乙硫异烟胺或丙硫异烟胺、对氨基水杨酸。目前传统耐多药肺结核化疗方案主张采用每天用药,强化期至少6个月,总疗程不少于18个月为宜。但对患者对长程方案较差的依从性往往会影响治疗效果。由此,MDR/RR-TB短程化疗方案应运而生。2010年孟加拉国方案出台,开启了耐多药结核病短程治疗时代,该方案包括莫西沙星、吡嗪酰胺、高剂量异烟肼、氯法齐明、阿米卡星、乙胺丁醇和丙硫异烟胺七种药物,成功地将疗程缩短至9~11个月、治疗成功率提高至87.9%。在此基础上,通过继续优化治疗药物,以氟喹诺酮类、利奈唑胺、贝达喹啉为基础的全口服短程方案将成为下一阶段MDR/RR-TB治疗的主要策略选择。

五、抗结核药物的不良反应

常用抗结核药物及抗结核固定复合剂的主要不良反应见表26-1。

表26-1 常用抗结核药物及抗结核固定复合剂的主要不良反应

药 物 名	主 要 不 良 反 应
异烟肼	肝毒性
链霉素	听力障碍、眩晕、肾功能障碍、过敏反应
利福平	肝毒性、胃肠反应、过敏反应
利福喷丁	同利福平
吡嗪酰胺	肝毒性、胃肠反应、过敏反应、高尿酸血症
乙胺丁醇	视力障碍、视野缩小
对氨基水杨酸钠	肝毒性、胃肠反应、过敏反应
阿米卡星	同链霉素
卷曲霉素	同链霉素、电解质紊乱
氟喹诺酮类	肝肾毒性、胃肠反应、过敏、光敏反应、中枢神经系统反应、肌腱反应

六、抗结核化疗的管理

一旦实施抗结核化疗,保证患者在治疗过程中坚持规律用药、完成规定疗程是肺结核治疗能否成功的关键,为此必须对治疗中的患者采取有效管理措施,我国对结核患者的治疗实行归口管理;结核病防治机构组织对痰菌阳性肺结核患者实施督导化疗管理,每次用药应在医务人员面视下进行监控治疗。对不能实施督导管理的菌阳患者和菌阴肺结核患者也要采用家庭访视、家庭督导等方法,加强治疗管理。肺结核患者一般采用不住院化疗,结核病专科医院负责急、危、重肺结核患者和有严重并发症、并发症、药物不良反应毒副反应和耐多药等肺结核患者的住院治疗,未愈出院患者转到结防机构继续督导化疗,完成规定疗程。

(张文宏)

【参考文献】

World Health Organization, 2020. WHO consolidated guidelines on tuberculosis. Module 4: treatment-drug-resistant tuberculosis treatment. Geneva: World Health Organization.

World Health Organization, 2022. WHO consolidated guidelines on tuberculosis. Module 4: treatment-drug-susceptible tuberculosis treatment. Geneva: World Health Organization.

【思考题】

(1) 简述常用的一线抗结核药物,以及药物敏感肺结核的标准治疗方案。

(2) 什么是抗结核化疗的 DOTS 策略?

(3) 简述常用抗结核化疗药物的主要不良反应。

第二十七章

抗寄生虫药物的合理应用

寄生虫病是世界上分布广、种类多、危害严重的一类疾病。寄生虫包括原虫与蠕虫两大类。我国常见的原虫感染包括阿米巴病、疟疾、黑热病、弓形虫病、孢子虫病及贾第虫病等。不同类型的原虫感染治疗药物各有不同,应根据不同的感染类型、不同的感染部位等选择合适的药物进行治疗,治疗过程中应注意防止复发和监测药物的不良反应。蠕虫感染包括吸虫病、线虫病和绦虫病三类。治疗蠕虫感染的药物包括吡喹酮、甲苯达唑、阿苯达唑等,应根据蠕虫的类型选择相应药物和适当疗程进行治疗。部分蠕虫感染尚需手术治疗。以下就我国常见寄生虫病的抗寄生虫治疗作一介绍。

一、抗疟疾药物

抗疟药用于治疗和预防疟疾感染。大部分抗疟药都针对疟疾感染的红细胞内期,即引起有症状疾病的感染阶段。

对于所有疟原虫种引起的疟疾,都有必要治疗急性血液期感染。此外,对于卵形疟原虫(*Plasmodium ovale*)或间日疟原虫(*Plasmodium vivax*)所致感染,需要使用具有抗休眠子(初始感染后可在肝脏内休眠数月,偶尔情况下可休眠数年)活性的药物进行远期预防(terminal prophylaxis)。

以下将介绍目前在我国国内可获得的抗疟药的作用机制、耐药性和毒性。

(一) 喹啉衍生物

喹啉衍生物包括氯喹、阿莫地喹、奎宁、奎尼丁、伯氨喹、本芴醇等。此类药物具有对抗感染红细胞内期的活性;伯氨喹也能杀死肝内期形态(疟原虫)和配子体。此类药物通过在寄生虫食物泡中聚积,并与血红素形成一种能防止疟原虫食物泡结晶化的复合物而发挥作用。血红素聚合酶活性受到抑制,导致有细胞毒性的游离血红素聚积。

1. 4-氨基喹啉类

(1) 氯喹:氯喹是首个大规模生产用于防治疟疾感染的药物。氯喹具有抗卵形疟原虫和三日疟原虫(*P. malariae*)血液期及敏感的间日疟原虫和恶性疟原虫(*P. falciparum*)的活性。大多数疟疾流行国家产生的广泛耐药性使得该药在治疗恶性疟原虫感染中的应用有所减少,但其仍能有效治疗卵形疟原虫、三日疟原虫以及大部分区域的间日疟原虫感染。

氯喹可渗入大部分组织,因此其分布容积较大。因此,血清药物浓度可维持长达 2 个月。氯喹的副作用有头痛、头晕、腹部不适、呕吐和腹泻。氯喹还可导致部分患者出现瘙痒;观察发现此症状在非洲人群中最常出现。此类瘙痒为短暂性,持续 48~72 h,对抗组胺药无反应。

严重的不良反应极为罕见。部分仅与长期使用有关,如长期预防出现的神经肌病,以及高剂量给药治疗风湿性疾病而出现的视网膜病变(总剂量为1 g/kg或预防使用的时间超过1年)。氯喹仅能口服给药;静脉输注给药会引起明显的毒性。

在对氯喹耐药的寄生虫的食物泡中,药物聚积减少。编码氯喹耐药性转运蛋白(chloroquine resistance transporter, PfCRT;位于食物泡内)的基因发生突变,与氯喹的体内和体外耐药性有关。

东南亚出现的耐氯喹基因已传遍亚洲大陆,并于20世纪70年代后期到达非洲。主要的多药转运体恶性疟原虫多药耐药蛋白-1(plasmodium falciparum multidrug resistance protein-1, pfmdr1)同源物的突变,可能调节对氯喹的耐药性,以及对其他抗疟药的耐药性的程度。

(2)阿莫地喹:阿莫地喹的结构与氯喹相似,两种药物存在交叉耐药,但阿莫地喹在体内和体外仍然具有一些抗耐氯喹寄生虫的活性。

阿莫地喹是少数可用于治疗耐氯喹感染的药物之一,在疟疾流行国家得到普遍应用,有阿莫地喹与青蒿琥酯的复方制剂。如果以3天为1个单独疗程进行给药,则阿莫地喹的耐受性良好。评估阿莫地喹3天疗程治疗单纯性疟疾的试验发现有轻度至中度不良反应(包括恶心、呕吐和瘙痒),但无明显肝毒性。阿莫地喹与其他常用抗疟药的不良事件发生率相同。

(3)哌喹:哌喹是一种与氯喹和阿莫地喹密切相关的双喹啉。哌喹与双氢青蒿素合用,作为联合治疗方案治疗疟疾;在20世纪后50年,中国和东南亚将其用于治疗和预防疟疾。哌喹可有效治疗耐氯喹的寄生虫。其半衰期为2~3周,比基于青蒿素的联合疗法(artemisinin-based combination therapy, ACT)中与青蒿素衍生物合用的其他药物的半衰期长;因此,其治疗后预防作用持续时间更长。

2. 4-甲醇喹啉类　奎宁和奎尼丁:奎宁是一种自南美金鸡纳树皮提取的衍生物,有口服和胃肠外剂型。该药是疟疾流行地区一种常用的胃肠外抗疟药。奎尼丁是奎宁的一种立体异构体,有胃肠外剂型,对治疗重症疟疾非常有效。

奎宁和奎尼丁的不良反应包括被称为金鸡纳反应的一系列症状:耳鸣、恶心、头痛、头晕及视力障碍。观察发现所有接受治疗的患者某种程度上都会出现此类不良反应,通常可随停药消退。出现此类症状无须改变药物剂量。然而,其毒性常影响患者完成疗程的依从性。

对于严重疾病,奎宁可通过静脉给药或肌内注射给药。奎宁和奎尼丁的治疗窗较窄;过量可能导致心脏毒性(包括心律失常和低血压)、失明或耳聋。在这些药物中,奎尼丁的心脏毒性最强;应用奎尼丁期间,应始终进行心脏监测(包括连续血压测量),以监测是否出现QT间期延长,以及室性心动过速。由于奎宁和奎尼丁均可刺激胰岛素的产生,所以应在静脉输注时监测血糖水平。

3. 8-氨基喹啉类　伯氨喹是唯一一种临床上使用的8-氨基喹啉类药物;尚不清楚其作用机制。该药通过清除休眠子发挥作用,最常用于预防卵形疟原虫和间日疟原虫疟疾复发。伯氨喹还具有抗恶性疟原虫红细胞前期及其配子体的活性。

伯氨喹可使葡萄糖-6-磷酸脱氢酶(glucose-6-phosphate dehydrogenase, G6PD)缺乏患者出现溶血性贫血。因此,患者只能在排除G6PD缺乏后才能接受伯氨喹治疗。此外,在患者存在心脏疾病、长QT综合征、室性心律失常病史、未纠正的低钾血症和(或)低镁血症或者心动过缓(<50 bpm),以及同时使用延长 QT 间期的药物时,使用伯氨喹时需要进行心电图检测。伯氨喹还可导致肠胃不适,若与食物一起摄入则可最大程度减轻该症状。妊娠女性及哺乳期女性禁用伯氨喹,即使母体的 G6PD 水平正常。

(二) 抗叶酸药

抗叶酸药包括磺胺类药物、乙胺嘧啶、氯胍和氨苯砜。此类药物具有协同作用,以参与叶酸合成(寄生虫 DNA 合成所需途径)的酶类为目标。

磺胺多辛-乙胺嘧啶:磺胺多辛和乙胺嘧啶针对参与叶酸合成的酶类;乙胺嘧啶以二氢叶酸还原酶(dihydrofolate reductase, DHFR)为靶点,而磺胺多辛则作用于二氢蝶酸合成酶(dihydropteroate synthase, DHPS)。磺胺多辛-乙胺嘧啶(sulfadoxine-pyrimethamine,SP,即复方磺胺多辛)有固定剂量的复方片剂;因为这两种成分以相同的途径作用于酶类,所以并未被视为联合治疗方案。耐复方磺胺多辛的恶性疟原虫广泛存在于大多数疟疾流行地区。复方磺胺多辛通常仅用于疟疾流行地区妊娠女性中疟疾的预防。

(三) 抗菌药物

四环素、多西环素和克林霉素以原核蛋白质合成为目标。抗菌药物的抗疟活性相对出现较慢,因为其毒性作用体现在随后的细胞分裂周期中。其通常与速效抗疟药(通常为奎宁)搭配使用。多西环素的半衰期比四环素长,因此更为常用。尚未发现对四环素、多西环素或克林霉素的耐药性。四环素不应用于妊娠女性或 8 岁以下儿童,因为该药具有沉积于正在生长的骨骼和牙齿中的风险。

(四) 青蒿素衍生物

青蒿素类来自中国黄花蒿(*Artemisia annua*)这种植物的叶。其在中国用于疟疾治疗已有 2 000 多年的历史,并于 20 世纪 70 年代和 80 年代受到其他国家的关注。青蒿素制剂包括蒿甲醚、蒿乙醚、双氢青蒿素和青蒿琥酯。这些药物是联合治疗的一部分,在世界范围内销售。

青蒿素类药物通过与铁结合、裂解过氧键,以及生成破坏寄生虫蛋白质的自由基发挥作用。其起效迅速,可杀死所有处于血液期的疟原虫种,以及降低寄生虫的生物量。青蒿素类药物在所有抗疟药中清除寄生虫的时间最快。

静脉用青蒿琥酯为治疗重症疟疾的一线疗法。治疗重症疟疾时,其在清除寄生虫血症及降低儿童和成人死亡率方面优于奎宁。

鉴于青蒿素类的半衰期较短,一旦患者能够耐受口服给药,则静脉治疗后必须接着使用一种更长效的药物。如果仅用青蒿琥酯(通过胃肠外、直肠或口服途径),则必须持续5~7 天。治疗时间少于 5 天会导致治疗后数周寄生虫血症复发,原因为药物的作用持续时间非常短,而非青蒿素耐药。

现已证实,在东南亚,寄生虫对青蒿素的敏感性降低(由寄生虫清除时间延长证明),但在撒哈拉以南非洲尚未出现。kelch 蛋白 K13 发生点突变与这种敏感性降低有关;尚不明确其潜在机制。东南亚已独立出现了很多此类突变,但耐药性在该区域也已传播开来。

对青蒿素的敏感性降低,可能使对合用药物发生耐药的可能性升高。在柬埔寨,出现青蒿素耐药的地区已发生了双氢青蒿素-哌喹治疗失败;尚未确定哌喹耐药性的机制。

(五) 基于青蒿素的联合疗法

一般而言,不应单独使用青蒿素,以防止出现耐药性及避免需要延长治疗。以青蒿素为基础的联合疗法(artemisinin-based combination therapy,ACT)是指将疗效较高的短效青蒿素类与长效药物联合使用,以避免对青蒿素耐药,以及便于给药。ACT 通常给药持续 3 天且常用固定剂量的片剂。

WHO 推荐的治疗单纯性疟疾的 5 种 ACT 包括:蒿甲醚-本芴醇(复方蒿甲醚)、青蒿琥酯-阿莫地喹、青蒿琥酯-甲氟喹、青蒿琥酯-磺胺多辛-乙胺嘧啶,以及双氢青蒿素-哌喹。蒿甲醚-本芴醇在是非洲最广为采用的 ACT,其次是青蒿琥酯-阿莫地喹。双氢青蒿素-哌喹广泛用于研究性试验和试点项目,研究间歇性治疗,以及针对寄生虫清除项目。

二、其他抗原虫药物

原生动物寄生虫(简称原虫)可分为 4 个不同的群体:阿米巴、鞭毛虫、纤毛虫和孢子虫。原虫是单细胞生物,通过多种机制在被感染宿主体内复制。人们对多种原虫治疗药物的作用机制了解相对不足。

在中国,抗原虫药物依氟鸟氨酸、美拉胂醇、硝呋替莫、葡萄糖酸锑钠和舒拉明可以通过中国疾病预防控制中心寄生虫病预防与控制所获取。

1. **阿苯达唑** 阿苯达唑能够结合微管蛋白,影响细胞骨架微管,是治疗蠕虫感染非常明确的方法。阿苯达唑亦对某些原虫感染有效,包括大多数微孢子虫亚种,尤其是脑炎微孢子虫(*Encephalitozoon*)感染。与脂质饮食同时服用,可以增强阿苯达唑的吸收。在治疗全身性侵袭性寄生虫感染时,阿苯达唑应与脂质饮食同时摄入;而在治疗无全身受累的消化道内寄生虫感染时,则不应与食物同时摄入(如在空腹时使用)。

2. **依氟鸟氨酸** 依氟鸟氨酸可选择性和不可逆性抑制鸟氨酸羧化酶(一种细胞增殖和分化所需的酶),从而抑制寄生虫的生长。它对布氏冈比亚锥虫(*Trypanosoma brucei gambiense*)中枢神经系统感染早期和晚期有效,而对布氏罗得西亚锥虫(*T. b. rhodesiense*)感染无效。常见的副作用包括腹泻、贫血、白细胞减少和脱发。

3. **美拉胂醇** 美拉胂醇是一种三价砷化合物,用于治疗累及中枢神经系统的晚期非洲锥虫病。美拉胂醇可能是通过结合锥虫的必需巯基进而阻止滋养体增殖来发挥作用。严重不良反应常见,包括心肌炎、脑病和超敏反应。

4. **甲硝唑** 甲硝唑是一种 5-硝基咪唑类化合物,对几种原虫有较强的活性,包括溶组织内阿米巴(*Entamoeba histolytica*)、蓝氏贾第鞭毛虫(*Giardia duodenalis*)和阴道毛滴虫(*Trichomonas vaginalis*)。甲硝唑是治疗贾第虫病、肠内和肠外阿米巴病及滴虫病的首选药物。甲硝唑一般耐受性良好;不良反应包括轻度腹痛、头痛、恶心和口中有金属味。与乙醇同时服用时,可出现双硫仑样反应。

5. **硝呋替莫** 硝呋替莫是一种治疗急性克氏锥虫感染的合成硝基呋喃类化合物。该药物对慢性 Chagas 病效果较小。硝呋替莫可以与依氟鸟氨酸或美拉胂醇联合使用,用于治疗布氏冈比亚锥虫引起的非洲锥虫病。不良反应常见,且呈剂量依赖性,包括恶心、呕吐、失眠、头痛、眩晕、震颤、感觉异常和惊厥。

6. **喷他脒** 依西酸喷他脒是一种芳香族二胺化合物,对肺孢子菌属(*Pneumocystis*)和数种原生动物病原体均有疗效,后者包括利什曼原虫属(*Leishmanii*)和布氏冈比亚锥虫。胃肠外给予喷他脒时不良反应常见,包括可逆的肾毒性反应、急性低血压、胰腺炎、低血糖、心律失常、恶血质和注射部位的无菌性脓肿。喷他脒喷雾在 PCP 易感患者中用于预防性治疗,相关的局部不良反应包括咽痛、口腔感觉异常、金属味、咳嗽和支气管痉挛。

7. 乙胺嘧啶　　乙胺嘧啶-复方磺胺多辛用于治疗弓形虫病。治疗中需要使用高剂量的药物,常常导致明显的叶酸缺乏,需要亚叶酸补充治疗。腹部症状和皮疹也常见。乙胺嘧啶对贝氏等孢子球虫(*Isospora belli*)感染的急性治疗和持续抑制有效。

8. 螺旋霉素　　螺旋霉素具有抗弓形虫病的作用,还可以代替叶酸拮抗剂。出现宫内感染时,螺旋霉素可以在整个妊娠期使用,直至分娩。

9. 葡萄糖酸锑钠　　葡萄糖酸锑钠(sodium antimony gluconate, Pentostam)是一种五价含锑胃肠外给药溶液,用于治疗利什曼病。该药的作用机制尚未知。其不良反应包括肌肉痛、关节僵硬、恶心和呕吐,少见情况下会出现皮疹、心脏毒性反应或肝脏毒性反应。

10. 舒拉明　　舒拉明是一种尿素的聚磺萘胺衍生物。其作用机制尚未完全阐明;目前认为它通过抑制与锥虫寄生虫的 DNA 代谢和蛋白质合成相关的酶类来发挥作用。舒拉明用于治疗由布氏罗得西亚锥虫所致的东非锥虫病的早期阶段。本药必须静脉给药,且药物排泄很慢。其不良反应常见,且可能较为严重,包括皮疹、呕吐、感觉异常、畏光、周围神经病、全身性过敏反应和肾损害。

11. 四环素　　四环素对结肠小袋纤毛虫和脆弱双核阿米巴肠感染有效。

12. 替硝唑　　替硝唑对阿米巴病、贾第虫病和阴道毛滴虫病有效,而且可能比甲硝唑的耐受性更好。

13. 复方磺胺甲噁唑　　复方磺胺甲噁唑(TMP-SMX)是 PCP 的优选疗法,也在免疫功能受损患者中用于预防该感染。TMP-SMX 对贝氏等孢子球虫导致的肠道感染有效,也可以用于艾滋病患者中此类感染的长期维持治疗,以防止复发。TMP-SMX 也对环孢子虫(*Cyclospora*)导致的肠道感染有效。不良反应主要是由磺胺甲噁唑引起的,包括皮肤、肝脏和骨髓不良反应。

三、抗蠕虫药物

蠕虫包括吸虫、线虫和绦虫三类。

(一) 吸虫病与抗吸虫药物

1. 常见吸虫病

(1) 血吸虫病(schistosomiasis)是日本血吸虫寄生于门静脉系统所引起,借皮肤接触含尾蚴的疫水而感染。主要病变是虫卵沉积于肠道或肝脏等组织而引起的虫卵肉芽肿。急性期有发热、肝大与压痛、腹痛、腹泻、便血等,血嗜酸性粒细胞显著增多;慢性期以肝脾肿大或慢性腹泻为主要表现;晚期表现主要与肝脏门静脉周围纤维化有关,临床上有巨脾、腹水等。

(2) 华支睾吸虫病(clonorchiasis)是华支睾吸虫寄生在人体胆道系统内引起的一种疾病,轻者可无临床症状,严重者可引起肝硬化,并与肝癌的发生有关;儿童严重感染可引起营养不良与发育障碍。

(3) 肺吸虫病又称肺并殖吸虫病(paragonimiasis),属人畜共患蠕虫病,为卫氏并殖吸虫(*Paragonimus westermani*)或称卫氏肺吸虫、斯氏并殖吸虫(*P. skrjabini*)或称四川并殖吸虫等寄生人体所致。人因生食或半生食含囊蚴的溪蟹或蝲蛄而感染。其他肉食动物,包括野生动物亦能感染,故本病为一自然疫源性疾病。由于虫种、寄生部位、发育情况和宿主反应性的不同,临床表现亦不一致。卫氏并殖吸虫所致疾病以肺内型为主,表现为咳嗽、胸痛、咳铁锈色痰等;肺外型可波及脑、脊髓、腹腔、皮下等组织并引起不同的症状。斯氏并殖吸虫所致疾病以肺外型为主,该虫以童虫幼虫在体内移行,引起一系列过敏反应及皮下游走性包块,渗出性胸膜炎也常见。包块内无成虫,痰中也无虫卵。

(4) 姜片虫病(fasciolopsiasis)是由布氏姜片虫(*Fasciolopsis buski*)寄生于人体小肠所引起。由生食水红菱、荸荠、藕等水生植物而感染。以慢性腹泻、消化功能紊乱、营养不良等为主要临床表现。

2. **常见吸虫病的治疗**　　吡喹酮(praziquantel)是一种新型广谱抗蠕虫药物,它的问世是治疗各种吸虫病的一重大突破。吡喹酮具有广谱、高效、低毒、口服简便等优点。对寄生血管内(血吸虫)、肝胆管内(华支睾吸虫、后睾吸虫、肝片吸虫)、肺部(卫氏与斯氏并殖吸虫)与小肠内(姜片虫、日本棘隙吸虫等)的吸虫病均有良好疗效。吡喹酮剂型为片剂,每片含基质 0.2 g。

日本血吸虫病,临床应用常规总剂量 60 mg/kg(儿童体重<30 kg 者为 70 mg/kg)二天疗法,在轻中度流行区远期疗效在 95% 左右。急性血吸虫病成人总剂量为 120 mg/kg(儿童 140 mg/kg)4～6 天分服,每天 2～3 次,餐间服。近期疗效也在 90% 左右。晚期血吸虫病患者如一般情况较好、肝脏代偿功能尚好,则可按慢性血吸虫病治疗。华支睾吸虫病,总剂量为 150 mg/kg,二天疗法,6 次分服,疗效可达 95% 以上。轻度感染者剂量可酌减。姜片虫是肠吸虫病,吡喹酮口服后在小肠内直接与虫体接触,故剂量最小,10 mg/kg,一剂疗法的治愈率即接近 100%。三氯苯达唑是治疗肝片形吸虫感染的首选药物。

(二) 线虫病与抗线虫药物

1. **常见的线虫病**　　线虫有寄生于肠道及寄生于组织两类。前者包括蛔虫、钩虫、蛲虫、鞭虫及类圆线虫等,后者主要有丝虫、旋毛虫(成虫寄生于小肠,幼虫则寄生于肌肉)。

(1) 蛔虫病:是感染一种肠蠕虫,蛔虫所致。此感染遍于全球,而更常见于温暖、卫生设施不良的地区,因儿童随地排粪便致该地区持久的大量感染。蚴虫在肺中移行可致发热、咳嗽和哮喘。肠道感染重者可致腹痛,偶可致肠梗阻。大量的蛔虫可致营养吸收不良,成人偶可阻塞阑尾、胆道或胰管。检查出粪便标本中蛔虫卵,就可诊断蛔虫感染。偶尔,在粪便或呕吐物中查到蛔虫,或痰中查到蚴虫。血中嗜酸性粒细胞增多。胸部 X 线片可查见移行的影像。预防需使用完善的卫生设备和不吃不洁的蔬菜。治疗口服双羟萘酸嘧啶或甲苯咪唑,但甲苯咪唑有损胎儿,故不能用于孕妇。

(2) 钩虫病:是感染十二指肠钩虫或美洲钩虫所致。世界上有 1/4 的人口感染钩虫。此感染最常见于温暖、潮湿、卫生不良的地区。十二指肠钩虫已见于地中海地区、印度、中国和日本;美洲钩虫已见于非洲热带地区、亚洲和美洲。钩蚴穿入皮肤处出现扁平、突起的痒疹(着地痒),蚴虫移行经肺可致发热、咳嗽、哮喘。成虫常致上腹痛。由于肠出血致缺铁性贫血和低蛋白血症。在儿童,由于长期的严重失血可致发育迟缓,心力衰竭和全身水肿。治疗应先纠正贫血,通常口服铁剂以补充铁可改善症状,也可注射铁剂。在严重病例需输血。当患者的情况稳定,口服双羟萘酸嘧啶,甲苯咪唑1～3天,可杀灭钩虫。这些药不能用于孕妇。

(3)旋毛虫病:是感染旋毛虫所致。旋毛虫病发生于世界许多地区。人食生的或未熟的加工猪肉或猪肉制品受染。当食入的包囊在胃或十二指肠内消化,释放出蚴虫,穿入小肠壁,2天内,蚴虫成熟并交配。很少的蚴虫经淋巴管和血流带至全身,仅到达骨骼肌者才能生存。蚴虫穿入肌肉致发炎,经3个月才成包囊。上眼睑肿是最早的和最典型的症状之一,突发生于感染后大约第11天。巩膜和眼底出血,眼痛,继而畏光。短期后可出现肌肉疼痛、皮疹和甲床出血。呼吸、说话、咀嚼和吞咽致肌肉疼痛更显,继而可致呼吸困难,有时甚至死亡。另外的症状主要有烦渴、大汗、发热、寒战和虚弱。反复发热——体温常升到39℃以上,数天后才渐下降。机体的免疫力可杀灭肌肉以外的蚴虫,淋巴结、脑和脑膜可发炎,而可致视力或听力障碍。肺或胸膜和心脏也可发炎。感染后第4～8周间可发生心力衰竭。大约在第3个月大多数症状消失,而隐约的肌肉疼痛和疲倦可持续数月。旋毛虫病的预防是彻底烹熟猪排、猪肉制品及其他肉类。虽然,从北极哺乳类动物肉来的蚴虫,似乎能存活于较寒冷的温度。然而,仍可有选择地将肉冻在-15℃3周或-20℃1周,通常都可杀死蚴虫。甲苯咪唑和噻苯咪唑口服能有效地抗旋毛虫。卧床休息有助于缓解肌肉疼痛;镇痛剂如阿司匹林或可待因也可用。皮质类固醇如泼尼松可用以减轻心或脑的炎症。大多数旋毛虫病患者可完全恢复。

(4)丝虫病:为丝虫寄生于淋巴组织、皮下组织或浆膜腔所致的寄生虫病。该病对人体的危害性较大,其中淋巴丝虫病于1995年被WHO定为第二大致残病因。20世纪50～60年代我国丝虫病流行广泛,成为全球重灾区之一,70年代以来我国加强了丝虫病的防治,在流行区开展了大规模的调查和防治工作,已取得很大成绩,2006年实现了全国消除淋巴丝虫病,并经世界卫生组织论证确认。丝虫病主要感染成年人,以男性较为多见。对人致病的丝虫有8种,其中寄生于淋巴系统的丝虫有3种:班氏丝虫、马来丝虫和帝汶丝虫;寄生于皮下组织的亦有3种:盘尾丝虫、罗阿丝虫和链尾丝虫;寄生于腹腔或其他浆膜腔的有2种:即常见丝虫和欧氏丝虫。我国的丝虫病最常见者为淋巴丝虫病,主要由班氏丝虫、马来丝虫和帝汶丝虫所致。淋巴丝虫病(lymphatic filariasis)系由班氏丝虫、马来丝虫和帝汶丝虫寄生于淋巴组织所致的疾病。早期主要表现为淋巴管炎和淋巴结炎,晚期则出现淋巴管阻塞所引起的一系列症状、体征。班氏丝虫易于波及生殖泌尿系统的淋巴管和淋巴结,而马来丝虫和帝汶丝虫从不侵犯生殖泌尿器官。

2. 常见线虫病的治疗

(1)抗肠道线虫病药:甲苯达唑(mebendazole)为应用最广泛的驱虫药,国内于1975年合成。甲苯达唑选择性地与蠕虫的微管蛋白(tubulin)结合,阻止微管蛋白集合;抑制葡萄糖的吸收,使虫体内糖原耗竭,并可抑制对蠕虫特异的延胡索酸盐还原酶,促使虫体不能生存而死亡。治疗蛔虫感染:200 mg顿服,疗效可达90%;100 mg,每天2次,连服2～3天,治愈率可达100%;治疗蛲虫病:100 mg,单剂即可痊愈;200 mg顿服,连服2天,治愈率可达100%。治疗钩虫病:甲苯达唑对十二指肠钩虫病与美洲钩虫病治疗效果均较好,此为优于双羟萘酸噻嘧啶之处。剂量为每天200 mg,疗程为3～5天,治愈率可达95%;治疗鞭虫病:200 mg,每天2次,连服3天,一个疗程治愈率可达88%,2个疗程可达100%;治疗类圆线虫病:300 mg,每天2次,连服3天,有一定效果。甲苯达唑毒不良反应很轻,重度蛔虫感染患儿,驱虫后大量成虫排出时可有腹痛腹泻。偶可引起短暂的头昏、头痛。孕妇忌用。

阿苯达唑(albendazole)杀虫机制同甲苯达唑。动物实验扫描电镜观察本品通过对线虫皮层和肠管两个界面的双重损害进而影响其生理功能,使虫体死亡。在体内主要分布于肝、肾和肌肉等。可透过血-脑屏障,中枢神经系统中有一定浓度,约为血中的40%。阿苯达唑亚砜在包虫囊肿中的浓度约为血清中的25%。胆汁中排出一定量,并进行肠肝循环。治疗蛔虫病:疗效可达100%,剂量成人400 mg,顿服,儿童酌减;蛲虫病:治愈率几达100%,剂量同蛔虫病;钩虫病:十二指肠钩虫病治愈率可达90%以上,美洲钩虫病仅80%以上,儿童疗效更差。成人剂量每天400 mg,连服3天,儿童酌减;鞭虫病:每天400 mg,连服3天。约20%病例有口干、乏力、嗜睡、头晕、头痛、食欲减退、上腹痛、恶心、呕吐、腹泻、腹胀、肠鸣、皮疹等反应,均较轻微而短暂,少数头晕、乏力可持续2~3天。以800 mg治疗者初期30%可有骨髓抑制、中性粒细胞和血小板减少,多缓慢恢复。少数有短暂血转氨酶升高。动物实验证明本品有致畸作用,故孕妇忌用,2岁以下幼儿不宜服用。

嘧啶类药主要有双羟萘酸噻嘧啶(pyrantel pamoate)与奥克太尔(酚嘧啶,oxantel pamoate)。目前临床应用较少。

(2) 抗组织线虫(丝虫)药:乙胺嗪(海群生,diethylcarbamazine)为哌嗪类的衍生物,适用于治疗丝虫病,并可作为内脏蠕虫蚴移行症的次选治疗药物。部分患者服药后6~8 h可发生高热、头痛、关节肌肉痛、荨麻疹、呕吐、腹痛等,治疗前服用抗组胺药或于治疗同时服用复方阿司匹林或泼尼松(每天15~20 mg,连服2~3天)可减轻不良反应。个别患者可发生咽喉痉挛和喉头水肿(尤易发生在大剂量顿服疗法者),应注射肾上腺素或肾上腺皮质激素急救。有重度蛔虫感染者应先驱蛔虫。伊维菌素是阿维菌素的半合成衍生物,其衍生自土壤霉菌阿维链霉菌(Streptomyces avermitilis)。伊维菌素在蠕虫中打开谷氨酸敏感的氯离子通道电流,这可能是其作用机制。

伊维菌素是治疗盘尾丝虫病和类圆线虫病的首选药物。伊维菌素具有抗其他丝虫的活性,包括班氏丝虫、马来丝虫、曼森线虫和罗阿丝虫。它不是这些感染的首选药物,但在某些情况下可能有用。伊维菌素对几种肠道线虫病有效,包括蛔虫病、鞭虫病和蛲虫病。伊维菌素也用于治疗皮肤幼虫迁移。伊维菌素对人类钩虫无效。伊维菌素对治疗包括疥疮和头虱在内的体外寄生虫感染也有效。

伊维菌素不应用于孕妇或哺乳期妇女,其对15 kg以下儿童的安全性尚不清楚。在西非地区,罗阿丝虫流行,应谨慎使用伊维菌素。

(三) 绦虫病与抗绦虫药物

1. 常见绦虫病   在中国寄生人体的绦虫有四大类,即带绦虫、膜壳绦虫、棘球绦虫和裂头绦虫。带绦虫有肥胖带绦虫(taenia saginata)或称牛带绦虫,和链状带绦虫(taenia solium)或称猪带绦虫两种,前者以成虫寄生人体,后者以成虫和(或)幼虫寄生人体。膜壳绦虫(Hymenolepis)以成虫寄生于人体。棘球绦虫和裂头绦虫在国内均以幼虫寄生于人体。我国常见绦虫病介绍如下。

(1) 猪带绦虫感染是肠道感染猪肉绦虫成虫所致,感染其蚴虫致囊虫病(囊尾蚴病)。猪带绦虫感染常见于亚洲、俄国、东欧和拉丁美洲。成虫感染通常不产生任何症状。重度囊蚴感染可致肌肉疼痛、虚弱、发热。若感染脑和脑膜,可发生癫痫。感染成虫,卵可在肛周或粪便中发现。显微镜下检查粪便中孕片或头节才能区别猪肉绦虫及其他绦虫。某些组织如脑中的活囊蚴最好用计算机断层摄影(CT)或磁共振成像(MRI)检查。有时,取皮肤结节组织标本作显微镜检能查到囊蚴。血清试验查抗绦虫抗体,也有诊断价值。囊虫病(cysticercosis)是链状带绦虫(猪带绦虫)的幼虫(囊尾蚴)寄生人体各组织所引起的疾病。囊尾蚴可侵犯人体各种脏器,引起相应症状,其中以侵犯脑部最为严重。人体为猪带绦虫的中间宿主。

(2)棘球蚴病(echinococcosis),或称包虫病,是人感染棘球绦虫的幼虫(棘球蚴)所致的慢性寄生虫病。本病的临床表现视包虫囊部位、大小和有无并发症而不同。长期以来,包虫病被认为是一种人兽(畜)共患寄生虫病,称之为动物源性疾病,唯近年来流行病学调查表明,称之地方性寄生虫病;在流行区带有职业性损害的特点,被列为某些人群的职业病;从全球范围讲,包虫病为少数民族或宗教部落所特有的一种常见病和多发病。

2. 抗绦虫(囊虫)、包虫药物

(1)吡喹酮为广谱的抗寄生虫药物,除具备抗吸虫活性外,亦具有抗绦虫活性。治疗猪带和牛带绦虫病:剂量为 10 mg/kg,1 次顿服,疗效达 100%;治疗短小膜壳绦虫病剂量为每天 15 mg/kg,连服 3 天;治疗阔节裂头绦虫剂量为 25 mg/kg,1 次顿服。患者偶有腹部不适、头痛、头晕等轻微不良反应;治疗囊虫病:治疗剂量应视囊虫寄生部位与数量而不同。皮肤肌肉型总剂量一般为 120 mg/kg,4 天疗法;脑囊虫病患者总剂量为 120～180 mg/kg,6 天疗法。如脑囊虫为多发性,尤其是弥漫型者或有精神障碍者,应特别谨慎,如并发颅内高压,应先予糖皮质激素和(或)甘露醇等脱水治疗,吡喹酮宜采用小剂量、长疗程疗法。对脑囊虫大多已钙化或合并脑积水者,吡喹酮疗效甚差或无效。

(2)甲苯达唑治疗绦虫病的剂量为 200 mg,每天 3 次,连服 3 天。疗效可达 100%。阿苯达唑,治疗绦虫病:每天 400～800 mg,连服 3 天;治疗囊虫病,皮肤型每天 15 mg/kg,10 天为一个疗程,一般需 2～3 个疗程,间隔 2～3 周;脑型每天 18 mg/kg,2 次分服,10 天为一个疗程,必须住院治疗,同时用激素和脱水剂治疗;新近也有采用每天 15 mg/kg,以 1 个月为一个疗程。一般需 2～3 个疗程;治疗包虫病:包虫病有囊型与泡型两种。前者较易治疗,后者常不能手术切除,应以化学治疗为主。治疗囊型包虫病,阿苯达唑剂量为每天 20 mg/kg,分 2 次口服,连服 1 个月为一个疗程,需 10 个疗程以上,或连续(不间歇)服药 1 年以上。国内外不少学者甚至有主张对无并发症囊型肝包虫病患者首先采用阿苯达唑治疗,如果无效,再考虑手术摘除。手术前与手术后服用阿苯达唑各 1 个月,以防止扩散与复发。泡型包虫病变类似恶性肿瘤,呈浸润性生长,手术不易根治,阿苯达唑治疗效果明显,剂量同囊型包虫病,但疗程需 3～5 年或更长,个别晚期患者需终身维持治疗。患者在停用药物后,远期复发率较高。复发患者再次采用阿苯达唑治疗仍然有效。患者对长期服用本品耐受性多良好,不良反应较少。

(王新宇　张文宏)

【参考文献】

陈灏珠,林果为,王吉耀,等,2022.实用内科学.第 16 版.北京:人民卫生出版社.

Pearson R D，2010. Agents active against parasites and pneumocystis.//Mandel GL，Bennett JE，Dolin R. Principles and practice of infectious diseases. Philadelphia：Elsevier Churchill Livingstone：631－668.

World Health Organization，2022. World malaria report 2022. (2022－12－08)［2023－3－1］. https://www. who. int/teams/global-malaria-programme/reports/world-malaria-report-2022.

【思考题】

(1) 简述我国常见的吸虫病特点,以及主要用药。

(2) 简述我国常见的蠕虫病种类,以及主要用药。